饮证论

张万义　张曦 ◎ 主编

山东科学技术出版社
·济南·

图书在版编目（CIP）数据

饮证论 / 张万义, 张曦主编. -- 济南：山东科学技
术出版社，2023.2
ISBN 978-7-5723-1566-4

Ⅰ.①饮… Ⅱ.①张… ②张… Ⅲ.①饮证 - 中
医临床 - 经验 - 中国 - 现代 Ⅳ.①R255.8

中国国家版本馆CIP数据核字（2023）第016142号

饮证论

YIN ZHENG LUN

责任编辑：孙雅臻
装帧设计：侯　宇

主管单位：山东出版传媒股份有限公司
出 版 者：山东科学技术出版社
　　　　　地址：济南市市中区舜耕路517号
　　　　　邮编：250003　电话：（0531）82098088
　　　　　网址：www.lkj.com.cn
　　　　　电子邮件：sdkj@sdcb cm.com
发 行 者：山东科学技术出版社
　　　　　地址：济南市市中区舜耕路517号
　　　　　邮编：250003　电话：（0531）82098067
印 刷 者：北京时尚印佳彩色印刷有限公司
　　　　　地址：北京市丰台区杨树庄103号乙
　　　　　邮编：100070　电话：（010）68812775

规格：16开（170 mm×240 mm）
印张：28.25　字数：350千
版次：2023年2月第1版　印次：2023年2月第1次印刷
定价：86.00元

主　编　张万义　张　曦

副主编　张士明　翟兆芹　潘继波

编　者　（按姓氏笔画为序）

于瑱伟　方丽华　刘　亮　刘　惠

刘　璐　刘鹏斐　杨晓乐　姜童童

袁晓倩　翟　羽　薛　帅

张万义简介

张万义，男，1962年12月19日生人。现任东营市中医院首席医疗专家，主任医师、医学博士、博士后。

1982年开始从事中医医疗工作，先后师从山东省著名中医呼吸病专家、原山东省中医药学会中医肺系病专业委员会主任委员张洁承教授和我国著名中医心血管病专家周次清教授，后又在中国人民解放军总医院（第301医院）著名心血管病专家李小鹰教授指导下进行博士后研究工作。作为国家、山东省高层次优秀人才培养对象，曾接受国家级名老中医、国医大师的耳提面命，具有较为扎实的中医理论功底。临床上精于辨证，圆机活法，善于运用经方治疗疑难杂病，取得了较好的疗效。学术兼职：潍坊医学院内科学硕士研究生导师；山东中医药大学教授；全国名老中医药专家传承工作室专家；第六批全国老中医药专家学术继承指导老师；国家优秀中医临床人才；山东省重点中医老年病专科负责人；山东省名中医药专家；山东省中医药学会心脏病专业委员会副主任委员；山东省中医药学会老年病专业委员会副主任委员；山东省中医药学会膏方专业委员会副主任委员、山东省医师协会中医医师分会副主任委员；黄河三角洲学者；东营市中医协会会长等。取得成就：共主持完成省部级和市级课题10余项，获山东省科技进步三等奖两项，获中国石化集团胜利石油管理局山东省中医药技术奖励一等奖一项；获管理局和东营市科技进步一、二、三等奖共5项。主编和参编著作8部，专业期刊发表论文30余篇，专利5项。

张曦简介

张曦，女，1991年3月30日生人。2017年6月自上海中医药大学中医内科学专业硕士毕业，现为山东石油化工学院生物医药与护理学院讲师，山东中医药大学中医基础理论专业博士研究生。

2009年踏入中医学习之路，先后师从上海市著名中医肿瘤科专家沈克平教授、全国名老中医药专家传承工作室专家张万义教授和中医教育学学科带头人石作荣教授。目前主要从事中医基础理论的教科研工作，近5年来，发表中医专业学术论文10余篇，主持和参与各级课题10余项，指导大学生创新项目并获省级奖项3项。

　　痰、饮、水、湿四者均为水谷津液失其正化的病理产物，又是致病因素，其所致疾病几乎涉及全身所有脏腑器官和经络，致病广泛，变化多端，临床表现也异常复杂。正如《重订严氏济生方·咳喘痰饮门》说："其为病也，症状非一，为喘，为咳，为呕，为泄，为眩晕，心嘈怔忡，为寒热疼痛，为肿满挛癖，为癃闭痞隔，未有不由痰饮之所致也"。

　　痰、饮、水、湿同源，内在相连并可相互转化，难以完全割裂开来。但是"饮"证更为复杂，致病更为广泛，危害更为突出。正如张伯礼院士湿浊痰饮类病学说认为，该类疾病起于湿，进于痰，危于浊，重于饮，"饮为类病之重"。

　　余业医40余年，对此感受颇深，尤其是近年来，临床上发现痰、饮、水、湿作为致病因素的影响越来越大，比例占到2/3强。从心血管、呼吸、消化到神经、泌尿等各个系统，痰、饮、水、湿皆有所体现，其更包罗了肿瘤、慢性阻塞性肺疾病、心力衰竭、眩晕和过敏性鼻炎、经带胎产相关疾病等数十上百种疾病和症状。推测原因，既有五运六气的因素，如《素问·至真要大论》云："太阴在泉，湿淫所胜，民病积饮心痛"等，也与地域有关，笔者所在的黄河入海口东营市就是典型的湿地城市，此地人所患皮肤病、高脂血症等病多与"湿"有关。另外，毫无疑问，生活方式的改变无疑是导致饮病的重要原因。《素问·上古天真论》云："今时之人不然也，以酒为浆……"；宋代陈无择在《三因极一病证方论》论述："人之有痰饮病者……内则七情泊乱，脏气不行，郁而生涎，涎结为饮，为内所因；外有六淫侵冒，玄府不通，当汗不泄，蓄而为饮，为外所因；或饮食过伤，嗜欲无度，叫呼疲极，运动失宜，津液不行，聚为痰饮，属不内外因。三因所成，症状非一……"当今社会的生活方式，空调广泛使用，以及膏粱厚味、冷饮水果、安逸过度等都可以导致痰、饮、水、湿的高频发生。

如上所述，饮邪致病具有广泛性、普遍性、复杂性和难治性，饮证学说具有的重要探索研究价值和广阔应用前景，特别是在现代重大疑难疾病和抗衰老等方面的特殊价值，应引起中医学术界的高度重视。历代医家在漫长的实践中不断总结、互相补充，饮证理论日臻完善，但是遗憾的是，饮证的辨证论治的规律尚未得到充分的发掘、整理、提高和有效运用，尚未形成完善的饮证学说，甚至有些饮证的概念都是模糊不清的。中医对饮证学说的内涵、科学意义、应用价值尚缺乏充分的了解和客观的认识，有关饮证的书籍凤毛麟角。

鉴于此，笔者不揣浅陋，带领学生们全面复习历代有关饮证的文献，并广泛应用于临床，历时 10 余年，组织编写了这部《饮证论》。全书以饮为纲，对饮证的概念、源流、病因病机及古今医家论述、古今医案赏析、名方名药应用等都进行了尽可能详尽的论述，也融进了一些个人体会。期望该书的出版对广大中医临床医师能起到一点借鉴的作用，余愿足矣。

因个人能力有限，书中难免存在粗鄙不足之处，敬请各位同仁批评指正。

张万义

2022 年 10 月于山东东营

目 录

◆ 下篇——饮证临床治疗 ◆

上篇
饮证基础理论

第一章　饮的概念

·第一节　总　论·

饮证是体内津液布化失常，津液运行障碍，水液蓄积停留于人体某一部位的病证。当外感六淫、饮食劳倦等损伤人体阳气时，阳气的温煦、推动、气化作用减弱，水液就会发生运行障碍，蓄积停留于人体某一部位而形成饮证。饮是人体病理变化的产物，它既成于"五脏之伤"，又反作用于机体，引起一系列的临床证候。水饮之邪变动不居，随气机升降，流溢各处，波及脏腑，无处不在。

饮与水、湿、痰均为水液代谢障碍所致的病理产物，但其性状、发病特点、临床分类截然不同，应加以区别。一般认为，痰、饮、水、湿就其作为病理产物的形质而言，稠浊者为痰，清稀者为饮，更清者为水，而湿乃水之渐，是水液弥漫浸渍于人体肌肤、筋脉、脏腑中的状态，其形质不如痰饮和水明显；就其病理变化特点而言，痰多凝聚为患，水与饮多游溢为患，湿多浸淫为患；就其临床表现而言，痰病多见于咳、喘、胸胁满闷或痞硬、眩晕、神昏等症状，水饮多见于浮肿、小便不利、心悸、动悸等症状，湿病多见于头目昏蒙、肢体沉重、脘痞纳呆、大便溏等症状。水病是体内水湿停留于面目、四肢、胸腹甚至全身的一种疾病，其质清，为流动性大的液态，多流积于低下松弛部位，临床上分为风水、皮水、正水、石水。湿证是由内外湿邪侵袭人体，困阻脾土，运化功能失司所致的一类病证，其性状类似气态，弥漫全身，一般无明显的异形异物，根据病因分为内湿证、外湿证。痰证泛指因痰而产生的各种病证，痰从性状而言，质稠而呈半凝固状态，痰之为病，无处不到，致病范围广，全身各处均可出现，据所停部位的不同以及寒热虚实的性质不同，而有不同的分类。饮证是水湿在体内运化输布失常，停积于局部的一类病证，其性状较痰浊而清稀，流动性不大，常聚于胸腹肠胃等管腔之中，据其所在部位不同分为支饮、悬饮、溢饮、痰饮。

总之，水、湿、痰、饮虽是四种病理产物，又是不同的致病因素，它们之间存在着内在关联：水化生湿，湿聚生痰，痰为饮之甚，饮为痰之渐，可相互转化、兼并，故又常互相通称，如有痰饮、痰湿、水饮、水湿、湿饮、湿痰等名。

·第二节　中医经典对饮的论述 [①]·

古代医书《黄帝内经》中最先阐述了饮证的含义，其有"水饮""溢饮"等说法。张仲景将"饮"与"痰"合二为一，并在《金匮要略》中以"痰饮"命名，其有专门立著，依照饮证滞留位置的差异性，将其分为"悬饮""痰饮""支饮""溢饮"四个类别，值得说明的是，还有"伏饮"与"微饮"等具体类型。后代学者以此为基础，相继推出了关于"饮"的病理学说，痰和水饮均为机体病理的产物，主要产生原因为津液无法归正化，滞留在某个部位，清者为饮，稠者为痰 [②]。

一、《黄帝内经》论饮

早在《黄帝内经》中就已有"饮""饮发""积饮""水饮""溢饮"之说。据马子密等的统计，在《黄帝内经》中提到"饮"字共 125 次，其

---

①欧晓波.尤怡对《金匮要略》痰饮理论的阐发及其证治思想研究［D］.广州：广州中医药大学，2016.

②王东方.探究中医饮证与阳气的关系［J］.临床医药文献电子杂志，2016，3（54）：10861.

中有病理意义的共有 14 处，其余 111 次均为"喝"或"可以喝的东西"①。故此，《黄帝内经》已经开始重视"饮"在病理上的理论意义。如《素问·至真要大论》云"太阴在泉，湿淫所胜，民病积饮心痛"；《素问·六元正纪大论》云"太阴所至，为积饮否隔""太阴所至为积满"；《素问·气交变大论》云"岁土太过，雨湿流行，肾水受邪，甚则饮发，中满食减"；《素问·五常政大论》云"太阴司天，湿气变物，水饮蓄内，中满不食"。《黄帝内经》饮病未按部位分类，只是根据饮邪发病特点来命名"饮"，"水饮"是依据病邪性质命名。而痰饮病最早在《黄帝内经》中也已有相关的论述，其被称为"水病""水胀"等，论述了水肿病头面眼睑浮肿、颈动脉搏动增强的临床表现，其治疗应平治于权衡，饮流于表可发汗，在里可利小便，饮邪顽固不去则攻逐水饮。

二、《伤寒杂病论》论饮

水饮证治，最早见于《伤寒论》和《金匮要略》，张仲景将其分为"水气"和"痰饮"两大门类。所谓水气者，乃指人体内之水液代谢失常，不循常道，潴留阻遏，影响气机运行而产生的种种病变。如《伤寒论》第 40 条云："伤寒表不解，心下有水气，干呕，发热而咳，或渴，或利，或噎，或小便不利、少腹满，或喘者，小青龙汤主之。"第 162 条云："伤寒汗出，解之后，胃中不和，心下痞硬，干噫食臭，胁下有水气，腹中雷鸣，下利者，生姜泻心汤主之。"第 356 条云："伤寒厥而心下悸，宜先治水，当服茯苓甘草汤，却治其厥。不尔，水渍入胃，必作利也。"《金匮要略·水气病脉证并治第十四》更将"水气"作为杂病的一大门类，并分为风水、皮水、正水、石水、黄汗、五脏水及水分、气分、血分等不同类型进行详细论述，并提示水肿、小便不利、胸腹胀满等症状为其主要临床特点。所谓痰饮者，亦是由体内水湿停聚变化而成的病理产物，流窜人体各处引发的种种病证。《金匮要略·痰饮咳嗽病脉证并治第十二》根据痰饮停聚或流窜的部位和

①马子密，贾春华.对中医学"痰饮"的认知语言学探讨［J］.世界科学技术—中医药现代化，2011，13（5）：914-918.

临床表现不同，而将其分为痰饮、溢饮、悬饮、支饮四大类型[①]。

《伤寒论》分别从肺、脾、肾三脏来论述痰饮病的病因病机，以及通过振奋阳气的治法来治疗。其创立温阳、通阳、扶阳的小青龙汤、苓桂术甘汤、五苓散等方剂至今仍广泛应用于临床。痰饮易与他邪共同致病，治疗时须兼顾他邪，配合泻热逐水、清热涤痰之法。《金匮要略·痰饮咳嗽病脉证并治第十二》首次提出了四饮的概念、四饮停留部位及其临床表现："夫饮有四……有痰饮，有悬饮，有溢饮，有支饮。……其人素盛今瘦，水走肠间，沥沥有声，谓之痰饮。饮后，水流在胁下，咳唾引痛，谓之悬饮。饮水流行，归于四肢，当汗出而不汗出，身体疼重，谓之溢饮。咳逆，倚息短气，不得卧，其形如肿，谓之支饮。"同时，提出了痰饮病治疗宜用温化的治疗原则，"病痰饮者，当以温药和之"。

"痰饮"的病名最早见于《金匮要略方论》。《金匮要略方论》中的"痰饮"即饮邪为病，且偏于寒饮，"痰"仅作"饮"的修饰语，与后世所论"痰证"或"止咳化痰"之"痰"有区别，故《金匮要略》中所述"痰饮"指的是"淡饮"，实则为饮邪。直到宋代杨士瀛《仁斋直指方》从形态上将痰与饮做了明确区分，指出"稠浊为痰，清稀为饮"。而后世对痰、饮、水、湿的认识有了进一步的细化，然水气与饮邪在发病机理、症状特点等方面确有共同之处，故可合称为"水饮"。实际上，张仲景在《金匮要略》痰饮病篇和水气病篇中亦未将"水"与"饮"严加区分，有的地方还相提并论，如《金匮要略·痰饮咳嗽病脉证并治第十二》云"卒呕吐，心下痞，膈间有水，眩悸者，小半夏加茯苓汤主之""先渴后呕，为水停心下，此属饮家，小半夏加茯苓汤主之""假令瘦人脐下有悸，吐涎沫而癫眩者，此水也，五苓散主之"；《金匮要略·水气病脉证并治第十四》云"气分，心下坚，大如盘，边如覆杯，水饮所作，桂枝去芍药加麻辛附子汤主之""心下坚，大如盘，边如旋盘，水饮所作，枳术汤主之"等，可资证明。

《金匮要略·痰饮咳嗽病脉证并治第十二》中张仲景阐述痰饮具有三

---

①廖云龙.水饮证治初探［J］.江西中医学院学报，2006，18（1）：11-15.

重意义：第一，用"痰饮"来命名疾病；第二，"痰饮"是机体阴阳失衡的病理产物；第三，"痰饮"是一种致病因素，症状表现多种多样。在该篇中，张仲景用"四饮何以为异"将痰饮分类阐述；提出"留饮""伏饮"的说法；论述痰饮的成因、基本治法"温药和之"；阐明分型痰饮病的理法方药。该篇是痰饮思想论述最集中的篇章，为后世医家论述痰饮证治提供了一个系统性的体系。痰饮还作为病因、病机或者症状部分出现在《金匮要略》的其他章节。例如在《金匮要略·肺痿肺痈咳嗽上气病脉证治第七》《金匮要略·呕吐哕下利病脉证治第十七》多出现痰饮病机。在对这些病证治疗上，许多与《金匮要略·痰饮咳嗽病脉证并治第十二》的理法方药相同，例如在《金匮要略·肺痿肺痈咳嗽上气病脉证治第七》论述了肺系疾病的肺痿、肺痈和咳嗽，离不开痰饮的病机，对于"肺痿吐涎沫"，肺痈"多唾涎沫""时出浊唾腥臭"，使用"葶苈大枣泻肺汤"治疗；咳嗽上气更是有"喉中水鸡声""时时吐浊"，并用"小青龙汤"治疗肺胀。《金匮要略·呕吐哕下利病脉证治第十七》之小半夏汤治疗呕吐谷不得下，胃中有饮，随气上逆之证。因此，近现代著名中医学家程门雪在《金匮篇解》中认为《金匮要略·肺痿肺痈咳嗽上气病脉证治第七》虽然"痰""饮"并称，但该篇中所论述较偏重于"饮"。在程门雪看来，此篇痰饮一病则是"积饮成水，水聚成痰"。

三、张仲景之后的医家论饮

到了宋、金、元时期的朱丹溪之后至明代清初，对"饮"的讨论渐渐变少，讨论"痰"却越来越多，形成了痰理论；至清代对于张仲景痰饮理论有复古的迹象，又出现了"痰饮""痰"和"饮"并论的局面。纵观整个痰饮理论的形成和发展，张仲景痰饮理论开宗明义，是后世发展的源头。

"痰饮"的病名最早见于《金匮要略方论》，其指饮邪为病，"痰"仅作"饮"的修饰语。

最早将痰和饮分开论述的当属隋代巢元方。巢元方《诸病源候论·痰饮病诸候》中共列16候，其中痰饮候2种，痰候5种，饮候9种，较为明确地区分了痰和饮。

唐代孙思邈《备急千金要方》在"大肠腑"一门下面出现"痰饮第六"讨论痰饮，由此可见，孙思邈视痰饮与大肠腑相关，并创制"五饮丸"，对后世有较大影响。孙思邈继承了张仲景关于痰饮的理论，增补了部分治法方药。

唐代王焘《外台秘要》在卷八选录"痰饮胃反噎梗等三十门"多有讨论痰饮的篇章。其论述细分痰饮的分类，讨论痰饮的许多兼证和治法，内容非常丰富，为唐以来最为全面的痰饮治疗集大成者。其内容包含了"痰饮论二首"，选了《诸病源候论》《备急千金要方》的内容讨论痰饮，收录导引养生法治疗痰饮；"悬饮方二首"讨论悬饮；"溢饮方三首"讨论溢饮；"支饮方九首"讨论支饮；"留饮方二首"讨论留饮；"疗诸痰饮方四首"讨论常见痰饮轻症；其他讨论痰饮篇章还有"痰饮食不消及呕逆不下食方九首""饮癖方二首""癖饮方七首"等。在谈论痰饮的病因病机时，《外台秘要》尤其重视其形成与脾胃的关系以及病机演变中对脾胃功能的影响。

宋朝太医院《圣济总录》中"痰饮统论"有云："三焦者，水谷之道路，气之所终始也。三焦调适，气脉平匀，则能宣通水液，行入于经，化而为血，溉灌周身。若三焦气涩，脉道壅闭，则水饮停滞，不得宣行，聚成痰饮。"指明了三焦气化失司，则水道不利而为痰饮。

宋代陈无择《三因极一病证方论》有关于"痰饮叙论""痰饮证论"和"痰饮治法"的论述，全面概括了自汉到唐宋的痰理论，并将痰饮分为内因、外因和不内外因三个方面论述。内因是"荣卫不清，气血败浊"，水液凝结而成痰饮；外因是"六淫侵冒，玄府不通"，汗出不畅，内蓄成为水饮；不内外因是由于饮食嗜欲过度，"叫呼疲极，运动失宜"，使得津液输布不行，聚集成为痰饮。证论大多承仲景之法，强调温药和之，亦多采各家之方。

宋代杨士瀛《仁斋直指方》将痰饮分为痰涎篇和水饮篇论述，从形态上将痰与饮做了明确区分，指出"稠浊为痰，清稀为饮"。在痰涎篇列出了治痰之法为"理气为上，和胃次之"；水饮篇所论治法，从水饮的表、里、虚、实四个方面区分对待论治。

明代王纶《明医杂著·痰饮》总结前人的理论，认为"痰属湿热，乃津液所化，因风寒湿热之感，或七情饮食所伤，以致气逆液浊，变为痰饮"，将"痰"和"痰饮"分成两个病理发展阶段来论述，颇有新意。王纶论痰饮，认为先是因湿热，生理性的津液化为病理性的痰饮，感风寒湿热，或者七情饮食，最终导致痰饮。王纶治痰饮，以"二陈汤"为主方论治，加入了自身诊疗体悟。

明代张介宾在《景岳全书》中对痰于饮的区分所述更详，指出："痰与饮，虽曰同类，而实不同也……若痰不同于饮者，饮清彻而痰稠浊，饮惟停积胃肠，而痰则无处不到。水谷不化而停为饮者，其病全由脾胃，无处不到而化为痰者，凡五脏之伤皆能致之。"张介宾重视《黄帝内经》的相关理论，重新将痰饮的理论根源拉回《素问》，气交变大论、五常政大论、六元正纪大论、至真要大论关于早期痰饮的论述，这对清代医家重视古代典籍有一定的影响。张介宾论治痰饮，重视正气（元气）在痰饮发生和治疗过程中的作用，认为痰饮和人的津液本质一致，都是水谷精微，若水谷精微"化得其正"，则形体强健营卫充实；水谷精微"化失其正"，则脏腑得病，津液败坏，气血形成痰饮。所以张介宾指出痰饮之病"必由元气之病"，论治痰饮追求"治本"，并重视脾肾功能在治疗痰饮中的作用，认为五脏虽然皆能生痰饮，但关键在脾肾。

清代程国彭《医学心悟·痰饮》对痰饮的论述，见解新颖。他认为痰以燥湿分类，饮则以表里分类，重新将痰和饮分开，证治上重视脾肾对痰饮的运化功能。

清代喻昌在《医门法律·痰饮论》极力尊崇复古张仲景痰饮理论，认为《金匮要略》论之最详，反对后世医家多立名目。喻昌在《医门法律·咳嗽续论》中的论述，认为《金匮要略》将痰饮篇咳嗽叙于痰饮之下是有深意的，"盖以咳嗽必因之痰饮"。

清代叶天士在《临证指南医案》中将痰与饮分而论治："然痰与饮虽为同类，而实有阴阳之别，阳盛阴虚，则水气凝而为痰；阴盛阳虚，则水气溢而为饮。"

清代叶天士在《临床指南医案·痰饮》中指出："水之清者悉变为浊，水积阴则为饮，饮凝阳则为痰。"他认为痰饮虽为阴邪，但在体内蓄积趋向阴阳分化。痰乃饮食所化，因代谢异常由本该化为气血精微的水谷化生而来，而饮之根源在于元气匮乏及阴盛阳衰，导致津液输布失常，总分为外饮和内饮两大类。

清代尤怡的痰饮理论包含两部分，一部分来自《金匮要略心典》中对张仲景痰饮相关条文的注疏，抓住了理论的关键，使《金匮要略》痰饮理论与《伤寒论》相关条文互参，言简意赅，特色鲜明；另一部分来自其晚年著作《金匮翼》总结的"治痰七法"。尤怡的"治痰七法"是在继承张仲景痰饮理论的基础上，汲取历代医家精华而得，建立了治痰饮的完整体系，对后世影响较大。

清代徐大椿《兰台规范·痰饮》则参考古人之论，主要论述张仲景痰饮之理论，也旁参《诸病源候论》的癖饮、酒癖的理论。其论述痰饮证治法多继承《金匮要略》《千金翼方》《外台秘要》和宋元时期的方论。

清代费伯雄《医醇賸义·痰饮》则认为痰饮是"先生痰而后停饮，积水为病"。费伯雄重视"天一之水"对正常人体的作用，辨别病理的痰饮与天一之水，提出脾胃先有顽痰，胶着不去而入胃之水，遇痰而停，认为痰饮、悬饮、溢饮、支饮、留饮、伏饮是一个由浅入深的病理过程。

痰饮水湿为病，变幻多端，常兼夹他邪为患，阻碍气血运行，影响脏腑气机；蒙蔽清窍，扰乱神明；病势缠绵，病情较长。宋代严用和《重订严氏济生方·咳喘痰饮门》说："其为病也，症状非一，为喘，为咳，为呕，为泄，为眩晕、心嘈怔忡，为寒热疼痛，为肿满挛癖，为癃闭痞隔，未有不由痰饮"。宋代陈无择《三因极一病证方论》说："所谓四饮者，即悬饮、溢饮、支饮、痰饮是也。悬饮者，饮水流在胁下，咳唾引痛。溢饮者，饮水流于四肢，当汗出而不汗，身体疼重。支饮者，咳逆倚息，短气不得卧，其形如肿。痰饮者，其人素盛今瘦，肠间漉漉有声。又有留饮者，背寒如手大，或短气而渴，四肢节疼，胁下痛引缺盆，咳嗽则转甚。又有伏饮者，膈满喘咳，呕吐，发则寒热，腰背痛，目泪出，其人振振恶寒，身惕。故曰四饮生六证，或云五饮者，即留饮、伏饮合为一证是也，其脉皆弦微沉滑。治之之法，悬饮当下之，溢饮当发其汗，支饮则随证汗下，痰饮则用温药从小便去之。其间或随气上厥，伏留阳经，使人呕吐眩晕，背寒，或一臂不随，有类风状，不可不知。"

第二章　饮的分类及相关名词解释

　　《圣济总录》系宋徽宗时由朝廷组织人员编纂，成书于 1111—1117 年（政和年间）。该书卷第六十四载痰饮门："人之有形，借水饮以滋养。水之所化，凭气脉以宣流。盖三焦者，水谷之道路，气之所终始也。若三焦调适，气脉平匀，则能宣通水液，行入于经，化而为血，灌溉周身。设三焦气涩，脉道闭塞，则水饮停滞，不得宣行。因之聚成痰饮，为病多端。古方论痰饮有四：痰饮、悬饮、溢饮、支饮是也。……然又有留饮、癖饮、流饮、伏饮之异。其聚而不散者曰留饮；僻处胁下者曰癖饮；流移不定者曰流饮；沉伏于内者曰伏饮；因酒而成癖者曰酒癖。因寒多所致者曰冷痰。因热邪所伤者曰热痰。病虽多端，悉由三焦不调，气道痞涩而生病焉。"对饮的分类，其做了一个很好的指导。

·第一节　痰饮·

　　古时"痰"字作"淡"，在晋唐时，如《脉经》《千金翼方》中，均作"淡饮"。唐代玄应《一切经音义》云："淡饮，谓膈上液也。"淡与澹通，是水液摇动的意思。《说文解字》云："澹，水摇也。"《玉篇》言淡"水动貌"，故丹波元坚《杂病广要·痰涎》谓："痰本作淡，淡，澹动。澹，水动也，故水走肠间，名为淡饮。今之痰者，古之云涕、云唾、云涎、云沫是也。"直到宋代杨士瀛《仁斋直指方》，将饮与痰的概念做了明确区分：饮清稀而痰稠浊。汉代张仲景《金匮要略·痰饮咳嗽病脉证并治第十二》明确提出"痰饮"名称，开创了中医痰饮病学论治的先河，并立专篇加以论述，有广义、狭义之分。广义的痰饮是指多种水饮病的总称，泛旨体内水液转输不利，停积于体腔、四肢等处的一类疾病，包括痰饮、悬饮、溢饮、支饮等。狭义的痰饮则是指饮停胃肠之证，此数种中之痰饮，则属狭义之范畴。痰饮症见其人素盛今瘦，腰腹胀满而痛，胃中有振水声，肠间辘辘有声，口干舌燥，面目虚浮，小便黄短，大便干结，舌苔黄腻，脉滑数。治宜分消水饮，健运导下，方用己椒苈黄丸加减。痰饮由体内水湿不化所酿生。明代孙一奎《赤水玄珠》卷六中言："痰饮。胶固稠粘者，痰也；清而稀薄者，饮也"。唐代王焘《外台秘要》卷第二十中言："病源痰者，由饮水未散，在于胸府之间，因遇寒热之气相搏，沉滞而成痰也，痰之停聚，流移于胁肋之间，有时而痛，则谓之痰"。清代著名医家喻昌将《金匮要略方论·痰饮咳嗽病脉证病并治》中提出的痰饮、悬饮、溢饮、支饮等，归为浅层痰饮，认为浅层痰饮位于"躯壳之内，脏腑之外"，其发生的原因主要为体内水液输布障碍，或由胃至肠，或由胃至胁，或由胃至四肢，或由胃至胸膈。因此，喻昌认为"痰饮之患，未有不从胃起者矣"。同时，喻昌认为《金匮要略》中提出的五脏之痰饮，相比较上述"四饮"，其所处部位是相对深层的。浅层的痰饮失治、误治，能够产生或由胃上入心肺阳分，或由胃下入肝脾肾阴分等种种变证[1]。清代名医尤怡总结前人的精辟论断，认为痰由胃不能散谷精引起，揭示胃功能的虚弱；饮由脾不能输水气引起，揭示了脾功能的虚损，认为痰饮的状态是精津"凝结而不布"。

·第二节 支饮·

"支饮"之名最早见于东汉张仲景《金匮要略·痰饮咳嗽病脉证并治

---

①陈曦.喻昌对痰饮证的辨治［J］.安徽中医学院学报，2012，31（4）：4-6.

第十二》，属于四饮之一。因饮邪停留于胸膈之间，上迫于肺，肺失肃降而致支饮。其主要症状为胸闷短气，咳逆倚息不能平卧，外形如肿，或兼见头晕目眩，面色黧黑，心下痞坚等。"支"，《说文解字》言"去竹之枝也"，如物置于心下，支撑心肺，故作支饮。日本医家丹波元简《金匮玉函要略辑义》中云："支，枝同，谓支撑于心膈之间，支满支结义皆同。"所以支饮为水饮停于心下支撑心肺，凡是饮邪由胃上逆胸膈以上的饮病都是支饮。支饮常见于西医学的急慢性支气管炎、支气管哮喘、肺炎、肺气肿、肺源性心脏病等。治以温肺化饮平喘为主，方用小青龙汤、葶苈大枣泻肺汤等。

张仲景论述支饮共有11条原文："有痰饮，有悬饮，有溢饮，有支饮""咳逆倚息，短气不得卧，其形如肿，谓之支饮""支饮亦喘而不能卧，加短气，其脉平也""膈间支饮，其人喘满，心下痞坚，面色黧黑，其脉沉紧，得之数十日，医吐下之不愈，木防己汤主之。虚者即愈，实者三日复发，复与不愈者，宜木防己汤去石膏加茯苓芒硝汤主之""心下有支饮，其人苦冒眩，泽泻汤主之""支饮胸满者，厚朴大黄汤主之""支饮不得息，葶苈大枣泻肺汤主之""呕家本渴，渴者为欲解，今反不渴，心下有支饮故也，小半夏汤主之""夫有支饮家，咳烦，胸中痛者，不卒死，至一百日或一岁，宜十枣汤""久咳数岁，其脉弱者，可治；实大数者，死。其脉虚者，必苦冒，其人本有支饮在胸中故也，治属饮家""咳满即止，而更复渴，冲气复发者，以细辛、干姜为热药也。服之当遂渴，而渴反止者，为支饮也。支饮者，法当冒，冒者必呕，呕者复内半夏，以去其水"。从以上条文中总结出支饮证的症状及体征如下：咳逆、倚息、短气不得卧、形如肿、喘满、心下痞坚、面色黧黑、冒眩、胸满、不得息、咳烦、胸中痛。

《金匮要略》中还指出"水在心，心下坚筑，短气，恶水不欲饮""水在肺，吐涎沫，欲饮水"，此二条俱是详言支饮。盖支饮屯积心下，故其水气，得以上射心肺，而成水在心肺之症也。"心下"者，心之下，胃脘及脘外之总名。饮积于脘中，故坚硬如筑，吸气不能下引，故短也。水在胃脘之中，系痰饮之所抬高，水饮内顶，故"恶水不欲饮也"。饮支于肺下，而水气上逼之，则肺气不得展于下而上逆，故涎沫因之上泛而见于吐也。水在胃脘之外，系悬饮之所传变，饮久化热而烫于外，故"欲饮水"。

《外台秘要》第二十卷云："病源支饮，谓水饮停于胸膈之间支乘于心，故云支饮，其病令人咳逆喘息，身体如肿之状谓之支饮。"清代高学山《高注金匮要略》中言："若夫咳而气逆，但可坐倚而息，且水饮屯心下，抬高膈气，以致吸不能入而短气，所以不得卧倒。又水浮则气迫而鼓于外，故其形如肿"。

·第三节　悬饮·

悬饮指水饮之留于胁肋部者，饮邪停留胁肋部而见咳唾引痛的病证。"悬"，《说文解字》言"系也"，水饮流在胁肋之间，人体的中部，不上不下，如物件悬挂在中，上不在胸中，下不及腹中，故作"悬饮"。《金匮要略·痰饮咳嗽病脉证并治第十二》言"饮后水流在胁下，咳唾引痛，谓之悬饮""脉沉而弦者，悬饮内痛"。悬饮症见咳唾引痛，胁下痛引缺盆，咳嗽，转侧呼吸时疼痛加重，气短息促，苔黄白，脉沉弦。治以十枣汤、三花神佑丸等攻逐水饮。本证类似胸腔积液。

《金匮要略》云："水在肝，胁下支满，嚏而痛。"此详言悬饮之症也，"胁下"为肝络之所止经，饮悬于此，则从其络而下射于肝，故"水在肝"。水饮实于胁下，如有物支鼓之状，故曰"支满"，即所谓支饮之义也。嚏出于肺，肝以水邪犯所不胜，肺恶湿而欲出之，故"嚏"。但嚏者，下实其气而始得奋为上进，则支满者益满，而且振痛矣，与"咳唾引痛"同义。清代李彣《金匮要略广注》中言："胁在身之两旁，《经》云：左右者，阴阳之道路。水流胁下则气道壅塞不利，且胁下为肝经部分，肝脉入肺中，故或咳或唾，牵引而痛也，悬饮者，如悬空倾泻飞瀑四射也。"故悬饮为水饮留于两胁，胁为肝经之分野，肝经支脉贯注肺中，与肺相连，饮踞于此，肝之经气被水饮所抑，使肝气不升、肺气不降，遂为咳唾，引动肝气而致痛。

· 第四节 溢饮 ·

溢饮指水液滞留于体表及皮下组织，与一般所谓水气病相同。溢，《说文解字》言"器满也"，形容水饮外溢肢体，故作溢饮。清代魏荔彤言："流行于四肢，必土失其防，而泛滥地上，斯四肢之内，俱为水邪所浸淫也。脾属四肢，湿土受邪，不能运气而使之消，反以运水而使之溢，则脾土固失令矣……水邪混处，阳气不振，即云当汗出而散其湿亦不能矣，肢体寒湿侵没，必为疼重。"

《素问·脉要精微论》载："肝脉软而散，色泽者，当病溢饮。溢饮者，渴暴多饮而易入肌皮、肠胃之外也。"《金匮要略·痰饮咳嗽病脉证并治第十二》云："饮水流行，归于四肢，当汗出而不汗出，身体疼重，谓之溢饮。"此病之饮邪主要泛溢于体表肌肤。溢饮症见四肢微肿，当汗出而不出汗，身体痛重。若表寒里饮俱盛，症见发热恶寒，痰多白沫，咳嗽，治宜发汗解表，温化里饮，方用小青龙汤加减；若饮邪郁而化热，症见发热烦躁，口干，舌苔黄白相兼，脉浮而弦数，治宜发汗解表，清郁化饮，方用大青龙汤加减。《素问·脉要精微论》认为"溢饮"在于渴而暴饮水之后，所以水液不能气化溢出肠胃之外。此处《素问》所称"溢饮"与《金匮要略》"溢饮"不同，从症状看，接近于《金匮要略》的狭义痰饮。

《金匮要略》云："水在脾，少气，身重。"此详言溢饮之症也，凡痰饮、悬饮，其传变俱能病此。盖痰饮则内从胃络而外传于脾，悬饮则旁从胁络，而下传于脾，故皆能使水气在脾也。脾土之阳衰而至水气射之，则不能运布而溢于四肢者，势也，故曰此言溢饮之症。脾滞而精悍不升，故"少气"。需要注意的是，少气是呼气少，短气是吸气短。脾湿而水土沉坠，故"身重"。唐代王焘《外台秘要》卷第二十云："病源溢饮，谓因大渴而暴饮水，水气溢于肠胃之外，在于皮肤之间，故言溢饮，令人身体疼重而多汗，是其候也。"因水气病中的风水、皮水皆有四肢肿为主的病证特点，所以后世医家也有认为溢饮即是水气病中的风水、皮水，如清代吴谦《医宗金鉴》

谓"溢饮者……即今之风水、水肿病也"。

·第五节　留饮·

留饮指长期滞留不行的水饮，饮邪久留不散的病证。水饮潴留部位不同，会出现相应的症状，中医学认为系由中焦脾胃阳虚，失于运化，津液凝滞所致。其临床表现为口渴，四肢关节酸痛，背部觉寒冷，气短，脉象沉等。如中阳不复，旧饮虽得排泄，但新饮又可再留积，故此症迁延难愈。

在《金匮要略方论·痰饮咳嗽病脉证并治第十二》中有五条文论及留饮，即"夫心下有留饮，其人背寒冷如手大""留饮者，胁下痛引缺盆，咳嗽则辄已（一作转甚）""胸中有留饮，其人短气而渴，四肢历节痛""脉沉者，有留饮""病者脉伏，其人欲自利，利反快，虽利，心下续坚满，此为留饮欲去故也，甘遂半夏汤主之"由该五条原文对留饮的脉证描述可见：①留饮可在胁下、胸中、心下，其部位广泛，故有广义饮病之意。除却溢饮之外（溢饮不愈则死，无久留之候），其余三饮，久而未去者，俱名"留饮"。②从治疗方面分析，论留饮虽有五条文，然选方唯一，即"甘遂半夏汤主之"。方中甘遂、半夏攻逐水饮，为君药。所选药物与《神农本草经》一脉相承，亦符合《神农本草经》上卷提出的"饮食不消，以吐下药"的原则。③从预后分析，"留饮欲去"，说明留饮有自愈之征并非难治。④对留饮的记载中，未言明病程必须长久。相反，通过对"四饮"中大部分临床表现进行分析，病程均应较长，临床亦是缠绵难愈。⑤"脉沉者，有留饮"。此统言留饮之脉也，水性趋下，且饮留于中，则其气机重坠而不能浮，故凡脉沉者有留饮也。张仲景论脉分为阴阳，饮病总属水病，阴病也，可见阴脉。然诊法各从其部，如沉脉见寸口，饮留胸中；微上关，饮留心下；微下寸口，而于或左或右单见，则饮留胁下；其余脏腑，各以其部处之。《金匮要略方论·水气病脉证并治第十四》载："问曰：病者苦水，面目身体四肢皆肿，小便不利……医以为留饮而大下之……后重吐之……"此条为误诊病例，本为水气病而误诊为留饮，"医以为留饮而大下之""后重吐之"。此条说明用吐、下之法是治疗留饮的常规方法，是当时医界认可的基本治法。《诸病源候论·留饮候》阐述了留饮的病因、发病部位及临床表现："留饮者，由饮酒后饮水多，水气停留于胸膈之间，而不宣散，乃令人胁下痛，短气而渴，皆其候也。"在《诸病源候论·五痞候》载有"华佗太一决疑双丸"可治疗留饮。《外台秘要》卷第八记载留饮病因："病源留饮者，由饮酒后饮水多，水气停留于胸膈之间，而不宣散，乃令人胁下痛，短气而渴，皆其候也。"其还记载了治留饮方二首：一方为"范汪海藻丸，疗腹中留饮方"，药物组成有海藻、木防己、甘遂、苁蓉、蜀椒、芫花、葶苈子；另一方为甘遂半夏汤，所选药物多具有攻下逐水作用。《仁斋直指方》记载行气可治疗留饮："沉香降气汤，治阴阳交滞，心腹胀满，留饮停酸，积冷诸证"。清代著名医家喻昌在《医门法律·痰饮论》中说："究竟水所蓄聚之区，皆名留饮，留者留而不去也。"此处"留饮"应指广义饮病，并对"留饮"之"留"字进行诠释。同时，喻昌认为，《金匮要略》提及的"留饮"病机为心肺阳气不振、"木火不伸"及"肺不行气，脾不散精"。可见，心、肺、肝、脾四脏痰饮皆可"留而累之"发病。近代学者多认为，留饮即痰饮留而不去，病程长，病势重，饮邪停留部位较深，一般药物难以攻除，它分属于四饮之中。如《金匮要略心典》记载"留饮，即痰饮留而不去也"。现行高校教材《金匮要略》解释为："留饮是指饮邪停留不去，时间长病情深痼而言，并不是四饮之外，另有所谓留饮"[1]。

· 第六节　伏饮 ·

伏饮为饮邪伏匿体内，或留饮去而不尽，潜伏为患的病证。《金匮要略·痰饮咳嗽病脉证并治第十二》载："膈上病痰，满喘，咳唾，发则寒热，背痛腰疼，目泣自出，其人振振身瞤剧，必有伏饮。"治宜化饮逐邪，扶正固本，方用小青龙汤、木防己汤、桂枝半夏汤等。伏饮见于慢性支气管炎、肺气肿等。

---

[1] 刘华珍，徐子亮. "留饮"浅析 [J]. 中医药通报，2012，11（5）：35-37.

《金匮要略》云："水在肾，心下悸。"此四饮之外，另是一症，即所谓伏饮之未发者。夫肾为水脏，犹之天地之海，与水原相感召。肾阳盛而小便利，则真阴固密，而外水流行，亦何伏饮之有哉？倘阳德虚微，则水灾祸伏。苟不见微知着而早图之，则平成无日矣。盖四饮为病，是从上而下积，有盈科后进之渐，其症缓而较平。伏饮为病，是从下而上突，有怒潮直决之机，其症急而尤烈故也。"悸"是水悸，与虚悸之跳摆嘈杂不同。水悸者，神境中戚戚然如有不测之患，又时时惕焉自警者是也。盖心肾同主手足之少阴，而其气尝相通于窈冥，肾中伏水，而心君恍惚，譬之黄河未决，而洛城中之神机暗烛，未免形诸筋惕肉间也，此自其初症而言。若就已成论，四饮亦低从上泛，而极于支饮，伏饮亦起从下传，而极于四脏者也。《金匮要略》云："膈上病痰，满喘咳吐，发则寒热，背痛腰疼，目泣自出，其人振振身瞤剧，必有伏饮"。此发明六条水在肾，心下悸之候也。夫伏饮者，伏而未见之谓，此其欲发而犹未全发，特比六条之但悸者较重耳，其曰"必有伏饮"。"膈上病痰"，言膈上素有痰病之谓。"喘满咳吐"，言因病痰，所以胸满而喘，咳嗽而吐也。"发"者，言有时而甚之谓，直贯下文之症。"寒热"者，寒为饮之本气，饮气上张故寒；寒起而格微阳于外，故寒而且热也。背者，胸之府，胸满而咳，故其气彻于背而"背痛"；腰为肾之府，肾中微阳，为饮寒所迫而外鼓，故"腰疼"。"目泣"，眼泪也，虽为肝液，饮寒上摒而不能摄，故"自出"。"振振身瞤剧"，阳虚而上奔之象，寒气上浮，而诸阳奔避，故振振自战而剧也。清代著名医家喻昌认为所谓"伏饮"即是"留饮去而不尽者"，"留饮"与"伏饮"的区别在于"留饮有去时，伏饮终不去"。喻昌认为，伏饮的病机相对复杂，是留饮的进一步发展，或由治疗不完全所致。留饮阻于胸膈，胸中阳气郁极而发，可以将痰饮从口中吐出。若吐尽，则留饮可消；若吐而未尽，就可形成伏饮。伏饮的发生，总的病机是"三阳之气，伸而复屈"。即"太阳不伸，作寒热，腰背痛，目泣。少阳不伸，风火之化，郁而并于阳明土中，阳明主肌肉，遂振振身瞤而剧也"[1]。

---

①陈曦.喻昌对痰饮证的辨治［J］.安徽中医学院学报，2012，31（4）：4-6.

清代尤怡认为，伏饮的病机是痰饮潜伏在身体内未能发现，只有发病时才表现出来。伏饮出现的身热、背痛、腰痛的症状，尤怡认为这些类似外感的症状还兼见喘满、咳唾，与宋代朱肱《活人书》中描述的"痰之为病"出现的令人"憎寒发热，状类伤寒"的情况类似；伏饮机理是伏饮发后上逼津液通道，外攻经隧。从尤怡的注疏中看出，伏饮未发时是不被察觉的，发作后方有外证，其重视伏饮"伏"的含义。

留饮、伏饮含义相似，均为未治愈之饮病留而不去者，病程较长，具有以下两个特点：阳气偏虚，故水停在心肺而背寒冷、水停在胸胁而痛引缺盆等；水饮顽固，痰饮不尽者，多顽固难去，病程长则阳气更难到达而温化，必予甘遂半夏类祛除。饮虽为无形之病，但从现代检验来看，留饮、伏饮亦存在有形之水液停积，因此，也应遵循水气病的治疗原则，以祛除水邪为主。留饮、伏饮只是留而不去之顽固者，可为痰饮、悬饮、溢饮、支饮[①]。

· 第七节 酒饮（酒癖 酒伤）·

酒伤在中医学属于"饮伤"的范畴。引饮不当（过饮、久饮、劣饮、偏饮、乱饮）对人体的损伤谓之饮伤。《素问·汤液醪醴论》记载，醪醴乃以五谷酝酿而成。《灵枢·营卫生会》指出："酒者，熟谷之液也，其气悍以清"；《灵枢·论勇》指出："酒者，水谷之精，熟谷之液也，其气剽悍。"《素问·厥论》记载："酒气盛而剽悍。"李杲在《东垣十书》中指出："酒者大热有毒，气味俱阳，乃无形之物也。"

历代医家都认为酒属湿热有毒之邪，味甘、苦、辛，性温，有毒，入心、肝、肺、胃经，并分别以"伤酒""胁痛""酒癖""酒疸""酒臌""酒劳"等病命名之。

病因病机：《黄帝内经》将"酒伤"的内因归结为"阴气虚"，即脾气虚弱。由于脾胃虚弱，酒入于胃中之后，不能将其及时运化输布，酒气

---

①张晓雷，马家驹，蔡永登，等.《金匮要略》痰饮水气辨析［J］.中国中医药现代远程教育，2016，14（17）：43-45.

· 19 ·

停聚中焦，一方面进一步损伤脾胃，造成精气耗竭；另一方面蕴湿化热，形成湿热毒邪。如此反复恶性循环，以致脾胃愈来愈虚，邪气愈来愈盛，从而引发各种病变。可见，脾胃虚弱是"酒伤"的发病基础，反复"酒伤"反过来又加重脾胃虚弱的程度。其认为，"酒伤"的病变部位主要是在脾胃，并累及肝胆，从而导致气机逆乱、气血化生不足，而变生诸病。其指出"醉以入房"是造成"酒伤"的关键因素。唐代王焘《外台秘要》卷第二十七指出饮证"病源夫酒者，因大饮酒后，渴而引饮无度，酒与饮俱不散，停滞于胁肋下，结聚成，时时而痛，因却呼为酒，其状胁下弦急而痛。"

酒癖，是因酒成癖为酒癖，癖也属于饮水不化之痰饮。探究清代尤怡所论出处，可以参照隋代巢元方《诸病源候论》癖候篇。该篇提出癖的病因为"因饮水浆过多，便令停滞不散，更遇寒气积聚而成癖"，癖是"僻侧在于两胁之间，有时而痛"。清代沈金鳌《杂病源流犀烛·积聚癥瘕痃癖痞源流》认为癖是"匿也，潜匿两胁之间"，一般情况下寻摸不见，有时痛，搏结不散，藏于隐僻之所。

· 第八节　癖饮（饮癖）·

癖饮是指水饮停聚于胁下，日久所致的癖病。《诸病源候论·癖病诸候》云："饮癖者，由饮水过多，在于胁下不散，又遇冷气相触而痛，即呼为饮癖也。其状胁下弦急，时有水声。"《类证治裁·痰饮》云："饮癖，呕酸，嘈杂，心悬如饥。"尤怡认为痰饮僻处胁下为癖饮，与四饮之悬饮类似。

《张氏医通·积聚》云："有饮癖积成块，在胁腹之间，病类积聚，用破块药多不效，此当行其饮。"用六君子合五苓散，更加旋覆花、前胡、枳实、白芍。或选用控涎丹、三圣丸、苍术丸等。

· 第九节　流饮·

流饮，属于流而不定的痰饮，既是痰饮，虽未积聚，却不安一处，流动不居。《诸病源候论·痰饮诸病候》云："流饮者，由饮水多，水流走于肠胃之间，漉漉有声，谓之流饮。"《杂病源流犀烛·痰饮源流》云："流饮，饮水流行，遍体俱注无定在是也。宜三花神佑丸。"

· 第十节　微饮 ·

微饮是指狭义痰饮的轻证，饮邪轻微者，以短气为主要表现，由饮邪有形，阻遏阳气，气机不畅所致。《金匮要略·痰饮咳嗽病脉证并治第十二》云"水停心下，甚者则悸，微者短气"，指出水停中焦心下，重则凌心而悸动不安，轻则碍肺而呼吸短气，提示病程中因为水饮的轻重差异，临床见症有所不同。《金匮要略·痰饮咳嗽病脉证并治第十二》又云"夫短气有微饮，当从小便去之，苓桂术甘汤主之，肾气丸亦主之"，描述水饮停留，妨碍气之升降，故见短气，而又仅见短气一症，说明水饮尚属轻微，故称"微饮"。

从《金匮要略》文中所述可见微饮有如下特点：①从概念而言，微饮当属于水饮，指水饮之轻微者。②其形成原因不外乎阳气不化，其本在于脾肾。其形成的病理改变为水饮内阻，导致气机升降失常。③典型的临床表现为短气。④治法宜化气利小便，使气化水行，饮有出路，但饮邪的生成，有因中阳不运，水停为饮者，其本在脾；亦有因下焦阳虚不能化水，以致水凌心下者，其本在肾。临床可分别采用健脾或温肾方法，方药如苓桂术甘汤、肾气丸之属。

· 第十一节　五体饮① ·

由于感受外邪，或饮食所伤，或体虚劳倦等，致肺、脾、肾等脏腑功能失调，水液代谢紊乱，输布与排泄障碍，体内异常水饮停滞蓄积于筋、脉、肉、皮、骨，则形成五体饮。根据饮邪所侵袭的不同部位，将饮证由浅至

---

①林美桂，钱林超.五体饮证治初探［J］.光明中医，2011，26（4）：808-809.

深的顺序分为饮溢于皮、饮侵于肉、饮停于脉、饮犯于筋和饮停于骨。

一、皮饮

皮饮为饮溢于肌表皮肤的一类病证。肺主皮毛，皮饮多由感受外邪，肺气郁闭，饮溢于肌表，当汗出而不汗出所致；也可因水湿内浸，脾阳被困或脾阳虚衰，水饮不化，致水饮停于肌表；或肾阳虚，水失蒸化，泛溢肌肤而成。现代医学的硬皮症、肾炎水肿皆可参考皮饮证辨治。皮饮证主要临床表现有无汗、身体痛重、皮肤浮肿或硬肿麻痛、小便不利、神疲肢倦、肢冷、畏寒、面色苍白、便溏、舌淡胖、苔白滑或白腻、脉沉弦无力或脉滑等。皮饮的治疗，当以利水消肿为主，以防己茯苓汤合五皮饮为主方化裁。若属外邪侵袭，肺失宣降，水道不调者，则佐疏风宣肺之法，可结合越婢加术汤、大青龙汤或小青龙汤加减治疗。若为脾阳虚衰，水湿不运者，则佐健脾温阳利水之法，可结合苓桂术甘汤或实脾饮加减；若属肾阳衰微，气化不利，气不行水所致者，当佐温肾助阳，可结合真武汤、济生肾气丸等加减。

二、肉饮

肉饮为饮侵于肌肉的一类病证。脾主四肢肌肉，肉饮多由脾失健运，不能运化水湿所致。脾胃虚弱运化转输无力则水谷精微失布，化为水饮湿浊，留滞肌肉；脾肾阳虚则水液失于蒸化，水饮内停肌肉而成肉饮。饮侵于肌肉，常见于当今盛行的肥胖病，肥胖是由多种原因导致体内膏脂堆积过多，体重异常增加，并伴有头晕乏力、神疲、气短等症状的一类病证，膏脂实为饮浊之邪。《丹溪心法》《医门法律》认为肥人多痰湿，视其病因病机、临床表现均与饮侵于肉大有相同之处。临床上肥胖患者究其病机也多属脾虚不运，水湿内停，或脾肾阳虚，水饮内停者。脾主四肢肌肉，脾失健运，则水饮内生，浸渍肌肉。肉饮证的主要临床表现有肢体臃肿，或按之无凹陷，或轻度凹陷，身体困重，神疲乏力，饮食偏少，便溏或便秘，畏寒肢冷，腹胀，尿少，舌淡胖，苔薄白或滑腻，脉沉弦细。肉饮的治疗当以健脾利水为主。以防己黄芪汤合参苓白术散加减。若属脾肾阳虚，水饮内停者，应佐温补脾肾、利水化饮之法，可结合真武汤加减。著名中医专家朱良春教授倡导利水法治疗肥胖病症，擅用泽泻利小便，轻身减肥。

三、脉饮

脉饮即饮浊停于血脉的一类病证。心主血脉，若心阳虚衰，血失温运，血行不利，血不利则为水，水失温化，可致寒饮停脉；肾为一身阳气之根本，若肾阳虚可致水失温化，水饮阻滞于脉；脾主运化水湿，若脾胃阳气亏虚，聚生水饮，亦可致水饮停脉。当今临床上许多与心、血管相关的疾病（如高血压、动脉粥样硬化、中风、高脂血症等）都与饮停于脉有着密切的关系。体内异常水饮停滞蓄积，不仅使循环血容量增加，导致血压上升；而且饮易与寒结，寒主收引，寒饮停滞于脉，又使血脉收引，造成动脉硬化，脉络阻滞。心主血脉，饮停血脉，最易导致心脉瘀阻，而出现心胸憋闷刺痛、心悸等症。现代生理病理研究还指出，高脂血症、血液稠黏、动脉硬化与中医病因学中的痰饮和瘀血密切相关。脉饮证的临床表现有心悸眩晕，胸闷刺痛，咯吐痰涎，神疲肢倦，纳呆便溏，或形寒肢冷，浮肿尿少，舌淡胖有齿痕，苔白滑或白腻，脉弦滑或沉弦细等。脉饮的治疗以通脉化饮为主，以苓桂术甘汤为主方加减。若因心肾阳虚，水失温化停于血脉者，当佐以温补心肾之法，结合参附汤或四逆汤加减；若因脾胃阳气亏虚，致水饮停脉者，应佐以健脾化饮之品，如黄芪、党参、薏苡仁等。

四、筋饮

筋饮是饮犯于筋的一类病证。其病机主要是饮浊阻滞于筋，筋失荣养。有由感受外来湿邪，湿聚成饮，浸淫筋脉所致者；亦有由脾胃虚弱，不能运化水湿，饮浊内停，客于筋脉所致者。饮犯于筋多见于"痿躄"病中，痿躄是以四肢尤其是下肢进行性麻痹不仁、痿弱无力、肌肉萎缩、不能随意运动为主要表现的肢体痿软类疾病。筋饮证的主要临床表现有肢体困重或僵硬，屈伸不利或痿软无力，胸脘痞闷，神疲少气，纳呆便溏，苔腻，脉弦滑等。现代医学的运动神经元疾病如肌萎缩侧索硬化等，只要症见肌肉萎缩，肢体僵硬，活动障碍，苔滑脉弦，皆可参考筋饮证辨治。筋饮的治疗以温化寒饮、通利筋脉为主，可用五苓散合芍药甘草汤化裁。若属脾虚不运，滋生痰饮湿浊者，应佐以健脾祛湿之品，可结合参苓白术散、六君子汤加减。若饮浊化热，则合二妙散加减。

五、骨饮

骨饮为饮停于骨的一类病证。肾主骨，饮停于骨与肾阳虚不能温化水饮密切相关；若外感湿邪，滞留于骨，注而不化，可导致饮停于骨。而饮食不节，导致脾失健运，饮浊内生，留注于骨，亦可形成骨饮。耳软骨膜炎、关节腔积液性关节炎，皆为饮病范畴。骨饮证的主要临床表现有肢体关节酸痛、重着、肿胀、积液，或腰酸肢冷，少气懒言，小便清长，或胸脘痞闷，便溏，或见痰涎多，舌淡胖，苔薄白或苔腻，脉滑或脉沉弦迟等。骨饮的治疗以温肾助阳、利水蠲饮为主，以防己黄芪汤合右归饮加减治疗；若脾失健运，致痰浊内生停滞于骨者，应佐以健脾化痰，可结合六君子汤加减。

·第十二节　积饮（痰饮致积）·

积饮是指饮邪留蓄不散的一类病证。《素问玄机原病式》云："积饮，留饮积蓄而不散也。"《素问·六元正纪大论》说："太阴所至，为积饮否隔。"《素问·至真要大论》说："湿淫所胜……民病积饮……"。亦泛指痰饮。《景岳全书·杂证谟》云："痰饮一证，其在《内经》止有积饮之说。"

《素问玄机原病式》云："积饮，留饮积蓄而不散也，水得于燥则消散，得湿则不消……。"

清代高学山《高注金匮要略》云："呕吐哕下利病脉证治第十七……然病后饮水。又恐行迟积饮。此渗泄培土之猪苓散。为不可失矣。"又云："痰饮咳嗽病脉证并治第十二：有寒饮。冬夏难治。先因阳虚而停饮。故其脉弦。后则积饮化虚热而复伤其阴。故其脉弦而且数也。冬夏难治者盖治饮之例。"

清代黄宫绣《本草求真》云："瓜蒂胡桐泪，非吐热结在膈之痰乎！蜀漆常山，非吐积饮在于心下之意乎！乌尖附，非吐风痰在膈之意乎！"

清代杨时泰《本草述钩元》卷十毒草部云：常山。有毒。主治伤寒寒热。热发温疟。劫痰截疟。逐老痰积饮。散山岚瘴气。蜀漆气味辛苦。

·第十三节　饮家·

平素患有水饮病的患者。张仲景《金匮要略·痰饮咳嗽病脉证并治第十二》云："先渴后呕，为水停心下，此属饮家。"

·第十四节　热饮·

喻嘉言曰："饮因于湿，有热有寒。"程门雪也说："寒饮易知，热饮难晓。"一般认为，热饮证病机特点既具有寒饮证的阳气虚弱、饮邪内停的特征，又同时具有热邪内蕴、证似痰热的特点。清代吴瑭《温病条辨》云："喘咳息促，吐稀涎，脉洪数，右大于左，喉哑，是为热饮。"

·第十五节　寒饮·

寒饮为病证名，见于近代张锡纯《医学衷中参西录》。《金匮要略》二十一条云："脉弦数，有寒饮，冬夏难治。"先因阳虚而停饮，故其脉弦。后则积饮化虚热而复伤其阴，故其脉弦而且数也。冬夏难治者，盖治饮之例，惟宜发渗泄二义，冬则虚阳内伏，既非大小青龙宣发之所宜，且又有碍于弦脉之阳气虚也，夏则虚阳外应，既非苓桂术甘温燥之所宜，且亦有碍于数脉之阴液短也，谓之难治宜矣。此合溢饮、支饮而言脉症与天时不顺，其生死相半也。

寒饮临床多见咳嗽，怔忡，饮食减少，两腿畏寒，甚则卧床不起，治宜以祛寒蠲饮为大法，用理饮汤加附子。寒饮证的产生，多为慢性支气管炎等疾病因失治而病邪久伏于肺，损伤阳气；或因过用寒凉，损伤阳气；或因年老体弱，阳气衰退；终致体内阳气虚损不复，无力温宣气化津液，津凝为饮，遂致寒饮留伏肺窍，成为宿根。此后则辄遇外感六淫之邪，或七情郁结之气，或食积之痰，引动宿饮而病发。

·第十六节　蓄饮·

伤寒大家李克绍对蓄饮的论述是：蓄饮也叫蓄水，它是胃里的水，没有很好地被吸收，又没有呕吐出来，以致停蓄在胃中而成。蓄饮不一定都出现呕吐，但却常常是蓄饮证的特征之一。"吐涎沫"中的"涎沫"就是水饮，但不是蓄饮。水饮蓄起来，症状就变了。呕吐一症，如果胃脘部按之似痞硬，或口渴，或头晕眼花，或心慌心跳（痞、渴、眩、悸），就大都是由蓄饮所致。在中医术语中，痞硬叫作水饮阻碍，正津不能输布；眩晕叫作水饮阻碍，清阳不能上升；心慌心跳叫作水饮凌心。蓄饮的形成，实际是胃脘部或上消化道有炎症，并且伴有炎症渗出物，这在中医学解释为"脾不散精，水停为痰"。也就是说，胃吸收水液的功能差，而且不断渗出，逐渐积蓄而成痰饮。

蓄饮的呕吐，一般是呕痰呕水，不常呕食，而且也不是天天呕，而是呕出一些宿水宿痰之后，再过一段时间，又蓄到一定程度，再重新呕吐。这样的呕吐，容易与其他原因所致成的"反胃"（如癌瘤等）相混淆，往往抓不住病因，掌握不了重点，以致药不对证，缠绵难愈。因此还要掌握痰饮呕吐和其他原因所致的反胃之间的鉴别方法。

痰饮呕吐，往往在将呕的前几天，渴贪饮，饮不解渴。这是痰饮积蓄到一定程度，影响消化道腺体分泌功能的缘故，是将要出现呕吐的先兆。此外还有一个特点，即一般的呕吐，呕后常感觉到口中多少有些干渴，这是因为呕吐会耗伤胃中津液的缘故。痰饮呕吐，呕后痰饮减少，口中不干不渴，像未曾呕吐一样，这也说明是蓄饮。这是痰饮未曾全部呕出来，而且呕吐之后，水饮又继续浸渍入胃的缘故。

先渴后呕，或者呕吐之后反不渴，以及胃脘痞硬、头晕眼花、心慌心跳等症伴随呕吐而出现，都证明是水饮，用前面所讲的小半夏汤止呕，再加入一味茯苓把陈旧的积水渗出：半夏 12 g，生姜 24 g，茯苓 12 g。水煎服。

小半夏加茯苓汤，治蓄饮是很有效的。但是，有些比较顽固的蓄水证，渴而呕，呕后又渴，又饮水，又呕又渴，反复不已，这说明水饮不是呕一两次就呕尽了。水饮既然顽固难除，单靠小半夏加茯苓汤不能奏效，还需要在除水的方剂中，加上能促使胃吸收水饮的药物（如白术），才能彻底治愈。古方中的"猪苓散"就是这样一张方剂。

·第十七节 停饮·

停饮是指饮邪停于心下或膈间，以心痛、胸满、气短、眩晕等为常见症的饮证。

·第十八节 饮伤（伤饮）·

饮伤为病因病理学名，系干血痨病因之一，是指嗜饮无度，由过饮茶、酒、汤、水等所致的病证。或脾虚不运而结滞，或暴渴多饮而停留，或豪兴狂饮而沉醉致病。酒浆湿热滞留脾胃，郁久化热伤阴，又脾胃受伤，气血化生不足，久则干血内结，成为干血痨。《金匮要略·血痹虚劳病脉证并治第六》云："食伤、忧伤、饮伤、房室伤、饥伤、劳伤、经络营卫气伤，内有干血，肌肤甲错，两目黯黑，缓中补虚，大黄䗪虫丸主之。"饮伤症见面黄肌瘦，脾泄中满，烦渴肿胀。治宜发汗利小便，上下分消其湿，用葛花解醒汤、五苓散。

·第十九节 停饮心痛（饮心痛）·

停饮心痛（饮心痛）病证名。因水饮停积胸中所致的心痛。《圣济总录》卷五十六云："心属火，其气炎上，饮为水，其性趋下……若水饮停积于胸中，火气不得宣通，则阳虚阴盛，其病心中淡淡然欲吐而痛，是为停饮心痛也。"

·第二十节 饮气嗽·

饮气嗽为病证名,指由水气凌肺引起的咳嗽。《外台秘要》卷第九云:"饮气嗽者,由所饮之物,停滞在胸,水气上冲,冲入于肺,肺得此气,便成嗽。久而不除,渐成水气。"其证不限四时,昼夜嗽不断,遇诸动嗽物,便致困剧,甚者乃至双眼突出,气即欲断,汗出,大小便不利,吐痰饮涎澄沫,气上喘急肩息,每旦眼肿不得平眠。治宜合细辛等八味汤、葶苈子十五味丸。

·第二十一节 饮泄·

饮泄为病名,又称溢饮滑泄,见于《医宗金鉴·杂病心法要诀》。其证渴而饮,饮而泻,泻而复渴,渴而复饮,饮而复泻。详见溢饮滑泻条。溢饮滑泄:病证名,见于《素问病机气宜保命集·泻论》,一名饮泻,为水饮渍于胃而致之滑泄。《张氏医通·大小府门》云:"水渍入胃,名曰溢饮滑泄。渴能饮水,水下复泄,泄而大渴。"宜蠲饮止泻,用茯苓甘草汤、五苓散等方;并可配合灸大椎穴三至五壮。

·第二十二节 饮痫·

饮痫为病名。食不知饱,忽数日不思食,伴手足搐动之证。明代董宿《奇效良方》卷六十四云:"饮痫为病,此患吃食不知饱,忽然连三五日不甚思食,手足搐动,多自梦寐中作。食之太饱,亦便发作。"

·第二十三节 饮痰·

饮痰为病证名,痰证之一,见于《赤水玄珠》卷六。因痰饮留于四肢、膈上或胁下所致四肢不举,胁痛、呕吐之证。清代吴澄《不居集》卷十七云:

"饮痰,停于膈上,一臂不遂,时复转移一臂,蓄于胁下,胁痛干呕,往来寒热。"清代张璐《张氏医通》卷四云:"饮痰成呕吐,胁痛,四肢不举。"治宜攻逐痰饮,方用小胃丹、指迷茯苓丸、导痰汤等。

·第二十四节　饮注·

饮注为病证名。《诸病源候论》云:"注者住也,言其病连滞停住,死又注易傍人也。人饮水浆多,水气不消,停积为饮,而重因体虚受风冷,风冷搏于饮,则成结实,风饮俱乘于腑脏,使阴阳不宣,寒热来往,沉滞积月累时,故名为饮注。"

·第二十五节　饮癖(心癖、食癖、肚癖)·

饮癖为病名,心癖:病名。因痰饮或胃热所致食入易消的疾病,又称饮癖、食癖、肚癖。《证治准绳·杂病》云:"心癖,亦痰饮所致,俗名饮癖,有胃口热,食易消,故癖。《素问》谓之食癖,亦类消中之状,俗名肚癖。"因痰饮者,宜小半夏茯苓汤加枳实;胃中热者,宜二陈汤加黄连,或五苓散加桂加辰砂。膈上停寒中有伏饮者,见辛热则消,可呷姜汤数口,或进干姜剂而愈。

·第二十六节　肺饮·

肺饮为病证名,痰饮之一。饮邪在肺,症见喘促短气。《金匮要略》十四条云:肺饮不弦,但苦喘,短气。肺饮者,支饮之上浮胸膈,而肺已受伤者是。弦为气削之脉,水饮屯胸膈,则其气不得下展,而自聚于饮,上故气削之弦脉不见也。喘与短气,言饮脉弦而,肺饮独不可以不弦自误,但凭其外症为合,与胃有宿食而脉见滑者同义。

第三章　饮证病理

·第一节　总论·

　　我国现存最早的医学经典著作《黄帝内经》已初步奠定了饮证学说的理论基础，从生理学上论述了脏腑在水液代谢中的生理功能，指出了"饮入于胃，游溢精气，上输于脾，脾气散精，上归于肺，通调水道，下输膀胱，水精四布，五经并行""肾者水脏，主津液"的水液代谢的基本程序。因此，后世将肺、脾、肾三脏视为水液代谢与调节的重要脏器。在生理方面，宋代严用和在《济生方》中指出："人之气道贵乎顺，顺则津液流通，决无痰饮之患。"明代王纶也认为"人之一身，气血清顺，则津液流通"。所有这些论述，均从生理上阐明了人之阴阳相对平衡，升降协调，气血调和，脾胃强健，津液流通无阻的重要性，为后世论治饮证提供了依据。

　　五脏六腑在水液代谢过程中，均具有程度不同的作用。水液自摄入到利用、排泄，基本上可以化为几个程序：第一是水液的接收程序，是胃、大肠、小肠的共同作用；第二是转用程序，是脾、肺、心、肝、肾及三焦的共同作用；第三是排泄程序，是肺、心、肾、膀胱的共同作用。具体地说，水饮摄入，经胃、小肠、大肠的消化吸收，脾脏的运化转输，上归于肺，通过肺气通调水道的作用，一方面水液经肺气宣发，心脉运载，而输布到全身，调养脏腑、腠理、皮毛等各组织器官，一部分变成汗液排出体外；

另一方面水液沿着水道，经肺气的肃降，肝脏的疏利，三焦的通调，下降至肾，肾脏分别清浊，清者又上输于肺，敷布全身，浊者形成尿液，下输膀胱，经气化而把尿液排出体外。只有脏腑生理活动正常运行，水液代谢才能按照正常的程序，推陈出新，循环不息。

根据以上所述，水液灌溉周身，无所不至，以维持人体内环境的相对平衡和稳定，是五脏六腑正常功能活动的结果，尤其是脾、肺、肾、肝、心、胃、三焦、膀胱等脏腑的作用。如果其中任何一脏的功能失调，加之外来因素的干扰，则会使水液代谢的基本程序遭到破坏，使机体内环境失去动态平衡，水湿潴留，停积为饮，而导致一系列的临床证候。因此，维持人体正常的脏腑功能，从整体观念出发，保证水液代谢按正常程序进行，使之处于动态平衡状态，是杜绝饮证之源的根本措施。

从中医经典对饮的病因病机论述来看，汉代张仲景所著《金匮要略》中痰饮病因主要从内伤、外感进行归纳分析；病机是脏腑功能失调，津液输布障碍，主要是从与津液代谢有关的脾、肺、肾、肝等脏腑方面进行总结。隋代巢元方所著《诸病源候论》认为，脾失健运，运化失常在饮病的生成中占有重要的位置。唐代王焘所著《外台秘要》论述痰饮病的病因为外感寒湿、饮食不节、阳气虚弱等。清代著名医家费伯雄论治痰饮病首重脾胃，提出"痰饮者，先生痰而后停饮，积水为病也"的观点[1]。

· 第二节 饮证的病因 ·

《素问·至真要大论》云："太阴在泉，湿淫所胜，民病积饮心痛。"《素问·六元正纪大论》云："太阴所至，为积饮否隔。"又说："太阴所至为积满。"《素问·气交变大论》云："岁土太过，雨湿流行，肾水受邪，甚则饮发，中满食减。"所有这些论述，内涵确有今之饮证。饮证的发生，综合归纳，主要是外感和内伤两个方面。

---

①惠菊，郭家娟.痰饮病诊治的中医研究进展［J］.世界最新医学信息文摘，2019，19（96）：135，139.

一、外感病因

外感六淫，即感受风、寒、暑、湿、燥、火等六种异常气象变化的致病因素。《黄帝内经》说："夫百病之生也，皆生于风寒暑湿燥火，以之化之变也。"意思是说，很多疾病都可以由外感六淫之邪而发生。临床上我们也确实看到，气候过于剧烈，或人体不能适应某些气候条件时，往往可以产生病变，饮证即为其例。

若患者素有饮邪停留，感受外邪以后，易引发水饮为病，如《伤寒论》第41条"伤寒，心下有水气，咳而微喘"，乃外感引发心下久停之水气上射于肺所致；第152条"太阳中风，下利、呕逆，表解者，乃可攻之……"乃外感引发胸胁所停之水而致的悬饮证等。

风、寒邪易于相合为病，是痰饮病致病的重要因素之一，所以张仲景在《金匮要略·五脏风寒积聚病脉证并治第十一》中描述了肺、肝、心两中风寒以及脾中风的情况。由于风、寒直中，影响相应脏腑的气化功能，是故引起痰饮滋生，从而有可能导致"水在五脏"。另外，张仲景在《金匮要略·腹满寒疝宿食病脉证治第十》中提出了"中寒"，这是对外邪直中致痰饮留积的补充。其中附子粳米汤证的病因就是"腹中寒气"，即寒邪直中，引起以疼痛为主要证候的痰饮留积[①]。

在讨论外感生饮的因素中，也应注重外湿方面。湿为长夏之主气。气候寒冷，居处潮湿，或冒雨涉水，经常坐卧湿地，均是外感湿邪之因。湿邪重浊黏滞，侵袭卫表，卫外之阳先伤，肺气不得宣布，湿邪浸渍肌肉，渐至由表入里，留而不去，聚湿成饮；湿邪易困阻脾阳，脾失健运，阳气不得舒展，以致水津停滞，蓄积成饮，遂成生饮之脏。

二、内伤病因

七情失调，饮食劳伤，能直接导致内脏的功能发生紊乱而产生饮证，有别于外感六淫通过皮毛和口鼻而致病者。在讨论内伤生饮的因素中，着重论述七情内伤、饮食失宜和劳欲所伤等三个方面的内容。

————————————

①孙达，陈烨文.从仲景学说探讨痰饮病辨治思路［J］.中医临床研究，2020，12（16）：64-67.

（一）七情内伤

认识情绪变化和饮证的关系是中医的一大特色。七情内伤导致气机逆乱，气道闭阻，气滞津凝而成饮病。如思困脾、怒伤肝、惊伤肾、悲伤肺均可致津液运行障碍，聚而成饮。《诸病源候论》中提到"气脉闭塞，津液不通，水饮气停在胸腑，结而成痰"。这里"气脉闭塞"的原因之一就在于七情内伤。金代张从正《儒门事亲》中说："饮之所得……有愤郁而得之者，有思虑而得之者……夫愤郁而不得伸，则肝气乘脾、脾气不化，故为留饮。"古代医家已认识到情绪的变化是导致机体内环境紊乱的重要因素，可以导致内饮产生。

（二）饮食失宜

饮食是维持人体生命活动不可缺少的条件，但饮食内伤亦是生饮的原因之一。暴饮过量茶水，或夏暑及酒后恣饮冷水，或进食生冷之物，阻遏脾阳，以致运化无权，水湿不得转输，进而停聚为饮。明代李梴《医学入门》中说："痰饮……皆因饮水及茶酒停蓄不散，再加外邪、生冷、七情相搏成痰。"清代叶天士《临证指南医案》中说："若内生之湿，多因茶汤生冷太过，必患寒湿之症。"此述指出了饮食不节，特别是饮冷水过多而停聚成饮。古代医家已认识到由于饮水不慎，可导致体内水液代谢障碍而成饮。脾主运化，胃主受纳腐熟，二者均可参与人体的水液代谢。所以饮食内伤主要伤及脾胃，聚湿成饮。饮食生冷不洁之物，或误服毒物，脾胃受伤；劳役过度，乘因饮水，脾胃力衰，阻遏脾阳，均可导致水饮内停，湿浊不化，停积成饮。

（三）劳欲所伤

劳倦、纵欲太过、思虑过度、久病体虚、年高气弱，皆可损伤脾肾阳气，使水液失于输化而停聚为水饮。起居不节，劳逸失度会耗伤中气，中气不足则水液代谢乏力，容易导致水液外溢，因而形成饮病；房事不节，损伤肾气，肾主水，肾气不足，化气行水无力，则蓄水成饮。即便未被水湿所伤，因劳倦、纵欲太过，伤及脾肾之阳，使体内正常水液失于输化，亦能渐积成饮。劳欲过度，不仅可伤人阳气，也可伤人阴精，阴虚火旺，灼津为饮。《诸病源候论·虚劳浮肿候》指出："肾主水，脾主土。若脾虚则不能克制于水，肾虚则水气流溢，散于皮肤则多变为水病。"体虚气弱之人，一旦伤于水湿，更易停蓄致病。

三、不内外因[①]

（一）误治

误治所造成的阳气受损是痰饮滋生、发作痰饮病的重要原因之一。东汉时期，流行运用"汗、吐、下"法治疗伤寒病，稍有不慎则损人正气，甚至夺人性命。在《伤寒论》中，桂枝去桂加茯苓白术汤证、茯苓桂枝白术甘草汤证、真武汤证、大陷胸类方证都是外感病误治后导致的饮邪发作。如《伤寒论》原文第65条"发汗后，其人脐下悸者"，乃发汗过度损伤心阳，致坐镇无权，使下焦水气或寒气冲逆向上所致；《伤寒论》原文第67条"伤寒，若吐、若下后，心下逆满，气上冲胸，起则头眩，脉沉紧，发汗则动经，身为振振摇者，茯苓桂枝白术甘草汤主之"，乃吐下之后，损及脾胃阳气而不能制水，导致水气上冲或者水饮内停；《伤寒论》原文第71条"太阳病，发汗后，大汗出，胃中干，烦躁不得眠，欲得饮水者，少少与饮之，令胃气和则愈。若脉浮，小便不利，微热消渴者，五苓散主之"，此为大汗后，在表之邪随经入腑，阻碍膀胱之气化功能，形成蓄水；《伤寒论》原文第82条"太阳病发汗，汗出不解，其人仍发热，心下悸，头眩，身瞤动，振振欲擗地"，乃发汗损伤肾之阳气而致少阴阳虚，水气内停，水饮泛溢周身；《伤寒论》原文第98条"得病六七日，脉迟浮弱，恶风寒，手足温，医二三下之，不能食，而胁下满痛，面目及身黄，颈项强，小便难者，与柴胡汤，后必下重。本渴饮水而呕者，柴胡不中与也，食谷者哕"，为下后脾虚不运，寒湿内盛；《伤寒论》原文第131条"所以成结胸者，以下之太早故也"，乃下后致表邪入里化热，而成水热互结之证。

（二）失治

因外感失治，化热入里，邪气与素饮相结为患，如《伤寒论》原文第

---

①吴丰儒.水饮证治的规律与探讨［D］.广州：广州中医药大学，2009.

135条"伤寒六七日，结胸热实，脉沉而紧，心下痛，按之石硬者，大陷胸汤主之"，乃伤寒失治，表邪化热入里，与素停之水互结所导致的大结胸病；《伤寒论》原文第319条"少阴病，下利六七日，咳而呕渴，心烦不得眠，猪苓汤主之"，乃少阴寒化下利日久，一方面可使人体津液受损而内生虚弱，另一方面又可扰乱水液代谢的正常运行而导致水饮内停，两者相合，致水热互结下焦等。

·第三节　饮证的病机·

饮证的形成与水谷精微的运化输布不畅密切相关，脾胃为后天之本，水谷均需脾胃运化才能为人体所用。《素问·经脉别论》言"食气入胃，浊气归心，淫精于脉"，而饮则"输于脾"，再"归于肺"，又"下输膀胱"，此表明水谷精微的运化流转依靠脾胃的正常运化与输布。

宋代陈无择在《三因极一病证方论》中指出："人之有痰饮病者，由营卫不清，气血败浊，凝结而成也。内则七情泊乱，脏气不行，郁而生涎，涎结为饮，为内所因；外则六淫侵冒，玄府不通，当汗不泄，蓄而为饮，为外所因；或饮食过伤，嗜欲无度，叫呼疲极，运动失宜，津液不行，聚为痰饮，属不内外因。三因所成，状状非一，或为喘，或为咳，为呕，为泄，晕眩，嘈烦，忪悸，愐慒，寒热，疼痛，肿满，挛癖，癃闭，痞膈，如风如癫，未有不由痰饮之所致也。"

清代叶天士在《临证指南医案》中指出："痰饮之作，必由元气亏乏及阴盛阳衰而起，以至于津液凝滞，不能输布，留于胸中……若果真元充足，胃强脾健，则饮食不失其度，运行不停其机，何痰饮之有？"饮可分为外饮和内饮，外饮病机为"味过甘腻，中气缓，不主运，延绵百天，聚气结饮"，因中阳默运，加之外寒引动宿饮，饮邪上逆，泛而扰肺，引发饮逆咳、喘、呕等；内饮病机为下元虚损，冬藏失职，肾虚不纳气，膀胱气化不通降，五液变痰上泛，如支饮、悬饮、伏饮等。

中医学中，关于饮证病因学的内容，以外感病因和内伤病因为主要。

在饮证的发生方面，病因固属重要，但机体内部适应各种动因的能力降低，或在体质上的某些缺陷，是其发病的关键所在。人体受邪之后，由于体质不同，发病情况也不尽相同。有立刻发病的，有不立刻发病的，也有时而复发的。体质健壮，正气旺盛，则难以致病；体质衰弱，正气内虚，则易于发病。中医学认为，"正气存内，邪不可干""邪之所凑，其气必虚"，说明了致病因素是其发病的条件，而脏腑的虚实，机体的强弱，则是饮证生成的根本。饮为机体津液代谢异常，水液滞留在人体某一部位所引发的病证。在常规情况下，津液运输需要多个脏器支持。经过肺宣发及脾运化，肾气化将其运转到身体的各个部位，进而呈现出滋润和濡养的效果。少部分津液经过完整代谢后，会排出体外。整个代谢程序和阳气关系密切，机体的津液完全依赖于阳气之温蒸运化，进而达到濡养的效果，如果阳气虚弱，布输津液的能力也会下降，进而引致运化障碍，湿浊滞留①。近代著名的中医临床大师张锡纯认为，心肺阳虚可"致脾湿不升，胃郁不降，饮食不能运化精微，变为饮邪"。颜德馨论饮，宗张仲景之说，尝谓"凡阳气不到之处，便为饮邪留滞之所""盖饮为阴邪，得寒则凝，得阳则化"，故将痰饮之成因归咎于脾阳气之不足。因脾主运化，饮食于中，全赖脾土之运化，而脾阳又赖肾阳之温煦，若肾阳不足，则火衰不能蒸土，土虚不能化物，以致水谷难以化为精微，而化为痰饮，故痰饮病常由脾及肾或脾肾两伤，更有年届花甲，命火式微，阳不胜阴，则水谷所入可化痰成饮，因此老年命门火衰，肾气式微，更易催患饮病②。

人是阴阳对立的统一体，如果两者平衡协调，即"阴平阳秘"，人体才能健康。倘若外感六淫或内伤七情饮食以及体质因素，使阴阳的动态平衡遭到破坏，就会导致饮证的发生。阴阳的偏盛偏衰是饮证发生的关键所在。清代柯韵伯曰："痰饮之本皆水也。饮入于胃，游溢精气，上输于脾，此自阳入阴也。脾气散精，上归于肺，此地气上升也。通调水道，下输膀胱，是天气下降也；水精四布，五经并行，是水入于经，而血乃成也；若阴阳

---

①王东方.探究中医饮证与阳气的关系［J］.临床医药文献电子杂志，2016，3（54）：10861.

②杨振东.仲景论述痰饮病的学术源流及治则探讨［D］.北京：北京中医药大学，2010.

不和，清浊相干，胃气乱于中，脾气难于升，肺气滞于降，而痰饮随作矣；痰与饮同源，而有阴阳之别；阳盛阴虚，则水气凝而为痰；阴盛阳虚，则水气溢而为饮；除痰者，降气清火是治其标，补阴利水是治其本也；涤饮者，降气燥湿是治其标，温肾利水是治其本也。"足见痰饮产生与阴阳不和有很大相关性，阴阳偏盛，也影响了痰饮治法的不同。

升降出入是人体水液代谢过程中的基本程序，胃入脾输，胃降脾升，脾胃属于中焦，一输一入，一升一降，堪为水液代谢枢纽。水液的正常升降调节，还需要肺气宣发，肝气疏泄，肺气肃降，肝气升发，心火下降，肾水蒸腾，膀胱排泄尿液，三焦通调水道。脏腑之间这种升降出入的协调关系，使人体水津的新陈代谢保持正常运行。脏腑上升下降，内外出入的功能失常，直接影响着人体的水液代谢与调节，是饮证发生、发展的又一病理演化过程。清代黄元御《四圣心源》云："中气者，阴阳升降之枢轴，所谓土也。"可见，脾胃在气机升降中具有关键作用。五脏之中，肝气左旋升发至极则化为心火，肺气右降敛收至极则化为肾水，脾胃为土，处于中焦，升清降浊，为气机升降之枢，且黄元御认为很多疾病的发生均与脾胃功能失常、痰湿阴邪内生致气机不能正常运转密切相关。枢机对于整个机体来说，可谓触一发而动万机。故枢机失常，津液升降出入失衡，便停聚为水为饮。

中医学从人和自然密切相关的整体观念出发，认为"若五脏元真通畅，人即安和"。人体各脏腑、组织、器官，是以五脏为中心的统一体，在生理上相互联系，在病理上相互影响。从脏腑的功能特点视之，水液代谢主要与肺、心、脾、肝、肾、膀胱、三焦有关，饮证的发生和发展，亦与上述诸脏有着密切的关系。如肺主宣发肃降，通调水道，若肺失宣降，水津不能气化输布，则可停聚成饮；脾主运化水湿，若脾虚，中阳不振，运化失职，则水湿不化，停聚成饮；肾主蒸化水液，若肾阳不足，蒸化无力，水液不得化气，也可停留而成饮；饮停滞为患，走于肠间则为痰饮；入于胁下则为悬饮；外溢肌表则为溢饮；上迫胸肺则为支饮。宋朝太医院《圣济总录》中言："三焦者水谷之道路，气之所终始也。三焦调适，气脉平匀，则能宣通水液，行入与经化，而为血，溉灌周身。三焦气滞，脉道闭塞，则水饮停滞，不得宣行，聚成痰饮。"此述清楚地说明了痰饮的形成是由三焦水道失于通调，导致体内津液代谢紊乱而成。三焦乃水与气通行之道路，若三焦失于通调，则水停气滞，气水互结，亦可发为饮证。且三焦历经五脏六腑，概括了表里、内外，上中下各个部位，饮之邪变动不居，可随三焦气机升降出入，在三焦各个部位停留，内而脏腑，外而筋骨皮肉，无所不至。同时，脏与脏、脏与腑之间是相互为用、相互协调的，它们之间任何一脏的功能失调，均可影响他脏，加重病情。如肝失疏泄，气滞则水停，且肝失疏泄，可影响脾胃之升降运化功能，以致湿聚成饮，加重病情。肝失疏泄，又能导致三焦通调失职，水道不利，从而加重饮证。《诸病源候论》指出，痰饮的形成与气机血脉壅塞不通所致津液停聚密切相关。宋代严用和也认为，气机调畅是水液正常代谢的基础，气道"顺则津液流通，绝无痰饮之患"，"气道闭塞，水饮停于胸膈"。可见，气滞不畅也是痰饮生成的关键。水气津液运行不畅则停留而成痰饮，三焦功能失常是气血津液及水谷精微物质运行不畅的主要原因。脏腑的功能失调，可以导致饮证的发生，饮证既成，又反作用于相关的脏腑，加重脏腑的功能失调，饮证进一步发展变化。因此临床上治疗饮证，既要化饮，又要照顾到相关的脏腑免受其害。脏腑功能正常，是杜绝饮证发生的根本。结合现代医学，当脾气虚、脾阳虚时，AQP4 蛋白表达会明显下降，经肠吸收水分出现障碍，从而导致水湿内停，聚湿成饮，痰饮内停的发生与神经－体液调节相关[①]。

　　饮证的病理过程，始终贯穿着正邪之间的斗争。人体的正气包括阴精和阳气两部分。痰湿水饮既是病理产物，亦是致病因素，故称饮邪。饮证实属本虚标实之证。但根据病因的强弱，体质的盛衰，发病的久暂，正邪之间的斗争往往表现为邪盛正衰、正胜邪退、正邪交争、虚实错杂等各种不同的情况。在正邪交争过程中，或由于正气之虚衰，或由于饮邪之亢实，都会促使饮证的进一步发展。而正气充实，邪气退却，则饮证往往向好的

　　①李佳莘，曹云.从迷走神经通路探讨脾胃运化对狭义痰饮的影响［J］.内蒙古中医药，2021，40（6）：146-148.

方面转化，甚至痊愈。因此，临床上治疗饮证，要谨察邪正斗争的病理变化情况，而确立相应的治法。应以扶正不留邪、祛邪不伤正为原则。

综上所述，津液的正常输布需要肺、脾、肾、三焦、膀胱等脏腑的协同完成，同时在整个津液输布过程中亦离不开阳气的温煦、推动、气化作用。饮证的病理变化，是人体阴阳失调、升降失常、脏腑功能活动紊乱、正邪之间斗争的过程，但是在发病的各阶段，其病理变化的诸方面，又相互联系，互相影响，不能截然分开（表1）。

表1　饮证病因变性要素

分类	要　素
寒饮证	饮夹寒的证候
热饮证	饮夹热的证候
饮瘀证	饮夹瘀的证候
痰饮证	《金匮要略》："其人素盛今瘦，腰腹胀满而痛，胃中有振水声，肠间漉漉有声"
悬饮证	《金匮要略》："饮后水流在胁下，咳唾引痛"
溢饮证	《金匮要略》："饮水流行，归于四肢，当汗出而不汗出，身体疼重"
支饮证	《金匮要略》："咳逆倚息，短气不得卧，其形如肿"
水饮证	饮夹水气的证候
风饮证	饮夹外风或内风的证候
饮气证	饮夹气机阻滞的证候
饮夹虚证	饮兼夹各种虚证的症状

·第四节　饮邪致病特点[①]·

一、旁溢上逆，流注腔隙

饮邪发展趋势是以胃肠道为中心，并有经络气血同行，或旁溢或上逆，溢入经脉所过腔隙、肌膜之间。旁溢胸胁形成悬饮，旁溢肠间形成痰饮，

---

①柳亚平.《金匮要略》饮病学说的理论研究［D］.北京：北京中医药大学，2005.

上逆胸膈形成支饮，外溢四肢形成溢饮。

清代陈修园《金匮要略浅注》云："凡五脏有偏虚之处，则饮乘之。"其指出脏气虚衰是形成停饮的内在条件，水饮多积于人体偏虚之处，伏于脏腑经络隐僻空隙之间，此从正气而言。又古人认为"水性变动不居"，随气机升降，流溢各处，波及脏腑，无所不至，故变证多端，病名因之百出，此从邪气而论。两说合参，足以反映饮邪病理变化的基本规律：溢于肌肤为水肿，聚于腹中为腹胀，上蒙清阳为癫眩，下蓄水腑为小便不利，凌于心则悸，犯于肝则痛，侮于脾则泻，逆于胃则呕，射于肺则咳，入于肾则喘。

二、阴凝之邪，易阻气机

饮邪停聚之胸腹腔隙，多在经络循行通道上，为气机枢转之地。饮性阴寒凝敛，阻塞气道，妨碍气机升降出入，导致气机壅塞、逆乱。

饮停胃脘胸胁，胃气不降，出现脘痞胃气上逆，呕吐严重者，饮邪沿"胃之大络"虚里上犯凌心，出现心悸。饮停胸胁，阻滞手足厥阴少阳经脉之气，气滞不通，咳唾引痛。饮停肠间，阻塞三焦之气，气水之行俱郁，饮邪不得外散下泄，渐积渐增，缠绵难愈。饮停四肢肌膜，脾气不能达于四末，而少气身重，懒于运动，水邪不得作汗而解。饮邪导致的喘、悸、眩、呕、痞、泻、肠鸣等症状，都是气机壅塞、紊乱的结果。

三、饮性寒湿，易损阳气

饮性偏于寒湿之说，历代医家多有共识。如清代尤怡《金匮翼》说"痰多从火化，饮多从寒化"；清代林珮琴《类证治裁》说"痰因于火，饮因于湿"；清代喻昌《医门法律》说"痰因于火，有热无寒，饮因于湿，有热有寒，即有温泉无寒火之理也"。

从其产生来看，饮邪主要受寒邪、湿邪和暴饮水浆等因素影响，所以饮邪之性来自寒湿。即使饮邪郁久化热，也是本寒而标热，饮去则热无所依。寒饮停蓄日久，必定妨害阳气的生长。久患饮病的人，饮邪渐长，阳气渐削，最后饮邪弥漫全身，浮肿难以控制，阳气衰竭而死。正如《素问·汤液醪醴论》所描述的："其有不从毫毛而生，五脏阳以竭也，津液充郭，其魄独居，孤精于内，气耗于外，形不可与衣相保，此四极急而动中，是气拒于内，而形施于外。"

四、逐渐蓄积，待时发作

饮邪多停留于腔隙、肌腠，不严重时不易察觉。饮邪的产生与机体阳气虚衰关系很大。脏腑功能低下，水液代谢障碍，则饮邪易生。因而饮病的发病人群主要是中老年人。年轻人患饮病者多因素体阳虚，或者误治伤阳而成。

《素问·阴阳应象大论》也有相关论述："年四十，而阴气自半也，起居衰矣。年五十，体重，耳目不聪明矣。年六十，阴痿，气大衰，九窍不利，下虚上实，涕泣俱出矣。"这反映了年龄增长，阳气渐削，而饮邪渐增的现象。其"体重"是饮停肌腠的结果；"涕泣俱出"是饮邪泛滥失控的表现。

日本医家石崎淳古《饮病论》曰："壮岁时视之如无病者，年逾四旬或五十有余，而肌肉不减少，而灌灌然肥盛。此非津液充满者，所谓溢饮者也……溢饮稽留于肠胃之外，年四十、五十而不去，则或病肿胀或病痹、不仁或病半身不遂、口眼㖞斜也。是世俗相传'肥胖者多为中风、半身不遂'，预防之可也。"其指出饮邪稽留体内，待年老气衰后，可变生各种病证。

无论患者处于任何年龄，如治疗不当，饮邪只会有增无减。饮伤阳气，阳虚生饮，形成一种恶性循环。水饮逐渐蓄积，遇外感、情志刺激、饮食失调，脏腑之气紊乱时，饮邪随之而动，加剧体内气机紊乱，人体正气进一步损伤，病邪又增，病势日长。因此，反复发作、缠绵难愈成了饮病的特点。

五、静而伏藏，动则为害

这里的"动"和"静"是正邪胜负的表现。饮邪在体内蓄积过程中可以长时间处于相对安静的状态，患者仅表现出某些脏腑、器官功能的减退。如《金匮要略》痰饮篇的"水在五脏"是蓄留之饮邪影响五脏功能的表现。其"心下坚筑，短气，恶水不欲饮""少气身重""胁下支满，嚏而痛""吐涎沫，欲饮水""心下悸"等症状都是持久而相对轻微，并逐渐加重。留饮的"背寒冷如手大""短气而渴，四肢历节痛，脉沉"等症状患者也能长期耐受。

当饮邪被外因引触而发作时，症状比较剧烈。如伏饮发作时的"寒热，背痛腰疼，目泣自出……振振身瞤剧"等症状，多数患者难以忍受。支饮的冒眩、咳喘、呕吐、心悸等表现，也是饮邪上逆的结果。肠间痰饮不发作时，患者只感觉到腹满、口舌干燥，外邪引动则可表现为频繁腹泻。

六、变动不居，为病多端

饮为水液，其性流动，水饮可并气血行于经脉之中，流走变动；再者，饮邪停蓄部位多在气机枢转之地，气机升降出入之任何方向受阻都会表现出相应的病证。因此，饮邪为病症状是多变的，在上焦为头晕、目眩、短气、气促、心悸、胸满、咳喘、口渴、吐涎沫；在中焦为痞满、硬痛、呕吐、胁痛；在下焦为腹满、肠鸣、泻泄、奔豚、带下；在身体和四肢为浮肿、沉重、关节疼痛、局部发凉、身体震颤、发寒发热……因饮邪流注变动，可同时侵犯多个部位，临床上往往多个症状相兼出现。

· 第五节　饮证的常见症状[①②] ·

水饮既是有形的病理产物，也是变动不居、随气而行、四处为患的病理变化。其为病或上干清阳，阻塞清窍；或下蓄膀胱，阻碍水道；或停聚体内，阻遏脏腑气机；或外溢肌肤，浸淫筋脉等。尽管临床表现不一，但据其形质与病理特点，乃有以下常见症状可资辨证。

一、小便不利

小便不利为水饮证的主症之一，张仲景论述水饮证常有"小便即难""小便续通""不得溺"之语。五苓散、猪苓汤、小青龙汤、真武汤等方证均可见小便不利的症状。如《伤寒论》原文第40条云"伤寒表不解，心下有水气，干呕，发热而咳，本渴，或利，或噎，或小便不利、少腹满，或喘者，小青龙汤主之"；《伤寒论》原文第71条云"太阳病，发汗后，大汗出，胃中干，烦躁不得眠，欲得饮水者，少少与饮之，令胃气和则愈。若脉浮，

①廖云龙.水饮证治初探［J］.江西中医学院学报，2006，18（1）：11-15.
②吴丰儒.水饮证治的规律与探讨［D］.广州：广州中医药大学，2009.

小便不利，微热消渴者，五苓散主之"；《伤寒论》原文第 223 条云"若脉浮，发热，渴欲饮水，小便不利者，猪苓汤主之"；《伤寒论》原文第 316 条云"少阴病，二三日不已，至四五日，腹痛，小便不利，四肢沉重疼痛，自下利者，此为有水气。其人或咳，或小便利，或下利，或呕者，真武汤主之"等。《金匮要略·水气病脉证并治第十四》中，苓桂术甘汤证虽未明言有小便不利，但在方后注中有"分温三服，小便则利"的记载。

二、胀满

水饮潴留于内，气机运行受阻，故见胀满。水阻于上多见胸胁胀满或颈项不利，如《伤寒论》原文第 131 条云"病发于阳而反下之，热入因作结胸，病发于阴而反下之，因作痞也。所以成结胸者，以下之太早故也。结胸者，项亦强，如柔痓状，下之则和，宜大陷胸丸"。此证是水饮热结于胸膈偏上部位，仰不能自如，津液凝聚失于滋润之故。水阻于中多见脘腹胀满，如《金匮要略·水气病脉证并治第十四》云"肝水者，其腹大，不能自转侧……肺水者，其身肿……脾水者，其腹大，四肢苦重……肾水者，其腹大，脐肿腰痛……"。若水蓄于膀胱，多有少腹胀满，苦里急；若水饮内盛，则可见全身肿满脐腹膨隆如鼓的症状。如《伤寒论》原文第 66 条云"发汗后，腹胀满者，厚朴生姜半夏甘草人参汤主之"，此为误汗伤脾，脾虚气滞而脘腹胀满。《伤寒论》原文第 109 条云"伤寒发热，啬啬恶寒，大渴欲饮水，其腹必满，自汗出，小便利，其病欲解，此肝乘肺也，名曰横，刺期门"，本证之腹满，是由木火刑金，肺失通调水道之功能所致，故小便不利而腹满。

三、口渴

由于水阻气机，气不化津，津不上承，故有口渴。此亦为津液敷布失常，水饮偏阻一隅，形成"第三间隙"的表现。其特点是患者舌体胖嫩而自觉口干舌燥，时时欲以水润之，饮而不多，或饮后不适。如五苓散证之"烦渴""消渴"。《伤寒杂病论·水气病脉并治》中提到"夫水病人，目下有卧蚕，面目鲜泽，脉伏，其人消渴。病水腹大，小便不利，其脉沉绝者，有水，可下之"，可见水饮确实能引起口渴。另外，在太阳病中，邪入太阳之腑膀胱会出现口渴，若邪热与水饮互结于胸膈也可以出现口渴，如《伤寒论》原文第 137 条云 "太阳病，重发汗而复下之，不大便五六日，舌上燥而渴，日晡所小有潮热。从心下至少腹便满而痛不可近者，大陷胸汤主之"，本证之口渴是由于重发汗，伤其津液，复加攻下，使邪热内陷。本已津伤胃燥，而邪热又与水饮互结于胸隔，津液难以布达，导致口渴，治当泻热逐水破结，方用大陷胸汤。待邪热水饮得去，气机畅，津液布，可望得愈。《伤寒论》原文第 40 条云 "伤寒表不解，心下有水气，干呕，发热而咳，或渴，或利，或噎，或小便不利、少腹满，或喘者，小青龙汤主之"，此证之渴是由于外寒内饮，津液输布不畅，导致水饮内停中焦、气化不行、津液不生，胃气失和引起干呕。治当温里化饮，辛温解表，方用小青龙汤，则外邪解、内饮去，气化正常，津液上承则渴自愈。

四、水逆

水逆是水邪上逆作吐之意。其特点是渴欲饮水，水入即吐，吐后又渴，再饮再吐，故名 "水逆"。此即所谓 "旧水不去，新水不纳"，是人体水液代谢功能紊乱的严重症状，在渴饮呕吐的同时，必伴有小便不利、少腹胀满等，如五苓散重证。此外，小青龙汤证的 "或噎"，真武汤证的 "或呕"，小半夏汤与小半夏加茯苓汤证之呕吐等，则是由水饮阻遏，胃失和降所致。《伤寒论》原文第 74 条云 "中风发热，六七日不解而烦，有表里证，渴欲饮水，水入则吐者，名曰水逆，五苓散主之"，这是由于 "邪水凝结于内，水饮拒绝于外，既不能外输于玄府，又不能上输于口舌，亦不能下输于膀胱，此水逆所由名也"，用五苓散内外分消、表里同治，一方面渗泄其水，另一方面让水气精液四布而烦渴解，输精于皮毛而汗自出，一汗而表里顿除。

五、水痞

由于水饮内阻，壅滞气机，故可出现胸脘痞闷不舒的症状。如五苓散证之 "心下痞"，此证为水蓄下焦，水气内停上逆，阻碍气机升降，心下气机痞塞而致，治用五苓散化气行水，则痞证可解；苓桂术甘汤证之 "心下逆满"，用苓桂术甘汤治阳虚水饮内停之证以温阳健脾利水；十枣汤证之 "心下痞硬满"，此证是由于机体条件不同，在太阳中风的发病过程中引起了水饮内停胸胁证，在外有当解之表证，内有可下之里证的情况下，张仲景强调"先解表后攻里""表解者，乃可攻之"，以十枣汤攻逐水饮；桂枝去芍药加麻辛附子汤证之"心下坚，大如盘，边如旋杯"，枳术汤证之"心下坚，大如盘，边如旋盘"等，治疗必以利水为主，水去则气行，气行则痞满自除，故称"水痞"。

六、悸动

水气上凌于心可致心悸；水阻于胃，胃阳被遏，可见"心下悸"；若水阻下焦，肾阳被遏，则为"脐下悸，欲作奔豚"。茯苓甘草汤证、苓桂术甘汤证、真武汤证、小半夏加茯苓汤证等，均可见悸动不安之症，如《伤寒论》原文第356条云"伤寒厥而心下悸，宜先治水，当服茯苓甘草汤，却治其厥。不尔，水渍入胃，必作利也"。由于中阳不足，胃气虚弱，不能运化水饮，以致水停心下为患。因其无郁热，津液未伤，故口不渴，此证以阳衰为本，水停为标，治疗以温阳散水的茯苓甘草汤。此外，若人体脏气虚弱而饮水过多，亦可致悸，如《金匮要略》所云"食少饮多，水停心下，甚者则悸"。因此，对水液代谢失常的患者，特别是水液潴留、小便不利者，应限制摄水量，以减轻内脏的负担。

七、眩晕

此为水饮内停，阻遏蒙蔽清阳，清阳不升所致，临床上可见水气上冲心胸，清窍之气上冲胸头目眩晕等症。其特点是头目昏眩，沉重如裹，甚则天旋地转，如坐舟车，两目难开，卧床不起，时时呕吐痰涎，痛苦欲死。如《伤寒论》原文第67条云："伤寒，若吐、若下后，心下逆满，气上冲胸，起则头眩，脉沉紧，发汗则动经，身为振振摇者，茯苓桂枝白术甘草汤主之。"《伤寒论》原文第82条云："太阳病发汗，汗出不解，其人仍发热，心下悸，头眩，身𥆧动，振振欲擗地者，真武汤主之。"太阳伤寒，发为虚阳外越，症见发热、汗出；肾主水赖阳气以蒸腾。今少阴阳虚，水不化津而泛溢，上凌于心而为心悸；阳虚不能温养筋脉、肌肉反为水邪浸渍，故见身𥆧动；阳虚无以鼓动血脉，则脉虚弱。其他如苓桂术甘汤证的"起则头眩"，真武汤证的"头眩"，五苓散证的"吐涎沫而巅眩"，泽泻汤证的"苦冒眩"，小半夏加茯苓汤证的"悸眩"等，均与水饮内阻、清阳不升、浊阴上逆有密切关系。

八、肢体震颤

水饮内阻，浸淫筋脉，气血不利，筋脉失养，则可致肢体震颤摇动，不能自主。轻则"身动"，重则"身为振振摇"，甚至于"振振欲擗地"。此多见于阳虚水停之证，应与肝风内动之抽搐相鉴别。如《伤寒论》原文第82条云"太阳病发汗，汗出不解，其人仍发热，心下悸，头眩，身瞤动，振振欲擗地"，这是由于太阳病发汗后损伤肾之阳气而致少阴阳虚，水气内停，水饮泛溢周身。

九、咳喘

水饮迫肺，肺气失于宣降，则可出现咳、喘、短气等症状。实证则以咳喘胸满为主，如小青龙汤证，原文第40条"伤寒表不解，心下有水气……少腹满，或喘者，小青龙汤主之"；虚证则以短气心悸为主，如苓桂术甘汤证、真武汤证；水饮内盛则见"咳逆倚息，短气不得卧，其形如肿"，如葶苈大枣泻肺汤证。大凡寒饮所致之喘咳，其痰量多而清稀，或初起白色泡沫，落地成水，澄澈清冷，此为辨证要点。

十、水肿

此为水饮外溢肌肤的症状，多因气机失调、气机阻滞、气不化水而引起。如风水、溢饮等，均表现为四肢或全身浮肿，按之局部凹陷不起。晚清医家唐容川于《血证论》中说："气即水也，血中有气即有水……水浸皮肤，则为水肿……皮肤水肿者，宜从肺治之，以肺主皮毛故也。肺为水之上源，肺气行则水行"。

十一、泻泄

若水饮浸渍胃肠，可致泻泄。其特点是大便清稀如水，小便反少。如《伤寒论》原文第40条云："伤寒表不解，心下有水气，干呕，发热而咳，或渴，或利，或噎，或小便不利、少腹满，或喘者，小青龙汤主之。"《伤寒论》原文第157条云："伤寒汗出，解之后，胃中不和，心下痞硬，干噫食臭，胁下有水气，腹中雷鸣，下利者，生姜泻心汤主之。"由此可知，水饮下趋大肠可见下利；影响机体气化则可表现为小便不利、口渴等症状。

十二、疼痛

水饮内阻气机，可见头痛、胸痛、胁痛、腹痛等症状；外阻筋脉关节，可见四肢或身体疼痛。如《伤寒论》原文第 356 条云："少阴病，二三日不已，至四五日，腹痛，小便不利，四肢沉重疼痛，自下利者，此为有水气。其人或咳，或小便利，或下利，或呕者，真武汤主之。"

十三、厥冷

水饮内停，阳气被遏，不能外温四肢，可致手足发冷，水去厥自回，谓之"水厥"。如茯苓甘草汤证之"厥而心下悸"，原文第 356 条指出："伤寒厥而心下悸，宜先治水，当服茯苓甘草汤，却治其厥。不尔，水渍入胃，必作利也。"

十四、嘈杂

嘈杂病症始见于宋代陈无择《三因极一病证方论》。其云："人之有痰饮病者……症状非一……为呕，为泻，晕眩，嘈烦"。朱丹溪认为嘈杂发病主要是由痰所致，并可分为"痰饮火动、食郁有热、湿痰气郁"等。陈自明也认为："夫心胸嘈杂，妇人多有此证。原疾之由，多是痰也。"后世众医家对此阐发较多，如龚廷贤明确指出："夫嘈杂之为症也……实痰火之为患也。"李用粹《证治汇补》云："（丹溪）病因恣食无节，蓄积痰饮，滞于中宫，故为嘈杂，此嘈杂之属于痰也。"张璐也认为嘈杂的病变中可出现痰饮，《张氏医通》云："谷之精微不行，浊液攒聚，为痰为饮"。脾为生痰之源，嘈杂病变部位在脾胃，又伴胸前及胃脘闷胀感及恶心等，均支持痰饮这一病因要素[①]。嘈杂病机为脾胃虚弱，痰饮停聚，脏腑气机受损，临床辨证治疗中，当首辨虚实，以脾胃为中心，以治痰化饮为主，标本兼治。

十五、舌苔、脉象

典型饮证多为淡白、淡红舌，舌体胖大、齿痕；舌苔薄白或厚腻、润

---

①郭建生.嘈杂辨析［J］.实用中医内科杂志，2016，30（9）：87-89.

或水滑。

《金匮要略》中第 10 条："……脉沉者,有留饮"。第 12 条："脉偏弦者,饮也"。第 13 条："肺饮不弦,但苦喘短气"。第 14 条："支饮亦喘而不能卧,加短气,其脉平也"。第 18 条："病者脉伏……甘遂半夏汤主之"。第 19 条："脉浮而细滑,伤饮"。第 20 条："脉弦数,有寒饮,冬夏难治"。第 21 条："脉沉而弦者,悬饮内痛"。第 24 条："膈间支饮……其脉沉紧"。第 32 条："咳家其脉弦,为有水,十枣汤主之"。

由上可知,条文中涉及痰饮病的脉象有沉、偏弦、不弦、平、伏、浮而细滑、弦数、沉而弦、沉紧及弦等 10 种,其中弦脉为痰饮病之主脉,其他脉象为其变脉。

需要注意的是"出"脉。《金匮要略·水气病脉证治第十四》第 10 条:"水病脉出者,死。"实为形容水肿患者脉由沉伏之象突然转为浮大无根之象,提示此为邪气太盛,正气不支,脱越于外之病机,病情危急,故曰"死"。在《金匮要略》"痰饮病"篇虽然没有明确提出此等脉象,但当水饮之邪壅盛、正气不支之时,亦会出现。[1]

---

①班光国.《金匮要略》"痰饮"脉象探析 [J].中国中医基础医学杂志,2011,17(8):831,833.

第四章 饮证常见证候

痰饮的证候是比较系统而规范的，教科书中有较完善的理法方药；悬饮的诊断依据、证候分类、疗效评定在中华人民共和国中医药行业标准《中医内科病证诊断疗效标准》（ZY/T001.1-94）中有述；但是支饮和溢饮的证候却没有找到相关资料，因此，本书的证候分型仅做参考。

·第一节　痰饮证候[①]·

春柳等基于现代名老中医诊治饮证的文献，分析饮证常见证候及其临床特征，发现饮证的临床常见证候有水饮停肺证、脾阳虚水泛证、痰湿阻肺证、气阴两虚证、寒饮停肺证、痰饮停肺等。

一、水饮停肺证

主症：咳嗽、不能平卧、呼吸困难、小便不利；次症：喘息、胸痛、心悸、头晕、目眩，苔白、苔厚、脉弦。

二、脾阳虚水泛证

主症：喘息、浮肿、纳呆、淡白舌、薄苔、脉虚、脉濡；次症：咳嗽、咳痰、不能平卧、畏寒、苔白、脉细。

---

①春柳，李建生，马锦地，等.基于现代名老中医经验的痰饮常见证候及其特征的研究［J］.辽宁中医杂志，2018，45（3）：496-498.

三、痰湿阻肺证

主症：咳嗽、咳痰、喘息、脉弦；次症：不能平卧、苔白腻、脉滑或细。

四、气阴两虚证

主症：咳嗽、胸闷、发热、盗汗、乏力、气促、脉弱；次症：喘息、胸痛、心悸、腰酸、小便黄、舌红、纳呆、脉数。

五、寒饮停肺证

主症：咳嗽、咳痰、喘息、痰多、畏寒、气逆、苔腻、脉弦滑；次症：不能平卧、苔白、厚苔。

六、痰饮停肺证

主症：咳嗽、咳痰、心悸、呕吐、脘腹胀满、胸膈痞满、滑苔、脉沉；次症：喘息、气短、胸痛、胁痛、小便不利、苔白腻、脉滑。

· 第二节　悬饮证候① ·

悬饮是指肺气不足，外邪乘虚侵袭，肺失宣通，胸络郁滞，气不布津，以致饮停胸胁，出现咳唾胸胁引痛，或见胁肋饱满。悬饮多见于渗出性胸膜炎。

一、诊断依据

初期以咳唾胸胁引痛，或伴有恶寒发热为主症。发病缓急不一。

积饮形成后，胸痛减轻，胸闷逐渐明显。重者有呼吸困难。

积饮消退，可后遗胸胁疼痛，咳声不扬，少痰，迁延不已。

少量积液时，患侧可闻及胸膜摩擦音。积液量多时病侧呼吸运动受限，胸满隆起，肋间隙增宽。叩诊呈浊音或实音。

血白细胞总数正常或偏高，红细胞沉降率增快。

胸部 X 线检查，可见肋膈角变钝或消失。积液多者患侧有密度均匀致

---

① 悬饮的诊断依据、证候分类、疗效评定——中华人民共和国中医药行业标准《中医内科病证诊断疗效标准》（ZY/T001.1-94）［J］.辽宁中医杂志，2021，48（5）：150.

密阴影，纵隔向健侧移位。包裹性积液边缘光滑饱满，不随体位改变而移动。超声波探查有积液。

胸腔积液常规检查呈透明黄色或微混，少数可呈血性；比重＞1.018，蛋白含量＞2.5%；细胞计数以淋巴为主。胸腔积液结核菌培养可为阳性。

二、证候分类

邪郁少阳：寒热往来，或恶寒发热，胸胁疼痛，咳嗽痰少。苔薄白或黄，脉弦数。

饮停胸胁：咳唾时胸胁引痛，转侧不利，偏卧于病侧则痛缓，肋间胀满，呼吸息促。苔薄白，脉沉弦。

肺络不畅：胸胁疼痛，呼吸不畅，或有闷咳，迁延不已。苔薄，脉弦细。

三、疗效评定

治愈：症状消失，胸腔积液吸收，实验室检查结果正常。

好转：症状明显改善，胸腔积液减少。

未愈：症状、胸腔积液均未改善。

·第三节 溢饮证候·

溢饮病在四肢表位。多因外感风寒，玄府闭塞，以致肺脾输布失职，水饮流溢四肢肌肉，寒水相杂为患；或宿有痰饮，复加外寒客表而致。三焦水道不利，溢于肌腠，走于四肢，喘急不能安卧。因此，溢饮多属表里俱寒，为表寒里饮证。

临床表现：身体沉重疼痛，肢节肿痛，筋骨烦疼，甚则肢体浮肿，恶寒，无汗，或伴咳嗽喘急，不能卧，痰多白沫，胸闷，干呕，口不渴，舌质淡，苔白，脉浮紧或弦。治以发表化饮，常用大、小青龙汤。

一、表寒里饮证

主症：身体沉重而疼痛，甚则肢体浮肿，恶寒，无汗，或有咳喘，痰多白沫，胸闷，干呕，口不渴，苔白，脉弦紧。

病机概要：肺脾失调，寒水内留，泛流肢体。

治法：发表化饮。

治疗方法：小青龙汤加减。

二、外饮郁热证

主症：身体沉重而疼痛，甚则肢体浮肿，无汗烦躁或伴恶寒发热，脉浮紧。

病机概要：外感风寒，水饮内郁化热。

治法：清热化饮。

处方：大青龙汤。

·第四节　支饮证候·

支饮最为复杂，病在里兼表，上下、表里皆有。多因受寒饮冷，饮邪留伏；或因久咳致喘，迁延反复伤肺，肺气不能布津，阳虚不运，饮邪留伏，支撑胸膈，上逆迫肺。水气不化，支结于肺肠心下之处。病性为寒热错杂或寒热皆有。病态以虚实错杂或虚实皆有。此证多反复发作，在感寒触发之时，以邪实为主；缓解期以正虚为主。支饮常见证候如下。

一、寒饮伏肺

咳逆喘满，不得平卧，咯吐白沫痰涎，清稀量多，经久难愈，天冷受寒加重，甚者伴面浮、跗肿，或平素伏而不作，遇寒即发，形寒发热，背痛，腰痛，目泣自出，身体振振瞤动，苔白滑或白腻，脉弦紧。治宜宣肺化饮，常用小青龙汤合茯苓甘草汤。

二、脾肾阳虚

喘促动则为甚，心悸，气短，或伴咳嗽气怯，痰多，食少，胸闷，畏寒肢冷，神疲，少腹拘急，脐下动悸，小便不利，足跗浮肿，或吐涎沫而头目昏眩，舌体胖大，质淡，苔白润或腻，脉沉细而滑。治宜温补脾肾，常用金匮肾气丸合苓桂术甘汤。

下 篇

饮证临床治疗

第五章 饮证治则 [①]

一、治痰饮"以温药和之"

"病痰饮者，当以温药和之"是辨治痰饮病的治疗原则之一。历代医家对此条文有三种看法：第一，采用性味辛温热的中药配伍治疗痰饮病，使痰饮消除；第二，"以温药和之"并非指采用温和的治疗手段，而是通过治疗使疾病痊愈，达到阴阳气血调和的状态；第三，"以温药和之"是指针对痰饮病的康复期采用性味平和的药物，缓消痰饮。由于张仲景采用甘遂半夏汤、十枣汤、大青龙汤之类方剂以攻逐水饮，所以，辨治痰饮病重证必须给予性味峻烈的药物，是故，第二点和第三点都不能概括张仲景"以温药和之"辨治痰饮病的本义。

综合张仲景既以苓桂术甘汤、肾气丸治疗微饮，又以峻逐水饮和宣发玄府之法治疗痰饮病重证，更采用茯苓饮作为痰饮病善后处方，所以，"以温药和之"的本义是处方采用味辛性温热的中药配伍，以性味温和的处方治疗痰饮病属于轻浅者，以性味辛温峻烈的方剂治疗痰饮病重证，再以辛温而平和的方药作为善后。所以说，"以温药和之"贯穿辨治痰饮病的始终。

戴思恭发展了朱丹溪的学术思想，对于痰饮的论治尤见心得。他主张治痰饮宜先审因论治，以消除病因、阻断痰饮化生之途为急务，然后再根

---

①孙达，陈烨文.从仲景学说探讨痰饮病辨治思路［J］.中医临床研究，2020，12（16）：64-67.

·54·

据痰饮停聚之不同而分别施治。"病痰饮而变生诸证，不当为诸证掣肘，妄言作名，宜以治饮为先，饮消则诸证自愈"，说明因痰饮致病者，重在治痰饮，此即治病求本之义。具体选方遣药则随证而施治。如喘、咳、呕、泄、眩、晕、心嘈、怔忡、惊悸，或为寒热、痛肿、痞隔，壅闭，或为胸胁间漉漉有声，或为背心一片常为水冷，皆为痰饮之症，宜取苏子降气汤、导痰汤各半帖合煎；或小半夏茯苓汤加枳实、木格里，吞五套丸；或以五套丸一料，依分两作饮子煎服。若平居皆无他证，只有痰数口，或清或坚，宜二陈汤、小半夏茯苓汤，痰多者加青州白丸子；痰饮晕眩及成饮厥者，宜别加木香二生汤吞青州白丸子和灵砂丹，或吞养正丹、半硫丸；痰饮流入四肢，令人肩背酸痛，两手软痹，医误以为风，则非其治，宜导痰汤加木香、姜黄。

二、急则祛壅滞之标

"急则祛痰饮壅滞之标"从属于广义的"以温药和之"，然而，基于痰饮留积影响脏腑气化和阻滞气机升降的病机，辨治痰饮病必须注意祛邪的治疗原则。"膈上病痰，满喘咳吐，发则寒热，背痛腰疼，目泣自出，其人振振身𥆧剧"就是伏饮留积而产生的一系列证候，证势不可谓不重，只有峻逐伏饮，继以调理脏腑气机，才能使伏饮根除。"久咳数岁"，病属"支饮""留饮"，痰饮留积的时间久远，证势缠绵，只有运用十枣汤峻逐留饮，才能治病求本。

三、缓则治脾肾之本

"缓则治脾肾之本"从属于狭义的"以温药和之"。由于痰饮为阴邪，易于损伤阳气，阳气虚损，又能促进痰饮滋生，所以，补益脾肾阳气，有助于消除痰饮。"以温药和之"的代表方苓桂术甘汤和肾气丸，两方皆主治微饮，前者健脾化饮，后者温肾化气，这与脾为后天之本，肾是先天之本，两者是人体阳气的根本相契合。茯苓饮可视作苓桂术甘汤和枳术汤合方，其治法并不单纯属于狭义的"以温药和之"范畴，而是针对痰饮病康复期，具有健脾、消饮、散结的功效，从而"消痰气，令能食"，促进脾胃功能恢复。上述三方是为痰饮病证情较缓而设的，这体现张仲景"缓则治痰饮之本"的思想。

四、三因制宜

张仲景辨治痰饮病采用三因制宜的治疗原则，根据条文记述的情况，主要体现在"因时制宜"和"因人制宜"两个方面。"脉弦数，有寒饮，冬夏难治"指出互参脉证和时令，根据气候修正治疗策略的"因时制宜"思想。十枣汤的煎服法强调"强人服一钱匕，羸人服半钱"，这提示了依据患者体质用药的重要性；大、小青龙汤均主治溢饮，若患者体质脆弱，不任大青龙汤的峻猛发汗，则可参合脉证，考虑采用小青龙汤，上述三方证体现了张仲景的"因人制宜"思想。

根据时间、地点及患者的体质、三因制宜，因时、因地、因人论治。吴鞠通论治痰饮病辨缓急、分阶段、审邪正、定药分。根据其寒热性质分别清热化痰，温化寒痰，同时也要防止患者不同体质痰饮病的寒热转化，根据其兼夹症治疗，痰饮常和瘀血、宿食兼夹成病，故治疗时不可仅治疗痰饮病，应用化痰、化饮中药，还应配伍活血化瘀药、健脾消食药共同治疗[①]。

五、因势利导

中医学对于痰饮病主张辨证论治，治病求本，临床治疗痰饮病须以温化为主，辛宝论述《外台秘要》治疗特色用药偏温通，注重扶正。根据其痰饮病表里虚实病机，发病缓急，采取不同治法，调节人体的阴阳平衡，水邪壅盛者，急则攻逐饮邪以治标；脾肾阳虚水停者，缓则温阳利水以治本；邪实正虚，不可只片面治疗，应同时祛邪扶正、攻补兼施，标本兼顾。根据痰饮病病位表里治疗，其在体表，汗而发之，痰饮在表，可发汗；痰饮在里，根据病位上下因势利导，其在上者，因而越之，可涌吐痰涎，其在下者，引而竭之，可利小便，中满者，泻之于内，可攻逐水饮[①]。

---

①惠菊，郭家娟.痰饮病诊治的中医研究进展［J］.世界最新医学信息文摘，2019，19（96）：135，139.

第六章　饮证常用治法 ①②③

　　治疗方面，张仲景根据《黄帝内经》"开鬼门，洁净府"之理论，提出了"病痰饮者，当以温药和之"的治疗原则。"温"者以温性之品，化而通之；"和"者，为不专事温补，亦有行消之品。明代张介宾《景岳全书·和略》说："和方之制，和其不和者也。凡病兼虚者，补而和之；兼滞者，行而和之；兼寒者，温而和之；兼热者，凉而和之；和之为义广矣。亦犹土兼四气，其于补泻温凉之用，无所不及，务在调平元气，不失中和之为贵也。"清代尤怡《金匮要略心典》有云："痰饮为结邪，温则易散，内属脾肾，温则能运"。饮为阴邪，最易损伤人体阳气，饮邪停留，非阳不运，非温不化，要去除饮邪，当然也离不开温药。温药可化水饮为气，可使水气流行，水饮消散，津液布达，以致和平。清代名医叶天士亦推崇张仲景之法，提出"外饮宜治脾，内饮宜治肾"的观点。清代医家吴鞠通认为"饮属阴邪，非温不化""饮病当温者十有八九，然当清者亦有一二"。这些理论为后世治疗饮证做了有益的启蒙，现将常用治饮方法总结如下。

---

①廖云龙.水饮证治初探［J］.江西中医学院学报，2006，18（1）：11-15.

②任保印，张建荣.《金匮》治饮法探讨［J］.陕西中医，2009，30（1）：96-97.

③吴丰儒.水饮证治的规律与探讨［D］.广州：广州中医药大学，2009.

·第一节　温肺化饮法·

　　温肺化饮法适用于风寒外束，营卫闭郁，兼水饮内停，不化津液，饮溢脏腑所致之寒饮犯肺之证，适宜于饮在上焦。寒饮犯肺证临床主要症状为咳嗽、气喘、呕逆或口渴、下利、食有噎阻感、小便不利、少腹满等。如《金匮要略·痰饮咳嗽病脉证并治第十二》中指出："冲气即低，而反更咳，胸满者，用桂苓五味甘草汤去桂加干姜、细辛，以治其咳满。"其病理机制是饮邪阻遏胸肺，胸肺之阳受损，肺气不能宣降，故有咳喘、胸满等症。张仲景用干姜、细辛以温肺化饮，使肺气恢复其正常宣发肃降功能。又"肺痿吐涎沫而不咳者，其人不渴，必遗尿，小便数，所以然者，以上虚不能制下故也。此为肺中冷，必多涎唾，甘草干姜汤以温之"。清代吴谦《医宗金鉴》谓"此为肺中冷饮"，清代名医尤在泾谓"肺金不用而气化无权"。总由肺气虚寒，不能化气布津，酿成饮邪。方用炮姜配甘草暖肺祛寒，使饮无由生。上两方证不同之处在于前者为饮碍阳气，后者为阳虚饮生，但治法用药大致相同。

　　若寒饮犯肺表证明显者可选用小青龙汤加减，药用麻黄、桂枝、干姜、细辛、半夏、甘草、五味子、白芍、茯苓等，《金匮要略》用此方治疗溢饮，并治咳逆倚息不得卧。体虚表证不明显者可用苓甘五味姜辛汤，药用茯苓、甘草、五味子、干姜、细辛。此二方均有五味子、干姜、细辛，而小青龙汤有麻黄、桂枝可解风寒束表之实；苓甘五味姜辛汤无麻、桂有茯苓，则利水化饮之功更著。两方化裁应用，不仅对急慢性支气管炎、肺气肿、喘息型肺炎、支气管哮喘等证属寒饮犯肺者疗效显著，而且对渗出性胸膜炎有大量胸腔积液而体温不升者，以及急性肾炎水肿属寒证者，用之亦可促进利尿消水。如属上实下虚之痰喘证，痰涎壅盛，喘咳短气，胸膈满闷，伴腰痛脚弱，肢体倦怠或肢体水肿，可选用苏子降气汤加减运用，药用紫苏子、半夏、当归、前胡、厚朴、陈皮、炙甘草、肉桂，或去肉桂加沉香。

痰白量多可加三子养亲汤，药用紫苏子、白芥子、莱菔子[①]。

若水饮阻滞、病势急迫，症见胸闷喘咳、呼吸困难者，可合葶苈大枣泻肺汤泻肺开闭，以逐水饮。清代著名温病学家吴鞠通认为，"饮属阴邪，非温不化""饮病当温者十有八九，然当清者亦有一二"。故其治水饮证悉遵张仲景"病痰饮者，当以温药和之"的明训，组方遣药亦多以经方为基础随症加减。如吴鞠通常用小青龙汤去麻黄、细辛加杏仁、薏苡仁治风水喘咳，其人自汗者；或去麻黄、细辛加枳实、陈皮治表寒里饮，饮阻中焦，自汗恶风者。若咳呕甚者，加杏仁、生姜；腰胁痛者，加旋覆花；喘急者加厚朴、杏仁，重用半夏；眩冒者，加白术；大汗出者，倍桂枝，减干姜加麻黄根，以防"恐成漏汗，则阳愈虚，饮更难愈"。可见吴鞠通对小青龙汤的运用更加细致入微。

江苏省名老中医奚肇庆教授在治疗肺部疾病之时，提倡用温肺法，温肺即温化肺中之寒饮。本法适用于肺中寒饮留恋或阳虚不运，寒饮之蕴，即"病痰饮者，当以温药和之"。常选用细辛、干姜、桂枝、附子等。奚教授常用此法治疗慢性阻塞性肺疾病患者，无论加重期还是临床缓解期，均可加减施方。奚教授认为此类患者当急则救其表，温肺化饮为先，缓则治其本[②]。

· 第二节　温中化饮法 ·

痰饮为阴寒之邪，易阻滞气机，导致表里上下之相关脏腑功能失调，故治疗大法宜温宜和，以辛温之药温散阴寒，温和脏腑。统计张仲景所立治疗胃饮证 12 首方剂，用桂枝、生姜、附子、麻黄、细辛等辛温药品的有9 首，说明其适应证之广，而其"病痰饮者，当以温药和之"之训为后世

---

①赵淑平.浅谈支饮证治［J］.基层医学论坛，2013，17（13）：1734–1735.

②芮庆林，徐顺娟.奚肇庆肺系疾病诊治精粹［J］.江苏中医药，2011，43（3）：21–22.

所祟①。

温中化饮法适宜于饮在中焦，主要特征有脘闷纳呆、吐涎沫、目眩等。如《金匮要略·痰饮咳嗽病脉证并治第十二》篇中指出："心下有痰饮，胸胁支满，目眩，苓桂术甘汤主之。"此"心下"即胃脘。其病理机制为脾胃阳虚，运化无权，水湿聚而成饮，留于中焦阻，阻塞气机。脾胃为气机升降之枢纽，枢机不利，升降障碍，水饮上逆，故见胸胁支撑胀满、目视物如眩等症。方中桂枝、甘草辛甘化阳，茯苓、白术健脾利饮，合用可使中阳得温，脾气得健、饮邪得除。"心下有支饮，其人苦冒眩，泽泻汤主之"。清代名医尤在泾曰："冒者，昏冒而神不清，如有物冒蔽之也；眩者，目眩转，而乍见玄黑也。"冒眩并见，较前者目眩症状为重，乃饮邪上扰清窍，故重用泽泻利饮以治其标，配白术健脾益气以治其本。本方虽用药仅两味，但配伍精当，缓上迫之势，可使饮却而不再复生，以防微杜渐。亦可泽泻汤与苓桂术甘汤、小半夏汤合用以加强其作用。清代医家魏荔彤说："痰饮水气俱乘阴寒之邪，动而上逆，胸胃之阳全难支拒矣。"《金匮要略》中有云"胸痹心中痞气，气结在胸，胸满，胁下逆抢心"，其偏虚者治疗用人参汤温中化饮。此虽主症在上焦，但上焦受气于中焦，故治取中焦，以从根本。

温中化饮法又可细分为温脾化饮法和温胃化饮法。清代医家魏荔彤在《金匮要略本义》中说："痰生于胃寒，饮存于脾湿，温药者，补胃阳，燥脾土，兼擅其长之剂也。"

温脾化饮法适用于脾阳虚、饮停中焦之证，以咳嗽痰多色白，胸胁支满，头目眩晕而沉，四肢乏力或肢体震颤，纳呆脘痞，大便溏薄，小便不利，或兼浮肿、喘促、心悸等，舌质淡、舌体胖大、边有齿印，脉沉紧或弦。此法以苓桂术甘汤为代表方。咳喘甚者，可合二陈汤；气虚甚者，可加人参、黄芪；血虚者，可加当归、川芎、丹参等；眩晕、悸动者，可加龙骨、牡蛎等。此方被历代医家奉为"治饮祖方"，盖脾居中焦，主运化水湿，若脾不健运，

---

①王建康，鲍平波，徐程，等.《金匮要略》治疗胃饮证特色探讨［J］.浙江中医杂志，2019，54（7）：476.

则聚湿成饮，四处为患，故张仲景特立温运脾阳、利水化饮之法而为治水饮之大法，特制此方为治水饮之本方。临床上无论是神经系统疾病，还是椎－基底动脉供血不全、内耳积水、眼病、胃弛缓症、胃下垂、低血压、低血糖等所致的眩晕，只要病机相符，便可用此方化裁运用而收效。后世医家对苓桂术甘汤的临床运用多有发挥，如吴鞠通以生姜之辛散，易甘草之甘壅，治疗脾胃阳虚、饮阻中焦之证，既增化饮之力，又无壅中之弊，可谓"青出于蓝而胜于蓝"。吴鞠通又创制蠲饮丸，由桂枝、干姜、枳实、苍术、茯苓、生姜、益智、陈皮、炙甘草、神曲组成。药虽十味，却熔《金匮要略》干姜半夏散、桔枳生姜汤、苓桂术甘汤（以苍术易白术），以及《局方发挥》二陈汤于一炉，加益智温肾阳而暖中土。方以桂枝为君，温通阳气而利水；以苍术易白术，取其性走而不守，善祛痰湿留饮，故本方温阳化饮、健脾燥湿之功较苓桂术甘汤更胜一筹。日本学者本间枣轩以苓桂术甘汤合四物汤，名连珠饮，主治脾虚兼血虚之眩晕悸动症，屡试屡验。苓桂术甘汤对脾虚水饮上逆之眩晕确有良效。

温胃化饮法适用于胃阳虚弱、水停胃脘之证。其临床特点是胃脘胀满有动悸感，叩之有振水音，触之如囊裹水，口不渴，四肢不温，舌质淡、苔白滑。若胃中水饮上逆，亦可出现呕吐涎沫、头痛眩晕等症。此法以茯苓甘草汤为代表方。胃中虚寒较甚而浊阴上逆者，可用吴茱萸汤。二方均重用生姜温胃化饮，但茯苓甘草汤偏于温通利水，吴茱萸汤偏于温补降逆。呕甚者，可合小半夏加茯苓汤。小半夏加茯苓汤亦为温胃化饮之方，但此方重用半夏、生姜，长于温散、温降，主治饮邪上逆之突然呕吐、头目昏眩及心下痞、心下悸等症；而茯苓甘草汤有桂枝、炙甘草，长于温补、温通，故胃虚水停诸证，两方合用奏效更捷。若水饮久留胃脘，致阳虚阴凝、气机痞塞，出现"心下坚，大如盘，边如旋杯"的症状，乃属"气分"病，当与桂枝去芍药加麻辛附子汤或茯苓甘草汤合枳术汤化裁，增强温阳祛寒、行气导滞之力，则水饮自去。茯苓甘草汤与苓桂术甘汤药两方组成仅一味之差，但治法与主症则同中有异。前者主治有形水饮停留胃脘，胃阳被遏，病变部位相对局限，故仅以动悸、四肢不温为主症，而治当温化水饮以通中阳；后者主治无形水气壅滞中焦，阻碍运化，脾不升清，四肢失养之证，病变范围较广，故可有眩晕、心下逆满、咳喘、身体震颤、小便不利等证候，而治当健脾利水以平冲逆。

·第三节　温肾化饮法·

温肾化饮法适用于肾阳虚弱、制水无权、寒水泛滥之证，适宜于饮在下焦，主要特征有脐下悸动、头眩、短气、腰膝发冷等症。如《金匮要略·痰饮咳嗽病脉证并治第十二》中指出："夫短气有微饮，当从小便去之。……肾气丸亦主之。""当从小便去之"，其意有二：一指饮在下焦与肾有关；二指治法。其病理机制为肾气虚弱，不能蒸化津液，聚而为饮。肾为水火之脏，火不足则水乘之；肾主纳气，肾虚饮停，纳气失司则短气。另外，由于肾阳虚不能蒸化水饮，上凌于肺，则有呼吸短促、形寒肢冷、少腹拘急等症，均为阳虚之故。肾气丸中桂、附温阳化饮，"益火之源，以消阴翳"；地黄、山药、山茱萸以滋化源，使阴生阳长，此即张景岳提出"善补阳者，必于阴中求阳，则阳得阴助而生化无穷"的道理。

真武汤临床用于慢性肾炎、肾病综合征、肾衰竭等重症时，以四肢厥冷、腰部酸冷、身体沉重疼痛、浮肿、小便短少为投药指征。兼见阴虚者，可合六味地黄丸或二至丸。用于尿毒症有恶心、呕吐、头晕、腹痛等症时，可合黄连解毒汤或加金银花、蒲公英、土茯苓、大黄等解毒化浊。本方亦可用于慢性充血性心力衰竭，以四肢厥冷、心悸气促、全身浮肿、尿少、恶寒、冷汗、脉沉微为投药指征。如兼心气虚或气阴两虚，可加人参、黄芪，或合生脉散。吴鞠通对于肾阳虚弱、寒饮上泛之痰饮证，用真武汤加干姜、陈皮、细辛，以增温散寒饮之力，可谓师其法而不泥其方。对于久病体虚、肾阳衰弱者，治当温补肾阳，用肾气丸或济生肾气丸以固其本。此外，本方对于神经系统疾病，如面肌痉挛症、肌束颤动症、摆头运动症、老年性震颤症以及耳源性眩晕、眼源性眩晕、血管性眩晕、胃源性眩晕等，只要符合本方证病机，便可用之化裁而收到满意的效果。

·第四节 和胃降饮法·

和胃降饮法适用于饮停于胃。饮停于胃的主要特征有呕吐、呃逆等。如《金匮要略》《伤寒论》中条文指出，"呕家本渴，渴者为欲解，今反不渴，心下有支饮故也，小半夏汤主之""似喘非喘，似呕非呕，似哕非哕，彻心愦愦然无奈者，生姜半夏汤主之""干呕，吐逆，吐涎沫，半夏干姜散主之""干呕，吐涎沫，头痛者，吴茱萸汤主之"。以上诸方证，似有雷同之处，但在和胃降逆的前提下各具法度，不可取而代之。其病理机制皆为饮犯于胃，胃失和降，挟饮上逆，出现呕吐涎沫、吐逆等症。然小半夏汤和胃化饮降逆，用于一般中焦停饮而致胃气不和者；生姜半夏汤为饮邪与寒气搏结，病发于胃，上逆于胸，胸阳遏郁，致胸胃难舒，莫可名状之苦者。生姜半夏汤与小半夏汤药味相同，但用量迥异。半夏干姜散温中作用较强，其与生姜半夏汤在煎服上大不相同，前者谓"小冷，分四服"，"小冷"是《素问·五常政大论》中提及的"治寒以热，凉而行之"，热药冷饮的反佐法，此恐有拒阳入阴之虞，故采用反佐法"凉而行之"，并少进频服，意在缓治。而后者采用散剂，以浆水煮散顿服之，加强了温中止呕作用，使药力集中，以收速效。而吴茱萸汤证，则属胃气虚寒挟肝气上逆。以上各方均用半夏和胃降逆，但用茯苓、人参、白蜜、生姜、干姜、吴茱萸则为视其特殊证候而设，体现了矛盾的特殊性，决定了遣方用药的不同性。

·第五节 理气化饮法·

理气化饮法适用于饮邪痹阻胸肺。饮邪痹阻胸肺的主要特征有胸满闷、短气、咳喘等症。如《金匮要略·胸痹心痛短气病脉证治第九》中指出："胸痹胸中气塞，短气，茯苓杏仁甘草汤主之，橘枳姜汤亦主之。"虽名胸痹，但为饮邪所致。其病理机制为饮邪阻遏，致气机不利，或气滞失宣，饮邪停留。茯苓杏仁甘草汤用杏仁宣利肺气，用茯苓化饮；橘枳姜汤用橘皮理气，并配以枳实、生姜协助橘皮利气消饮。前方君药用茯苓说明饮邪甚于气滞，后方首选橘皮说明气滞甚于饮邪，正如清代吴谦《医宗金鉴》中所说："水盛气者则息促，主以茯苓杏仁甘草汤以利其水，水利则气顺矣，气盛水者则痞塞，主以橘皮枳实生姜汤开其气，气开则痞通矣。"

·第六节　宣阳蠲饮法·

宣阳蠲饮法适用于水饮致心悸者，其特征为心悸持久，多饮症状亦甚，伴有心下痞或胸中憋闷、短气、脉弦或沉紧等症。如《金匮要略·惊悸吐衄下血胸满瘀血病脉证治第十六》中指出："心下悸者，半夏麻黄丸主之。"清代医学家尤在泾谓此为"治饮气抑其阳气者之法"。其病理机制是水饮内停，上凌于心，心阳遏郁，不能展布。方中用麻黄宣通心阳、半夏降逆蠲饮，二者相配，郁阳得宣，饮邪得除。为使阳气不致过发耗散，故练蜜和丸，以制约麻黄辛散走表之性，而图缓治。

·第七节　通阳化气利水法·

通阳化气利水法适用于水寒互结膀胱、气化不利之蓄水证。其临床特点是小便不利，少腹胀满，口渴而饮水不多，或烦渴而水入即吐，吐后又渴，苔白滑，脉浮数。如兼有表证，可见恶寒发热、头痛等；如水寒上逆，可见胸脘痞闷、呕吐涎沫、眩晕等；如水饮偏渗肠间，可见下利等。此法以五苓散为代表方。五苓散是治疗急性肾炎的常用方剂，以小便不利、浮肿、口干或渴而不多饮、舌质淡、苔白滑为投药指征。对于肾炎和肾病综合征所引起的腹水，如属实证，可合十枣汤或舟车神佑丸之类；如久病转虚，则当细辨属阳虚还是属阴虚，若患者口渴、少尿、呈蛙状腹、舌质淡者，属阳虚，可用五苓散合真武汤；若患者羸瘦而腹部膨隆、舌质红者，属阴虚，当用猪苓汤合济生肾气丸之类。对于急慢性肾盂肾炎、急性膀胱炎、尿路感染出现寒热往来、口渴、尿频尿痛等症时，可用五苓散合小柴胡汤、四物汤化裁治疗。因小柴胡汤可和解表里、宣畅三焦，四物汤促进血液循环，三方协力，扶正祛邪，通调水道，可收到满意的效果。此外，五苓散对于急性胃肠炎之呕吐、腹胀、口渴、小便不利，证属阳虚气化不利、水饮阻滞胃肠者，用之往往奏效。偏头痛、三叉神经痛、耳源性眩晕等，若伴有口渴而饮水不多、恶心呕吐、心下悸动、小便不利、浮肿、耳鸣、舌淡苔白等症状者，均可选用本方加减施治。呕吐甚者可加生姜、吴茱萸温胃化浊、降逆止呕；腹胀便秘者可合小承气汤泄浊通滞。

·第八节　和解少阳利水法·

由于邪犯少阳，正邪分争，胆火上炎，枢机不运，经脉不利，进而影响脾胃并涉及三焦，使三焦决渎失司，水饮内停，临床上以口苦、咽干、目眩、往来寒热、胸胁苦满、默默不欲饮食、心烦喜呕、脉弦为主，兼见饮停下焦出现的心下悸、小便不利，主方为小柴胡汤去黄芩加茯苓。方中柴胡可解半表半里之邪；生姜、半夏调理胃气，降逆止呕；甘草、大枣、人参益气和中，扶正祛邪；茯苓淡渗利湿。本方寒热并用，攻补兼施，有疏利三焦、条达上下、宣通内外、和畅气机及利水的作用，可使少阳之邪解、下焦之水去，若兼见饮停胸胁则出现胸胁微结、渴，但头汗出，可用柴胡桂枝干姜汤。方中柴胡、黄芩合用，和解少阳；天花粉、牡蛎同用，能逐饮开结；桂枝、干姜、甘草同用，能温化水饮。若少阳邪热弥漫兼水饮内停，临床可见一身尽重，不可转侧，烦惊谵语。治宜和解泻热、重镇安神，可用柴胡加龙骨牡蛎汤。方中小柴胡汤加桂枝，可使内陷之邪从外解；龙骨、牡蛎、铅丹重镇而止烦惊；大黄泻热和胃而止谵语；茯苓宁神，通利小便。茯苓、桂枝同用，助气化以行水；人参、桂枝同用，振气机而除身重。此方亦是由小柴胡汤加减而成，因为邪热弥漫，故去甘草之缓，以求病邪速去，使错杂之邪得从内外而解。

· 第九节　清热育阴利水法 ·

清热育阴利水法适用于阴虚有热，水热互结于下焦之证，以发热、口渴、小便短赤或尿急尿频、尿道涩痛或尿血、少腹灼热疼痛、心烦不眠、舌质偏红苔黄、脉浮数或细数为主要临床表现。此法以猪苓汤为代表方。古代医者有用本方治疗阴虚热结之血淋、癃闭等病证。阴虚之人，不但大便不可轻动，小水亦忌下通，倘阴虚过于渗利，则津液反致耗竭，故用此利水而不伤阴之善剂。此方现代常用于治疗泌尿系统疾病，如慢性肾炎、慢性肾盂肾炎、泌尿系结石、尿路感染等。治疗慢性肾炎属气阴两虚，蛋白尿反复出现者，可加黄芪、怀山药、山楂、玉米须等。治疗肾盂肾炎可合当归芍药散、导赤散等。治疗泌尿系结石急性发作期，有血尿、腰痛、少腹痛者，可合芍药甘草汤以增强解痉止痛之力；缓解期加金钱草、海金沙、鸡内金、石韦、滑石（三金二石汤）等破结化石通淋。治疗老年性前列腺炎，可与济生肾气丸交替服用；若有前列腺增生肥大，则加王不留行、皂角刺等活血祛瘀。对于泌尿系结核所致的血尿或血淋，可用本方合二至丸，清热养阴利窍，加大小蓟、夏枯草、胡黄连、白茅根、地榆等以凉血止血。

· 第十节　攻逐水饮法 ·

水饮为有形之邪，停结于胸胁之间以致胸阳被遏，气机壅滞。攻逐水饮法用于水饮停聚、留伏不去、迁延日久而正气尚未甚虚之证，适宜于饮邪积聚胸膈或胃肠等处，其特征是邪盛正不虚。临床表现为心下痞硬而满，牵引胸胁疼痛；水饮在胸，肺气不利，故出现呼吸短气、汗出；饮逆于胃，胃气不降而出现干呕。治法为攻逐水饮，以十枣汤为代表方。如《金匮要略·痰饮咳嗽病脉证并治第十二》中指出，"病悬饮者，十枣汤主之" "咳家其脉弦，为有水，十枣汤主之" "夫有支饮家，咳烦胸中痛者，不卒死，至一百日或一岁，宜十枣汤"，此三条即论述水饮癖积、病重日久、正虚未甚的证治。《伤寒论》第 152 条叙述更详："太阳中风，下利呕逆，表解者，乃可攻之。其人漐漐汗出，发作有时，头痛，心下痞硬满，引胁下痛，干呕短气，汗出不恶寒者，此表解里未和也，十枣汤主之。"可见，悬饮或支饮久留不去，水饮聚结胸胁，致肝络不和、阴阳升降受阻，非峻下攻积逐水不足以祛除病根，故用十枣汤治疗。用攻逐之法，决其壅遏阻塞之势，属急则治其标。饮邪蓄积胸膈或胁腹，部位较高者用十枣汤，其中芫花、甘遂、大戟攻逐之剂不可常服久用，饮邪排出，用粥以养胃气，此为应用攻逐剂后的调理方法。如外兼表证，必待表证已解，方可攻下，否则表邪内陷与水相搏，反更生他变。十枣汤虽有大枣顾护胃气，但毕竟药力峻猛，且为平旦空腹服药，故须中病即止，不可过剂。张仲景于方后注曰："强人服一钱七，羸人服半钱……若下少，病不除者，明日更服，加半钱。得快下利后，糜粥自养。"即寓祛邪而不伤正之意。本方现已扩大治疗范围，凡水饮积聚、壅滞不通之实证，如渗出性胸膜炎、自发性气胸、肺源性心脏病、心包炎、肝硬化、腹膜炎、癌症、肿瘤等出现胸腔积液或腹水，水饮积聚部位胀满硬痛拒按，大便秘结不通者，均可用之。

　　病势稍轻者，亦可用甘遂半夏汤等，水饮一去，即须扶正固本，调理肺、脾、肾，以治水饮之源。《金匮要略·痰饮咳嗽病脉证并治第十二》中指出："病者脉伏，其人欲自利，利反快，虽利心下续坚满……甘遂半夏汤主之。"若饮邪蓄积心下，去而复积，有病根者，用甘遂半夏汤，取甘遂与甘草相反相成之理，激发饮邪，绝其病根。若痰饮壅塞于胸肺致"不得息"者，用葶苈大枣泻肺汤，泻肺中痰涎水饮，使肺气得以畅通，饮邪得以宣降。

· 第十一节　消痞散饮法 ·

　　消痞散饮法适用于饮结胃脘。饮结胃脘的主要特征为心下痞坚，或痞满如物阻塞。如《金匮要略·痰饮咳嗽病脉证并治第十二》中指出："心下痞坚，而色鲜黑，其脉沉紧，得之数十日，医吐下之不愈，木防己汤主之。"心下痞坚与心下痞二者有别，"心下痞坚"既有自觉症状又有他觉症状，而"心下痞"只是自觉症状。其病理机制是饮热互结，虚实错杂，致心下痞塞不通。木防己汤中防己与桂枝相配，一苦一辛，苦以降饮，辛以散痞，辛开苦降，痞坚可消；痞坚之处，必有伏阳，故用石膏清热，协防己镇饮下趋；人参补虚扶正。此为寒热并用、虚实兼顾之方。若临证遇中阳大伤，寒饮留膈之人，若因外邪或郁气而化热，饮与热相结，痞阻胸膈，此为热饮阻膈证。症见咳喘、胸脘痞胀坚满、面色暗黑、关脉沉紧重按力弱者，常仿木防己汤意，选桂枝配人参，温中益气，辛开痞结；石膏清热邪而化稠痰为稀水，复加木防己泻利，使胸膈中痰水下出。此方药简义周，通阳开结，清热涤饮，扶正与祛邪兼顾。施治于胸膈痰饮与热邪痞结甚坚，用常法无效者甚好①。

若用木防己汤后痞坚不散，或"既散复聚"，去"以坚搏坚"之石膏，加"软坚搏坚"之芒硝，配茯苓引饮下行以除痞坚。若自觉心下痞满呕逆与肠鸣表现突出者，用半夏泻心汤辛开苦降，寒热并投。"心下坚，大如盘，边如旋盘，水饮所作，枳术汤主之"，脾弱气滞，水饮不能运化结聚于心下，方用枳实利气消痞，白术健脾化饮，使气行饮散，脾复转运。

· 第十二节　分消水饮法 ·

当痰饮成实，但却并非完全壅瘀，不能用攻伐之法。如果用攻伐之法，则可能出现攻伐太过而耗损正气，正气被耗，反而增加了痰饮产生的条件，使痰饮去而又还。因此，此时应选用消导之法。分消水饮法适用于水走肠道。水走肠道的特征有腹满、小便不利等。如《金匮要略·痰饮咳嗽病脉证并治第十二》中指出："腹满，口舌干燥，此肠间有水气，己椒苈黄丸主之。"其病理机制为脾肺功能障碍，不能运化津液和宣通水道。饮邪积于肠间则腹满，津不上承则口舌干燥，方用己椒苈黄丸分消水饮。明代医家赵以德谓："肺与大肠合为表里。肺本通调水道，下输膀胱，今不输膀胱，仅从其合，

---

①余秋平，韩佳瑞.热饮证治再探［J］.辽宁中医杂志，2013，40（4）：661-662.

积于肠间。水积则金气不宣，膹郁成热为腹满，津液遂不上行，以成口燥舌干。用防己、椒目、葶苈，皆能利水行积聚结气，而葶苈尤能利小肠。然肠胃受水谷之气，若邪实腹满者，非轻剂所能治，必加大黄以泻之。"清代医家程云来谓："此水气在小肠也，防己、椒目导饮于前，清者得从小便而出；大黄、葶苈推饮于后，浊者得从大便而下也。此前后分消，则腹满减而水饮行，脾气转而津液生矣。若渴则甚于口舌干燥，加芒硝佐诸药，以下腹满而救脾上。"

· 第十三节 解表化饮法 ·

解表化饮法即表里双解法，适用于水饮溢于肌表的溢饮证，适宜于表里俱病。溢饮证为寒邪与水饮相搏于肌表，闭塞腠理，阻遏阳气，外有寒饮，内有郁热，故见恶寒发热、当汗出而不汗出、身体疼痛而沉重或身不疼但重、烦躁、喘咳、脉浮紧等症。本法以大、小青龙汤为代表方。《金匮要略·痰饮咳嗽病脉证并治第十二》中指出，"饮水流行，归于四肢，当汗出而不汗出，身体疼重，谓之溢饮""胸中有留饮，其人短气而渴，四肢历节痛""病溢饮者，当发其汗，大青龙汤主之；小青龙汤亦主之"。溢饮证的病理机制为饮由里转表，有从汗出外解之势，适感风寒，或因肌表腠理致密，"当汗出而不汗出"。大、小青龙汤均用麻黄、桂枝解表散饮，因势利导，两方应用的不同之处主要取决于里证。清代伤寒学家柯韵伯云："两青龙俱治表里证，皆用两解法。大青龙为里热，小青龙是里寒，故发表之药相同，而治里之药则殊也。"现代中医内科名家黄树曾亦云："当以病人里气之虚实为择用之准绳。"大青龙汤用石膏清散里热，小青龙汤用干姜、细辛温里化饮，此为两方不同之点，切勿混淆。

大青龙汤方中重用麻、桂发汗，疏通腠理，使水饮从表而去；石膏清热除烦，与麻、杏相伍，又可平喘止咳而利肺之肃降，表里双解，亦寓"开鬼门，洁净府"之意。若表里俱寒而无郁热，脉不浮反沉者，可用麻黄附子汤或麻黄附子细辛汤温经发汗散水；若表寒证较轻，而以面目及四肢浮肿为主，咽干口渴、微汗恶风、脉浮者，此为风邪与水相搏于表、内有郁热之"风水"，治宜发越阳气、散水清热，用越婢汤；脾虚湿胜者，用越婢加术汤，或加茯苓、薏苡仁；若表虚不固而汗多身重者，可合防己黄芪汤、玉屏风散益气固表，利水除湿。现代临床运用，大青龙汤可用于肺源性、心源性、肝源性、肾源性水肿有表寒实证（或表寒里热）而正气未虚者，可合五苓散加减；治疗血管神经性水肿、白色荨麻疹、风湿性肌痛等属寒水蕴结于表，营卫不通者，亦可用本方发汗散水蠲饮，但须中病即止，不可多服。

第七章　治饮常用中药

·第一节　解表药·

痰饮为阴寒之邪，易阻滞气机，导致表里上下之相关脏腑功能失调，故治疗大法宜温宜和，以辛温之药温散阴寒，温和脏腑。

一、麻黄

麻黄，麻黄科植物，草麻黄 *Ephedra sinica* Stapf. 中麻黄 *Ephedra intermedia* Schrenk et C.A. Mey. 或木贼麻黄 *Ephedra equisetina* Bge. 的干燥草质茎。麻黄性温，味辛、微苦，归肺和膀胱经。辛能发散，透毛窍，开腠理；苦能开宣肺气，散除邪气；苦辛而温，宣达温通，走外主发散风寒，走内祛肺经寒饮，并能宣肺平喘。麻黄始载于《神农本草经》，认为其"主中风、伤寒头痛；温疟，发表出汗，去邪热气；止咳逆上气，除寒热；破癥坚积聚。一名龙沙。生山谷。"《名医别录》记载麻黄"主五脏邪气缓急，风胁痛，溢乳。止好唾，通腠理，解肌；泄邪恶气，消赤黑斑毒"，显示其具有多种功效。梁代名医陶弘景誉麻黄为"伤寒解肌第一药"，后世本草著作中亦称麻黄是"发表第一药""治感第一要药"。

临床上以麻黄为主配伍解表化饮的名方有很多，如三拗汤、华盖散、小青龙汤、射干麻黄汤、厚朴麻黄汤等，常配伍杏仁、厚朴等，外解风寒，内化水饮，用于支饮咳喘及肺胀等。肺胀一证，饮邪充斥，淹蔽阳气，以致阳不外卫，无能御邪，稍一冒寒触风，即可引动伏饮，挟感而发，证属本虚标实，此非一般宣肺化痰药所能胜任，麻黄功在宣散，温阳之力多显不足，加入附子一味，温扶阳气，庶可克敌，临床凡见咳喘频发，咯痰清稀，背俞寒冷，舌苔白腻等阳虚阴凝证者，取小青龙汤加附子投之，每能奏效。

张仲景用麻黄治胃脘水饮[①]。①温胃化饮除心悸：胃为津液之府，津液者，乃饮食水谷所化，脾胃失调，水液不及气化则为水邪，水邪积久则易演变为饮邪，饮阻于胃，致胃中浊气当降而不降，浊气与饮邪相传而肆逆则胃脘部筑筑然而跳动，俗所谓心慌有一部分即属此。对此若未能细心分析，则极易被误诊为心病。《金匮要略》曰："心下悸者，半夏麻黄丸主之。""心下悸"即指本症。《经方辨治疑难杂病技巧》说："麻黄于半夏麻黄丸中功不在发表，而在宣发阳气，振奋胃气，激活脾气，断绝饮生之源，麻黄利水于此主要是利胃中饮邪。"②宣阳化饮消痞硬：胃中津液布行，必借脾气转输。脾有失调，津液留潴而为饮邪，蕴聚于胃脘，并与浊气相结，则变生心下痞硬，似有物阻结。此痞硬证非瘀血，非气结，更非宿食，故用活血、理气或消食均无济于事。《金匮要略》曰："气分，心下坚，大如盘，边如旋杯，水饮所作，桂枝去芍药加麻辛附子汤主之。"病为阳虚寒凝饮结，症见胃脘坚硬，按之有物如盘状，治用麻黄，旨在宣达阳气，解散阴凝水饮之结。

清代著名医家黄元御，精研《黄帝内经》《难经》《伤寒论》《金匮要略》数十载，撰成《伤寒悬解》《金匮悬解》后，为羽翼二《悬解》，正药性而师后世，"遂乃远考《农经》，旁概"百氏""取仲景方药笺疏之，作《长沙药解》"(《长沙药解·自序》)。其见解独到，诠释多有发明。归而纳之：麻黄浮散轻飘，专走皮毛而宣散卫闭。其临床应用有三：入肺家而行气分，开毛孔而达皮部，善泻卫郁，专发寒邪；治风湿之身痛，疗寒湿之脚肿，风水可驱，溢饮能散；消咳逆肺胀，解惊悸心忡。在治疗风水、溢饮方面，黄元御认为，风湿与风水，皆汗为风闭，而湿则未至成水，其证稍异。缘

---

①王付.学习仲景用麻黄治胃脘水饮心得［J］.浙江中医杂志，1997，32（4）：179.

有内水，不但表寒，故多用麻黄。一切水湿痰饮，淫溢于经络关节之内，得之霍然汗散，宿病立失。在文中他还引《金匮要略·痰饮咳嗽病脉证并治第十二》解释了溢饮成因："饮水流行，归于四肢，当汗出而不汗出，身体疼重，谓之溢饮。"由此，麻黄能以浮散轻飘之性，专泻卫闭，治疗风水、风湿、溢饮等病证便不难理解。《长沙药解·麻黄》中所列如《金匮要略》麻杏石甘汤、越婢汤、麻黄附子汤等均为此种用法。

现代药理研究表明，麻黄化学成分复杂，含有多类化合物，其中生物碱类、挥发油类、多糖类和黄酮类成分具有多种药理作用，是其主要活性成分。麻黄水溶液有发汗、平喘、利尿、升压、降血脂、抗过敏、抗癌、抗病毒，以及胰岛素样等作用，这可能与其化学成分（如麻黄碱、挥发油和多糖）有关[1]。麻黄碱是麻黄生物碱的主要有效成分，有类似肾上腺素的交感神经兴奋作用，可以兴奋中枢，可直接作用于交感神经的 α 和 β 受体，使汗腺分泌增多增快，发挥发汗作用，并可收缩血管，进而升高血压。伪麻黄碱可以抑制细胞因子风暴的产生和流感病毒的复制，进而改善甲型流感病毒感染期的肺组织病理损伤，提高患者的生存率。此外，麻黄中的生物碱成分还具有镇咳平喘、抗菌等多种药理活性。麻黄中挥发油成分具有显著的抗菌活性，对大肠埃希菌、肺炎双球菌等多种细菌具有明显的抑制作用，且抗菌作用随挥发油浓度的增加而增强。麻黄中挥发油还可以松弛组胺所致的气管平滑肌痉挛，起到平喘作用。麻黄中挥发油还具有显著的免疫抑制作用，对脾脏指数、补体活性等抑制效果显著。此外，麻黄中挥发油还具有祛痰、镇静等药理活性。麻黄多糖具有体外抗氧化活性，对 DPPH 自由基和羟基自由基清除能力较强，具有免疫抑制作用。超支化酸性多糖具有调节免疫的作用，可以降低炎症细胞的生成，调控相关基因表达，减轻气道和肺部的炎症。此外，麻黄多糖还具有降血脂的作用，可避免肝脏受到自由基和脂质过氧化物的损伤。目前，麻黄及含麻黄制剂在临床应用广泛，可治疗多种疾病，如小儿遗尿症、慢性腹泻、痛症、呼吸

---

①叶晓滨.麻黄常用药对化学成分与药理作用的研究进展［J］.中医研究，2021，34（3）：57-62.

系统疾病、心血管系统疾病、免疫系统疾病、皮肤科疾病等[1]。

二、桂枝

桂枝（Cinnamomi Ramulus）为樟科植物肉桂（*Cinnamomum cassia* Presl.）的干燥嫩枝，味辛、甘，性温，具有发汗解肌、温通经脉、助阳化气、平冲降逆之功效，主要用于治疗风寒感冒、寒凝血滞诸痛症、痰饮、蓄水证、心悸。《神农本草经》载："桂枝，味辛温，主上气咳逆，结气喉痹，吐吸，利关节，补中益气，久服通神。"明代李时珍《本草纲目》记载："治一切风冷风湿，骨节挛痛，解肌开腠理，抑肝气，扶脾土，熨阴痹。"清代黄元御《长沙药解》谓其可"升清阳之脱陷，降浊阴之冲逆"。清代邹澍《本经疏证》言其合营气，通阳气，补中，利水行水，下气。清代叶天士在释义《类证普济本事方》中言："桂枝气味辛温，入足太阳"；叶天士《本草经解》认为其"辛温散结行气"。说明桂枝不仅功擅和营补中，还能通阳化气，温化水饮。

"病痰饮者当以温药和之"，在《伤寒论》中，桂枝不仅仅用于外感而主要用于化饮、化痰、通脉和通阳等[2]。

1. 化肺饮　《本草纲目》云桂枝主"上气咳逆结气""利肺气"。《本草求真》云桂枝"能入肺而利气"，以揭桂枝辛温，辛可宜利肺气以主水之上源，温可畅和肺气以主通调水道，辛温相合可疗肺有饮邪之咳逆。如肺气失调，主水不及而变生饮邪之咳喘，其治以桂苓五味甘草汤化饮平冲降逆；再如饮邪留聚于肺之肺胀，其治用小青龙加石膏汤，方中以桂枝化饮开结，以利肺降逆。

2. 化脾饮　《医学衷中参西录》云桂枝"善和脾胃，能使脾气之陷者升而胃气之逆者降，脾胃调和则留饮自除，积食自化"。桂枝辛温，辛可激扬脾气，主运化水湿、温可和畅脾气使化湿有序，辛温相合善疗饮留于脾而变生诸患，如苓桂术甘汤疗脾运水湿不及而更生饮邪留积心下之满、

---

①任海波，王迎春，麻景梅，等.麻黄的活性成分与临床应用进展［J］.中国药物警戒，2021，18（4）：396–399.

②王付。仲景用桂枝非解表作用探析［J］国医论坛，1995，50（2）：7–8.

逆证，桂枝去芍药加麻黄附子细辛汤疗饮邪凝结心下之痞硬如杯盘大者等，此用桂皆在调理脾气以气化水液，并断饮邪变生之源。

3.化胃饮 桂枝辛温，辛可兴阳助胃以气化水液，温可助阳理胃以主津液之府。桂枝辛温入胃善祛胃中饮邪。如茯苓甘草汤疗胃阳不振之水饮留聚脘中之悸、厥等证，茯苓泽泻汤疗饮邪梗阻胃脘之胃反等证，五苓疗水饮之邪肆虐逆乱心下之悸动、头眩等证，其治方中均以桂枝助阳调理胃阳（气）以气化水饮之邪；并绝饮邪更生之源。

4.化肾饮 张寿颐云桂枝"温辛胜水，则抑降肾气，下定奔豚，开肾家之痹着"。《伤寒贯珠集》云："桂枝能伐肾邪。"桂枝辛温，辛可激振肾气以主水之代谢，温可通调肾气行主水之职以运行有序。辛温相合入肾可却饮邪在肾而变生诸患。如苓桂草枣汤疗肾主水失司而欲上乘阳位之欲作奔豚证，方中用桂枝旨在振奋肾阳以主水，并气化水液之代谢，使水有所主而不得变生饮邪。

现代研究表明，桂枝中挥发油含量高，浸膏中的化学成分多含苯丙素、木脂素、简单芳香小分子等化合物，也含少量的萜类、黄酮类、苷类等化合物。其中挥发油类化学与药理学研究较多，其主要成分桂皮油可利尿、强心。桂枝中苯丙素类化合物的药理活性主要集中在肉桂醛，其具有良好的抗病毒、抗肿瘤、抗炎、血管保护、抗过敏等作用[1]。

三、细辛

细辛为马兜铃科植物北细辛（*Asarum heterotropoides* Fr. Schmidt）、汉城细辛（*Asarum sieboldii* Miq.）或华细辛（*Asarum sieboldii* Miq.）的干燥根和根茎，临床常用北细辛、细辛、炙细辛。细辛辛温，归心、肺、肾经，具有解表散寒、祛风止痛、通窍、温肺化饮等功效，蜜炙细辛可减少温散之性，并能增强润肺的作用。《神农本草经》谓之"主咳逆，头痛，脑动，百节拘挛，风湿，痹痛，死肌。久服明目，利九窍，轻身长年"。

细辛味辛能外散表邪，性温擅温肺化饮，因此治疗外寒里饮之咳逆尤

---

①忽星歌，耿芳，姜晨，等.五苓散治疗慢性肾脏病临床及实验研究进展［J］.辽宁中医药大学学报，2021，23（10）：203-206.

为相宜。且咳逆虽病位在肺，但肾为水脏而主津液，肾脏气化不利亦可致饮阻于肺而咳逆。细辛善走少阴以搜剔伏邪，因此可通行内外，使表里之寒、饮均得以温化而咳逆止。张仲景治疗痰饮咳逆常将细辛、干姜、五味子三药配伍使用。《金匮要略·痰饮咳嗽病脉证并治第十二》云："病痰饮者，当以温药和之。"《神农本草经》中记载干姜"味辛，温，主胸满咳逆上气"，五味子"味酸，温，主益气，咳逆上气"。干姜、细辛同属辛温，可温肺散寒而化饮，同时顾护中州，治病求本；五味子酸能收敛肺气，使散中有收。三药合用，散不耗正，敛不碍邪，利肺气之开合，共奏温化痰饮、敛肺止咳之功。此外，咳逆兼表寒者，细辛常与麻黄配伍以宣肺散寒、化饮平喘；饮逆甚者，伍半夏以宣降肺气、化痰散饮。

张仲景在《金匮要略·痰饮咳嗽病脉证并治第十二》中详细论述了小青龙汤治疗支饮咳逆后出现一系列变证的治法，体现了张仲景辨证论治之精准灵活。其中凡病机为胸中饮邪上逆致咳者，皆在苓甘五味姜辛汤基础上加味。呕者加半夏去饮止呕；形肿者加苦杏仁宣利肺气；胃热上冲者加大黄引热下行。而干姜、细辛、五味子始终没有变动，正如陈修远在《医学三字经》中所言："《金匮》治痰饮咳嗽，不外小青龙汤加减。方中诸味，皆可去取，唯细辛、干姜、五味不肯轻去。"《伤寒论》少阴病篇真武汤方后注中亦提到"若咳者，加五味子半升，细辛、干姜各一两"，用三药配伍治疗阳虚水泛、水寒犯肺所致咳逆。

痰饮为水所化，水为少阴所主。唐容川曰："少阴为寒水之脏，寒则水气上犯，细辛散少阴之寒，故能逐水饮。"《本草问答》曰："寒痰咳逆，则细辛辛开温化痰饮，五味子之酸以敛肺降气，以成开合相济之妙。"

老中医张海峰在《常见恶寒七种》中说："背心恶寒者，多在老慢支中……细辛是消除背心恶寒的特效药。"因此，细辛治疗的咳喘，一定要咳出泡沫清痰，有背恶寒、苔白舌淡胖等表现；正如《金匮要略·痰饮咳嗽病证并治第十二》中"夫心下有留饮，背恶寒如掌大"才是细辛用药的指征。

现代研究表明，细辛主要含细辛脂素、挥发油、马兜铃酸Ⅰ等成分，具有抗炎、解热、镇痛、保护心血管系统、抗菌、抗病毒、抗衰老及中枢抑制等药理作用。挥发油类物质作为细辛中主要的功能性成分，具有广泛的药理作用，可镇静、抗惊厥、麻醉、抗抑郁、保护心脑血管、解热镇痛、抗炎、抗变态反应、抗癌。但细辛挥发油也普遍被认为是细辛毒副作用的物质基础，使用不当可能会导致严重的毒性反应，中毒初期会有头痛、呕吐、气短、体温升高和心悸等不良反应，严重时会导致明显的中枢神经系统抑制，使人呼吸逐渐困难而死亡。研究表明，如果细辛没有经过足够长时间的煎煮，会更容易产生毒性，细辛的煎煮时间越长，其主要毒性成分含量越低，这就是从古至今大多数医家在使用细辛时通常会选择汤剂入药，并且要求先煎或者久煎的原因[①]。

四、生姜

生姜辛温，归肺、胃、脾经，有解表散寒、温中止呕、温肺止咳之功效。生姜在《神农本草经》中与干姜合而论之，谓其"生者尤良，久服去臭气，通神明"。宋代唐慎微《证类本草》谓其"味辛，微温。主伤寒头痛鼻塞，咳逆上气，止呕吐。"明代李时珍《本草纲目》中记载"姜宜原湿沙地。四月取母姜种之。五月生苗如初生嫩芦，而叶稍阔，似竹叶，对生，叶亦辛香。秋社前后新芽顿长，如列指状，采食无筋，谓之子姜。秋分后者次之，霜后则老矣。性恶湿洳而畏日，故秋热则无姜"。姜色黄，承土德而孕于土内，本为根茎，自有土行，故可入脾，胃二经。母姜四、五月受春生之气生苗，过盛夏之火，至秋社前后，受金气以收敛沉降，母姜收火气于己，火生土，土生化之气受火行催动，而生子姜。清代邹澍《本经疏证》谓其"火者其禀，土者其体，金者其用，贯而属之，则具火性于土中，宜土用于金内，姜之能事尽矣"。清代周岩《本草思辨录》记载"生姜是老姜所生之子姜，干姜则老姜造成者。故干姜得秋气多，功兼收敛。生姜得夏气多，功主横散"。由此可知，生姜得夏气多，故其辛温气薄，属阳，故其辛温向上入肺卫，宣通肺气，可散风寒之邪，温肺止咳。臭秽之气乃阴浊之气，生姜气味俱升，禀阳气，可祛散阴浊，故久服去臭气。生姜可入脾胃，脾胃之气上逆致呕，

---

①钱深思，刘美怡，容蓉，等.细辛挥发油的化学成分及其药理和毒理现代研究进展［J］.中国药物警戒，2021，18（4）：388-395.

生姜辛散脾胃上逆之气以止呕 [①]。

在《伤寒论》中，用生姜和中止呕、化饮降逆的方剂如生姜泻心汤、旋覆代赭汤、真武汤，对寒邪犯胃、中焦虚寒、痰饮中阻、内有水气者用之最宜，如"伤寒汗出解之后，胃中不和，心下痞硬，干噫食臭，胁下有水气，腹中雷鸣下利者，生姜泻心汤主之"。本证病机为中气虚弱，外邪乘机入侵，导致气机结滞，脾胃失常，故选择并重用生姜，则为取其健胃降逆、宣散水气而消痞满之意，中焦为决渎之官，脾胃为气机升降之枢，用生姜"温中"则中焦阳气得复，配以甘草、人参、大枣调和脾胃，脾胃健运又除痰饮之源，使气机升降有序，药学著作《汤液本草》云："辛以散之，呕为气不散也，此药能行阳而散气。"此方张仲景将生姜作为主药，含义深刻。另真武汤证见"此为有水气"，水湿之邪有凝聚之性，故治疗湿邪为患之病，除制水、利水外，若配伍辛散之品，可收事半功倍之效，故在此张仲景以附子佐生姜取辛散水气化饮之意。旋覆代赭汤主治胃虚痰阻、气逆不降之证，方中生姜独重，一为和胃降逆，增其止呕之效，二为宣散水气以助祛痰之功，三合参、枣、草以复中虚气弱之效，一箭三雕，可见此为张仲景煞费苦心所在。

《本经疏证》论及"生姜半夏汤"说：用生姜最重，莫如生姜半夏汤，及当归生姜羊肉汤之寒多者，皆至一斤。夫胸中似喘不喘，似呕不呕，似哕不哕，彻心中愦愦然无奈者，系寒邪挟饮，逼迫气分……。

《本草衍义补遗》载："辛温，俱轻，阳也。主伤寒头痛、鼻塞、咳逆上气，止呕吐之圣药。治咳嗽痰涎多用者，此药能行阳而散气故也。"《名医别录》载："主伤寒头痛鼻塞，咳逆上气。"《药性论》载："主痰水气满，下气；生与干并治嗽，疗时疾，止呕吐不下食。"

与干姜的温中化饮相比，生姜走而不守，辛散之力强，散寒邪，行水饮，降逆止呕为其优点。所以一般咳喘、痰多色白清稀、伴有外感、咳则恶心呕吐者尤适合用生姜。

---

①徐玮璐.基于法象药理探讨《伤寒论》中生姜、大枣的功用［J］.中医学报，2021，36（3）：526-528.

现代药理学研究表明，生姜含有多种活性物质，化学成分可归属为三类：姜挥发油、二苯基庚烷和姜辣素。其中，姜辣素是生姜止吐的主要有效成分[①]。

· 第二节 清热药 ·

一、清热泻火药——石膏

石膏为硫酸盐类矿物，主要是含水硫酸钙（$CaSO_4 \cdot 2H_2O$），生品清火除烦、泻热止渴，多内服；煅后收湿敛疮、止血生肌，多外用。石膏味甘，性大寒，主治各种热证，主要应用于温热病气分实热证、肺热喘咳证、胃火牙痛、头痛、实热消渴、溃疡不敛、湿疹瘙痒、水火烫伤、外伤出血等方面。《神农本草经》曰其"主治中风寒热，心下逆气，惊喘，口干舌焦，不能息，腹中坚痛"。清志张志聪《本草崇原》云："石膏质坚涩白，气辛味淡，纹理如肌腠，坚白若精金，禀阳明金土之精，而为阳明胃府之凉剂、宣剂也"。近代著名的中医临床大师张锡纯先生云："石膏性凉而能散，有透表解肌之力，为清阳明胃腑实热之圣药，无论内伤、外感用之皆效，即他脏腑有实热者用之亦效。"

据统计，张仲景《伤寒杂病论》中有17首含石膏的方剂。其中，有9首张仲景常将石膏与麻黄配伍用于内有热邪，兼有表邪或水饮或咳喘之证，以及津液不得输布等证；将石膏与人参配伍主要用于热邪兼见阴伤之证，以及支饮重症（表2）[②]。

表2 张仲景《伤寒杂病论》治疗痰饮水湿涉及石膏方剂统计表

序号	方剂	石膏剂量	主治病
1	木防己汤	一两	痰饮病（支饮）
2	越婢汤	半斤	水气病（风水）
3	越婢加术汤	半斤	水气病（里水）
4	大青龙汤	鸡子大	痰饮病（溢饮）

①郭春丽，岳旺.生姜抗癌止吐作用研究进展［J］.现代医药卫生，2021，37（7）：1143–1145.

②夏志强.张仲景《伤寒杂病论》中石膏的应用规律研究［D］.成都：成都中医药大学，2020.

依据《神农本草经》所述石膏的功效主治，考察《伤寒杂病论》中石膏的药证方证，当知石膏具有清热散邪、重镇降逆、化痰利水、通彻阳明的功效，不仅可治六经表证兼有邪热内蕴者，且可用于治疗中风风痱、肺胃气逆、痰饮水气及妇人产乳诸病，绝非仅只退热一功尔。

《神农本草经》言石膏主"口干舌焦"。口干舌焦既可见于阳明热证，也可见于痰饮内停、津液不布，如五苓散、己椒苈黄丸之方证。在涉及石膏的经方中，大青龙汤、木防己汤、越婢汤、越婢加术汤分别治疗痰饮及水气病，小青龙加石膏汤治疗"咳而上气……心下有水"，文蛤汤治疗吐后伤饮，皆在行文中明示与水饮直接相关；而厚朴麻黄汤、越婢加半夏汤，虽未直接点明其能化痰饮，但结合前后，以方测证，当知其主治痰饮阻肺之咳逆上气。《金匮要略·痰饮咳嗽病脉证并治第十二》云："膈间支饮，其人喘满，心下痞坚，面色黧黑，其脉沉紧，得之数十日，医吐下之不愈，木防己汤主之；虚者即愈，实者三日复发，复与不愈者，宜木防己汤去石膏加茯苓芒硝汤主之。"此述中两方均治膈间支饮，而痰饮结聚程度不同。"虚者"谓痰饮凝聚不甚者，治以木防己汤，方中石膏配合木防己、桂枝以化气利水，并去伏热于痞坚之处；"实者"谓痰饮凝结坚实者，若其反复使用木防己汤仍不能取效，则须考虑加大化痰利水散结的力度，将具有轻度利水功效的石膏换成利水效力更强的茯苓，并加入芒硝以软坚散结、推陈致新。两者之间的药物加减变化体现了其在功效上的递进关系。关于石膏化痰利水的功效，后世方书中亦可寻见端倪，如《备急千金要方》中治疗妊娠疟病，即重用石膏八两，配合常山以除痰截疟。胡希恕及李克绍亦指出石膏具有稀释痰液、清化黏痰的功效。

《医学衷中参西录》曾载一素有痰饮复患伤寒用石膏的案例，颇有说服力：同邑友人毛仙阁之三哲嗣印棠，年三十二岁，素有痰饮，得伤寒证，服药调治而愈。后因饮食过度而复，服药又愈。后数日又因饮食过度而复，医治无效。四五日间，延愚诊视，其脉洪长有力，而舌苔淡白，亦不燥渴，食梨一口即觉凉甚，食石榴子一粒，心亦觉凉。愚舍证从脉，为开大剂白虎汤方，因其素有痰饮，加清半夏数钱。其表兄高夷清在座，邑中之宿医也，疑而问曰："此证心中不渴不热，而畏食寒凉如此，以余视之虽清解药亦不宜用，子何所据而用生石膏数两乎？"答曰："此脉之洪实，原是阳明实热之证，其不觉渴与热者，因其素有痰饮湿盛故也。其畏食寒凉者，因胃中痰饮与外感之热互相胶漆，致胃腑转从其化与凉为敌也。"仙阁素晓医学，信用愚言，两日夜间服药十余次，共用生石膏斤余，脉始和平。

还有学者主张生石膏具有镇饮降逆、化饮解凝之功。日本汉方医家汤本求真在其《皇汉医学》中引华冈青州语，认为石膏能"解伏凝"。清代医家李彣在其《金匮要略广注》中认为，"防己利水入膀胱经以泄水饮于下，石膏味辛能解肌出汗以散水饮于外"。陆渊雷引《方函口诀》认为，"膈间水气，非石膏则不能坠下"。范永升先生主编的《金匮要略》教材也认为，"石膏其性沉降，可镇饮邪之上逆"。胡希恕先生也指出，"石膏能稀薄痰"。上述可以参考。

二、清热燥湿药——黄芩

黄芩（Scutellaria baicalensis）别名山茶根、土金茶根，是唇形科黄芩属多年生草本植物，其以根入药，味苦、性寒。《神农本草经》记载其"主诸热黄疸，肠澼泄痢，逐水，下血闭，恶疮疽蚀火疡"。明代李时珍《本草纲目》中也记载黄芩具有"治风热湿热头疼，奔豚热痛，火咳肺痿喉腥，诸失血"的功效。在现代中医治疗中，黄芩常和其他药物联用，主治上呼吸道感染、肺热咳嗽、肺炎、高血压、痈肿疔疮等病症。

《景岳全书》卷五十四引《宣明论》载"黄芩二陈汤"，其组成有黄芩、半夏、陈皮、炙甘草，治疗痰饮化热。

李东垣有除胸中热，利膈上痰的黄芩利膈丸。组成：生黄芩、炒黄芩各一两，半夏（汤泡七次）、泽泻（去毛）、黄连各五分，天南星（煨裂），枳壳（麸炒）、陈皮（去白）各三钱，白术二钱，白矾五分。上为细末，汤浸蒸饼入姜汁为丸，如梧桐子大，每服三五十丸，食远温水下。忌酒及湿面。

黄芩中含有多种化学成分，其主要活性成分为黄酮及其糖苷，包括黄芩苷、黄芩素、黄芩黄酮、汉黄芩素等。研究发现，黄芩苷具有解毒、抗炎、抗氧化、抗菌、抗癌、利胆、利尿等多种作用，并广泛应用于各种疾病的临床治疗和基础研究中。近几年，黄芩苷在抗癌、抗氧化、抗炎、保肝护肝、保护神经、防治糖尿病等方面的药理作用已得到进一步证实[1]。

· 第三节　泻下药 ·

一、攻下药

（一）大黄

大黄具有泻下攻积之效，日本医家吉益东洞将胸满、腹满、腹痛及便闭归为大黄主治之症。《神农本草经》记载大黄能"下瘀血、血闭、寒热，破癥瘕积聚，留饮宿食，荡涤肠胃，推陈致新，通利水谷，调中化食，安和五脏"。明代贾九如《药品化义》载"大黄气味重浊，直降下行，走而不守，有斩关夺门之力，故号为将军"，说明大黄的功效重在"降下"。一方面，大黄味苦，苦为火之味，亦是治疗火热病药物的共有之味，清代杨时泰于《本草述钩元》载："大黄味大苦，气大寒。似得水正化，而炎上作苦，苦性走下，不与炎上者反乎。同云：五行相克，更为父母。《素问》云：承乃制，制则生化。是故五行之体，以克为用。"所谓"同气相求"，是大黄"以苦治火"的机制。另一方面，大黄又是胃腑的专药，清代医家陈修园曰"大黄色正黄而臭香，得土之正气正色，故专主脾胃之病"，而其"荡涤肠胃，推陈致新，通利水谷"之功又与胃腑的生理功能相为合拍[2]。

《大明本草》曰："大黄……泄壅滞水气……利大小便……"《伤寒论》中无论寒、热、实积，均用大黄泻下，如食滞不通或积痰水饮，水聚重症等都用大黄。如大结胸证"结胸热证，脉沉而紧，心下痛，按之硬者"用大陷胸汤。

---

①杨献光，孙阁阁，丁翠红，等.黄芩苷的生物学功能及作用机理［J］.中国细胞生物学学报，2021，43（4）：850-855.

②高明慧，李冉，李伊然，等.仲景应用大黄探微［J］.辽宁中医药大学学报，2020，22（2）：172-174.

大黄可以涤痰饮，开痞满，且效果极佳。仲景用于厚朴大黄汤、己椒苈黄丸等四首方剂，取大黄攻坚决壅，逐水从大便而去，因此，《易解》云："大黄气厚力宏，能上至咽喉，下达直肠，以引痰水向下排泄……用大黄不一定由于胃实。"己椒苈黄丸（水饮停积、走于肠道）：防己、椒目、葶苈（熬）、大黄各14 g。上四味药，为末，蜜丸，如梧桐子大。空腹时服1丸，日三服，渐稍增。口中有津液。功能主治：攻逐水饮。主治水饮停积，走于肠道，辘辘有声，腹满便秘，口舌干燥，脉沉弦。厚朴大黄汤（支饮胸满者）：厚朴15 g，大黄18 g，枳实9 g。功能主治：支饮胸满。上三味，以水1 L，煮取200 ml，分二次温服。另外，苓甘五味姜辛半杏加大黄汤，治疗痰饮，水去呕止，肿消痹愈而胃热上冲，面热如醉者。

大黄是蓼科植物的一种，在中国作为草药使用多年。大黄素是大黄的主要活性成分，可诱导肺癌细胞凋亡，通过泻下攻积消散胸腔积液[1]。研究发现，大黄及其活性成分大黄素可通过降低炎症因子的表达水平而具有强大的抗炎活性，从而降低炎症对身体的损害[2]。大黄酚亦是大黄的主要有效成分，具有抗癌、抗肿瘤、保护神经、改善学习认知功能障碍、保护心肌、降脂、抑菌、保肝等多种药理作用[3]。现代临床中，运用大黄治疗的疾病谱非常广泛，涉及消化、神经、心血管、呼吸、内分泌、生殖等多个系统，其主治病种可达60余种。

（二）芒硝

芒硝，别名硫酸钠，性寒，味咸苦，咸能软坚散结，苦寒能清解热痛，具有润燥软坚、清热消肿的功效。《神农本草经》记载芒硝能"除寒热邪气，逐六腑积聚、结固、留癖，能化七十二种石"，金代张元素《珍珠囊》载"其用有三：去实热，一也；荡肠中宿垢，二也；破坚积热块，三也"，明代贾九如《药品化义》载其"味咸软坚，故能通燥结"，说明芒硝的功

①童妍，金钊.大黄素甲醚的药理作用研究进展［J］.中华中医药学刊，2015，33（4）：938-940.

②SUN H，YIN Q，ZHANGA，et al.Uplc - ms/ms performing pharmacokinetic and bio-distribution studies of rhein［J］.J Sep Sci，2012，35（16）：2063-2068.

③李东辉，王临艳，吴红伟，等.大黄酚药理作用研究进展［J］.中华中医药学刊，2021，39（12）：66-69.

效重在"化、破、软"。

木防己去石膏加芒硝汤中，用芒硝治疗的痰饮，比用石膏治疗的痰饮热要重一些，呈老痰、坚硬拉丝状。

指迷茯苓丸中也用了芒硝，不过是自然风化失掉水分后的风化硝，都可以消痰饮，把稠痰老痰变稀。详见第八章治饮常用方剂。

研究表明，芒硝外用于局部可形成高渗环境，使组织液渗出，达到迅速消除组织水肿的作用；经吸收后可刺激迷走神经，引起局部小血管扩张，使局部血液循环得到明显改善，改善微循环，加快潴留液体的吸收和消散，从而能有效促进水肿的消散。陈四英等观察芒硝贴敷疗法对肾病综合征水肿的临床疗效，发现芒硝贴敷可以有效改善肾病综合征水肿[1]。唐文凤等通过系统评价探讨芒硝脐周外敷的疗效，发现芒硝外敷还能刺激肠蠕动，改善患者的睡眠质量，同时具有消炎止痛、减轻渗出的作用，证实了芒硝对肠梗阻的治疗效果[2]。

二、峻下逐水药

（一）甘遂

甘遂为大戟科大戟属植物甘遂（*Euphorbia kansui* T.N. Liou exT.P. Wang）的干燥块根，性味苦寒，有毒，属峻下逐水药，为"下水之圣药"，具有泻水逐饮、破积通便的功效，主治水肿胀满、胸腹积水、二便不利等症。甘遂始载于《神农本草经》，因其有毒，被列为下品，并认为其主治"大腹疝瘕，腹满，面目浮肿，留饮宿食，破癥坚积聚，利水谷道"，善行经隧脉络之水，为峻去水饮之品。《本草纲目》载："肾主水，凝则为痰饮，溢则为肿胀。甘遂能泄肾经湿气，治痰之本也。不可过服，但中病则止可也。仲景治心下留饮，与甘草同用，取其相反而立功也。"

《本草经疏》：甘遂禀天地阴寒之气以生，故其味苦，其气寒而有毒，亦阴草也。水属阴，各从其类，故善逐水。其主大腹者，即世所谓水蛊也。

---

①陈四英，吴宏伟，张建东，等.芒硝贴敷疗法对肾病综合征水肿的疗效研究［J］.现代中医药，2021，41（02）：111-114.

②唐文凤，沈晗.芒硝脐周外敷治疗肠梗阻的Meta分析［J］.当代护士，2019，26（14）：10-14.

又主疝瘕腹满，面目浮肿，及留饮，利水道谷道，下五水，散膀胱留热，皮中痞热气肿满者，谓诸病皆从水湿所生，水去饮消湿除，是拔其本也。洁古谓其味苦性寒。苦性泄，寒胜热，直达水气所结之处，乃泄水之圣药。水结胸非此不能除，故仲景大陷胸汤用之。但有毒不可轻用，其性之恶可概见已。

《本经逢原》：甘遂色白味苦，先升后降，乃泻水之峻药。《本经》治大腹疝瘕，面目浮肿，留饮宿食等病，取其苦寒迅利，疏通十二经，攻坚破结，直达水气所结之处。仲景大陷胸汤、《金匮要略》甘草半夏汤用之，但大泻元气，且有毒不可轻用。肾主水，凝则为痰饮，溢则为肿胀。甘遂能泄肾经湿气，治痰之本也，不可过服，中病则止。仲景治心下留饮，与甘草同用，取其相反而立功也。

《本草崇原》：土味曰甘，径直曰遂。甘遂味苦，以其泄土气而行隧道，故名曰遂。土气不和，则大腹。隧道不利，则疝瘕。大腹则腹满，由于土不胜水，外则面目浮肿，内则留饮宿食。甘遂治之，泄土气也。为疝为瘕则癥坚积聚。甘遂破之，行隧道也。水道利则水气散，谷道利则宿积除，甘遂行水气而通宿积，故利水谷道。

《珍珠囊》云："直达水热所结之处，乃泄水之圣药。水结胸中，非此不能除……但有毒，不可轻用。"其临床毒性主要表现为腹痛、腹泻以及对皮肤、口腔、胃肠黏膜的刺激性。炮制的主要目的是降低毒性、缓和药性，《中华人民共和国药典》收载的甘遂炮制品为醋甘遂，采用醋炙法炮制，此法始于宋代沿用至今[①]。甘遂是开后窍、启前窍、治癃闭的峻剂，癃闭乃水饮积于膀胱，而甘遂有逐饮散结作用，最合其病机。

《金匮要略·痰饮咳嗽病脉证并治第十二》第18条云："病者脉伏，其人欲自利，利反快，虽利，心下续坚满，此为留饮欲去故也，甘遂半夏汤主之。"痰饮的治疗方法当以温药和之，由于患病日久而成留饮，病情深重，非峻剂逐饮不可除，故舍去方中芍药、白蜜之甘缓，半夏之辛温苦燥，

---

①刘东方，郁红礼，薛凡，等.甘遂醋制前后萜类成分效应部位抗腹水、泻下作用及组成变化研究[J].南京中医药大学学报，2020，36（5）：647-654.

但取甘遂、甘草相激相成，以成疏瀹决排之功。

文献研究显示，甘遂含有大量萜类成分，包括二萜、三萜类成分，具有抗腹水、泻下逐饮、抗癌等药理作用，适用于腹水、胸胁积水等实证，临床上常用于肝硬化和癌性腹水的治疗。

实验研究显示，甘遂能刺激肠管，增加肠蠕动，可发生炎性充血，生甘遂泻下作用较强，其毒性亦大，经醋炙后其泻下作用和毒性均有减弱。

（二）大戟

狼毒大戟（*Euphorbia fischeriana* Steud）为大戟科大戟属多年生草本植物，主产于我国西北、东北及内蒙古等地，为传统的外用药物。大戟性寒，味苦，有毒，归肺、脾、肾经。《神农本草经》云："主十二水，腹满急痛，积聚，中风皮肤疼痛，吐逆。"《药性论》论大戟可"下恶血癖块，腹内雷鸣，通月水，善治瘀血，能堕胎孕"。

大戟属于峻下药，善泄腹膜肠胃之水、脏腑水湿，功效为逐饮通便、消肿散结，主治水肿胀满、痰饮积聚等症。大戟药理作用：①泻下作用。服后能刺激肠管，使肠管蠕动增强，减少内容物在肠内的停留时间及水分的吸收。②利尿利用。大戟的煎剂或醇浸液，可对大鼠实验性腹水产生明显的利尿作用，这种作用可能与动物机体状态有关。有实验证实，大戟根的乙醇提出物，能引起肾容积明显缩小，无论剂量大小，均无明显的利尿作用。给健康人服用大戟煎剂，也未见到明显的利尿利用。毒理：大戟对人和家畜有强烈的毒性，为峻泻剂，有强烈刺激性，接触皮肤引起皮炎，口服可引起口腔黏膜及咽部肿胀、剧烈呕吐及腹痛、腹泻，严重者脱水、电解质紊乱、虚脱、肾功能不良，甚至发生肾衰竭。毒性吸收入血侵犯中枢神经时可引起眩晕、昏迷、痉挛、瞳孔散大，最后因呼吸困难而死亡。其药理活性主要具有抗肿瘤、抗病毒、抗菌、抗结核、降血糖、杀虫等作用。

（三）芫花

芫花为瑞香科（Thymelaeaceae）植物芫花（*Daphne genkwa* Sieb. et Zucc.）的干燥花蕾，史载于《山海经》，广泛应用于中医临床超过2000年，主要分布于我国长江及黄河流域各省。芫花性温，味苦辛，有毒，归肺、脾、肾经，善消胸胁伏饮痰癖、消胸中痰水。临床常用于水肿胀满，胸腹积水，痰饮积聚，气逆咳喘，二便不利；外治疥癣秃疮，痈肿，冻疮。《名医别录》论芫花"消胸中痰水，喜唾，水肿，五水在五脏皮肤及腰痛，下寒毒、肉毒"。《药性论》论芫花"治心腹胀满，去水气，利五脏寒痰，涕唾如胶者。主通利血脉，治恶疮风痹湿，一切毒风，四肢挛急，不能行步，能泻水肿胀满等"。

芫花含有多种化学成分，如黄酮类、木脂素类、香豆素类、瑞香烷型二萜类等。研究表明，其药理活性主要具有抗肿瘤、抗炎和免疫调节等作用[1]。芫花酯甲是一种从芫花中提取的瑞香烷型二萜类化合物，研究发现芫花酯甲具有较强的抗肿瘤活性，在抗病毒、抗炎、神经保护和抗生育等领域也有显著活性[2]。

实验发现，芫花有利尿作用。芫花煎剂组和对照组相比，排尿、排钠及排钾量似与芫花煎剂剂量关系密切，剂量为 10 g/kg 时，排尿、排钾率明显增加，但 2.Sg/kg 或 Sg/kg 则无效，在引起动物利尿时常引起腹泻，毒性较甘遂、大戟为大，故认为其用作利尿剂安全范围小，价值可疑。

（四）牵牛子

牵牛子为旋花科植物裂叶牵牛 [*Pharbitis nil*（L.）Choisy］或圆叶牵牛 [*Pharbitis purpurea*（L.）Voigt］的干燥成熟种子，又名黑丑、白丑，始载于《名医别录》，因其有毒而列为下品。《本草纲目》曰："牵牛能走气分，通三焦。气顺则痰逐饮消，上下通快矣。"又曰："除风毒，下一切壅滞。"再曰："达右肾命门，走精隧。"《中华人民共和国药典》中记载其味苦、性寒，有毒；归肺、肾和大肠经，具有泻水通便、消痰涤饮、杀虫攻击的功效；可用于水肿胀满、二便不通、痰饮积聚、气逆喘咳、虫积腹痛等病证。从古至今，牵牛子一直被认为是利水消肿的良药。

---

①宗明月，张庆然，王璐琼，等.基于网络药理学和分子对接法研究芫花抗炎作用机制［J］.烟台大学学报（自然科学与工程版），2021，34（2）：178–185.

②王玉珏，尚新悦，姚国栋.芫花酯甲的药理作用与临床应用［J］.中国临床药理学与治疗学，2020，25（10）：1188–1194.

北京中医药大学的王庆国教授在《中国中医药报》对牵牛子有过一个很系统的介绍。李时珍在《本草纲目》中曾记载他自己的两个医案，说明牵牛子的通便功效与机制。

其一：一宗室夫人，年几六十，平时苦肠结病，旬日一行，甚于生产，服养血润燥药则泥膈不快，服硝、黄通利药则若罔知，如此三十余年矣。诊其人体肥，膏粱而多忧郁，日吐酸痰碗许乃宽，又多火病，此乃三焦之气壅滞，有升无降，津液皆化为痰饮，不能下滋肠腑，非血燥比也。润剂滞留，硝、黄徒入血分，不能通气，俱为痰阻，故无效也。乃用牵牛末，皂荚膏丸与服，即便通利。自是但觉肠结，一服就顺，亦不妨食，且复精爽。盖牵牛能走气分，通三焦，气顺则痰逐饮消，上下通快矣。

其二：外甥柳乔，素多酒色，病下极胀痛，二便不痛，不能坐卧，立哭呻吟者七昼夜。医用痛利药不效，遣人叩予，予思此乃湿热之邪在精道，壅胀隧路，病在二阴之间，故前阻小便，后阻大便，痛不在大肠、膀胱也。乃用楝实、茴香、穿山甲诸药，入牵牛加倍，水煎服，一服而减，二服平。

本品苦降泄下，长于通泄而能祛痰逐饮，痰饮去则气机调畅，肺气得以宣降，咳喘自平，故常用于治疗咳嗽较重者，尤其对于小儿痰饮咳喘，以丸散治之者居多。如《田氏保婴集》载牛黄夺命散，治小儿肺胀喘满，胸高气急，两胁煽动，陷下作坑，两鼻窍张，闷乱嗽渴，声嘎不鸣，痰涎壅塞者，与大黄、槟榔研末服。观此证此时已呈呼吸衰竭之势，一般药无力回天，只有用此峻药方可有夺命回天之功。《太平圣惠方》载有葶苈丸，以本品配葶苈子、杏仁、陈皮，治肺脏气实，心胸壅闷，咳嗽喘促，大肠气滞。《御院药方》载有半夏利膈丸，治内痰上攻，痰实喘满咳嗽，风痰、酒痰、茶痰、食痰、气痰诸痰为苦，导致令手臂、肩背、胸膈俱痛，吐出痰如结核，黑色腥臭者，与皂角、半夏、槟榔等同用。上述成方启迪我们在临床上对于顽痰可以用本品治之。

古人认为黑、白丑功效不同，白者属金利肺，黑者属水泻肾，白者通大便，黑者利小便。但是现代研究认为，二者成分没有差异，而且功效一致，故临床上不必区别而用。

历代本草多言本品有毒，但是根据现代药理学研究，本品小鼠的半数致死量较大，尤其炒用后达到 31 g/kg 以上，而其起效量，成人每天用 6 g 左右即可，所以本品与大戟、芫花等峻下利水药相比要安全得多。加之其利水作用较茯苓、泽泻强，通便作用较大黄强，如果能在临床上灵活运用，本品仍具有很大的适用范围，而且药效确切。但是如果过量服用本品，仍具有一定的毒副作用，临床应慎用。牵牛子炒后毒性降低，而功效增强，故以炒用为上，一般不作生用。且入丸散剂效佳，而煎剂效减，故临床上笔者多是炒后为末，汤药冲服，每日用量以 3 ~ 6 g 为宜。如果病重或体质壮实者可以适当增加剂量，但不宜超过 10 g。需要注意的是，本品孕妇忌用，虚人慎用。

牵牛子包含苷类、生物碱类、黄酮类及蒽醌、酚酸类等多种化学成分。实验研究发现，牵牛子水煎液具有显著的利尿、化痰、增加胃排空、加速大小肠推进、抗炎、提高免疫力和兴奋子宫等作用[1]。牵牛子的有效成分大多存在于其醇提取物中，具有抗菌、抑制癌细胞生长、介导细胞凋亡和自噬、促进骨细胞分化等多种药理作用[2]。

· 第四节　祛湿药 ·

一、祛风湿药

（一）防己

防己为蔓生而中通，则走脉络之内道，防己纹理如车辐，根据"取类比象"的指导原则，具有"散结""通腠理""利九窍"的功效。防己形色外白内黄者，上泄肺，下泄脾胃，能散留饮及所结邪气以治肺气喘满。《神农本草经》记载其主风寒温疟，热气诸痫，除邪，利大小便。清代周岩《本

---

①孙延平，王艳宏，杨炳友，等.牵牛子化学拆分组分的性味药理学评价及药味归属研究［J］.世界中医药，2015，10（12）：1837–1853.

②钮婧杰，孙延平，王秋红，等.牵牛子药理作用最新研究进展［J］.辽宁中医杂志，2020，47（5）：201–204.

草思辨录》指出，防己能"引之（水饮）走三焦故道"。2020 版《中华人民共和国药典》记载防己："苦，寒。归膀胱、肺经。祛风止痛，利水消肿。用于风湿痹痛，水肿脚气，小便不利，湿疹疮毒。"常用量为 5 ~ 10 g。

《金匮要略》中防己诸方如木防己汤治疗膈间支饮，己椒苈黄汤治疗肠间水气，防己黄芪汤治疗风湿和风水，防己茯苓汤治疗皮水等。

有学者以为，防己一药，实是走手少阳三焦经、入三焦腑、治三焦腑水饮证之药。防己利三焦腑之水，其性轻清，故能外达肌腠，上调华盖；其性淡渗，故能内泄脏腑，下通肠腑。此外，治水饮不离太阴，三焦腑病变亦多结合部位邻近、功能相关的脏腑一并调治。防己"有从脾肺斡旋广焦水道之能"，恰能做到少阳与手足太阴同治、诸脏腑并调而以调治三焦腑为主[1]，故防己诸方皆以该药为君药，正是引诸药入三焦腑。以诸药配合防己治疗兼症也。

汉防己的主要成分之一汉防己甲素对晚期肺癌具有抑制作用，且对癌性积液具有较好的治疗效果[2]。李乾等研究表明，粉防己碱还可以显著抑制心肌成纤维细胞的增殖，阻断由 TGF-β 诱导的心肌成纤维细胞活化，进而阻断心肌重塑[3]。

（二）威灵仙

威灵仙功能强大，其治疗范围包括有形的、无形的，从气血风湿痰浊水饮到虚痞实瘤甚至鱼骨梗喉、通便排石等，无不随手而消，所以有"铁脚威灵仙"之美誉。唐朝贞元年间，嵩阳子周君巢撰著《威灵仙传》记载：从前，商州有一个人患手足不遂，已经有几十年不能行走了，即使是医术高超的医生对此也束手无策。他的亲人把他放在路旁，向路人求救。有一新罗僧人见了，告诉他说，这种病有一种药可以医治，但不知道这里有没

①吕方舟.从《金匮要略》防己诸方谈三焦腑水饮证［J］.辽宁中医药大学学报，2012，14（2）：101-103.

②闫婧，王婷婷，钱晓萍，等.汉防己甲素抑制恶性腹腔积液中原代肿瘤细胞作用的观察［J］.中华肿瘤防治杂志，2008，15（24）：1865-1871.

③李乾，常亮，苏冬梅，等.粉防己碱对心肌成纤维细胞增殖、活化的影响［J］.北京大学学报（医学版），2018，50（2）：331-334.

有这种药。于是，僧人便入山中帮他寻找，最终寻得，原来就是威灵仙，让他服用，几天后便能行走了，最后痊愈。后来，山里人邓思齐知道此事，进而广为流传。

威灵仙为毛茛科植物威灵仙（*Clematis chinensis* Osbeck）、棉团铁线莲（*Clematis hexapetala* Pall.）或东北铁线莲（*Clematis manshurica* Rupr.）的干燥根及根茎。本品始载于《开宝本草》："威灵仙，味苦，温，无毒。"2020版《中华人民共和国药典》记载其功能主治："祛风湿，通经络。用于风湿痹痛，肢体麻木，筋脉拘挛，屈伸不利。"

《本草纲目》：威灵仙，气温，味微辛咸。辛泄气，咸泄水，故风湿痰饮之病，气壮者服之有捷效，其性大抵疏利，久服恐损真气，气弱者亦不可服之。

《本草经疏》：威灵仙，主诸风，而为风药之宣导善走者也。腹内冷滞，多由于寒湿，心膈痰水，乃饮停于上、中二焦也，风能胜湿。湿病喜燥，故主之也。膀胱宿脓恶水，靡不由湿所成，腰膝冷疼，亦缘湿流下部侵筋致之，祛风除湿，病随去矣。其曰久积癥瘕、痃癖、气块及折伤。则病于血分者多，气分者少，而又未必皆由于湿，施之恐亦无当，取节焉可也。《药品化义》：灵仙，性猛急，盖走而不守，宣通十二经络。主治风、湿、痰壅滞经络中，致成痛风走注，骨节疼痛，或肿，或麻木。风胜者，患在上，湿胜者，患在下，二者郁遏之久，化为血热，血热为本，而痰则为标矣，以此疏通经络，则血滞痰阻，无不立豁。若中风手足不遂，以此佐他药宣行气道。酒拌，治两臂痛。因其力猛，亦能软骨，以此同芎、归、龟甲、血余，治临产交骨不开，验如影响。

该药计有祛风除湿、通络止痛、温中散寒、解毒抗癌、泻下通便、利胆排石、利湿退黄、涤痰化饮、止咳平喘、破血逐瘀、利水消肿、行气降逆十二大功效[1]。

关于其涤痰化饮作用，《本草纲目》曰"威灵仙，气温，味微辛咸。

①赵敏，聂晶，试论威灵仙功用［J］.中国中医基础医学杂志，2017，23（1）：119-120，140.

辛泄气，咸泄水，故风湿痰饮之病，气壮者服之有捷效，其性大抵疏利"。《本草正义》又曰"威灵仙，以走窜消克为能事，积湿停痰……诸实宜之"，其涤痰化饮之功可见一斑。《本草经疏》言其治"寒湿、心膈痰水，乃饮停于上、中二焦"之"腹内冷滞"。

韩峥用单味威灵仙煎服，用于中风后痰多患者效果颇佳，与他药合用可使祛痰作用明显增强。中风患者多经络郁阻不通，水湿不化而生痰涎。威灵仙因其辛温走窜而通经络，因其咸入膀胱经，使痰涎从膀胱而去，故用其治疗中风痰多效佳[①]。

现代研究：①现代药理学研究表明，威灵仙具抗菌、抗炎、抗肿瘤、抗疟、降血压、降血糖、促进胆汁分泌、镇痛、解痉等作用，临床应用于风湿性关节炎、慢性胆囊炎、腰肌劳损，外用于咽喉炎、足跟痛、牙痛等治疗上。本品性走窜，久服易伤正气，血虚而致的筋骨拘挛疼痛者禁用，气虚血弱者、体虚气弱者、阴虚有热无风寒湿邪者及孕妇忌服。新鲜全株可治咽喉炎及急性扁桃体炎，根部可治丝虫病，外用可治牙痛。②对循环系统的作用。③对平滑肌的影响。④抗利尿作用。⑤降血糖作用。⑥祛风湿止痛。

威灵仙用于风湿痛。其性善行，能通行十二经络，故对全身游走性风湿痛尤为适宜。

二、利水渗湿药

饮证饮是标，因是本。在治本基础上，要祛除有形饮邪之标，淡渗利水实属常用方法，药如茯苓、白术、泽泻等。这类药物不温不寒，不滞不补，消而不伤正，既醒脾又不燥胃，是为治疗饮证的常用之品[②]。

（一）茯苓

茯苓为历史悠久、药食同源的中药材，味甘、淡，性平，归心、肺、脾、肾经，具有利水渗湿、健脾宁心的功效。临床用于治疗水肿尿少、痰饮眩悸、脾虚食少、便溏泄泻、心神不安、惊悸失眠等症。2018年国家中医药管理

---

①韩峥．威灵仙治疗中风后痰多［J］．中医杂志，2006（6）：418.

②王建康，鲍平波，徐程，等．《金匮要略》治疗胃饮证特色探讨［J］．浙江中医杂志，2019，54（7）：476.

局会同国家药品监督管理局制定并公布的《古代经典名方目录（第一批）》中，包含茯苓的药方有 25 首（真武汤、猪苓汤、附子汤、半夏厚朴汤、苓桂术甘汤、甘姜苓术汤、开心散、实脾散、清心莲子饮、华盖散、三痹汤、升阳益胃汤、厚朴温中汤、地黄饮子、大秦艽汤、清金化痰汤、金水六君煎、暖肝煎、托里消毒散、清肺汤、养胃汤、半夏白术天麻汤、藿朴夏苓汤、清经散、除湿胃苓汤），占有 1/4 的比例，可见其应用之广泛[①]。茯苓分为赤、白两种，赤者归心、脾经，白者归肺、肾经。

茯苓最早的相关记载可见于约秦汉时期成书的《五十二病方》，记载为"服零"。西汉史书《史记·龟策传》作"伏灵"，并记载其"在菟丝之下……伏灵者，千岁松脂，食之不死"。而"茯苓"这一正名最早见载于东汉时期《神农本草经》，认为其"主胸胁逆气，忧患，惊邪，恐悸，心下结痛，寒热烦满，咳逆，口焦舌干，利小便。久服安魂养神，不饥延年。一名茯菟，生山谷"，被归为上品。宋代寇宗奭《本草衍义》认为茯苓是松根之气所生，"其津气盛者，方发泄于外，结为茯苓，故不抱根而成物"，并称其"行水之功多，益心脾不可阙也"。明代李时珍《本草纲目》将茯苓归于"寓木类"，表明了其寄生性，可"止消渴好睡，大腹淋沥，膈中痰水，水肿淋结，开胸腑，调脏气，伐肾邪，长阴，益气力，保神守中。……逐水缓脾，生津导气，平火止泄，除虚热，开腠理。泻膀胱，益脾胃，治肾积奔豚"。明代杜文燮《药鉴》谓其"利窍通便，不走精气"，为利湿除水之要药，益气和中，化饮降浊。明代张介宾《本草正》云："茯苓，能利窍去湿，利窍则开心益智，导浊生津；去湿则逐水燥脾，补中健胃。"清代陆懋修《世补斋医书》亦云："茯苓一味，为治痰主药。痰之本，水也，茯苓可以行水，痰之动，湿也，茯苓又可行湿。"由此可见，茯苓为通利三焦水道之要药。此外，茯苓尚能安神定悸，凡水饮上迫而致诸症皆可解除，为痰饮病之要药。

研究发现，茯苓（Poria cocos）为多孔菌科真菌茯苓 [*Poria cocos* (Schw.) Wolf] 的干燥菌核，茯苓中多糖成分占菌核干重的 70% ～ 90%，其余为三

---

①赵佳琛，王艺涵，金艳，等.经典名方中茯苓的本草考证［J］.中国实验方剂学杂志，2022，28（10）：327-336.

萜类化合物、甾体类、蛋白质等成分。现代药理学研究发现，茯苓主要成分茯苓多糖具有降低血糖、利尿、调节免疫活性、抗肿瘤、抗氧化、抗炎、抗衰老等作用[①]。

茯苓为张仲景喜用擅用之药。仲景根据茯苓甘淡平之性，通过辨证论治，与他药配伍成对，妙用无穷。茯苓甘则能补，为健脾补中之良药，可治脾虚诸证，茯苓与白术为常用的健脾除湿药对，常相须配伍以治脾虚水湿内停所致各种病证。脾喜燥而恶湿，茯苓味甘以益脾，淡以渗利，功偏渗湿而益脾；白术甘以补虚，苦温以燥湿，功擅健脾燥湿。二者配伍，一渗一燥，尽除已停之水湿；又健脾助运与渗燥相合，使湿去脾健，标本兼治，共为平补平利之剂。该药对临床应用广泛，为治疗脾虚湿盛诸证的典型配伍。茯苓淡以渗利，性平而无寒热之偏，对于水湿内停诸证，无论寒热虚实，均可运用，张仲景常用利水渗湿药对有茯苓配桂枝、茯苓配半夏、茯苓配附子、茯苓配泽泻、茯苓配防己、茯苓配杏仁。茯苓与桂枝合用，茯苓得桂枝，温阳健脾以助利水，桂枝得茯苓，温阳化气以助行水。一利一温，为温化痰饮之最佳组合，体现了张仲景"病痰饮者，当以温药和之"的治疗大法。此方被后世奉为苓桂剂之祖方。茯苓与半夏配伍，一燥湿化痰祛已生之痰，一渗湿健脾杜生痰之源；一降逆止呕以治标，一健脾和中以治本，标本兼顾，对痰饮内停诸证有良效。茯苓与附子配伍，茯苓得附子则补火生土，培土以制水；附子得茯苓则温肾阳以化气行水。二者共达温补脾肾、散寒止痛、除湿利水之效，可用于治疗脾肾阳虚、水湿泛滥所致诸证。茯苓与泽泻相须为用，是一组常用的利水渗湿药对。二者均为甘淡之品，可利水渗湿，导水下行，通利小便。茯苓渗湿健脾，补利兼优；泽泻渗利之性较强，只利不补，且性寒善泻肾及膀胱之热。配伍之后，茯苓得泽泻，则增强渗利水湿作用；泽泻得茯苓，则利水之中又健脾助运，标本兼治。二者相配可用于各种水湿停留之证。茯苓配防己，既渗湿利水消肿，又益气健脾，扶正祛邪，补利兼优，可配伍治疗水湿内盛所致的小便不利、水肿、

①刘星汶，徐晓飞，刘玮，等.茯苓多糖的提取、结构、活性和作用机理研究进展［J］.食品研究与开发，2021，42（8）：172-178.

风湿痹证等。茯苓与杏仁合用，肺脾之气同调，通利上、中两焦，既宣肺化饮，又可使饮化而气顺。张仲景运用茯苓与不同药物灵活配伍组方，既可祛邪，又可扶正，治疗病证达20余种，可谓将茯苓的功用发挥到了极致，实谓平淡之中建奇功之圣药也[①]。

（二）泽泻

泽泻，为泽泻科植物泽泻[*Alismaorientalis*（Sam.）Juzep.]的干燥块茎。泽泻性味甘、淡、寒，入肾、膀胱经，功能利水、泻热、渗湿，为利水渗湿之要药，常用于治疗水肿胀满、小便不利、泻痢、呕吐、痰饮等病症。《神农本草经》中记载其能主风寒湿痹，乳难，消水，养五脏，益气力，肥健。金代张元素《医学启源》称其可去旧水，养新水，利小便，消水肿，渗泄止渴。明代倪朱谟《本草汇言》曰："泽泻利水，能宣通内脏之湿。"清代张志聪《本草崇原》曰："泽泻泻泽于中土，故养五脏。"《本草纲目》曰："渗湿热，行痰饮，止呕吐、泻痢，疝痛，脚气。"

在张仲景治疗停饮的方剂中大多都有泽泻，如五苓散、茯苓泽泻汤、泽泻汤等。泽泻汤治痰饮，脾虚饮逆证，症见心下有支饮，其人苦冒眩。本证为饮停心下，脾胃升降功能失调。胃中水饮停留，故谓之心下有支饮；饮邪不得下行，反而上逆，则其人苦冒眩，亦为脾虚不能制约浊阴上犯，又不能升发清阳以滋润清窍。苦冒眩为一时性神志障碍，视物旋转，眼前发黑。如尤在泾《金匮要略心典》云："冒者，昏冒而神不清，如有物冒蔽之也；眩者，目眩转而乍见玄黑也。"治用泽泻汤补脾利水，以制止饮邪上逆。

研究表明，泽泻中的化学成分主要为三烷基和双半烷基，其他还有糖类、含氮化合物、苯丙素、黄酮、甾体、二甲苯等。泽泻长期用于治疗少尿、水肿、淋病伴尿浊、腹泻、头晕、动脉粥样硬化、泌尿系统疾病等。药理学研究表明，其醇提物、水提物具有利尿、抗结石及肾脏保护、降血脂及

---

①王思惠，高长玉，景成辉.茯苓在《伤寒杂病论》中配伍应用分析［J］.辽宁中医药大学学报，2021，23（12）：126–130.

保肝、降血糖、抗癌、抗氧化损伤、抗炎、抗补体等多种药理活性[1]。

中医古籍中早有对泽泻不良反应的记载。如《名医别录》引扁鹊云"多服病人眼",《木草蒙荃》引朱丹溪云"茯苓、猪苓、泽泻各有行水之能,久服损人"。这些不良反应的发生,可基本上归结为过用伤阴。如《木草纲目》总结为:"若久服,则降令太过,清气不升,真阴潜耗,安得不目昏耶?"

（三）猪苓

猪苓,又称野猪苓、鸡屎苓等,在我国已有2500多年的药用历史,首载于《神农本草经》,味甘、淡,性平,归肾、膀胱经,具有利水渗湿之功效,常用于治疗水肿、小便不利、泄泻、淋浊、带下等疾病。明代李时珍《本草纲目》载:"猪苓淡渗,气升而又能降,故能开腠理,利小便,与茯苓同功,但入补药不如茯苓也。"。清代陈士铎《本草秘录》中载"猪苓专功于行水,凡水湿在膀胱……必须用猪苓以利之"。猪苓也可治主水热互结证,利水泻火,使水自升,水升则下焦得通。

《金匮》猪苓散:猪苓、泽泻、白术等份。为散。治病在膈上,呕吐之后,而思水者。痰饮内阻,多见渴证,而投以新水,益复难容,故随饮而即吐。呕伤津液,应当作渴,而水停心下,则反不渴,是以先渴而即呕者,必有支饮。若饮在膈上,吐后而思饮者,是饮去而津伤,为欲解也。此当急与之水,以救其渴。但其平日阳衰土湿,而后饮停膈上,宿水方去,又得新水,而土湿如前,不能蒸水化气,则新水又停矣,是当泻湿而生津。泽、苓泻水而去湿,白术燥土而生津也。（《长沙药解》）

在《鸡峰普济方》卷九有治疗酒癖引饮,唾涎,头痛背倦,小便赤数的酒症丸。处方:白茯苓半两,木猪苓半两,蒲黄半两,神曲一两,白丁香一两,大麦蘖一两,干葛一两,葛花一两（生用）。上八味,以神曲末二两五钱,滴水调成糊,拌和前末为丸,如梧桐子大,放一宿,用陈粟米同炒药丸,每丸子以有窍出,香熟为度。每服5～7丸,酒送下,不拘时候。

猪苓为多孔菌科真菌猪苓等的干燥菌核,主要含多糖类、甾体类、氨

────────────

① 忽星歌, 耿芳, 姜晨, 等.五苓散治疗慢性肾脏病临床及实验研究进展［J］.辽宁中医药大学学报, 2021, 23（10）: 203-206.

基酸、维生素及微量元素等成分。研究表明，猪苓多糖是猪苓的主要活性成分，具有调节免疫、抗肿瘤、抗炎、抑菌、抗突变、保肝、保肾、利尿、降血糖、抗衰老等药理作用[①]。

三、芳香化湿药——苍术

苍术为菊科植物茅苍术［*Atracty10des lancea*（Thunb.）DC.］或北苍术［*Atracty10des chinensis*（DC.）Koidz.］的干燥根茎。苍术初以"术"载于《神农本草经》，被列为上品，味辛、苦，性温，主治风寒湿痹，死肌，痉，疸，止汗，除热，消食。久服轻身、延年、不饥。具有燥湿健脾、祛风散寒、明目的功效；常应用于湿阻中焦、脘腹胀满、泄泻、水肿、脚气痿躄、风湿痹痛、风寒感冒、夜盲、眼目昏涩等症。不分苍术和白术，统称为"术"。

朱丹溪创制神术丸治痰饮。组成：苍术（米泔浸）1斤，生芝麻（用水二小盏研细取浆）五钱，大枣（煮肉研细）12枚。上以苍术焙干为末，然后以芝麻浆及枣肉和匀，丸如梧桐子大，每服五七十丸，温汤下。

上海老中医陈苏生总结出一首方剂"苍玄芝蚕"。组成：苍术30 g，玄参15 g，黑芝麻30 g，蚕茧适量。加减治疗水湿型和脾胃阳虚型的糖尿病，并取得了较好的疗效。这部分糖尿病患者多体形肥胖，苔白滑。看起来陈老中医的方剂来源于朱丹溪。

《本草纲目》载：许叔微《本事方》云："微患饮癖三十年。始因少年夜生写文，左向伏几，是以饮食多坠左边，中夜必饮酒数杯，又向左卧，壮时不觉，三五年后，觉酒止从左下有声，胁痛食减嘈杂，饮酒半杯即止。十数日，必呕酸水数升。暑月止右边有汗，左边绝无。遍访名医及海上方，间或中病，止得月余复作。其补，如天雄、附子、矾石；利，如牵牛、甘遂、大戟。备尝之矣。自揣必有囊，如水之有窠臼，不盈窠不行，但清者可行，而浊者停滞，无路以决之，故积至五七日必呕而去。脾土恶湿，而水则流湿，莫若燥脾以去湿，崇土以填窠臼。乃恶屏诸药，只以苍术一斤……油麻半两……大枣五十枚……捣和丸梧子大，每日空腹温服五十丸，增至一二百

---

①赖戈娜，贾文玉，罗思婉，等.猪苓多糖的PMP柱前衍生化–HPLC指纹图谱研究［J］.中国药房，2020，31（7）：788–793.

丸，忌桃李雀肉。服三月而疾除。自此常服，不呕不吐不痛，胸膈宽利，饮唉如故，暑月汗亦周身，灯下能书细字，皆术之力也。初服时必觉微燥，以山栀子末，沸汤点服解之，久服亦自不燥也。"

许叔微所说的"囊"，后世医家多认为是痰饮证中的"支饮"。支饮的病各出自《金匮要略·痰饮咳嗽病脉证并治第十二》云："咳逆倚息，短气不得卧，其形如肿，谓之支饮。"

历代文献中苍术是治疗湿痰的代表药物，如《寿世保元》"湿痰盛者，身软而重，（二陈汤）加苍白二术"，很多时候，寒痰、湿痰是指"饮"。

支饮多因感染痨虫或感受温热、湿热等邪，郁而不解，入侵心包之络或因肾衰水毒上泛，损伤心。以胸痛气喘、心包腔积液等为主要表现的饮类疾病。

现代研究发现，苍术多糖为其主要活性物质之一，具有肠免疫调节生物活性及抗炎、抗肿瘤、抗病毒、抗氧化等作用，可用于缓解脘腹胀满及脾虚引起的泄泻[①]。

· 第五节　止咳化痰平喘药 ·

一、温化寒痰药

半夏与天南星为同科植物，二药均具毒性，皆能燥湿化痰，为治湿痰、寒痰的要药。

（一）半夏

半夏属天南星科植物半夏[*Pinellia ternate*（Thunb.）Breit.]的干燥块茎。半夏辛温，归脾、胃经，入药具有燥湿化痰、降逆止呕、消痞散肿之功效，主化痰饮、降逆气。《神农本草经》称其主"心下坚，下气，喉咽肿痛，头眩胸胀，咳逆肠鸣"。金代张元素《医学启源》认为其能治寒痰及形寒饮冷伤肺而咳，能"大和胃气，除胃寒"，并且治太阳痰厥头痛。明代贾

---

①常丽坤，张文晋，曹也，等.苍术多糖提取分离、结构解析及生物活性研究进展［J］.中国中药杂志，2021，46（9）：2133-2141.

九如《药品化义》谓其"非专治痰之药也"，可和脾胃，除痰实之标，治痰生之本。清代叶天士释义《类证普济本事方》言"半夏气味苦辛温，入足阳明"。清代尤怡注文认为半夏味辛性燥，辛可散结，燥能蠲饮。

《药类法象》：治寒痰及形寒饮冷，伤肺而咳。大和胃气，除胃寒，进食。治太阴经痰厥头痛，非此药不能除也。

《药性赋》：味苦、辛，生寒熟温，有毒。降也，阳也。其用有四：除湿化痰涎，大和脾胃气，痰厥及头疼，非此莫能治。

《本草纲目》：脾无留湿不生痰，故脾为生痰之源，肺为贮痰之器。半夏能主痰饮及腹胀者，为其体温而味辛性温。涎滑能润，辛温能散亦能润，故行湿而通大便，利窍而泄小便。所谓辛走气，能化液，辛以润之是矣。洁古张氏云：半夏、南星治其痰，而咳嗽自愈；丹溪朱氏云：二陈能使大便润而小便长。聊摄成氏云：半夏辛而散，行水气而润肾燥。又《和剂局方》有半硫丸治老人虚秘，皆取其滑润也。世俗皆以南星、半夏为性燥，误矣。湿去则土燥，痰涎不生，非二物之性燥也。古方治咽痛喉痹，吐血下血，多用二物，非禁剂也。二物亦能散血，故破伤打扑皆主之。惟阴虚劳损，则非湿热之邪，而用利窍行湿之药，是乃重竭其津液，医之罪也，岂药之咎哉？《甲乙经》治夜不眠，是果性燥者乎？

《伤寒论》中葛根加半夏汤、黄芩加半夏生姜汤、厚朴生姜半夏甘草人参汤、小陷胸汤、半夏泻心汤、半夏厚朴汤、半夏麻黄丸、半夏干姜散、半夏秫米汤、半夏散及汤、生姜泻心汤、生姜半夏汤、甘草泻心汤、旋覆代赭汤、黄连汤、小柴胡汤、柴胡桂枝汤、大柴胡汤、柴胡加芒硝汤、柴胡加龙骨牡蛎汤、柴胡去半夏加瓜蒌汤、苦酒汤、竹叶石膏汤、小青龙汤、大半夏汤、甘遂半夏汤、奔豚汤、瓜蒌薤白半夏汤、附子粳米汤、赤丸、小半夏汤、小半夏加茯苓汤、苓甘五味姜辛汤、苓甘五味加姜辛半夏杏仁汤、六物黄芩汤、干姜人参半夏丸、温经汤、射干麻黄汤、黄芪建中汤、厚朴麻黄汤、泽漆汤、麦门冬汤、越婢加半夏汤、小青龙加石膏汤、利膈汤、苓甘五味姜辛夏汤都有半夏。小半夏汤治疗饮呕，甘遂半夏汤治疗留饮等。有痰饮又加上呕，张仲景的方剂里常半夏与生姜一起用，如果痰饮又呕且眩晕,加一味茯苓,而张仲景化痰饮常常是半夏和厚朴合用,如半夏厚朴汤、厚朴麻黄汤、厚朴半夏生姜甘草人参汤等。

首届国医大师张学文擅长半夏与其他药配伍使用。其中,半夏配干姜,燥湿化痰,温肺化饮。半夏辛温而燥,为燥湿化痰、温化寒痰之要药;干姜辛热,主归肺、脾、胃经,有温肺化饮之功,既能温散肺中寒邪而利肺气之肃降,使水道通调而痰饮可化,又能温脾胃去湿浊而绝生痰之源。二者合用,温脾胃、化痰饮。张学文常用此药对治疗寒痰阻肺、咳嗽气喘、咳痰清稀等病证。此药重在温肺化饮以治标,症状缓解后宜健脾温肾纳气以治本。

作为中国传统的中药材,半夏已有2000多年的药用历史,是许多中药复方成分之一,在治疗癌症、祛痰镇咳等方面使用广泛。药理学研究表明,半夏中含有生物碱、甾醇、多糖、氨基酸、有机酸、挥发油等多种成分,具有抗炎、抗肿瘤、抗氧化、镇静催眠、调节免疫等广泛的药理作用[①]。临床研究表明,半夏的主要代表方剂主要集中在消化系统、内分泌系统及心血管系统及化疗后呕吐、郁证等的治疗方面,其中半夏泻心汤为消化系统疾病治疗的代表方剂,半夏白术天麻汤、瓜蒌薤白半夏汤为治疗心血管疾病的代表方剂,半夏厚朴汤为治疗郁证的代表方剂,小半夏汤可用于化疗后呕吐的治疗[②]。

(二)天南星

中药天南星(Arisaematis Rhizoma)来源于天南星科(Araceae)天南星属(Arisaema)植物,以干燥块茎入药。天南星性温,味苦、辛,有毒,归肺、肝、脾经,具有燥湿化痰、祛风止痉、散结消肿之功效。生天南星为国家规定的28种毒性中药之一,具有强烈的刺激性,误服"戟人咽喉",主要表现为对黏膜的刺激,可致口唇肿痛、呼吸困难,甚至窒息死亡,通

---

①乔新荣,蔡静,陈琼.基于网络药理学分析中药半夏的药理作用分子机制[J].化学试剂,2021,43(6):783-789.

②梁晓亚,王磊.半夏的化学成分、炮制、配伍及代表方剂研究进展[J].中国民族民间医药,2020,29(23):68-73.

过与生姜和白矾等加工后可以降低其毒性，达到"减毒增效"的目的。制南星可用于治疗顽痰咳嗽、风痰眩晕、中风痰壅、口眼㖞斜、半身不遂、癫痫、惊风、破伤风；外用治痈肿、蛇虫咬伤。

《雷公炮制药性解》：味苦辛，性平有毒，入脾、肺二经。主中风牙关紧闭，痰盛麻痹，下气破坚积，消痈肿，利胸膈，散气坠胎，捣敷疥癣疮毒，并蛇虫咬伤。

按：肺受风邪，脾多痰饮，南星专主风痰，故并入二经。味辛主散，所以消痈坠胎及疗疥癣等疾。大抵与半夏同功，但半夏辛而能守，南星辛而不守，其燥急之性，甚于半夏。

朱丹溪的利膈化痰丸、导痰汤、燥湿痰星夏丸均以南星为主药。

《世医得效方》五套丸治疗胃虚膈满，宿滞不消，停痰留饮，头眩臂疼。组成：南星（每个切十余块）二两，半夏（切破），以水同浸3日，逐日换水，次用白矾二两，研，调水再浸3日，洗，焙）二两，良姜一两，干姜（炮）一两，白术一两，茯苓一两，丁香半两，木香半两，青皮半两，橘红半两。

《严氏济生方》五套丸治胃气虚弱，三焦痞塞，不能宣行水谷，故为痰饮。结聚胸臆之间，令人头目昏胸膈胀满，咳嗽气急，呕逆腹痛。伏于中脘，亦令臂疼不举，腰脚沉重。久而不散，流入于脾，脾恶湿，得水则胀，胀则不能消化水谷，又令腹中虚满，而不食也。南星（每个切作十数块，同半夏先用水浸三日，每日易水，次用白矾二两，研碎，调入水内，再浸三日，洗净焙干）、半夏（切，破）各二两、干姜（炮）、白术、良姜、茯苓各一两，丁香（不见火）、木香、青皮、陈皮（去白）各半两。上为末，用神曲一两，大麦二两，同碾，取末打糊，和药为丸，如梧桐子大，每服雾露如神。

《百一》南星汤主治痰饮。组成：南星、半夏、枳壳、桔梗、防风（去芦）、甘草（生用）各半两，赤芍药一两。用法用量煎法：上为粗末。每服五钱，水二盏，生姜7片，慢火煎至七分，去滓温服。

《临证指南医案》卷五，痰饮篇载一医案：张（二七）呛喘哮。坐不得卧。神迷如呆。气降则清。水寒饮邪。上冲膻中。用逐饮开浊法（寒饮浊邪上冲膻中）。姜汁炒南星，姜汁炙白附子，茯苓，桂枝，炙草，石菖蒲。

天南星主要含有生物碱类、黄酮类、甾醇类、脂肪酸类、酚类及木脂素类等化学成分,炮制后可降低毒性。现代药理学研究表明,制天南星具有镇静、抗惊厥、镇痛、祛痰、止咳、抗肿瘤等作用[①]。

二、止咳平喘药

(一)葶苈子

一般来说,痰饮源于肾,动于脾,贮于肺,治疗痰饮要从肺、脾、肾入手。治肺是"导水必自高源",治脾是"筑以防堤",治肾是"使水归其壑",所以要顺气、化湿、利水。对于水饮结积久者,还要兼用消饮破痰之剂攻之。前人有"治饮之法,顺气为先,分导次之,气顺则津液流通,痰饮运下,自小便而出"的经验。又有"及其结而成坚癖,则兼以消痰破饮之剂以攻之"的主张。

尤在泾认为,坚癖顽痰用攻逐之法,痰未坚顽者分别消导之,虚实夹杂者主用和法,脾肾虚弱者澄其本源,冷痰水饮主以温运,痰热交结者先清其热,阴虚燥痰用清润濡泽之法。痰饮停滞过甚,于是成为坚癖之顽痰,就如同沟渠之水淤塞不通,久则倒流逆上,化生污浊臭秽之物一样,不可能再使它变成对人体有用的精微物质,必须用攻逐的方法以尽快排除这些有害的废物。所谓攻逐,就是"决而去之"的意思。痰饮虽属同类,而痰和饮在其成因、性质、为病特点、临床表现和治疗方法上又有所区别,必须分辨清楚。痰多是由食物所化生的,饮是由水饮所形成的,它们的来源不尽相同。所以,痰的质地黏稠,而饮的性质清稀;痰多从火而化热,而饮多从水而化寒;痰多胶固于一处,饮多流溢于上下。在治疗上来说,痰宜清,而饮宜温,痰可用润法,而饮则宜用温法。

以攻逐法而论之,水饮停聚,当用控涎丹、十枣汤、葶苈大枣泻肺汤之类,逐而去之。

葶苈子辛、苦,大寒,归肺、膀胱经,能泄肺而下行,调节水液代谢。综历代医家及本草的论述,葶苈子始载于《神农本草经》,列为下品,"主

───────────────

①赵重博,王晶,祁春艳,等.制天南星炮制及其研究进展［J］.中药药理与临床,2021,37（3）:225-230.

癥瘕积聚结气，饮食寒热，破坚逐邪，通利水道"，此述说明其药性峻猛。《名医别录》曰："下膀胱水气，伏留热气，皮间邪水上出，面目浮肿，身暴中热痱痒，利小腹。"唐代甄权《药性论》曰："利小便，抽肺气上喘息急，止嗽。"此述明确该药止嗽止喘的功效，为应用于临床咳喘提供了依据。北宋刘翰《开宝本草》曰"疗肺壅上气咳嗽，定喘促，除胸中痰饮"，较前论述更为准确。明代李时珍《本草纲目》在以往认识的基础上增加"通月经"①。《中华人民共和国药典》指出葶苈子有泻肺平喘、行水消肿的功效，用于痰涎壅肺，喘咳痰多，胸胁胀满，不得平卧，胸腹水肿，小便不利。

葶苈大枣泻肺汤出自《金匮要略》。其曰："支饮不得息，葶苈大枣泻肺汤主之。"方中葶苈子味苦性寒，苦能降泄，寒可除热，破坚逐邪，通利水道，治咳嗽气喘，具有下气平喘消痰、开泄肺气排浊饮之功。为防其性峻猛泻而伤正气，伍以大枣之甘温安中而缓和药性，使泻不伤正。凡湿热痰饮壅遏于肺，气机被阻，肺气失宣，邪实气闭者，均可随症加减。

『集注』沈明宗曰：此支饮偏溢于肺也。支饮贮于胸膈，上干于肺，气逆则呼吸难以通彻，故不得息。然急则治标，所以佐大枣之甘以保脾，葶苈之苦以泄肺，俾肺气通调，脾得转输，为峻攻支饮在肺之方也。

尤怡曰：不得息，肺满而气闭也，葶苈子入肺，通闭泄满。用大枣者，不使伤正也。

名医周耀庭善妙用葶苈子化痰、逐饮、利水。《本草求真》中有"其性急不减大黄"，说明葶苈子性沉降走泄，逐邪迅猛。周耀庭用葶苈子常与麻杏石甘汤、苓桂术甘汤等方配伍化痰、逐饮、利水。化痰用量在 6 ~ 10 g。逐饮、利水用量可用到 20 ~ 30 g 或更大，但不宜久用。他认为，西医听诊亦能帮助鉴别痰和饮。如肺部听诊属水泡音，多属饮邪，再结合脉证区别寒热。小儿及老年支气管肺炎患者肺部常可听到中小水泡音，结合发热、喘促，可认为热饮在肺。故在治疗时用麻杏石甘汤加葶苈子，既可降气定喘，又可泻肺逐饮。另外，他重用葶苈子治疗心力衰竭取得了良好的疗效。

---

①冯志毅，王小兰，郑晓珂.葶苈子的本草考证［J］.世界科学技术—中医药现代化，2014，16（9）：1938–1941.

中医学认为，心力衰竭多属心阳不足兼寒饮射肺，用苓桂术甘汤、生脉散及真武汤等方通心阳、补心气，配伍葶苈子泻肺逐饮治标[①]。

现代药理学研究表明，葶苈子有止咳平喘、利尿、正性肌力、抑制心室重构、保护心肌细胞及抗癌等作用。葶苈子的强心利尿作用，能够增加肾小球滤过量，对胸腔积液、渗出性胸膜炎等均有较好疗效。[②]

（二）苦杏仁

苦杏仁为蔷薇科植物山杏（*Prunus armeniaca* L.var. ansuMaxim.）、西伯利亚杏（*Prunus sibirica* L.）、东北杏 ［*Prunus mandshurica*（Maxim.）Koehne.］或杏（*Prunus armeniaca* L.)的干燥成熟种子，始载于《神农本草经》。苦杏仁味苦，性温，有小毒，归肺、大肠经，具有降气、止咳、平喘、润肠通便的功效，主要用于治疗肺系疾病。基于"肺与大肠相表里"理论，在治疗胃肠系统病症时，亦常运用苦杏仁以发挥"提壶揭盖"的疗效，进一步拓展苦杏仁在胃肠系统病症中的临证范围。

杏仁能降气行水。张仲景在治疗各类水饮湿重时通常会用到杏仁，如水气停胸中，用茯苓杏仁甘草汤，杏仁从至高的胸肺部降气下行，就像《清静经》说的"降本流末，而生万物"。

肺为水之上源，通调水道。治水站的点要高。如同行军打仗占据制高点一样。从肺上面肃降盖下来，就像天空下雨那么自然。茯苓能主中、下二焦的水湿。所以杏仁、茯苓这两味药已经是立足于人体周身三焦来治水气。对于水气停在胸中，导致胸部气塞短气、舌苔白腻或水滑的，用这首方剂疗效就很快捷。

《金匮要略·痰饮咳嗽病脉证并治第十二》云："水去呕止，其人形肿者，加杏仁主之。其症应内麻黄，以其人遂痹，故不内之，若逆而内之者，必厥。所以然者，以其人血虚，麻黄发其阳故也。"其原方组成为茯苓四两，甘草、干姜、细辛各三两，五味子、半夏、杏仁（去皮）各半升。上七味，以水

---

①袁晓红.名医对葶苈子的妙用［J］.中国民族民间医药，2009，18（3）：10-11.

②王妍，贡济宇.葶苈子的化学成分及药理作用研究［J］.长春中医药大学学报，2008，24（1）：39-40.

一斗，煮取三升，去渣温服半升，日三服。上文的意思就是说当患者在将苓甘五味姜辛夏杏汤吃完后，"水去呕止"，也不咳嗽不呕了，但身体肿起来了，精神还好，这是因为肺的津液不够了，患者肺本虚，结果加了半夏，把肺里的津液再排除掉，肺就会变得很干燥，这种情况要加杏仁润肺。看这个浮肿的症状，应加麻黄才对，但患者本来就里虚，因此不加麻黄，"若逆而内之"，如果不用杏仁而加入麻黄去发表，患者的肺本来就虚，现在又强力发汗，其人必厥，喝下去就会手足厥冷。甚则昏倒，或者昏迷。究其原因，是因为"其人血虚，麻黄发其阳故也"，也就是说患者血虚，肺的津液枯燥，肺气不宣，麻黄可宣肺，但发汗力很大，中医有汗血同源的说法，夺汗则亡血，故血虚者不可发汗，麻黄尤当严禁。因为杏仁苦温，开降胸中之气，气降则水降，正如《医门法律》所说，肺气清肃，则一身之气莫不服从而顺行。气为水湿之先导，为水湿之帅。气往下肃降，水湿就不会往肌表泛，就能往内收，身体就不会肿。从张仲景的用药看，可知杏仁有代麻黄以滋润肺气、驱水气治疗水肿的作用。

苓甘五味姜辛夏杏汤是辨治寒饮郁肺水溢证的重要代表方，主治寒饮郁肺气乱证，方中杏仁宣肃肺气以平喘咳，通调水道以消肿满，与半夏相配伍，降逆化饮，与干姜相合，调理气机；五味子也可入肺，收敛肺气，宣中有收，从而理顺气机。故徐忠可说："血虚不能附气，故气行涩而痹，所以仍取苓甘五味姜辛半夏汤之治饮，加入杏仁宣利肺气，俟气行则痹解，痰饮去而肿自除。"

现代研究表明，苦杏仁的主要活性成分包括苦杏仁苷、脂肪油、苦杏仁酶、苦杏仁苷酶、樱叶酶等，具有抗氧化、抗炎镇痛、抗肿瘤及免疫调节等作用[1]。其主要成分苦杏仁苷是一种含氰基的糖苷类化合物，具有治疗呼吸系统疾病的作用，可改善咳喘、肺纤维化、慢性阻塞性肺疾病等引起的肺损伤。汪洋等研究发现，苦杏仁苷对肺源性心脏病大鼠呼吸衰竭具有抑制作用，其作用机制可能与抑制 EGFR/MAPK 信号通路相关蛋白表达

①黎娜，肖天保，曹一波，等.基于网络药理学探究大黄–苦杏仁药对治疗克罗恩病的作用机制[J].贵州中医药大学学报，2021，43（4）：26–31.

水平有关[①]。

<h2 align="center">· 第六节　理气药 ·</h2>

"见痰不治痰，见血不治血，识得个中趣，方为医中杰"《丹溪心法》云："善治痰者，不治痰而治气。气顺则一身之津液亦随气而顺矣。"这里指出了理气化痰的重要意义。我们在临证中遇到很多病证与痰有关，所以"善治痰者，不治痰而治气"，也就是说，治气是治疗痰证的关键一环。痰与气关系密切。气机失畅导致水道不通，饮邪易停。理气、行气则气机通畅，饮邪自消。《类证治裁》云："饮唯停蓄肠胃，痰则随气升降，遍身皆到，在肺则咳，在胃则呕，在心则悸，在头则眩……变幻百端，昔人所谓怪病多属痰，暴病多属火也。"此处较详细地指出了痰饮随气升降引起的诸多病症。其中治气一法，笔者以为能保持或恢复机体正常的气化功能，令全身之津液输布正常，是治痰饮的重要原则。

痰由多种原因而致，但随气病而生者较多。在人体中，气属功能活动，痰乃水津所化。在正常情况下，"饮入于胃，游溢精气，上输于脾，脾气散精，上归于肺，通调水道，下输膀胱，水津四布，五经并行，合于四时五脏阴阳，揆度以为常矣"。若脏腑功能失调，水津不布，必致津液停蓄而生痰。如肺气失宣，水不布散，则气壅为痰；肝气郁结，疏泄失职，则气滞成痰；脾失运化，水不转输，则水湿停聚，凝而成痰；肾气虚衰，蒸化失职，则水泛为痰；三焦壅滞，气化失司，则气结生痰。

《杂病广要》云："人之一身，无非血气周流，痰亦随之。夫痰者，津液之异也，流行于上，则为痰饮。散周于下者，则为津液，其所以使之流行上下者，亦气使之然耳。大抵气滞则痰壅，气行则痰行。"又云"人之气道贵乎顺，顺则津液流通，决无痰饮之患，一失其宜则气道壅塞，停饮聚于膈上，结而成痰。"

---

①汪洋，张辉，马东波，等.苦杏仁苷对肺心病大鼠呼吸衰竭的改善及对EGFR/MAPK信号通路的调控作用［J］.浙江中医药大学学报，2021，45（4）：384-390.

可见，痰饮的产生无不与气有关。气病可生痰，痰亦可阻气，两者互为因果。如肺炎喘嗽患者，由于外邪袭肺，肺气失宣，津液不能敷布，停积为痰，而见咳喘，喉中痰鸣。若痰浊未能及时排除和消散，必内留于肺，遏阻肺气，令壅者愈壅，如此循环，促使喘咳痰鸣加重。由是观之，治痰治气尚有非常重要的临床意义。治痰以治气为先，临证中诸多医案说明，治痰治气从补气、化气、理气、降气四个方面着手，可获得比较好的疗效。

一、厚朴

2020 年版《中华人民共和国药典》中规定厚朴的来源为木兰科植物厚朴（*Magnolia officinalis* Rehd.et Wils.）或凹叶厚朴（*Magnolia officinalis* Rehd.et Wils. var. bi10ba）的干燥干皮、根皮及枝皮。东汉代许慎《说文解字》中云："朴，木皮也。"唐代颜师古注《汉书·司马相如传》曰："此药以皮为用，而皮厚，故呼'厚朴'云"。明代李时珍在《本草纲目》中释名曰："其木质朴而皮厚，味辛烈而色紫赤，故有厚朴、烈、赤诸名。"可见，"厚朴"一名与性状特征及药用部位有关，同时也说明厚朴药材的品质或许与其"皮厚"密切相关。明代官修本草《本草品汇精要》中言其"皮紫厚者佳"。另外，"厚"也可指代此药性、味、气俱厚，或言其功效可厚肠胃[①]。厚朴为燥湿消痰、下气除满的常用中药材，为通降胃气之要药，主治湿滞伤中、脘痞吐泻、食积气滞、腹胀便秘、痰饮喘咳等症。

《药性论》云：厚朴主疗积年冷气，腹内雷鸣，虚吼，宿食不消，除痰饮，去结水，破宿血，消化水谷，止痛。大温胃气，呕吐酸水。主心腹满，病人虚而尿白。

若痰饮阻肺，肺气不降，咳喘胸闷者，可与苏子、陈皮、半夏等同用，如苏子降气汤（《太平惠民和剂局方》）。若寒饮化热，胸闷气喘，喉间痰声漉漉，烦躁不安者，与麻黄、石膏、杏仁等同用，如厚朴麻黄汤（《金匮要略》）。若宿有喘病，因外感风寒而发者，可与桂枝、杏仁等同用，如桂枝加厚朴杏子汤（《伤寒论》）。

---

①钱锦秀，孟武威，刘晖晖，等.经典名方中厚朴的本草考证［J］.中国实验方剂学杂志，2022，28（10）：306-317.

此外，七情郁结，痰气互阻，咽中如有物阻，咽之不下，吐之不出的梅核气证，亦可取本品燥湿消痰、下气宽中之效，配伍半夏、茯苓、苏叶、生姜等，如半夏厚朴汤（《金匮要略》）。

张仲景半夏厚朴汤在宋代《太平惠民和剂局方》中又称之为"四七汤"，主治"喜、怒、悲、思、忧、恐、惊"之气，结成痰涎，状如破絮；或如梅核，在咽喉之间，咯不出，咽不下，此七气所为也。或中脘痞满，气不舒快；或痰涎壅盛，上气喘急；或因痰饮中结，呕逆恶心，并宜服之。当代伤寒学者冯世纶先生认为该方为太阳、太阴合病之方，适合于外邪里饮证[①]，是对本方以方测证的认识。《医宗金鉴》亦云"盖因内伤七情，外伤寒冷所致，宜用金匮半夏厚朴汤主之"，认为半夏厚朴汤证的产生除情志内伤因素外，还有外感寒邪因素，亦是从一个侧面对半夏厚朴汤适合外邪里饮观点的支持。

现代研究发现，厚朴主要化学成分为新木脂素类、苷类和生物碱类，具有抗氧化、抗抑郁等作用，可改善胃肠动力，对胃肠动力障碍患者具有确切的疗效[②]。

二、陈皮

陈皮来源于芸香料植物橘（*Citrus reticulata* Blanco）及其栽培变种的成熟果皮，味辛、苦，性温，归脾、肺经，具有理气健脾、燥湿化痰、行气止痛、健脾和中之功效。《神农本草经》曰："陈皮，味辛，温。主胸中瘕热，逆气，利水谷。久服去臭、下气、通神。"《名医别录》续增："止呕咳，除膀胱留热、停水、五淋，利小便，主脾不能消谷，气冲胸中，吐逆，霍乱，止泄，去寸白。"此后，《药性论》补充："治胸膈间气，开胃，主气痢，消痰涎，治上气咳嗽。"《本草拾遗》认为，朱柑、乳柑、黄柑、石柑、沙柑橘之类，"此辈皮皆去气调中"。《食疗本草》认为其"止泄痢，食之下食，开胸膈、痰实结气，下气不如皮"，干皮"治下焦冷气"。《日华子本草》述："消痰止嗽，破癥瘕痃癖。"《药性赋》明确指出陈皮"留

---

①冯世纶，张长恩.解读张仲景医学［M］.北京：人民军医出版社，2011：140.

②巢蕾，曹雨诞，陈佩东，等.厚朴对胃肠动力障碍作用的研究［J］.中国医药导报，2018，15（13）：31-34.

白者补胃和中,去白者消痰泄气"。《本草纲目》首提"疗痃疟,大肠秘塞"。《药鉴》谓其"解酒毒"。《景岳全书》称其"尤消妇人乳痈,并解鱼肉诸毒"。《本草备要》将陈皮"调中快膈,导滞消痰。利水破癥,宣通五脏,统治百病",归结为"理气燥湿之功"。《本草发挥》云其"理胸中滞气"①。

陈皮是一味化痰的良药,其温和的性质,可以起到温化寒痰、燥湿化痰、理气健脾的作用,对于一些脾虚痰饮、喉咙黏腻、痰湿肥胖人群的体质有良好的改善。陈皮味辛,辛味能行能散,所以还可以起到行气消胀的作用,进食油腻,腹胀、气不顺,这时可以用陈皮把胃气降下去,改善脾胃之腻滞,补而不滞。

尤在泾认为,以痰饮为主者,正虚较前者为轻,而痰饮较前者为甚,寓补于攻,以橘皮汤为代表方剂。本方在二陈汤的基础上,加入参以培补脾肺之气,助桔梗之升、旋覆花之降,并以青皮、枳壳斡旋其气机,使清气得升,浊痰因降,再用细辛温化之,终使邪有去路而无所阻碍,确是一首平和而又立意颇深的好方剂。

现代药理学研究发现,陈皮主要含挥发油、黄酮类及生物碱等成分,具有抑制胃肠平滑肌、促进消化液分泌、利胆、松弛支气管平滑肌、抗休克等作用②。陈皮临床常用于消化系统、呼吸系统、血液循环系统、神经及精神系统、泌尿系统等疾病,其中以前两种为主,取其理气健脾、燥湿化痰功效,主要应用于消化系统疾病,如功能性消化不良、胃痛等,以及呼吸系统疾病,如咳嗽、慢性支气管炎等,个别用于慢性肾小球肾炎、糖尿病肾病等泌尿系统疾病,心悸、胸痹等血液循环系统疾病,以及老年性痴呆、眩晕等神经和精神系统疾病③。

三、枳壳

枳壳为芸香科植物酸橙(*Citrus aurantium* L.)及其栽培变种的干燥未

①张丽艳,梁茂新.论陈皮潜在功用的发掘与利用[J].中华中医药杂志,2017,32(1):107-110.

②王昌亚.对陈皮药理作用的探讨[J].临床医药文献电子杂志,2020,7(15):135.

③宋叶,梅全喜,赵志敏,等.广陈皮的古今临床应用[J].时珍国医国药,2019,30(7):1726-1729.

成熟果实，归脾、胃经，具有理气宽中、行滞消胀的功效，具有抗炎、抗氧化、抗肿瘤等多种药理活性。枳壳挥发油为中药枳壳的主要药效成分之一，药理学研究表明，本方有抑制离体家兔肠管收缩的作用，是其理气健脾作用的基础。

《本草汇言》云："大抵枳壳之性，专于平气，气平则痰喘止，气平则痞胀消，气平则刺痛安，气平则后重除。所以戴氏方谓枳壳能定痰喘，消胀满，止胁肋刺痛，除下痢后重急迫，正此意也。以上诸证属形盛有余，气火、风痰、食饮为病者宜之。如脾胃气虚，中气不运而为痰为喘、为痞胀者，勿用也。如肝肾阴亏，血损营虚，胁肋隐痛者，勿用也。下痢日久，中气虚陷，愈下愈坠，愈后重急迫者，勿用也。故前人有言，多服枳壳有损胸中清纯之气，可不慎软！"

《本草求原》云："实与壳本一物，苦寒无毒，采于秋，主破气，消胀痞，行痰，止痛，消水肿，治喘嗽，胸痹，结胸，五膈食积呕逆，疝癖，胁胀，泻痢后重，气虚便难，肠风，去痹，开胃健脾，疗痔，所主略同，不必拘于实治下、壳治上也。但实采于七八月，得秋金旺气令甚峻，故治脾胃心腹脏里之病，凡气病而至血结及痰食停积有形者宜之。"

《金匮要略》枳术汤。原文：心下坚，大如盘，边如旋盘，水饮所作，枳术汤主之。组成：枳实七枚、白术二两。功效：行气消痞。主治：气滞水停。症见心下坚，大如盘，边如旋盘，或胃脘疼痛，小便不利，舌淡红，苔腻，脉沉。本方临床常运用治疗胃下垂、慢性胃炎、心源性水肿、术后便秘腹胀、消化不良、胃肠功能紊乱、慢性肝炎、子宫下垂、胃癌等属上述证机者。有报道用本方加柴胡、佛手、郁金等治疗胃下垂；加香附、白扁豆、佛手等治疗慢性胃炎；加麻黄、细辛、大腹皮、干姜等治疗心源性水肿，加槟榔、厚朴、牵牛子、桃仁等治疗术后便秘、腹胀等，均取得了良好的效果①。

《济生》卷四枳术汤是在《金匮要略》基础上加了去里寒的药物。组成：肉桂（去皮，不见火）三分，附子（炮，去皮脐）一两，细辛（洗，去土叶）

---

①周薇莉，叶平胜.枳术汤治疗胃下垂32例［J］.浙江中医杂志，1991，26（10）：443.

一两，白术一两，桔梗（去芦，锉，炒）三分，槟榔三分，甘草（炙）三分，枳实（面炒）二分。主治：饮癖气分，心下坚硬如杯，水饮不下。

国医大师颜德馨以《苏沈良方·卷二》枳壳汤为基础，加减治疗多种湿痰饮疾病。宣郁畅遏，以化湿浊：湿为阴邪，非阳不化，非通不散，颜德馨以枳壳汤，恢复升降气机，宣化湿浊。其中枳壳、桔梗二药多等量 4.5 g 施用。二药皆味辛而苦，辛开苦降，畅郁化滞，理气化湿。宣通胸阳，可疗胸痹："胸为清阳之府"是颜德馨治疗心系疾病重要理论之一，胸为清旷之区，最恶郁滞塞阻，胸阳不达，则宗气不行，变生诸症。颜德馨以枳壳汤宣通胸阳，恢复清阳之府，治疗胸痹等疾病。颜德馨强调方药不在奇，贵在投之可中。此方用于胸痹早期，用量宜大，可宣畅气机，有既病防变之意；中期理气助行血，参入活血化瘀方中，起臣、佐之功；后期扫除余邪，固本清源，小剂便可。调气行水，可疗痰饮：水液不得运化输布，停留或渗注于某处而变生诸症，即为痰饮，气机不畅是水液停聚化生痰饮的前提。调理气机是治疗痰饮疾病的前提，颜德馨在痰饮病治疗常佐入枳壳汤，以调气行水，治疗痰饮。

· 第七节　温里药 ·

"病痰饮者，当以温药和之"。温能补阳，温补五脏之阳气；温能化饮，水饮之邪为阴邪，得阳则化，得阴则聚则停。痰饮为阴邪，易犯人体阳气，温补人体阳气，可降低痰饮病发生的概率。温里药可用于饮证，可起到时未病先防的作用。

一、附子

附子为毛茛科植物乌头根的加工品，始载于《神农本草经》，称其主"风寒咳逆邪气，温中，寒湿"。附子，味辛、甘，性大热，有毒，归心、脾、肾经，具有回阳救逆、补火助阳、散寒止痛之功效，被誉为"乱世之良将，回阳救逆之第一品，补命门真火第一要药"。附子还具有"善走诸经"的特性，使其具有广泛的临床实用性。20 世纪 50 ~ 60 年代，门纯德老先生提出"兴阳法"的指导思想，并广泛应用于临床，其中附子作为兴阳（温阳）的主要药物，可治疗各系统疑难杂病。门纯德老先生利用附子温补阳气、善走诸经之特性以宣畅气机，保证机体阳气的畅通，从而提高机体抗病祛邪能力[1]。

《景岳全书》：气味辛甘，腌者大咸，性大热，阳中之阳也。有毒。畏人参、黄芪、甘草、黑豆、绿豆、犀角、童便、乌韭、防风。其性浮中有沉，走而不守。因其善走诸经，故曰与酒同功。能除表里沉寒，厥逆寒噤，温中强阴，暖五脏，回阳气，除呕哕霍乱，反胃噎膈，心腹疼痛，胀满泻痢，肢体拘挛，寒邪湿气，胃寒蛔虫，寒痰寒疝，风湿麻痹，阴疽痈毒，久漏冷疮，格阳喉痹，阳虚二便不通，以及妇人经寒不调、小儿慢惊等症。大能引火归源，制伏虚热，善助参芪成功，尤赞术地建效。无论表证里证，但脉细无神，气虚无热者，所当急用。故虞抟曰：附子禀雄壮之质，有斩关夺将之气，引补气药行十二经，以追复散失之元阳；引补血药入血分，以滋养不足之真阴；引发散药开腠理，以驱逐在表之风寒；引温暖药达下焦，以祛除在里之冷湿。吴绶曰：附子乃阴证要药，凡伤寒传变三阴，以及中寒夹阴，虽身大热而脉沉者必用之；或厥冷脉沉细者，尤急须用之，有退阴回阳之力、起死回生之功。近世阴证伤寒往往疑似而不敢用，真待阴极阳竭而用，已迟矣。且夹阴伤寒，内外皆阴，舍此不用，将何以救之？此二公之言，皆至言也，不可不察。惟孕忌服，下胎甚速。合葱涎塞耳，亦可治聋。

《伤寒论》中附子配伍其他药物可温经助阳、祛寒除湿、温化痰饮等。如附子汤治少阴阳虚，寒湿内侵，背恶寒，身体骨节疼痛，口中和，手足寒，脉沉者。组成：附子（炮）15 g，茯苓 9 g，人参 6 g，白术 12 g，芍药 9 g。

肾气丸：《金匮要略》记载"夫短气有微饮，当从小便去之，苓桂术甘汤主之，肾气丸亦主之。"此述明确指出肾气丸可以温阳化水，治疗痰饮病。

---

①马俊杰.附子的临床运用［J］.中国民间疗法，2020，28（14）：20–21.

《临证指南医案·卷五·痰饮》记载医案：（冯）阳虚则形寒汗出。痰饮痞聚。都是阴浊成形。乘阳气衰微。致上干窍踞。古人法则。必通其阳以扫阴氛。但宿病无急攻方。况平素忧郁。气滞血涩。久耗之体。不敢纯刚。防劫液耳。

人参，熟附子，淡干姜，炒川椒，川桂枝，乌梅肉，生白芍，另真武丸（三两）。

附子含有多种强心成分，如去甲乌药碱、撑棍碱、去甲猪毛菜碱等。研究发现，生附子和附子炮制品或附子配伍使用均具有强心作用，可增强心率、升高心室内压变化速率、增强心室收缩压和舒张压、改善血流动力学，常用于治疗心力衰竭[1]。此外，附子多糖亦是附子的活性成分之一，具有调节免疫、调节血糖血脂、抗肿瘤、保护心肌细胞、保护血管内皮细胞、抗氧化等药理作用[2]。

二、干姜

干姜为姜科植物姜（*Zingiber officinale* Rosc.）的干燥根茎，趁鲜切片晒干或低温干燥者，具有温中散寒、回阳通脉、温肺化饮的功效，用于脘腹冷痛，呕吐泄泻，肢冷脉微，寒饮喘咳。干姜始载于《神农本草经》，被列为中品，认为其"主胸闷咳逆上气"。清代汪昂《本草备要》云："干姜能入肺，利气；能入肝，引血药生血，故与补阴药同用。"干姜性热，味辛，热能温阳散寒，辛能化饮开肺；辛热相合入肺则温肺阳，散肺寒、化肺饮，并能温暖脾胃，杜绝饮生之源。

干姜所治之"胸满，咳逆上气"，与胸阳不振、痰饮停滞有关。饮为阴邪，弥散胸中，乘袭阳位，导致胸满、咳逆。干姜味辛能散温而祛寒，故散胸中之寒饮。《金匮要略·痰饮咳嗽病脉证并治第十二》载："冲气即低，而反更咳，胸满者，用桂苓五味甘草汤去桂加干姜、细辛，以治其咳满。"冲气因水饮上逆而生，桂枝平冲逆，茯苓化水饮，冲气平，故去桂枝。张仲景治水饮，常以桂枝、茯苓配伍，有温阳化饮之功，正合"病痰饮者，

---

①于武华，钟凌云.附子的强心作用及其机理研究进展［J］.江西中医药，2021，52（3）：77~80.

②刘宇，王成.附子多糖血管保护作用的研究进展［J］.医学研究杂志，2021，50（2）：20~22.

当以温药和之"的治疗大法。张仲景治咳嗽、胸满加干姜、细辛,干姜在方中的功效与《神农本草经》所述一致。《伤寒论》第40条云:"伤寒表不解,心下有水气。干呕发热而咳……小青龙汤主之。"《伤寒论》第41条云:"伤寒心下有水气,咳而微喘……此寒去欲解也,小青龙汤主之。"《金匮要略·痰饮咳嗽病脉证并治第十二》曰:"咳逆倚息不得卧,小青龙汤主之。"小青龙汤主治风寒束表,水气上逆之咳喘,以干姜、细辛、五味子温肺化饮而定咳喘。《伤寒论》96条小柴胡汤加减法:"若咳者,去人参、大枣、生姜,加五味子半升,干姜二两。"《伤寒论·辨阴阳易瘥后劳复病脉证并治》载:"大病瘥后,喜唾,久不了了,胸上有寒,当以丸药温之,宜理中丸。"可见,理中丸可温胸上之寒,其中温阳之药物仅干姜一味,故干姜能温振胸阳。阳气不足则痰饮内生,寒气凝滞则胸中胀满。干姜因其辛温之性味,可散胸中之寒饮,治寒饮内停之胸满、咳逆。

在《伤寒论》中,干姜、细辛、五味子在治疗寒饮咳嗽中起核心作用,寒饮多因脾阳不足,运化水湿的功能减弱,导致寒湿内生,湿聚而生饮,寒饮犯肺,母病及子;或因外邪犯肺,肺宣降失常,寒饮停于肺而不得布散。作为饮病,标在肺而治在脾,所以治本之法则当以温化水饮,振奋脾阳。明代李中梓《医宗必读》指出:"脾为生痰之源,肺为贮痰之器,治痰不理脾胃,非其治也。"因脾胃喜温恶寒,脾胃虚弱,脾运化失常,就会导致体内水饮生成,脾阳不化气,体内停留的水饮就无法运化,从而形成了病理性产物——水饮。水饮为阴邪,停聚之处就会阻遏阳气运行,阳气衰弱反过来也会导致饮邪聚集,且饮邪积聚于人体又易伤阳气。《金匮要略》云:"病痰饮者,当以温药和之。"故投以温药,既可振奋脾阳,行水化饮,又可宣肺以开泄腠理,通调水道,调畅气机,散水饮凝结,从而使阴阳平和。故方中以干姜为君药,性热味辛,入肺、脾经,气味香郁,守而不走,《神农本草经》言其"主胸满咳逆上气",干姜既温肺化饮,又可运化脾阳以化湿,以杜痰湿化生之源。臣以细辛,性温味辛,归肺、肾、心经,能散诸风寒、痰饮、胸中滞气,与干姜配伍能极大增强温肺化饮的作用。干姜、细辛皆辛温之品,其中干姜以温热为主,能温脾阳以化饮,细辛以辛散为主，能散肺中寒饮郁结，两药配伍，使表里阳气萌发，温散宣通，寒饮得化，咳自除也。这体现了张仲景治疗痰饮病擅用温药的基本法则。

现代研究表明，生姜、干姜所含有的主要化学成分相似，由于成分种类和含量存在差异，药理学方面侧重点不同。生姜长于止呕、解热、解毒，干姜长于止血、止泻、镇痛、强心。干姜的化学成分主要包括挥发油和姜辣素。干姜中最主要的辛辣成分为姜酚，其中含量占比最多的是 6- 姜酚，其次是 10- 姜酚、8- 姜酚。此外，6- 姜烯酚和姜酮也占有较大比重。姜酚类物质具有抗氧化、抗肿瘤、抗神经损伤和细胞保护、抗呕吐等多种药理活性[1]。干姜中含有的挥发油及辛辣成分可以促进局部的血液循环，抑制血小板聚集。干姜及其提取物还能保护胃黏膜、抑菌、镇静、镇痛，抗消化性溃疡[2]。

三、肉桂

肉桂是樟科植物的干燥树皮，辛、甘、大热，归肾、脾、心、肝经，有补火助阳、引火归元、散寒止痛、温经通脉之功效，能暖脾胃，除积冷，通血脉，可治宫寒、腹痛、腰痛、胸痹等。金代张元素《珍珠囊》记载："肉桂，气热，味大辛，补下焦（火热）不足，治沉寒痼冷之病。"李东垣认为肉桂"补下焦相火不足，治陈寒之病及自汗"。

《太平惠民和剂局方》"苏子降气汤"治疗男女虚阳上攻，气不升降，上盛下虚，膈壅痰多，咽喉不利，咳嗽，虚烦引饮，头目昏眩，腰痛脚弱，肢体倦怠，腹痛如刺，冷热气满，大便风秘，涩滞不通，肢体浮肿，有妨饮食。组成：苏子、橘红、半夏、当归、前胡、厚朴、肉桂、炙甘草、生姜，一方加沉香。方中因肾火虚微则痰湿上泛，痰饮停积又碍肾火，故用沉香、肉桂以温肾纳气。

《金匮翼》卷二说："夫痰即水也，其本在肾；痰即液也，其本在脾。

---

① 高伟城，王小平，沈晓华，等.不同干姜炮制品姜酚类成分含量的研究［J］.中医临床研究，2020，12（34）：22-25.

② 惠陈敏，唐金婧，唐金涛，等.干姜及其提取物抗消化性溃疡的研究进展［J］.吉林医药学院学报，2019，40（3）：218-221.

在肾者，气虚水泛；在脾者，土虚不化。"此证之关键在于脾肾元气衰惫，精不化气，气不化水谷，水谷之精微聚结而为痰饮。肾虚者，咳喘多痰涎，面色㿠白，下肢浮肿，足冷至膝，脉沉迟；脾虚者，咳喘痰涎，面色萎黄，气短乏力，纳谷不馨，腹胀便溏，脉沉弦。肾虚水泛者，治用济生肾气丸（熟地黄、山药、山茱萸、牡丹皮、泽泻、茯苓、肉桂、附子、车前子、牛膝）；脾虚不化者，治用苓桂术甘汤（茯苓、桂枝、白术、甘草）。

脾虚者盖"痰本于脾，温则能健；痰生于湿，温则易行也"。温法以《千金》半夏汤（白术、半夏、生姜、茯苓、人参、桂心、甘草、附子）和《本事》神术丸（茅山苍术、生芝麻、大枣）为代表方。《千金》半夏汤，以苓桂《术甘》汤、小半夏加茯苓汤合方，更益人参、附子以助健脾温阳之力，用治冷痰。

尤怡认为，脾肾元气虚衰，攻之则痰饮弥盛，补之则自然潜消，两方为治本之良法，非深知仲景者，不能得其奥妙也。内饮治肾，外饮治脾，尤怡治补脾肾，求其本源的经验，确实来自临床实践。观其医案，治求脾肾者恒多。肾阳不足水泛而为痰饮治用济生肾气丸化裁，立方亦极精当。而痰生于脾温则运，痰饮停凝于心膈上下，或痞满，或呕吐，或下利，久而不去，或虽去而复生者，治以温法。所谓温法，是指温健脾土，以使痰饮自化的方法。

肉桂是一种具有强抗氧化活性的植物，现代研究发现，肉桂提取物及其活性成分具有抗菌、抗肿瘤等多种药理作用，对于改善胰岛素抵抗、脂质代谢紊乱及改善心脏功能效果良好。

四、椒目

椒目（Semen Zanthoxyli）为芸香科植物花椒的干燥成熟种子。立秋前后果熟时采收，晾干，待果实开裂，果皮与种子分开时，取出种子即得。椒目始载于《本草经集注》，性苦、辛，味温，有小毒，归脾、肺、肾、膀胱经，有利水消肿、祛痰平喘等功效，常用于水肿胀满、哮喘、痰饮喘逆等症。清代名医尤怡称其能"去十二种水气"。椒目用于水肿、喘逆的方剂有很多，举例如下。

治久水，腹肚如大鼓者：椒目（水沉者），取熬之，捣如膏，酒服方寸匕。

（《备急千金要方》）

治腹满口舌干燥，此肠间有水气：防己，椒目、葶苈（熬）、大黄各一两。上四味，末之，蜜丸如梧子大。先食饮服一丸，日三服，稍增，口中有津液，渴者，加芒硝半两。（《金匮要略》己椒苈黄丸）

治水泛于肺，肺得水而浮，故喘不得卧：川椒目（沉水者，略炒）为末，每一钱，姜汤调下。（《赤水玄珠》椒目散）

治暴宿食留饮不除，腹中为患：椒目二两，巴豆一两（去皮心，熬捣）。以枣膏丸如麻子。服二丸，下，痛止。（《补缺肘后方》）

清代费伯雄所撰《医醇賸义》中椒目瓜蒌汤是临床上治疗冠心病心力衰竭气虚痰瘀、水饮内停证的有效方剂。方剂由椒目、瓜蒌皮、葶苈子、桑白皮、紫苏子、陈皮、法半夏、茯苓、生姜、蒺藜组成，具有益气活血、化痰利水之功效。椒目中有效成分花椒挥发油可通过抑制细胞内钙浓度升高，干预钙离子通道而舒张血管，这一机制可减轻心室的压力负荷，从而改善心力衰竭；另外，其还能保护缺血缺氧的心肌细胞，从而实现对心血管系统的保护作用。

靳文清编著的《五十年临证得失录》中青龙椒目饮：炙麻黄10 g，广地龙15 g，桂枝10 g，白芍10 g，法半夏10 g，五味子10 g，辽细辛（后下）3 g，旋覆花（包）10 g，葶苈子15 g，花椒目30粒，生姜10 g，防己10 g。用法：水煎服，每日1剂，头煎40分钟，二煎30分钟，两煎和匀，分早、晚各服1次。本方具有化饮解表、平喘止咳、解表蠲饮、清彻内外之功，主治痰饮哮喘。临床应用本方治疗多例哮喘患者，疗效独特而显著。随访多年未见复发。

椒目主要含有脂肪酸、挥发油、氨基酸和微量元素等成分。药理学研究表明，椒目具有抗血栓形成、调血脂、平喘镇咳及抗炎等药理作用[1]。

---

①李卿，秦剑，欧燕.椒目化学成分及药理作用研究进展［J］.中国中医急症，2012，21（5）：762-764.

·第八节 补益药·

一、补气药

治痰以治气为先。临证中诸多医案说明，治痰治气从补气、化气、理气、降气四个方面着手，可获比较好的疗效。其中，补气治痰即扶助正气，增强机体抗病能力，亦属治本之法。因痰随气行，亦随气化，气足则津化，气衰则津停，因而成痰。在临床上若属正气不足而兼痰者，每于化痰之中少佐以补气之品，可促使痰液的顺利排出。补气包括补肺气、补脾气二法。

补肺气：肺主气而布津液，若肺气虚衰，不能布散津液，则必生痰浊，治宜补肺气以祛痰涎，如生姜甘草汤中取人参、甘草补益肺气，令其排痰有力。

补脾气：脾主运化，为生痰之源。若脾气虚弱，运化无力，必致痰浊内生而见短气乏力、脘闷痰多、便溏之症，治宜健脾补气以祛痰涎，如六君子汤中取人参、白术、茯苓，增强脾胃运化功能以杜绝生痰之源，故有"脾胃健运自无痰"之说。

（一）人参

人参为五加科植物人参（*Panax ginseng* C. A. Mey.）的干燥根和根茎，主产于中国东北、韩国、俄罗斯远东等地区。人参是最有价值的草本植物之一，自古以来就被中国、日本及韩国等亚洲国家用作治疗药物和保健品。人参扶助正气，补土之气液。《神农本草经》曰："味甘，微寒。主补五脏，安精神，定魂魄，止惊悸，除邪气。"明代倪朱谟《本草汇言》曰："人参，补气生血……脾胃衰薄……用之可以和中而健脾。"

《本草纲目》百病主治药之十二（痰饮1）：人参，胸中痰，酸水，逆黄；《金匮要略》中含有人参治疗痰饮的方剂，举例如下。

泽漆汤。组成服法：半夏10 g，紫参10 g（一作紫菀），泽漆6 g（以东流水2 L，煮取800 ml），生姜6 g，白前10 g，甘草、黄芩、人参、桂枝各6 g。上药九味，㕮咀。纳泽漆汁中，煮取400 ml，温服100 ml，至夜服尽。本方具有宣肺、涤痰之功效，主治饮内停，咳而脉沉者。症见咳嗽喘促，身体浮肿，二便不利，脉象沉伏。临床常用于治饮热迫肺，病位偏里之证。

木防己汤。组成服法：木防己 9 g，石膏（鸡头子大）12 g，桂枝 6 g，人参 12 g。上四味，以水 1.2 L，煮取 400 ml，分二次温服。本方具有行水散结、补虚清热之功效，治膈间支饮，喘满，心下痞坚，面色黧黑，脉沉紧，得之数十日，吐下不愈者。

木防己去石膏加芒硝茯苓汤。组成服法：防己 6 g，桂枝 6 g，人参 12 g，芒硝 10 g，茯苓 12 g。上五味，以水 600 ml，煮取 200 ml，去滓，下芒硝，再微煎，分两次温服。本方具有行水化饮、散结消痞、补虚清热之效，主治痰饮喘满，心下痞坚，短气咳逆，大便燥结，舌质淡红或苔薄而润，脉沉滑。

《外台》茯苓饮（茯苓、人参、白术、枳实、桔皮、生姜），出自《金匮要略·痰饮咳嗽病脉证并治第十二》的"附方"。本方治心胸中有停痰病水，自吐出水后，心胸间虚，气满不能食。此方能消痰气，使得能够进食。本方亦常用治胸膜炎、胃炎、消化不良、胃扩张、神经官能症、胃弛缓症等辨证属胸腹有停痰宿水者。

《临证指南医案》有很多以人参为主药消痰饮的案例：胡（四六）脉沉而微。微则阳气不足。沉乃寒水阴凝。心悸怔忡。渐及两胁下坠。由阳衰不主营运。痰饮聚气欲阻。致痛之来。其心震之谓。亦如波撼岳阳之义。议用外台茯苓饮合桂苓方：人参，茯苓，半夏，枳实，桂枝，姜汁。

冯阳虚则形寒汗出。痰饮痞聚。都是阴浊成形。乘阳气衰微。致上干窍踞。古人法则。必通其阳以扫阴氛。但宿病无急攻方。况平素忧郁。气滞血涩。久耗之体。不敢纯刚。防劫液耳。人参，熟附子，淡干姜，炒川椒，川桂枝，乌梅肉，生白芍，另真武丸（3 两）。

宋代王衮《博济方》中介绍了一首坠痰化涎的方剂——人参半夏丸。组成：半夏一两，生姜（取汁，先以汤洗半夏 7 遍，浸 3 日后，于日内煎干，切作片子，焙干用）四两，北矾（研）一两，人参一两，赤茯苓（去皮）一两，天南星（生用）半两。上六味，同杵为细末，筛箩，以蒸饼水浸过，却用纸裹煨热,为丸如绿豆大。每日空心夜卧,用淡生姜汤下15丸,开胃,生姜枣汤下。风涎,皂角1寸,姜3片,萝卜3片,同煎汤下。

关于人参治痰饮,还有一个有趣的小故事:徐灵胎曾治毛姓老翁,年届八旬,素有痰喘之疾,因劳累而发作,俯于几案不能平卧已7日,举家惊惶。徐诊后曰:此上实下虚之证,用清肺消痰饮送下人参小块一钱,二剂而愈。毛翁曰:徐(灵胎)君学问之深固不必言,但人参切块之法,则"以此炫奇耳"。后过年余,病又复发,照前方加人参入煎,喘逆愈甚。复请徐氏再诊,告以用去年之方而病加重。徐问:莫非以人参和入药中耶?答:然。徐仍以人参作块煎之,亦二剂而愈。徐解释曰:"盖下虚固当补,但痰火在上,补必增盛。唯作块则参性未发,而清肺之药已得力,过腹中而参性始发,病自获痊。"按:此证上实下虚,如单以清肺消痰治其"上实",必碍肾之"下虚";若专补下虚,势又壅补助痰,妨碍上焦肺实。徐氏以清肺消痰之剂,送下人参小块,使消补两种药力先后接续而发。药虽同行,而功则各奏,真名医章法也。名医赵晴初评曰:清肺消痰饮加人参是方,人参切块吞下是法。大凡名医,不仅"屡用达药",而且重视煎法用法,徐灵胎云:"煎药之法,最宜深讲。药之效不效,全在乎此……方药虽中病,而煎法失度,其药必无效。"足见煎法用法之重要,赵晴初所谓"有方还须有法"。毛翁懂方不懂法,反以为医家故弄玄虚,故而病有增无减也。名家治病,并未多用奇方,方药还是原来方药,前医用之不效,名医用之则效,其差别往往就在于煎法用法不同,此亦名医精于医律而又圆机活法使然。

人参中含有人参皂苷、多糖、寡糖、多肽、脂肪酸和氨基酸等多种活性成分,对中枢神经系统、心血管系统等疾病治疗作用明显,具有增强学习记忆能力、强心、抗休克、抗心肌缺血、增强免疫功能、延缓衰老、改善睡眠等药理作用[①]。其中,人参皂苷是人参的主要活性成分,具有调节

①高健,吕邵娃.人参化学成分及药理作用研究进展〔J〕.中医药导报,2021,27(1):127-130,137.

血糖、抗肿瘤、抗应激、保护神经等药理活性[1]。李贞卓等研究发现，人参中正丁醇层和水层组分还可通过调控表皮结构相关蛋白及补水锁水因子的表达改善皮肤生理状况，抑制紫外线对表皮结构的损伤[1]。

（二）黄芪

黄芪为豆科植物蒙古黄芪 [*Astragalus membranaceus*（Fisch.）Bge.Var. Mongholicus（Bge.）Hsiao] 和膜荚黄芪 [*Astragalus membranaceus*（Fisch.）Bge.] 的干燥根，产于我国东北、华北及西北。黄芪始载于《神农本草经》，列为上品，甘而性微温，归肺、脾经，具有补气升阳、益卫固表、利水消肿、消毒排脓之功效。黄芪作为补气药的上品，有"补气之长"之称，历史悠久，临床应用广泛。

黄芪在《金匮要略》中用于治疗水气、黄汗、水肿、血痹和虚劳等。利水用防己黄芪汤（黄芪30g，防己9g，白术12g，甘草3g，生姜4片，大枣3枚）。适用于汗出恶风，身重浮肿，小便不利，舌淡苔白，脉浮虚者。

《圣济总录》五补汤（黄芪、白术、五味子各30g，人参、肉桂、厚朴、茯苓、当归、炙甘草、沉香、熟地黄、陈皮、半夏各15g，生姜3片，大枣4枚），治虚劳痰饮。

黄芪还可以用于减肥，很多人以为，肥胖的人不应该再进食补益的黄芪，其实不然。中医有云，瘦人多火，肥人多痰，瘦人补血，肥人补气。身体肥胖的人，很多时候反而应该从健脾补气开始调理。因为黄芪不但补气还能升气，又能祛湿化痰饮，补胸中之大气（宗气）。宗气充旺，也就能运化水湿痰饮，清升而浊降。而肥胖的人就是脂肪多。从中医角度看来，脂肪大多与水湿痰饮相似。所以，黄芪祛湿化痰，进而能够降脂瘦身。此时，大多和白术、防己、泽泻、何首乌配伍。

张锡纯《医学衷中参西录》记载一个"答严××代友问痰饮治法"的案例，介绍了"理饮汤"，收录如下。原问：敝友患寒饮喘嗽，照方治疗未效。据其自述病因，自二十岁六月遭兵燹，困山泽中，绝饮食五日夜，

---

①李贞卓，姜锐，刘建增，等.人参修复表皮损伤功效组分的筛选及作用研究 [J].特产研究，2021，43（6）：10–14，20.

归家急汲井水一小桶饮之，至二十一岁六月，遂发大喘。一日夜后，饮二陈汤加干姜、细辛、五味渐安。从此痰饮喘嗽，成为痼疾。所服之药，大燥大热则可，凉剂点滴不敢下咽。若误服之，即胸气急而喘作，须咳出极多水饮方止。小便一点钟五六次，如白水。若无喘，小便亦照常。饮食无论肉味菜蔬，俱要燥热之品。粥汤、菜汤概不敢饮。其病情喜燥热而恶冷湿如此。其病状暑天稍安，每至霜降后朝朝发喘，必届已时吐出痰饮若干，始稍定。或饮极滚之汤，亦能咳出痰饮数口，胸膈略宽舒。迄今二十六七载矣。近用黎芦散吐法及十枣汤等下法，皆出痰饮数升，证仍如故。《金匮》痰饮篇及寒水所关等剂，服过数十次，证亦如故。想此证既能延岁月，必有疗法，乞先生赐以良方，果能祛病根，感佩当无既也。又《医学衷中参西录》载有服生硫黄法，未审日本硫黄可服否？

详观来案，知此证乃寒饮结胸之甚者。拙拟理饮汤，原为治此证的方，特其药味与分量稍为变更耳。今拟一方于下，以备采择。方用生箭芪一两，干姜八钱，白术四钱，桂枝尖、茯苓片、炙甘草各三钱，厚朴、陈皮各二钱，煎汤服。

方中之义：用黄芪补胸中大气，大气壮旺，自能运化水饮，仲景所谓"大气一转，其气（指水饮之气）乃散"也，而黄芪协同干姜、桂枝，又能补助心肺之阳，使心肺阳足，如日丽中天，阴霾自开；更用白术、茯苓以理脾之湿，厚朴、陈皮以通胃之气，气顺湿消，痰饮自除；用炙甘草者，取其至甘之味，能调干姜之辛辣，而干姜得甘草，且能逗留其热力，使之绵长，并能缓和其热力，使不猛烈也。

按：此方即《金匮要略》苓桂术甘汤，加黄芪、干姜、厚朴、陈皮，亦即拙拟之理饮汤去芍药也。原方之用芍药者，因寒饮之证，有迫真阳外越，周身作灼，或激其真阳上窜，目眩耳聋者，芍药酸敛苦降之性，能收敛上窜外越之元阳归根也（然必与湿补之药同用方有此效）。此病原无此证，故不用白芍。至黄芪在原方中，原以痰饮即开、自觉气不足者加之。兹则开始即重用黄芪者，诚以寒饮固结二十余年，非有黄芪之大力者，不能斡旋诸药以成功也。

又按：此方大能补助上焦之阳分，而人之元阳，其根实在于下，若更兼服生硫黄，以培下焦之阳，则奏效更速。所言东硫黄亦可用，须择其纯黄者方无杂质，惟其热力减少，不如中硫黄耳。其用量，初次可服细末一钱，不觉热则渐渐加多。一日之极量，可至半两，然须分四五次服下。不必与汤药同时服，或先或后均可。

服药愈后谢函：接函教，蒙授妙方，治疗敝友奇异之宿病，连服四五剂，呼吸即觉顺适。后又照方服七八剂，寒饮消除，喘证全愈。

气血津液密切相关，气为血帅，气虚则无力行血而成瘀；"气为水母"，津液的生成、输布、排泄均赖气之升降出入，气虚则气不化水，水饮内停。水饮在心力衰竭病机中的地位与气虚血瘀同样重要，是早期心力衰竭的一个重要病理改变。黄芪为补气药，临床常用来治疗慢性心力衰竭。中成药"芪苈强心胶囊"就是基于这样一个机制而研制的。

黄芪化学成分复杂，主要包括多糖、皂苷、黄酮类化合物。现代医学研究显示，黄芪及其活性组分可减轻炎症反应，抑制氧化损伤，调节免疫状态，具有保护心、肺、肾等重要脏器的作用[1][2][3]。

（三）白术

白术为菊科植物白术的干燥根茎，味苦、甘，性温，归脾、胃经，具有健脾益气、燥湿利水、止汗、安胎的功效，被前人誉为"脾脏补气健脾第一要药"。临床常用以治疗气虚自汗、脾虚胎动不安、脾虚食少、腹胀泄泻、痰饮眩悸、水肿、带下等。白术可分为生白术与炒白术，前者偏于燥湿利水，后者重于健脾补气。白术在《神农本草经》中就有记载，并被列为上品。金代张元素《医学启源》记载白术可"除湿益燥，和中益气，温中，去脾胃中湿。除胃热，强脾胃，进饮食，和胃，生津液，主肌热，四肢困倦，目不欲开，怠惰嗜卧，不思饮食，止渴，安胎。"明代杜文燮《药

①连妍洁，娄妍，佟彤，等.基于网络药理学分析"黄芪-葶苈子-防己"治疗心力衰竭的作用机制［J］.世界中西医结合杂志，2021，16（3）：480-489.

②熊焕，郭昌，周润津，等.基于网络药理学探讨黄芪对肾小球肾炎的作用机制［J］.湖南中医杂志，2021，37（4）：174-180，189.

③朱学懿，魏颖，董竞成.黄芪治疗支气管哮喘的药理作用研究述评［J］.中国中医基础医学杂志，2021，27（1）：182-185.

鉴》言其有除湿之功，善通利水道。明代李中梓《本草通玄》有云："白术，得中宫冲和之气，故补脾胃之药更无出其右者。土旺则能健运，故不能食者，食停滞者，有痞积者，皆用之也。土旺则能胜湿，故患痰饮者，肿满者，湿痹者，皆赖之也。"明代徐彦纯《本草发挥》云："脾恶湿，甘先入脾。茯苓、白术之甘，以益脾逐水。"清代黄元御《长沙药解》认为其"补中燥湿，止渴生津，最益脾精，大养胃气"。清代黄宫绣《本草求真》亦云："脾苦湿，急食苦以燥之，脾欲缓，急食甘以缓之。白术味苦而甘，既能燥湿实脾，复能缓脾生津。"

以白术、茯苓、桂枝为核心药组的代表方剂苓桂术甘汤出自《金匮要略·痰饮咳嗽病脉证并治第十二》云："心下有痰饮，胸胁支满，目眩，苓桂术甘汤主之。"本方有温阳化饮、健脾利水之功，主治中阳不足之痰饮。本方所治痰饮是因为中焦阳气不足，导致脾健运失职，不能化气行水，水湿之邪停聚为痰为饮。

《伤寒论》中有一首方剂，引得后世医家争论不休，这就是桂枝去桂加茯苓白术汤。原文是这样的："服桂枝汤或下之，仍头项强痛，翕翕发热，无汗，心下满微痛，小便不利者，桂枝去桂加茯苓白术汤主之。"有人认为应该"去桂"，有人认为应该"去芍"，有人认为既不"去桂"也不"去芍"。此方主治外有表邪，内有水饮停滞三焦之证。加茯苓、白术可以调理肺、脾，以甘温补益脾、肺阳气，助水谷精气运化，既温阳行气又和畅阴精以利水，从而调和阴阳平衡。茯苓为甘淡之品，用其淡渗利水之性以辅助阳气运布而不伤津，甘又可以补养肺气不足（白入肺）。白术生鲜时质多汁液，干品切片断而多见网状纤维，《日华子本草》称"利小便"，《本经逢原》谓其"生用除湿益燥消痰利水"，《神农本草经》言其"主风寒湿痹、死肌、痉、疸，止汗除热，消食"。以白术甘、温、微苦之品，配茯苓，以白取象入肺，温通补助，宣肺气而开水道，利津液升散而下达膀胱。全方增加了收敛之性，减少了辛散通透之力，方义变为温阳利水，阳动之力降低，健运利水之性增强。

"心下坚，大如盘，边如旋盘，水饮所作，枳实白术汤主之"。"心下坚，大如盘，边如旋盘"，此里水所作也，似当下而不可下者，以坚大而不满痛，是为水气虚结，未可下也。故以白术倍枳实，补正而兼破坚，气行则结开，两得之矣。此里水不可下之和剂也。（集注）赵良曰：心下，胃上脘也。胃气弱，则所饮之水入而不消，痞结而坚，必强其胃，乃可消痞。白术健脾强胃，枳实善消心下痞，逐停水，散滞气。程林曰：此证如盘而不如杯，是水饮散漫之状也。以散漫于心下如盘，不必辛热之剂以发之。但用枳、术以散之，得腹中软而水自消矣。尤怡曰：言水饮所作者，所以别于气分也。气无形以辛甘散之，水有形以苦泄之。

《普济方》引《仁斋直指方》倍术丸，方剂组成：白术一斤、炮姜半斤、肉桂去皮半斤，为末，炼蜜为丸如梧桐子大，每服 20 丸。主治：五饮酒癖，一曰留饮，停在心下。二曰癖饮，水在两胁下。三曰痰饮，沥沥有声。皆因饮常欲吐逆，腹中时鸣，不思饮食。

现代药理学研究显示，白术可利尿，对心脏的生理功能亦有调节作用。白术具有多种化学成分，主要含有挥发油、内酯类成分、苷类成分、多糖及氨基酸等化合物。白术根茎含挥发油，油中主要成分为苍术酮、苍术醇、白术内酯等，具有保肝、调节胃肠运动、抗炎症、抗肿瘤、免疫调节、降血糖、调节脂代谢等药理作用，对治疗肝硬化腹水、原发性肝癌、梅尼埃病、慢性腰痛、急性肠炎及白细胞减少症等有一定疗效[1][2]。

（四）甘草

甘草是豆科植物甘草（ *Glycyrrhiza uralensis* Fisch. ）、胀果甘草（ *G.inflata* Bat. ）或光果甘草（ *G.glabra* L. ）的干燥根和根茎，具有补中益气、缓急止痛、清热解毒、化痰止咳、调和药性之功效。其初载于《神农本草经》，列为上品，距今已有千载史长。甘草具有多种药效活性成分，是目前最常用的中药之一，素有"十方九草""无草不成方"之说。

---

①忽星歌，耿芳，姜晨，等.五苓散治疗慢性肾脏病临床及实验研究进展［J］.辽宁中医药大学学报，2021，23（10）：203-206.

②左军，张金龙，胡晓阳.白术的化学成分及现代药理作用研究进展［J］.辽宁中医药大学学报，2021，23（10）：6-9

需要注意的是，甘草对水的双重作用主要体现在两个方面：其一，甘草具有祛痰化饮的作用；其二，如长期、过量服用甘草，则易导致津液排泄障碍，水液潴留，溢于肌肤，而发为水肿。

首先，甘草主入脾、肺经，有较强的祛痰化饮作用，就《伤寒论》中治痰饮咳嗽诸方而论，有小青龙汤、苓甘五味姜辛汤等，均以干姜、细辛、五味子、炙甘草并用且剂量相等，说明炙甘草有与前三药等同的祛痰止咳之效。再考《金匮要略》治肺痿之甘草干姜汤及治肺痈之桔梗汤，均仅由两味药物组成，且甘草剂量倍于他药，说明甘草不仅具有较强的祛痰化饮作用，且为排脓之品。其他如苓桂术甘汤、甘草干姜茯苓白术汤，亦配伍甘草以增强其祛痰化饮之功。《本草汇言》认为甘草治"痰涎咳嗽，共苏子、二陈，可以消痰顺气"，张锡纯通过临床运用总结出"甘草若轧末生服，转能通利二便"经验，乃从古方用粉甘草四两煮汤饮之，治疗肺痈初起获效验中领悟。用生粉甘草末，治疗肺结核初期，咳嗽吐痰，微带腥臭者，或肺病日久，兼吐脓血者，屡屡获效，并附病案说明"甘草熟用则补，生用则通"。现代药理学研究证实，甘草不仅具有中枢性镇咳作用，还能促进咽喉及支气管黏膜分泌黏液，使痰容易咳出，呈现出祛痰镇咳的作用。

其次，甘草虽具化痰之功，然用之不当，却也有停湿之虞，故古人素有"甘草助湿满中"之说，如《本草经疏》认为"中满者忌甘"，《汤液本草》则明确指出"甘者令人中满，中满者勿食甘，甘缓而壅气，非中满者所宜"。中满既指中焦脾胃运化失司，被湿所困，湿阻气滞所致。由于湿为阴邪，易阻遏气机，然甘草甘润助湿，湿邪壅滞，过量或长期服用，易出现腹胀、水肿等。国内外有大量报道，均证实了服甘草后会引起水肿。药理学实验证实，甘草所含甘草次酸，有肾上腺皮质激素样作用，能促进体内水及钠盐的潴留和钾离子的排出，长时间或大剂量服用可引起水肿、高血压、低钾血症等。因甘草引起的水肿，首先与甘草的用量有关，1日量一般不宜超过10 g。用量越大，产生水肿的可能亦越大，其次是与服用者的体质有关，老年患者及贫血患者服用甘草最易产生水肿，尤其是贫血患者，每日用甘草10 g以上，连续服4～5天，即可发生水肿。故湿盛中满腹胀及水肿、高血压、贫血的患者，不宜滥用甘草。

现代研究发现，甘草具有抗癌、抗病毒、抗炎、抑菌、神经保护及免疫调节等多种药理作用[1]。

二、补血药——白芍

白芍为毛茛科植物芍药（*Paeonia lactiflora* Pall.）的干燥根，味苦、酸，性微寒，是著名的"浙八味"药材之一，具有平肝止痛、养血调经、敛阴止汗等功效，还可助脾气扶正气以祛水邪。《神农本草经》载白芍具有"利小便，益气"的功效。明代名医虞抟曰："白芍不惟治血虚，大能行气。"可见，白芍可疏肝行脾，调节机体气机升降，正所谓气行则水饮自消。白芍利水渗湿的理论论证和临床应用解析可体现在以下方面[2]。

白芍可柔肝疏肝以利水渗湿。肝主疏泄，可疏通、条达周身之气机，自然能够调畅血及津液之运行输布。肝之疏泄功能正常，周身气机运行流畅，津液运行输布正常，而不至停留于周身他处聚而成痰饮之邪。同时，肝气疏泄正常，其他脏腑之气机亦得以调畅，因而其他脏腑之气亦可发挥其正常功效。肝气疏，肺气得以宣降，水道得以通调，体内留饮得除；脾气得运，中焦燥湿之功恢复，而水饮得消；肾气蒸化水饮，开合有度，水液的正常运行、输布、排泄得以维持，小便得以畅通。白芍酸敛肝阴，《本草求真》曰"白芍专入肝。有白有赤，白者味酸微寒无毒，功专入肝经血分敛气"，故能养血柔肝，可"柔肝止痛"，促进肝疏泄之功恢复，正如《百药效用奇观》所云："小便不利有因肝之疏泄失常而致者，白芍柔肝以敛横逆，则疏泄正常，下达宗筋，小便畅利……况白芍为养肝调肝之要药，肝不足者，用之可补，肝太过者，用之可抑，总使肝之疏泄正常。"马丹丹等总结孙天福教授运用当归芍药散治疗水肿经验，认为白芍既擅长养血柔肝疏肝，缓急止痛，又擅长活血利水，可一药多用[3]。

---

①李瑛.试论甘草功用的双重性［J］.江西中医学院学报，1995，7（3）：32-33.

②王子焱，范金茹.浅谈白芍利水渗湿之效［J］.环球中医药，2020，13（12）：2128-2131.

③马丹丹，王琳琳，孙天福.孙天福教授运用当归芍药散治疗水肿的临床经验［J］.中国民族民间医药，2020，29（1）：70-72.

白芍滋阴养血以利水渗湿。津血同源，两者均有滋润濡养作用，且两者之间能够相互转化。阴血受损，则津液亦被伤，水枯阴竭，无源化生小便，则发为小便不利，甚则发为癃闭。再者，研张景岳"善补阳者，必于阴中求阳，则阳得阴助而生化无穷"之理，以白芍滋阴以和阳，阴中求阳，阳复则气化正常，故小便得通也。

阮诗玮认为经方当归芍药散为"血水并治"之剂，当归、川芎、芍药入血分，共同发挥化瘀行水、和营充脉之效，多用于血虚所致水湿停滞或水湿内阻引起血气不生所导致的血虚水盛证，以及寒湿入络留瘀或瘀血内蓄日久致水气内停所导致的湿滞血瘀证①。

王晓东使用真武汤合小青龙汤治疗腹泻型肠易激综合征，认为方中配伍白芍主要是取其利小便以行水气，活血脉柔肝缓急以止腹痛，敛阴舒筋以解筋肉眴动以及防姜、附燥热伤阴，以利于久服缓治。由上可知，白芍之滋阴养血功效，是白芍能够发挥利水之效的基础②。

白芍活血化瘀以利水渗湿。《金匮要略·水气病脉证并治第十四》云："少阳脉卑，少阴脉细……妇人则经水不通；经为血，血不利则为水，名曰血分。"津血同源，互相转化，局部阴血津液被伤，血液黏稠而影响其运行，局部形成血瘀，局部不通而水饮停滞于局部，血水同病，在外表现为水肿、小便不利之病。因此，血脉的通畅也是小便得利的重要保障。国医大师裘沛然教授认为白芍是一味破药，可以破血除痹、通大便、利小便。郭继臻等总结张志远先生应用白芍药对经验，发现其善用白芍利尿之效于临床用药之中。

现代研究表明，白芍的化学成分丰富，主要包含单萜及其苷类、三萜及其苷类、黄酮类、鞣质类等，具有镇痛、抗炎、抗抑郁、保肝、调节免疫等药理作用，在治疗内脏痛、癌性疼痛、慢性胃炎、慢性乙型肝炎、类

---

①陈晓玲，许勇镇，阮诗玮.阮诗玮运用当归芍药散临证思路探讨［J］.中医药通报，2018，17（3）：9-11+4

②王晓东.真武汤合小青龙汤治疗腹泻型肠激综合征的疗效评价［D］.南京：南京中医药大学，2019.

风湿关节炎等方面的临床应用广泛。①

三、滋阴药——熟地黄

本品为玄参科植物地黄或怀庆地黄的根茎，经加工蒸晒而成。

《药性解》：味甘、苦，性温，无毒，入心、肝、肾三经。活血气，封填骨髓，滋肾水，补益真阴，伤寒后胫股最痛，新产后脐腹难禁，利耳目，乌须发，治五劳七伤，能安魂定魄。使、忌、畏、恶俱同生地，性尤泥滞。

熟地黄消痰饮的作用一直有争论。熟地黄始见于唐代孙思邈《备急千金要方》，因其具有滋阴补血、益精填髓之独特功效，在中药里占据着重要的地位。但其性黏腻、阴柔，有碍脾胃，故有医家认为，气滞脘腹胀痛、食少便油者忌服。《本草述钩元》曰："凡胸隔多痰，气道不利，升降窒息，药宜通者，汤液中禁用熟地。"受此影响，后世医家治痰多用开破之药，而畏用熟地黄，更甚者视之为痰门禁药。

然熟地黄消痰之功自古有验，《景岳全书》有一段非常精彩的描述：凡诸真阴亏损者，有为发热，为头疼，为焦渴，为喉痹，为嗽痰，为喘气；或脾肾寒逆为呕吐，或虚火载血于口鼻，或水泛于皮肤，或阴虚而泄利，或阳浮而狂躁，或阴脱而仆地。阴虚而神散者，非熟地之守不足以聚之；阴虚而火升者，非熟地之重不足以降之；阴虚而躁动者，非熟地之静不足以镇之；阴虚而刚急者，非熟地之甘不足以缓之。阴虚而水邪泛滥者，舍熟地何以自制？阴虚而真气散失者，舍熟地何以归源？阴虚而精血俱损，脂膏残薄者，舍熟地何以厚肠胃？

说到熟地黄，必得提起张景岳。明代名医张景岳临证擅用熟地黄，人称"张熟地"。在《本草正》中，景岳对熟地黄的功效颇多发挥。其中，就谈到熟地黄可治真阴亏损的嗽痰、喘气。《新方八阵·补阵》中贞元饮"治气短似喘，呼吸促急，提不能升，咽不能降，气道噎塞，势剧垂危者"。此方由熟地黄、炙甘草、当归组成，其中熟地黄用量较重，一般用七八钱，甚者一二两。张景岳指出，此证貌似痰逆气滞，庸医会误用牛黄、苏合及

①陈琪，何祥玉，周曼佳，等.白芍的化学成分、药理作用和临床应用研究进展［J］.临床医学研究与实践，2021，6（11）：187-189.

青皮、陈皮、枳壳，其实病由元海无根、肝肾亏损，辨证的关键在于脉微细无神，甚至微而兼紧。

张景岳的另一首名方金水六君煎亦出自《新方八阵·和阵》，此方可视作贞元饮与二陈汤的合方（少一味乌梅），主治"肺肾虚寒，水泛为痰，或年迈阴虚，血气不足，外受风寒，咳嗽呕恶，多痰喘急等证"。张景岳说："病有在虚实气血之间，补之不可，攻之又不可者，欲得其平，须从缓治，故方有和阵。"金水六君煎攻补兼施，故入和阵，陈修园曾斥为骑墙之方，纯属偏见。

清代名医陈士铎在《本草新编》中提到：痰有五脏之异，若痰出于脾、肺者，用熟地则助其湿，用之似乎不宜，若痰出于心、肝、肾者，舍熟地又何以逐之耶。故人有吐痰如清水者，用二陈消痰化痰之药，百无成功，乃服八味汤，而痰气之汹涌者，顷刻即定，非心、肝、肾之痰用熟地之明验乎！更有朝夕之间所吐之痰皆白沫者，日轻而夜重，甚之卧不能倒，用六味汤加熟地、山茱萸，一连数剂，而痰即大减，再服数十剂白沫尽除，而卧亦甚安，又非熟地消痰之明验乎？熟地消痰而不生痰，又何疑哉！

名医王节斋在其著作《明医杂著》中首揭"痰之本于肾"。肾气不足而生痰者，因肾之闭藏，肾之水以膀胱为其腑，其闭藏之力有时不固，必注气于膀胱，膀胱不能空虚若谷，即不能吸引胃中水饮，速于下行而为小便，此痰之所由来。然而肾虚生痰之证，一为真阴不足，阴火上升，水液沸腾为痰；一为真阳衰微，气不归元，水液上泛为痰。故赵养葵在《医贯·痰论》中云："盖痰者病名也，原非人身之所有，非水泛为痰，则水沸为痰，但当分有火无火之异耳。肾家之痰，不论水沸、水泛，皆为虚证。然而虚痰者，不可攻。"

清代王旭高则明确指出熟地黄能消虚痰："虚者乃平素肺肾内虚，肃降摄纳无权，脾胃气弱，不克化饮食精微，即痰饮之类……夫熟地最能消虚痰，以其能填补肾气而化无形之痰也。"对痰喘日久有肾虚者，不论是否夹有痰湿，即使有"舌苔黄浊不化"，熟地黄亦在所不忌，且大剂重投。王旭高认为"肝肾之虚大者，当以摄纳为要"，并且告诫后学"勿嫌腻膈而畏之"。

　　痰之本水也，源于肾。因形衰气弱或以劳倦忧思，酒色过度，或以劳损元气，津液不循常道者，上泛为虚痰，治虚痰之本必先补肾。故取熟地黄濡润、柔腻之性而不惧，求其本也。熟地黄色黑质厚，味厚气薄阴中含阳，既可补先天之阴，又能益后天之阳，既能补肾中之元气，又能入少阴，直抵下焦，填补下元之亏损，益精填髓。正符合《黄帝内经》中"形不足者，温之以气，精不足者，补之以味"之论述。肾强者则能敛精，而痰无所生也。

　　近代名医秦伯未先生强调外饮治脾，用苓桂术甘汤加减以扶阳，内饮治肾，以肾气丸为主方而纳气。温肾纳气法用于肾脏虚寒，痰饮不化，咳嗽气喘，甚至头汗、足冷、小便频数等，以肾气丸加补骨脂、五味子等为基础方。

· 第九节　收涩药 ·

（一）五味子

　　五味子［*Schisandra chinensis*（Turcz.）Baill.］是中医常用的药材，常以果实和藤茎入药，已有上千年的药用历史。唐代官修本草《新修本草》记载"五味皮肉甘酸，核中辛苦，都有咸味"，故有五味子之名。五味子具有敛肺益肾、敛汗生津等作用，临床上多应用于久咳喘、汗出、口渴等症。

　　"病痰饮者，当以温药和之"。这是张仲景治痰饮的基本法则，他把干姜、细辛、五味子配伍使用，具体体现了这一大法。干姜、细辛温肺化痰，五味子收敛肺气，这三味药均性温入肺，三药合用，散中有收，收中有散，彼此协同，相互制约，体现了"温药和之"之义。小青龙汤、苓甘五味姜辛汤加减方、厚朴麻黄汤等方均以五味子为主温化痰饮，临床辨证用之，确有实效。五味子在配伍中的意义在于：肺体本清虚，其质娇嫩，咳久伤肺，又不耐寒热，过于温补会伤及肺津，又不可过于辛开，以免辛散太过而耗伤肺气。《素问·脏气法时论》云："肺欲收，急食酸以收之。"肺气宜聚不宜散，为防辛散药发散肺气太过，应以酸性药五味子加以收敛。

方中五味子用量低于细辛和干姜，此配伍散收并行，以辛散为主以祛饮邪，五味子收敛以不伤肺气，使肺的宣发肃降功能恢复正常则饮邪自去。

关于五味子之适用宜忌，徐灵胎于《临证指南医案》之批语中言之甚详："此老（指叶天士）于补剂中用五味子极多，以其能收摄元气归于下焦；或收敛肺气不使上逆。皆历代医书相传之法，其实皆谬也。五味子专于收敛，倘有一毫风寒痰火内外之邪，用之则永远不出而成痼疾。故仲景治虚方宁用牡蛎、龙骨，从无五味者。其咳证之用五味，必与干姜同用，从无独用者，历考自知，乃千余年竟无知者，而杀人无数矣。"东垣亦曰：五味子"治咳以之为君，但有外邪者，不可聚用，恐闭其邪气，必先发散尔后用之乃良。有痰者，以半夏为伍；喘者阿胶为伍，但分量少不同耳"。两位先贤之论，言简意赅，于五味子疗咳之宜忌，已得其要领矣。

《临证指南医案》卷五痰饮篇："凉苦泻诸药。焉得中病。仲景云饮家而咳。当治饮。不当治咳。后贤每每以老人喘嗽。从脾肾温养定论。是恪遵圣训也。桂枝　茯苓　五味子　甘草汤代水。加淡姜枣。"

五味子主要含木脂素、有机酸、多糖及挥发油等多种化学成分，其中木脂素类成分是五味子的主要活性成分。现代药理学研究发现，五味子木脂素经过机体代谢后，能影响消化系统、中枢神经系统、心血管系统及免疫系统，发挥保护肝脏、调节神经功能、抗炎及抗肿瘤等多种药理作用[1]。

（二）山茱萸

近代张锡纯《医学衷中参西录》言山茱萸"因得木气最厚，收涩之中兼具调畅之性，故又通利九窍，流通血脉……与他他酸敛之药不同，是以《本经》谓其逐寒湿痹也"。张仲景书中，山茱萸出现在肾气丸中，分别用于治疗脚气、虚劳、痰饮、男子消渴、女子转胞等病证，虽症状不一，却皆与肾化气行水失职有关，故用肾气丸温肾化气，三补配以三泻，补中有泻，

---

①林河炜，刘泽润，林虹敏，等.五味子木脂素的药理作用及其代谢途径和代谢产物研究进展［J］.特产研究，2021，43（5）：100-105.

用山茱萸与茯苓、泽泻配伍，散中有收，从而使气化水行①。

·第十节 数据挖掘饮证用药规律·

数据挖掘是综合统计、计算机等多个学科知识处理分析大量数据时所采用的重要方法之一。目前中医典籍及中医临床研究中应用的数据挖掘方法多为频数分析、关联分析、复杂系统熵聚类分析等。相对于以往传统的主观经验总结，利用数据挖掘方法探索古近代名医用药规律，能够排除研究者的主观影响，具有准确客观严谨的优点。

覃堃等收集整理汉代以来著名医家的痰饮论述与医案共涉及208首方剂，进行痰饮数据库单药、对药、角药的统计，进行数据挖掘研究。统计汉代以来著名医家治疗痰饮出现频次≥36的单药，常见单药：半夏117次（占56.25%）；茯苓91次（占43.75%）；甘草66次（占31.73%）；陈皮63次（占30.29%）；根据出现频次，由高到低排序（表3）。统计汉代以来著名医家治疗痰饮出现频次≥28的对药，常见对药：半夏–茯苓62次（占29.81%）；半夏–陈皮50次（占24.04%）；半夏–甘草39次（占18.75%）；陈皮–茯苓39次（占18.75%）；根据出现频次，由高到低排序（表4）。统计汉代以来著名医家治疗痰饮出现频次≥14的角药。常见角药：半夏–陈皮–茯苓33次（占15.87%）；半夏–甘草–茯苓23次（占11.06%）；生姜–半夏–茯苓19次（占9.13%）；半夏–白术–茯苓18次（占8.65%）；根据出现频次，由高到低排序（表5）。通过研究发现，汉代以来著名医家治疗痰饮主要单药半夏、茯苓、甘草、陈皮，与本草文献记载及现代药理学研究结论相符。如《本草备要》说半夏"除湿化痰"，多个实验证明半夏能提高小鼠气管酚红排泌量，具有祛痰作用；《名医别录》记载茯苓"治疗大腹淋沥，膈中痰水，水肿淋结"，现代药理学研究表明，茯苓具有明显的利尿作用，可利水消肿；《医宗必读》说陈皮"清痰理气"，现代研究表明陈

①李伟洋，赵玉升，张美龄，等.经方配伍酸味药于水饮病中的应用探析［J］.环球中医药，2021，14（4）：683–685.

皮挥发油能够松弛气管平滑肌,且对肠平滑肌具有双向调节作用。主要对药:半夏－茯苓、半夏－陈皮、半夏－甘草、陈皮－茯苓;主要角药:半夏－陈皮－茯苓、半夏－甘草－茯苓、生姜－半夏－茯苓、半夏－白术－茯苓,主要对药和角药均为《太平惠民和剂局方》中二陈汤的组成药物及主治配伍,具有燥湿化痰、理气和中之功效[1]。

表3 汉代以来著名医家治疗痰饮常见单药(频次≥36)

序号	中药名称	频次	频率/%
1	半夏	117	56.25
2	茯苓	91	43.75
3	甘草	66	31.73
4	陈皮	63	30.29
5	白术	44	21.15
6	桂枝	44	21.15
7	生姜	41	19.71
8	杏仁	40	19.23
9	干姜	40	19.23
10	人参	36	17.31

表4 汉代以来著名医家治疗痰饮常见对药(频次≥28)

序号	对药配伍	频次	频率/%
1	半夏－茯苓	62	29.81
2	半夏－陈皮	50	24.04
3	半夏－甘草	39	18.75
4	陈皮－茯苓	39	18.75
5	甘草－茯苓	33	15.87
6	桂枝－茯苓	29	13.94
7	茯苓－干姜	28	13.46
8	生姜－半夏	28	13.46

[1] 覃塈,施展,何庆勇,等.汉代以来著名医家治疗痰饮用药规律的数据挖掘研究[J].世界科学技术—中医药现代化,2019,21(12):2630-2635.

表5　汉代以来著名医家治疗痰饮常见角药（频次≥14）

序号	角药配伍	频次	频率/%
1	半夏－陈皮－茯苓	33	15.87
2	半夏－甘草－茯苓	23	11.06
3	生姜－半夏－茯苓	19	9.13
4	半夏－白术－茯苓	18	8.65
5	甘草－桂枝－茯苓	17	8.17
6	半夏－陈皮－甘草	16	7.69
7	半夏－桂枝－茯苓	16	7.69
8	半夏－茯苓－干姜	16	7.69
9	半夏－陈皮－白术	15	7.21
10	陈皮－白术－茯苓	14	6.73
11	半夏－甘草－桂枝	14	6.73

　　戴斌等研究叶天士治疗痰饮病组方规律，统计《临证指南医案·痰饮》中使用药物，进行高频药物统计。《临证指南医案·痰饮》中出现频次>5的高频药物共21味，分别为茯苓、桂枝、半夏、生姜、炙甘草、人参、白术、附子、大枣、干姜、白芍、苦杏仁、五味子、枳实、陈皮、薏苡仁、泽泻、熟地黄、山药、橘红、石膏（表6）。药性多温，归经多属脾肺。对高频药物进行关联分析，得到关联较大的药对为茯苓－白术、桂枝－炙甘草、茯苓－生姜、茯苓－附子、桂枝－五味子、茯苓－人参、干姜－五味子、茯苓－干姜、半夏－苦杏仁等。数据挖掘结果体现了叶氏内饮治脾、外饮治肾，开太阳、合阳明的痰饮病治法，选方多以苓桂术甘汤、《外台》茯苓饮、真武汤、小青龙汤、大半夏汤等为基础加减化裁，对临床实际有一定的指导价值[①]。

---

　　①戴斌，陈竞纬，张晖.基于数据挖掘的《临证指南医案》痰饮病用药组方规律研究［J］.浙江中医药大学学报，2018，42（10）：854－857.

表6　《临证指南医案·痰饮》高频药物（频次＞5）

序号	药物	频次
1	茯苓	79
2	桂枝	47
3	半夏	42
4	生姜	42
5	炙甘草	33
6	人参	29
7	白术	23
8	附子	21
9	大枣	20
10	干姜	19
11	白芍	19
12	苦杏仁	18
13	五味子	18
14	枳实	14
15	陈皮	13
16	薏苡仁	12
17	泽泻	9
18	熟地黄	7
19	山药	7
20	橘红	6
21	石膏	6

　　宋立家等对《医宗必读》中治疗痰饮的33首方剂（包含80味药物）进行频次统计，使用频次在3以上的药物共21味（表7），李中梓治疗痰饮病用药频次居前三位的分别是半夏、茯苓、陈皮（白术）。应用关联规则挖掘方法，得到常用药对8个（表8），高频使用药对为半夏－茯苓，天南星－半夏等[①]。

────────────

①宋立家.《医宗必读》内科病证的方药应用特点研究［D］.济南：山东中医药大学，2016.

表7 《医宗必读》治疗痰饮方剂中频次≥3的药物

序号	药物	频次
1	半夏	13
2	茯苓	12
3	陈皮	10
4	白术	10
5	炙甘草	7
6	天南星	7
7	甘草	6
8	大黄	5
9	甘遂	5
10	大戟	4
11	干姜	4
12	肉桂	4
13	生姜	4
14	牵牛子	3
15	桔梗	3
16	芫花	3
17	人参	3
18	泽泻	3
19	川芎	3
20	黄芩	3
21	黄连	3

表8 《医宗必读》治疗痰饮方剂中常用药对

编号	药对	频次
1	半夏-茯苓	7
2	天南星-半夏	7
3	陈皮-茯苓	6
4	甘草-茯苓	6
5	半夏-陈皮	5
6	白术-茯苓	4
7	炙甘草-陈皮	4
8	甘遂-大戟	4

何喆等统计《中医方剂大辞典》收录治疗痰饮的方剂及药物，发现符合条件的治疗痰饮的方剂有 733 首，含 305 味中药，出现频次共 5255 次，其中有 16 味中药出现频次 ≥ 60，排名前 10 位的依次为半夏、甘草、陈皮、茯苓、白术、人参、肉桂、天南星、干姜、枳壳（表 9）。所涉及的高频药物中，化痰止咳平喘药的使用频率最高，以温化寒痰为主，代表中药为半夏、天南星；补虚药以补气药、补阴药最常见，代表中药为甘草、人参、白术；理气药以枳壳、木香、青皮为代表；温里药以肉桂、干姜为代表。由此可知，化痰止咳平喘、补虚、理气、温里为治疗痰饮病证的主要用药偏向。在治疗痰饮时，首先要辨别痰证之性质，分清寒热燥湿之不同而选用相应的方剂，用药规律应切合痰饮病的病因病机观与治则治法，例如对于咳嗽痰黏难咳或有咳血倾向者，则不宜应用辛温燥烈之剂；表邪未解或痰多者，慎用滋润之品以防壅滞留邪。对治疗痰饮的药性、药味进行频数统计时发现，治疗痰饮的中药多选用温、寒性药物，药味多为辛、苦。采用温性药物时，多取其温阳化饮、燥湿行气、健脾益气之效；采用寒性药物时，多取其清热泻火、清化热痰之效。辛味能行、能散、能润、能燥，具有燥湿行气、解表祛饮的作用，如半夏、陈皮、厚朴等，多用于湿痰寒痰咳嗽的治疗；苦味能泄、能燥、能坚阴，具有清热燥湿、泻火存阴的作用，如杏仁、黄芩等，多用于火郁、痰痛的治疗。对于多种证型并存的痰饮患者来说，须诸药合用，标本具治，攻补兼施。药物归经以脾、肺经为主。脾为生痰之源，肺为贮痰之器，肺、脾两脏是保证津液正常代谢的重要枢纽，若脾失健运，水液不化，聚湿生痰，为饮为肿，影响及肺则失其宣降而致痰嗽喘咳，此病其标在肺，其本在脾。肺主治节，司呼吸，为水之上源，可通调水道，外邪侵袭肺时，可导致肺失宣降，或郁而化热、化燥伤津，均可灼津为痰。诸湿肿满，皆属于脾，脾居中焦，主运化升清，为后天之本，若脾运化不力或脾气虚弱，可使水湿不行，停聚为痰饮，故从脾治疗痰饮当为治本之法[①]。

---

①何喆，张琦，翁家俊，等.《中医方剂大辞典》中治疗痰饮方剂的用药规律［J］.中成药，2020，42（5）；1306-1310.

表9 《中医方剂大辞典》中药出现频次（≥60次）统计

序号	中药	出现频次	出现频率/%
1	半夏	401	54.71
2	甘草	243	33.15
3	陈皮	236	32.20
4	茯苓	204	27.83
5	白术	193	26.33
6	人参	141	19.24
7	肉桂	105	14.32
8	天南星	99	13.51
9	干姜	96	13.10
10	枳壳	93	12.69
11	木香	89	12.14
12	枳实	81	11.05
13	黄芩	74	10.10
14	青皮	74	10.10
15	桔梗	70	9.55
16	白矾	69	9.41

第八章　治饮常用方剂①

　　清代陈修园说"痰饮源，水气作……十六方，各凿凿"，其治痰饮方包括《金匮要略》苓桂术甘汤、五苓散等十五方，再加上《外台》茯苓饮共合十六方。首届国医大师何任先生曾撰写"痰饮辨"一文，他在上述十六方基础上，加上了苓桂味草汤等五首方剂合成"痰饮病二十一方"。其实单从《金匮要略》所载痰饮方又岂止二十一方，如射干麻黄汤、厚朴麻黄汤、泽漆汤都是治疗痰饮的名方。本章除以上方剂外，又增加了吴茱萸汤、神术丸、沉香茯苓丸等治饮方剂。

·第一节　苓桂术甘汤·

　　苓桂术甘汤是临床最常用的经方之一。凡中阳不运，胃有停饮，胸胁支满，目眩，兼见短气，皆可用苓桂术甘汤。痰饮病机为脾阳虚衰。中阳不运，水停为饮，胃中有停饮，故胸胁支满；饮阻于中，清阳不升，故目眩；水饮停留，妨碍升降之气，故短气。此脾阳虚衰，不能运化水湿所致痰饮，故用温阳蠲饮、健脾利水之苓桂术甘汤主之。

　　苓桂术甘汤为《伤寒杂病论》中的方剂，《伤寒论》第67条云："伤

---

①何任.《金匮》痰饮方及其应用［J］.浙江中医药大学学报，2011，35（4）：473-475.

寒若吐、若下后，心下逆满，气上冲胸，起则头眩，脉沉紧，发汗则动经，身为振振摇者，茯苓桂枝白术甘草汤主之。"

《金匮要略·痰饮咳嗽病脉证并治第十二》云："心下有痰饮，胸胁支满，目眩，苓桂术甘汤主之。"又云："夫短气有微饮，当从小便去之，苓桂术甘汤主之。"苓桂术甘汤主治心下有停饮、胸胁支满、眩晕及心下逆满、气上冲胸、起则头眩、脉沉紧之阳虚饮停证，是益气温阳、健脾化饮的代表方。

苓桂术甘汤由茯苓、桂枝、白术、甘草四味药物构成。方中茯苓淡渗利水，桂枝辛温通阳，两药和用，可以温阳化饮；白术健脾燥湿，甘草和中益气，两药相协，又能补土制水。清代尤怡认为苓桂术甘汤中"茯苓、白术，以蠲饮气；桂枝、甘草，以生阳气"。

苓桂术甘汤方是治痰饮"当以温药和之"的代表方，主治胸胁支满、目眩之心下痰饮。心下痰饮是由饮邪阻碍胸阳所致。用本方既能温中，又能祛水饮。本方还治胸中有微饮的短气。微饮短气是因为有少量的水饮，使气被饮阻，消除水饮使其从小便排出即可。清代吴谦《医宗金鉴·删补名医方论》中"集注"指出："赵良曰：《灵枢》谓心胞络之脉动则病胸胁支满者，谓痰饮积于心胞，其病则必若是也。目眩者，痰饮阻其胸中之阳，不能布精于上也。茯苓淡渗，遂饮出下窍，因利而去，故用以为君。桂枝通阳输水走皮毛，从汗而解，故以为臣。白术燥湿，佐茯苓消痰以除支满。甘草补中，佐桂枝建土以制水邪也。夫短气有微饮，此水饮停蓄，呼吸不利而然也。……呼气之短，用苓桂术甘汤之轻清以通其阳，阳化气则小便能出矣。"清代吴鞠通在《医医病书·用古方必求立方之故论》中总结"外饮治脾，内饮治肾"言："痰饮门中，胸中有微饮，苓桂术甘汤主之……苓桂术甘汤所治之饮，外饮治脾也……若外饮脾虚，不能代胃行津液，一以强卑监之土为要。"

现时本方应用范围颇广，可用于心血管系统、消化系统、呼吸系统、神经系统等疾病的治疗，如用治风湿性心脏病、肺源性心脏病、冠心病、梅尼埃病、慢性支气管炎、水肿、心律不齐、胃下垂、心脏神经官能症等病之辨证属温阳化饮者。余仲卿用苓桂术甘汤加味治疗水饮眩晕74 例，治疗效果以 3 年未复发为痊愈标准：①水湿困脾型服 3 剂痊愈 21例（占 70%），服 4 ~ 6 剂痊愈 7 例（占 23%），服 9 剂痊愈 2 例（占7%）。②脾阳素虚型服 6 剂痊愈 4 例（占 21%），服 7 ~ 12 剂痊愈 5 例（占 26%），服 13 ~ 15 剂痊愈 9 例（占 48%），1 例好转（占 5%）。③劳倦伤脾型服 3 ~ 6 剂痊愈 16 例（占 64%），服 7 ~ 9 剂愈 8 例（占32%），服 10 剂痊愈 1 例（占 4%）[①]。刘为熙等用苓桂术甘汤治疗水饮内停性眩晕 86 例。治疗结果：显效（3 天内症状缓解，6 天内症状消失，体征恢复正常）54 例；有效（6 天内主要症状减轻，体征有所恢复）29 例；无效（6 天内主要症状未见减轻，或减轻后 10 天内又复发）3 例；总有效率为 96.5%[②]。何学斌用苓桂术甘汤治疗反胃、眩晕、癃闭，疗效良好，随访 1 年皆未见复发[③]。全国老中医药专家范永升教授从"水饮"的分型出发辨证施治各类风湿免疫病，通过脏腑辨证及三焦辨证，临证时重视对舌诊的判断，指出若舌淡胖、有齿印，苔白腻或苔滑，就可以作为运用苓桂术甘汤的主要依据，温阳化饮、健脾利水，治疗不同的风湿免疫病，如强直性脊柱炎、白塞综合征、系统性红斑狼疮、干燥综合征等，均取得良好的疗效[④]。

刘敏教授[⑤]认为，脾胃同居中焦，赖阳气以运化万物，其运化功能健旺，就能防止水液在机体不正常停滞。过食生冷，损伤脾阳；或暴饮暴食，胃纳过多，食滞胃脘；或素体脾虚，或过用寒凉药物，导致中焦虚寒，脾失健运，饮食痰涎不能输化，俱化为水，胃气不降，酸水随胃气上逆，可见，中焦虚寒为反酸常见病因。温中化饮为中焦阳虚型反酸的基本治疗原则，

①余仲卿.苓桂术甘汤加味治疗水饮眩晕 74 例［J］.北京中医，1993（4）：19-20.

②刘为熙，林宝福.苓桂术甘汤治疗水饮内停性眩晕 86 例［J］.湖北中医杂志，1996，6（18）：33.

③何学斌.浅谈苓桂术甘汤的临床运用［J］.中华实用中西医杂志，2006，19（10）：1146.

④虞泰来，范永升，谢冠群.基于"水饮"理论探讨范永升教授运用苓桂术甘汤治疗风湿免疫病经验［J］.浙江中医药大学学报，2021，45（5）：489-492，496.

⑤李文靖，刘敏.刘敏运用苓桂术甘汤治疗反酸验案［J］世界最新医学信息文摘（电子版），2019（34）：1.

而苓桂术甘汤为化饮第一方。因此，用该方治疗反酸可取得良好效果。

王佳鑫等[1]认为：该方既能燥湿于中焦，利水于下焦，又能温阳健脾，化气行水。由此可见，本方不仅可用于"心下有痰饮，胸胁支满目眩"之证，还可推而广之，用于多种寒湿水饮内停机体而不化之证候。故但凡脾阳不振、水湿不化之证，均可化裁治疗。本方还用于治疗脾肾阳虚，津液输布异常，水停盆腔底部形成的积液。

房宗宝[2]运用苓桂术甘汤加减治疗冠心病三支病变、支架置入术后出现心悸、气促、胸闷、咳喘、咳出白色稀痰、形寒怕冷、大便稀溏等，辨证属心脾阳虚，水饮凌心射肺。服药后明显好转。

刘渡舟老是伤寒大家，他的处方谨遵仲景，小而精悍，我们一起学习几例刘渡舟老苓桂术甘汤的医案，这些医案都来自《伤寒论临证指要》。

医案1：吴某，女，65岁。患冠心病，近来颈旁之脉管胀痛为甚，而且有时跳动，令人不安。切其脉弦，视其舌水滑，结合心脏悸动与胸满憋气等证，辨为"水心病"而使血脉不利。为疏：茯苓30 g，桂枝12 g，白术10 g，炙甘草10 g。连服7剂而颈脉之痛痊愈。由此证明，苓桂术甘汤有疏通血脉、消除痛胀之功效。

论：颈脉管胀痛，时有跳动，这不是人迎穴吗？苓桂术甘汤，所谓通血脉消胀痛者，皆因泻水则降逆之功也。

医案2：叶某某，女，53岁。患心悸与胸中憋气证，而右手五指麻木为甚。切其脉弦，按之而软，视其舌淡，苔则水滑。此"水心病"也。所以手麻者，心阳不煦，血气不充，流行不利也。乃用桂枝12 g，茯苓30 g，炙甘草10 g，白术10 g。此方连服10剂，胸不憋气，手麻不发，心悸亦安。

医案3：张某，男，62岁。每晚则胸满憋气，后背既凉且麻。切其脉弦，视其舌水滑，辨为"水心病"而阳气不足。乃用桂枝15 g，炙甘草10 g，白术10 g，茯苓30 g。嘱服7剂背寒与胸满俱减，照方又服7剂，病已近愈，因其阳气浇漓，为疏：附子（先煎）20 g，白术20 g，茯苓40 g，白芍15 g，

①王家鑫，郑金兰，钰枉婷.苓桂术甘汤配合针灸治疗盆腔积液［J］.内蒙古中医药.2010，29（7）：49.

②房宗宝，苓桂术甘汤临床应用举隅［J］.中国实用医药，2018，13（12）：192–193.

生姜 20 g，桂枝 20 g，蜜为小丸，以资巩固。

论：脉弦为肝脉，是滋阴疏肝，还是泻水燥土，以培木根？此不是水心病，而是水气旺而阳气格，气逆则胸满，少阴之寒盛，太阳之阳虚，所以后背发凉。苓桂术甘汤，泻水燥土，以疏木弦。水泻则气行，心火下降，少阴自能化温。本案加人参就是附子汤，加生姜就是茯苓甘草汤，加桂枝就是苓桂术甘汤。此方泻水以建中，和其阴阳，服之水泻气降而阴阳和，则病愈也。本方有泻水行气、温化寒水之功效。

医案 4：徐某，女，38 岁。自觉心下有气上冲于胸，胸满心悸、头目眩晕，不敢移动，西医诊为梅尼埃病，然治疗无效，始求中医诊治。切其脉沉弦，视其舌苔白水滑。余辨为水气上冲的"水心病"。头为诸阳之会，反被水寒阴气羁縻，所以发生眩晕与胸满心悸等证。仲景所谓"心下逆满，气上冲胸，起则头眩"是也。方用桂枝 12 g，茯苓 30 g，白术 10 g，泽泻 20 g，炙草 6 g。连服十数剂而愈。

医案 5：1990 年，我带研究生在门诊实习，一老媪患心脏病多年，最近续发咳喘，面目浮肿，小便则少。服药虽多，然面肿一直未消。余切其脉弦、视其舌则胖，苔则水滑。此证心阳虚于上，水寒之气得以上冲，凌心则悸，乘肺则咳喘，三焦通调不畅，则小便不利，水气不行，是以面肿。治当温心阳、利肺气，使三焦通畅，小便一利，则面肿可消。方用茯苓 30 g，桂枝 12 g，杏仁 10 g，炙甘草 6 g。患者见药只四味，面露不信，然服至 5 剂，小便畅通，诸症皆减，又服 5 剂面已不肿。本方减白术加杏仁名苓桂杏甘汤，用治"水气上冲"，水寒迫使肺之宣降不利，不能通调水道，疏利三焦，而出现咳喘、面目浮肿、小便不利等症。

医案 6：曾治一李姓患者，为八旬老翁，身体犹健，不需儿女，生活尚能自理。入冬以来，时发胸满，气逆作咳，咳吐白色痰涎较多，周身酸懒，不欲活动。切其脉则弦缓无力，视其舌苔则白腻而厚。余辨为"水心病"而阴霾用事，兼挟水湿之邪为患。湿性黏腻，阻塞气机是以胸满；湿生痰浊，上阻于肺则咳嗽多痰。治当通阳化饮，兼利水湿邪气，方用茯苓 30 g，桂枝 12 g，杏仁 10 g，薏苡仁 12 g。此方服至 6 剂，痰少嗽轻，胸次开朗，症状减轻，又续服 6 剂，爽然而愈。

按语：本方减白术、甘草，加杏仁、薏苡仁名苓桂杏苡汤，用治"水心病"兼挟湿浊之邪，水与湿虽不同性，但往往相因而生。其证多以心悸气短、咳嗽多痰、头重如裹、胸满似塞、周身酸楚、不欲饮食、小便不利为其特点。

医案 7：山西曹某，年届不惑。患"水心病"，右胸时发针刺状疼痛。余认为此证用苓桂术甘汤通阳下气有余，对通脉活络似有不足，乃于方中加茜草 10 g、红花 10 g 以活血通络；减去白术、甘草壅滞之性。此方服至 5 剂，胸中刺痛快然而瘳。如果兼血压高者，再加牛膝 12 g，效果令人满意。

按语：本方减白术、甘草加茜草、红花，名苓桂茜红汤，用治"水心病"兼见胸中刺痛，控及后背，血脉瘀阻不通。

医案 8：北京燕某，男，56 岁。患"水心病"而咳，久则呕恶欲吐，睡眠欠佳，脉来弦滑，舌苔白腻而厚。余辨为内湿痰浊所致。乃用苓桂术甘汤另加半夏 25 g、陈皮 10 g，服完 7 剂则呕恶、少寐等症立已。

按语：本方加半夏、陈皮名苓桂二陈汤，用治"水心病"而痰浊又多，令人咳、呕、不寐，头目眩晕不止。

论：本条医案，属于痰饮病。脉弦滑，呕恶欲吐，皆为痰饮主症。苓桂术甘汤，泻水燥土，半夏、陈皮破气降浊。

医案 9：山西郭某，男，68 岁。患"水心病"而后背恶寒酸楚为甚。切其脉沉，舌质淡嫩、舌苔水滑。余辨为"水心病"而阳气虚。背为阳之府，是以恶寒而酸楚也。乃用苓桂术甘汤另加附子 12 g，服 7 剂背恶寒不发，而"水心病"随之获良效。

按语：本方加附子名苓桂术甘附子汤，用治"水心病"而后背恶寒与酸痛。

医案 10：张某，女，52 岁。患"水心病"心悸而颤，胸中发空，气不够用。切其脉弦，但按之则软，舌质淡嫩。辨为"水心病"而宗气复虚之证。乃用苓桂术甘汤另加党参 20 g，服至 7 剂则心胸不觉发空，心悸与颤俱安。

通过以上 10 个医案，可以看出刘渡舟老治疗"水心病"都用苓桂术甘汤并取得良好效果。所谓"水心病"，有影响血脉瘀伤阻不利的颈脉胀痛，水气冲心的"气上冲证"，寒凝气滞的"短气"与"胸中憋闷"证，卫气不利的手发麻、清阳不上的"头目眩晕"证和"水心病"伴宗气虚的心颤心悸、伴心阳不足的后背恶寒酸楚等。刘渡舟老对苓桂术甘汤的适应证源于张仲景而又超过张仲景，他的学生傅延龄君通过实验研究，证明此方具有一定的抗心脏缺血、抗心律失常及正性肌力等作用。由此刘渡舟老说苓桂术甘汤是治疗"水心病"的王牌，临床之士不得忽视。

苓桂术甘汤的现代药理作用主要有利尿、镇痛、祛痰、止咳、增强血液循环、促进机体消化及增强免疫功能等。现代药理学研究证明，茯苓具有利尿、抗炎、抑菌、调节免疫功能、镇静、治疗心血管系统疾病等药理作用，桂枝具有利尿、抗菌、抗病毒、解热镇痛、抗炎和调节免疫等药理作用，白术具有增强脾胃功能、调节胃肠运动、利尿、调节心血管系统、调节免疫系统、调节生殖系统、抗菌、抗炎等药理作用[①]。

·第二节　肾气丸·

《医宗金鉴》云："此肾气丸纳桂附于滋阴剂中十倍之一，意不在补火，而微微生火，即生肾气也。故不曰温肾，而名肾气。"下焦阳虚，不能化水，用肾气丸。凡短气因于肾阳虚衰，不能化气行水，水气上逆而致者，可见小便不利，治宜肾气丸以温肾化饮。肾气丸方药用炮附子、桂枝、干地黄、山药、山茱萸、泽泻、茯苓、牡丹皮八味，可养阳气、化阴饮。肾气丸对于痰饮一证，突显了"养阳气以化阴"的方剂配伍结构。方中炮附子、桂枝温补肾阳以振奋阳气；干地黄、山茱萸滋补肝肾；山药、茯苓健脾利水；泽泻淡渗利水；牡丹皮苦、辛，寒，可防桂、附之辛燥太过，且利肺而入血，活血化瘀以防"血不利则为水"，通行血脉而协助水道通畅。诸药共奏振奋阳气、温肾化水之功，使气化水行，饮有去路，则"短气"之症自除。若肾阳衰微不能化水而形成的水停不化、短气微饮，也可以用肾气丸使水

---

①肖辉，叶明玉，丁舸.茯苓、桂枝、白术在治疗痰饮病中的配伍意义探析［J］.中医研究，2020，33（2）：2-5.

饮从小便去之。肾气丸可以酒送服，酒气浓烈，能使一身阳气通达，通畅三焦和血道，气行则痰饮化，助痰饮水湿随小便而去。吴鞠通在《医医病书·用古方必求立方之故论》中总结"外饮治脾，内饮治肾"言："痰饮门中，胸中有微饮……肾气丸亦主之。……肾气丸所治之饮，内饮治肾也。按肾虚水泛为痰，但嗽不咳，肾气丸主之。"

目前本方广泛用于内、外、妇、皮肤、五官等各科。就痰饮之范围而言，本方则常用于支气管哮喘、老年慢性支气管炎、肾病综合征、尿毒症等之辨证属肾阳衰微者。现代药理学研究表明，肾气丸具有改善肾藏象系统功能、调节内分泌、增强免疫、抑制炎症等功效，具有较好的延缓衰老的功效[1]。

刘建秋教授[2]认为，肺金之气，夜卧则归藏于肾水之中。肺为娇脏，畏寒畏热，肾中无火，则水冷金寒而不敢归，或为喘胀，为哕咳。肾为主水之脏，肺为水之上源，肾阳虚不能化水，以致肺之肃降失职，则咳喘、痰血日久不愈。肾为元气之根，肾虚不能纳气，则胸闷、气急、气短，若肺气上逆则为咳喘。肾阳虚，则病好发于冬春天寒冷季节。肺为贮痰之器，肾为生痰之根，肾阳虚，气不化津则水泛为痰，肾虚肺寒则痰多而稀。脉证尽现肾阳虚之象，均可用金匮肾气丸以补肾纳气。

肾气丸证候中既有"小便不畅"，又有"小便反多"，其皆因肾气虚而导致。肾气虚，气化不行，津液不布，溺门不开，而为少腹拘急。小便不利之证肾气亏损，命门火衰，不能摄水和制约偏渗之津液，故有小便反多这一相反的临床表现。所以肾气丸既可用于治疗前列腺增生的尿滴沥不畅、尿潴留，还可以用于治疗尿频、漏尿、遗尿等。

尿崩症是由于抗利尿激素（即精氨酸加压素，AVP）缺乏、肾小管重吸收水的功能障碍，从而引起以多尿、烦渴、多饮与低比重尿为主要表现的一种疾病。尿崩症属于中医学消渴的范畴。《金匮要略》中说："男子

①郭煜晖，张长城，胡璇，等.肾气丸药理作用与机制的相关研究进展［J］.中国老年学杂志，2021，41（1）：208-211.

②李竹英，师留杰，王丽芹.刘建秋应用金匮肾气丸治疗肺系疾病经验举隅［J］.上海中医杂志，2018，52（1）：15-17.

消渴，小便反多，以饮一斗，小便一斗，肾气丸主之"。故用金匮肾气丸温补肾阳，化气行水。

以下介绍几例名医用肾气丸治疗痰饮的医案。

医案1：李继昌咳嗽医案　余早年至富民县访友。友留宿，夜阑入寐，闻间壁咳声频频，达旦未止。经询，方知夜咳者乃一年近七十之老妪，病已半载，屡治罔效。余即登门予以诊治。其症咳多甚于夜间，每卧即痰壅作咳，以致难以入寐。咳时气短难接，痰有咸味，虽屡服化痰止咳之药，总难奏效。脉两寸俱大，两尺则微细欲绝。参其脉证，知此病不单在肺，肾亦病矣，乃肾虚不纳之候。遂以金匮肾气丸加味治之：附片（开水先煎透）30 g，上肉桂（研末调服）6 g，熟地黄15 g，山茱萸6 g，怀山药15 g，茯苓15 g，粉丹皮9 g，泽泻9 g，炙麻黄根9 g，五味子6 g。上方仅服1剂，当晚咳即减半，知药已对证，令其再服5剂。并购金匮肾气丸常服，未及半月而愈。

按语：久咳气短，甚于夜间，痰有咸味，尺脉微细欲绝，此肾虚不能纳气，水泛为痰饮故也，故用肾气丸补肾虚，加五味子、炙麻黄根以敛肺纳气平喘。

医案2：俞长荣久喘医案。王某，男，63岁，干部，1977年2月10日初诊。咳喘近20年，从1960年起逐渐加重，于寒冷季节发作较频。近十余日来咳喘频发，胸闷气急，气短，动则尤甚，以致不能平卧，上楼困难。痰多，含有大量泡沫。舌体较胖，边红苔白，脉短。处方：熟地黄、山药、茯苓各15 g，牡丹皮、泽泻、枸杞子、附子、葶苈子各9 g，胆南星6 g，肉桂心（另冲）3 g。服5剂。

3月11日复诊：咳喘已显著减轻，胸闷基本解除，痰亦相应减少，但微感口干，仍偶有气短，脉舌同前。上方减附子为6 g、肉桂为1.2 g，加葫芦巴9 g，续服5剂，诸症解除。同年10月询知，咳喘未再发作。

按语：本例属肾虚不能纳气证。患者年过花甲，肾气早衰。肾为元气之根，肾虚不能纳气，气上逆则为咳喘；胸闷、气急、气短也因肾不纳气之故。肾阳虚，故病好发于冬春寒冷季节。肺为贮痰之器，肾为生痰之根，肾阳虚，气不化津则水泛为痰饮，肾虚肺寒所以痰多而稀。方中用金匮肾气丸取其补肾纳气之功，加葶苈子、胆南星取其化痰而助平喘之效。

案例3：王永钦眩晕（梅尼埃病）医案。宋某，女，46岁，营业员。发作性眩晕耳鸣，听力渐减2年余，近半年来发作频繁，多则一月数次，少则两月一次，曾在某院诊为"梅尼埃病"，历治不效。现症：时发眩晕，耳鸣，听力减退，耳内凉楚，手足不温，腰背寒凉，形寒怕冷，白带清稀量多，饮食喜热，喜静厌动。前庭功能检查：右耳反应低下。舌淡苔白水滑，脉沉乏力。本医案属肾阳虚衰，寒水（饮）上逆而发为耳性眩晕。治宜温肾壮阳，散寒降逆，聪耳息眩。药用：制附片（先煎）10 g，肉桂 10 g，茯苓30 g，泽泻 30 g，熟地黄 15 g，牡丹皮 12 g，山茱萸 15 g，山药 12 g，生龙骨、生牡蛎各 25 g，磁石 30 g，酸枣仁 5 g，菖蒲 12 g，甘草 10 g，生姜 3 g。每日1剂，分3次服。用药3剂，眩晕停止，耳鸣好转。效不更方，续进10余剂，诸症皆失，前庭功能检查右耳反应接近正常。嘱每晨服金匮肾气丸1丸，连用2个月。后访半年未再发。

按语：肾主水，开窍于耳，肾阳虚衰，气化失常，水饮上泛于头窍，而致眩晕耳鸣。以肾气丸温肾化饮，加生龙骨、生牡蛎、磁石、菖蒲以潜镇开窍。阳复饮化窍通，则眩晕即止。

案例4：薛己医案。州守王用之，先因肚腹膨胀，饮食少思，服二陈、枳实之类，小便不利大便不实，咳痰腹胀；用淡渗破气之剂，手足俱冷。此足三阴虚寒之证也，用金匮肾气丸，不月而康。

按语：三阳虚寒证其治独取少阴者，以肾阳为一身阳气之根本，五脏六腑非此不能发也。

案例5：朱士伏医案。陈某，女，26岁。产后3日，小便不通，经妇产科导尿，小便点滴难下，伴少腹胀满、面色㿠白、腰痛如折、恶露较少，舌淡胖，脉迟。辨为肾气虚寒，气化不利。投肾气丸加味：熟地黄 30 g，山药 30 g，党参 30 g，白茯苓 10 g，泽泻 10 g，乌药 10 g，肉桂 5 g，熟附片（先煎）10 g。2剂后小便畅通。复诊时加当归、黄芪，5剂病愈。

按语：肾气不充，膀胱气化失司，继因产后寒邪乘虚内侵，寒客下焦，水道为寒所凝，水满于胕中，膀胱不利而癃。肾气丸温阳散寒，补肾壮阳，非桂、附不能直达州都，雪消春水来矣。

·第三节 五苓散·

五苓散针对下焦阳微，肾不能化水，以至于饮邪上逆的痰饮证。下焦蓄水之小便不利，主以五苓散。五苓散乃张仲景之方，被称为"千古第一利水方"。《伤寒论》中共有 8 处条文提及五苓散，《金匮要略》用本方治脐下悸水气。平素较瘦的人，出现脐下部位悸动、吐涎沫、头眩等症状，多为水饮之邪犯于上、逆于中、动于下的表现。虽然形体瘦，实亦水病。饮在下焦，当从小便去，治用五苓散化气利水，水气下行，则诸症可消，故以本方利水。

《金匮要略·痰饮咳嗽病脉证并治第十二》云："脐下有悸，吐涎沫而癫眩……五苓散主之。"

《伤寒论·辨太阳病脉证并治中第六》云："脉浮，小便不利……五苓散主之。"又云："中风……渴欲饮水，水入则吐者，名曰水逆，五苓散主之。"

《伤寒论·辨太阳病脉证并治下第七》云："本以下之，故心下痞……其人渴而口燥烦，小便不利者，五苓散主之。"其功专化气行水，是膀胱气化不行致小便不利的主方，且可通畅三焦水道运行之通路，主在上之癫眩、在中之烦渴、呕吐、心下痞，在下之脐下悸、小便不利的三焦水饮证候。

五苓散方药用茯苓、猪苓、桂枝、泽泻、白术等五味药。方中以泽泻、茯苓、猪苓淡渗利水，配桂枝则能化气利水，分消水气；白术健脾以制水，利水有赖于膀胱气化，配桂枝则能化气布津，实土以制水。五药共用，则膀胱气化得利，水饮化而能出，不复为患。五苓散组方严谨，诸药配伍上能行肺，中以健脾，下泻肾邪，又可利三焦，助膀胱气化，利水渗湿，化气解表，使水行气化，表邪得解，脾气健运，则蓄水留饮诸症自除。

明代吴崑《医方考》言："猪苓质枯，轻清之象也，能渗上焦之湿；

茯苓味甘，中宫之性也，能渗中焦之湿；泽泻味咸，润下之性也，能渗下焦之湿。"可见三药相配，能从上、中、下三个方面祛除水湿。

清代柯韵伯《伤寒来苏集》云："泽泻味咸入肾，而培水之本；猪苓色黑入肾，以利水之用；白术味甘归脾，制水之逆流；茯苓色白入肺，清水之源委，而水气顺矣。"方中虽然以泽泻用量最大，重用为君药，但用意最重者却是桂枝。清代张璐《医通祖方》中谓"此方全赖桂之辛温"，桂枝辛可行气，助阳化气，可达内外上下，上焦入心肺，中焦入脾胃，下焦入肾和膀胱，善于温运阳气，通达三焦，辛热则能化气，于是膀胱"气化则能出矣"。五苓散可通阳气，利水湿，防泛滥，是调节气化功能、调节全身代谢的精妙方。本方功在气化，非止利水，则气化周身可至，一身水饮皆可化之。所以五苓散虽"为行膀胱之水而设，亦为逐内外水饮之首剂也"（《古今名医方论·卷三·五苓散》），被称为"利水之祖方"（《退思集类方歌注》）[①]。

五苓散应用时是将药物"捣为散"，即所用剂型为散剂。"散者，散也"，以取其发散之性，而内散水饮，外散表邪。服用五苓散时需"多饮暖水"，是为了助运药力以布达津液并以新水更代宿水，补充原有局部津液缺水状况。服用后出现"汗出"，则是人体津液得以恢复正常、输布外达的征象，故即使治疗无表邪的单纯水饮内阻时，也标注"汗出愈"[②]。

以下介绍几例名医医案。

医案1：陈女，45岁。患心悸、胸满、憋气等"水心病"见证。而小便不利，脚膝作肿，按之没指，行路发沉。脉来沉，舌苔水滑，辨为"水心病"而不能通阳化气行水，小便不利，聚而为肿也。乃用五苓汤而重用桂枝、茯苓、泽泻，服至5剂则小便畅通而脚膝之肿消退。（《伤寒临证指要》）

按语：本方减甘草加猪苓、泽泻名五苓汤，用治"水心病"兼见下肢浮肿，

①孙洁，李秋芬，王坤根.《醉花窗医案》饮证诊治特点辨析［J］.浙江中医药大学学报，2014，38（8）：953-954.

②郭永胜，黄书婷，渠景连.张仲景运用五苓散原义探析［J］.中医学报，2021，36（3）：475-477.

小便不利，阳虚不能化气行水之证。

医案2：姜晓疟腮医案。袁某，男，11岁，1986年3月11日诊。患儿3日前始感微恶风寒，纳差，继而发热，体温38.5℃，两腮肿痛，恶心欲吐，不思饮食。曾服普济消毒饮，病反加剧，昨夜体温升至39.2℃，头痛呕吐，胸中烦闷。刻诊：面色苍白，两腮肿痛，呕吐频作，吐出物尽为水液，吐后渴饮，水入复吐，且伴睾丸水肿，小便不利。舌淡苔白，脉滑数。诊断：疟腮、水逆证。病机：瘟毒上结，水饮内停。治法：通阳化气，行水解肌。方药：五苓散。处方：桂枝6g，茯苓、猪苓、泽泻、白术各10g。捣末，分作3次，水送吞服。1剂后不再呕吐，脘腹觉畅，能进饮食，头痛减轻，体温38.2℃。继用原方作汤剂，并加山豆根10g、鱼腥草20g以解毒散结。2剂后，诸症消失，腮肿亦平，唯精神稍差，饮食欠佳，随用参苓白术散调理善后。

医案3：张祥福血崩（功能性子宫出血）医案。杨某，女，35岁，1978年5月12日诊。患者素体肥胖，月经过多，先后无定期，经期7天，淋漓不绝，今日中午突然小腹剧痛，经血暴崩如注，经某医院诊治用止血药、输液等急救处理无效，转请余诊治。症见面色苍白，四肢冰冷，头汗如珠，口吐浊沫，小腹剧痛，喜按，舌质淡胖嫩，边有瘀点，苔白微腻，脉涩。实验室检查：血红蛋白6.5g/L，白细胞5.20×10^3/L，中性粒细胞65%，淋巴细胞30%，单核细胞2%。诊断：血崩（功能性子宫出血），证属痰湿中阻胞宫。治宜益气止血，通阳利湿。方拟五苓散加晒参10g、阿胶（烊化兑服）10g、三七（研末冲服）10g，服2剂。5月14日复诊：精神大振，4剂转温，血崩缓停，原方续服5剂，漏血尽止而愈[①]。

按语：患者素体肥胖，头晕胸闷，口吐浊沫，舌胖苔腻，乃痰饮内停之象。痰湿内阻胞宫，冲任不固，而为血崩，治以五苓散通阳利湿，并加晒参、阿胶、三七以益气养血止血，标本兼治，故获良效。

医案4：王殿威汗出医案。王某，男，25岁，1980年6月初诊。自

---

①张祥福，张祥尤.五苓散治疗急危重症［J］.湖南中医杂志，1989（6）：18-19.

1978年患胸膜炎之后，便开始出汗，经过抗结核治疗1年后，胸膜炎已痊愈，但出汗却有增无减。白天动则汗出，夜晚寐则汗出，以后渐次增多，甚则身如洗浴，神疲乏力，极易感冒，饮食不佳，大便不爽，服中药达数十剂，有从阳虚治疗，用益气温阳、固表敛汗法，服药后反增烦热；有从阴虚治疗，用滋阴降火、固阴止汗法则汗出愈甚。余诊其舌苔白腻，脉缓无力，辨证属湿阻中州，脾阳不振，饮邪中阻，中阳不得外达。治宜温阳化气，健脾除湿。方用：白术10g，泽泻10g，猪苓6g，云苓6g，桂枝5g。2剂。汗出十愈八九，再服2剂，3年之顽疾竟获痊愈。随访1年未见复发。

按语：足太阳膀胱经主一身之表，为人身之藩篱，摄卫彻邪。今水湿内盛，蓄于膀胱，气化不振，则在表之卫气虚弱，失于固摄而见汗出。当此之时，务利膀胱水湿，复其气化，以振奋卫气，则不补气而肌表固，不止汗而汗自止矣。此经病治腑之法也。

医案5：孙会文背寒冷医案。孙某，男，55岁。近1年来，患者背部有手掌之大发冷处，即使穿棉背心也觉寒风袭入。某医投于当归生姜羊肉汤乏效，延余诊治。脉弦滑，苔白湿润，辨证为"饮留心下"，选方五苓散治疗。患者服药15剂，背冷得良，随访1年安好。

按语：心之腑在背，饮留心而不去，阻碍阳气布散，致使背部寒冷。"夫心下有留饮，其人背寒冷如掌大"，《金匮要略》一语点明此案之病因。而饮为阴邪，遇寒则聚，得温始行。五苓散有温阳化饮之力，使心下留饮去而背冷除。

医案6：钱光明能近怯远证（假性近视）医案。杨某，男，14岁，1985年6月10日初诊。患儿近来视力下降，1985年5月在校普查视力，双眼均为0.1，经本院眼科检查角膜透明，无水肿和云翳；晶体透明，眼底视盘清，A：F＝2/3，黄斑部对光反射存在。排除眼科其他疾病，诊断为假性近视。后经同学介绍求治于余。余想五苓散为通阳化气利水之剂，似可缓解睫状肌水肿痉挛状态。询知渴欲饮水，查舌淡苔白厚，脉和缓，予五苓散：泽泻20g，猪苓、云苓、焦白术各10g，桂枝8g（治疗中停用其他一切中西药），水煎服。5剂后自觉视力好转，上课可不戴眼镜，上方再予 10 剂。1 个月后复查视力：左眼为 0.5，右眼为 0.6，继服上方 5 剂，以资巩固。

按语：假性近视属中医学"能近怯远证"，古人认为是阳微阴盛，以致阳被阴浸，光华发越于近，多用定志九或补肾药治疗。西医学认为，假性近视为在校青少年的眼科多发病，多因不正确的看书姿势引起睫状肌水肿痉挛，而失其调节的一种功能性变化，五苓散为通阳化气利水之剂，据报道，其有缓解睫状肌水肿痉挛的作用，故守本方而取效。

医案 7：董圣群眩晕医案。张某，女，37 岁。反复发作性眩晕、耳鸣、恶心、呕吐 4 年，再发作加剧 4 天。经五官科检查，诊断为内耳眩晕病。舌质淡、苔白，脉濡。处方：泽泻 20 g，猪苓 12 g，茯苓 12 g，白术 10 g，桂枝 10 g，每日 1 剂，煎汤 200 ml，分 3 次服。服药 3 天后眩晕、耳鸣、恶心、呕吐明显减轻，服药 1 周后症状完全消失。

按语：以方测证，还应有口渴、小便不利等症，方为用五苓散的对之机。

医案 8：吴克纯耳鸣医案。徐某，男，32 岁，1982 年 9 月 8 日诊。耳鸣 3 个月余，曾服小柴胡汤、龙胆泻肝汤、黄连温胆汤、耳聋左慈丸、补中益气汤等 60 余剂皆乏效。刻诊：两耳内有蝉鸣之声，时或如风入耳，听音不清。查体质壮实，饮食、大便正常，小便日数次，色淡不黄，舌质淡红、苔白，脉浮，两耳内未发现异常变化。此清窍不畅而致耳鸣。以上病治下，上窍不畅泻下窍，利小便之法治之。试投五苓散加味：泽泻 30 g，茯苓、白术各 15 g，猪苓 12 g，桂枝、石菖蒲各 9 g。服 1 剂后，小便次数增多，耳鸣渐减，连服 5 剂，耳鸣消失。

按语：肾开窍于耳，主二阴。肾不化气，水泛清窍，亦可致耳鸣、耳聋。采用五苓散化气行水之法，利小便，泻下窍，下窍通而上窍畅，耳鸣随之而愈。

案例 9：严仲庆头痛医案。顾某，女，24 岁，1983 年 1 月 23 日入院。发作性头痛，伴右半身抽搐，短暂意识障碍反复发作近 3 年。曾 4 次住院治疗，发作期间渐趋缩短，多次脑电图、脑血流图及颅脑检查无异常发现。4 天前上夜班，突然感到剧烈头痛，两侧太阳穴及前额尤甚，经治疗无效而收入本科病房，拟诊为血管神经性头痛，癫痫待排。诊见头痛欲裂，入夜益剧，甚则四肢捶床，抱头痛哭，口干，渴饮，舌红、苔微黄而少，脉细数。予清热平肝、祛风涤痰之剂不应。细询之，知其虽口干渴饮，但小便却不多。故撇开头痛一症，但从口干渴饮，小便反不多入手，予五苓散原方：猪苓、茯苓、泽泻、白术、桂枝各 10 g。是夜头痛即未发作。7 剂后痛止出院，嘱续服一个月，年余未见复发。

按语：水蓄膀胱，经脉不利，不通则痛。治用五苓散通利膀胱经脉之水气，则经通窍畅而愈，足见经方之鬼斧神工。

医案 10：刘渡舟失音医案。碧某，女，1987 年 10 月 26 日就诊。病失音 4 个多月，已到了不能言语的程度，而由其家人代诉病情。曾服用大量滋阴清热之品及西药，均未获效。患者音哑无声，咽喉憋塞，口渴欲饮，头目眩晕。其间大便尚调，唯排溺不利，色白而不黄。切其脉沉，视其舌则淡嫩，苔水而滑。治须温阳下气，上利咽喉，伐水消阴，下利小便。方用五苓散为最宜。处方：茯苓 30 g，猪苓 15 g，泽泻 16 g，白术 10 g，桂枝 10 g。服药 5 剂，咽喉憋闷大减，多年小便不解症状亦除。唯有鼻塞为甚，嗅觉不敏，于上方加麻黄 0.5 g，续服 3 剂，病愈。从此未见复发。

按语：此为水气不化，津液不行，阳气不能温煦，阴气上蔽咽喉之证。夫津液者，可滋润官窍，今水蓄而不化津，则有凝必有缺。是以咽干、口渴欲饮、小便不利迭现。水为阴邪，头为诸阳之会，阴水上凌，则头目眩晕。舌脉之象，亦皆为阴凝不化之证。前医不识，见有咽干口渴，以为肺胃津液不足，妄投甘寒滋柔之品，反助阴伐阳，使水凝不去。须用五苓散温阳化气，上利咽喉，下通小便，待水化津布而病愈。

五苓散为化气利水之方，临床广泛用于心血管系统、消化系统、呼吸系统、泌尿系统及妇、儿科疾病中。本方在临床中颇为常用，可用治眩晕、胸腔积液、腹水、泄泻、肾炎、胃炎、肠炎、鞘膜积水、尿潴留、偏头痛、湿疹、肥胖、抑郁症等与水液失常相关的疾病。[①] 现代药理学研究表明，

---

① 程亚楠，周小平.五苓散临床应用研究综述［J］.光明中医，2017，32（11）：1674–1676.

五苓散单药或整方具有较好的改善内分泌代谢的作用。五苓散方中含多种萜类、多糖类、有机酸等有效成分,诸类化学成分具有明显的调节糖脂代谢、降低体质量及血压、降低尿酸水平、保护肾功能、增强免疫、抗肿瘤、保肝、抗菌等作用[①]。陈茜等研究发现五苓散可以减轻视网膜水肿,改善视网膜屏障功能[②]。

·第四节 猪苓汤·

若为水气内停,水热互结,郁热伤阴者,则治以猪苓汤。《伤寒论·辨阳明病脉证并治第八》云:"脉浮发热,渴欲饮水,小便不利者,猪苓汤主之。"《伤寒论·辨少阴病脉证并治第十一》云:"少阴病,下利六七日,咳而呕渴,心烦不得眠者,猪苓汤主之。"此方育阴润燥、清热利水,适宜于水气不利为主,热势较轻,阴虚亦不太甚,更兼咳而呕渴、心烦的水气上攻证。阴虚之人,不但大便不可轻动,小水亦忌下通,倘阴虚过于渗利,则津液反致耗竭,故用滋阴利水之猪苓汤。猪苓汤由猪苓、茯苓、泽泻、阿胶、滑石(碎)五味药物组成,有清热利水而不伤阴之功。猪苓汤方中用阿胶养阴而润燥;滑石性滑,祛热利水而不伤阴;佐以猪苓、茯苓淡渗,既疏浊热又不留其壅滞,亦润真阴而不苦其枯燥。诸药相伍,攻补兼施,利水而不伤阴,滋阴而不恋邪,寓清热于利水之中,水湿去,热清,阴津复,是利水而不伤阴之善剂。

本方在很多文献中都有论述。柯韵伯《伤寒来苏集·伤寒附翼·猪苓汤》云: ……二苓不根不苗,成于太空元气,用以交合心肾,通虚无氤氲之气也。阿胶味厚,乃气血之属,是精不足者,补之以味也。泽泻气味轻清,能引水气上升,滑石体质重坠,能引火气下降,水升火降,得既济之理矣。

①吴倩,杜立娟,谈钰濛,等.内分泌代谢病从气化论治及五苓散新用[J].世界中医药,2021,16(5):717-720.

②陈茜,王菁,魏伟.五苓散对糖尿病视网膜病变大鼠血视网膜屏障的保护作用[J].国际眼科杂志,2019,19(2):204-208.

且猪苓、阿胶，色黑通肾，理少阴之本。茯苓、滑石色白通肺，滋少阴之源。泽泻、阿胶咸先入肾，培少阴之体。二苓、滑石淡渗膀胱，利少阴之用……皆滋阴益气之品，是君火之下，阴精承之也。以此滋阴利水而升津，诸证自平矣；《医宗金鉴·订正仲景全书·伤寒论·辨阳明病脉证并治》云：引赵羽皇云，仲景制猪苓一汤，以行阳明、少阴二经水热。然其旨全在益阴，不专利水。盖伤寒表虚，最忌亡阳，而里虚又患亡阴。亡阴者，亡肾中之阴与胃家之津液也。故阴虚之人，不但大便不可轻动，即小水亦忌下通，倘阴虚过于渗利，则津液反致耗竭。方中阿胶质膏，养阴而润燥；滑石性滑，去热而利水。佐以二苓之渗泄，既疏浊热而不留其壅瘀，亦润真阴而不苦其枯燥，是利水而不伤阴之善剂也。故利水之法于太阳而用五苓者，以太阳职司寒水，故加桂以温之，是暖肾以行水也。于阳明、少阴而用猪苓者，以二经两关津液，特用阿胶、滑石以滋之，是滋养无形以行有形也。利水虽同，寒温迥别，惟明者知之。成无己《注解伤寒论》卷五云：甘甚而反淡，淡味渗泄为阳，猪苓、茯苓之甘，以行小便。咸味涌泄为阴，泽泻之咸，以泄伏水。滑利窍，阿胶、滑石之滑，以利水道。许宏《金镜内台方议》卷八云：猪苓汤与五苓散二方，大同而异者也。但五苓散中有肉桂、白术，兼治于表也，猪苓汤中有滑石，兼治于内也。今此脉浮发热本为表，又渴欲饮水，小便不利，乃下焦热也。少阴下利不渴为寒，今此下利渴，又咳又呕，心烦不得眠，知非虚寒，乃实热也。故用猪苓为君，茯苓为臣，轻淡之味，而理虚烦行水道。泽泻为佐，而泄伏水。阿胶、滑石为使，镇下而利水道者也。

古代医者有用本方治疗阴虚热结的血淋、癃闭等病证，现代常用于治疗慢性肾炎、慢性肾盂肾炎、泌尿系结石、尿路感染等泌尿系统疾病。治疗慢性肾炎属气阴两虚、蛋白尿反复出现者，可加黄芪、怀山药、山楂、玉米须等。治疗肾盂肾炎可合当归芍药散、导赤散等。治疗泌尿系结石急性发作期，有血尿、腰痛、少腹痛者，可合芍药甘草汤以增强解痉止痛之力。缓解期加金钱草、海金沙、鸡内金、石韦、滑石三金二石汤等破结化石通淋。治疗老年性前列腺炎，可与济生肾气丸交替服用，若有前列腺增生肥大，则加王不留行、皂角刺等活血祛痹。对于泌尿系结核所致的血尿或血淋，可用本方合二至丸，清热养阴利窍，加大小蓟、夏枯草、胡黄连、白茅根、地榆等凉血止血。现代药理学研究表明，猪苓汤能改善肾功能，对肾脏局部炎症也可起到改善作用，并且具有抗菌、利尿等功效，对肾结石的形成可起到抑制作用[①]。

临床上对痰饮伏肺，咳喘气促，痰涎壅盛而复兼阴虚者，颇感棘手，欲化痰涤饮顾虑伤阴，欲滋阴清热恐助湿生痰，正可利用猪苓汤的利水而不伤阴、滋阴而不恋邪特点。这一点，唐容川在《血证论》中的论述颇有启发，他说："此方专主滋阴利水，凡肾经阴虚，水泛为痰者，用之立效。取阿胶润燥，滑石清热，合诸药皆滋降之品，以成祛痰之功。治肺者治其标，治肾者治其本，痰水本属一源，利水即可消痰。"此后每遇痰饮兼阴虚者，多用猪苓汤加减治疗，获效甚著。

《伤寒论名医验案精选》中有一个刘怀德老中医咳嗽医案值得借鉴：患者王某，男，60岁。素日体弱，嗜烟，因感冒咳嗽月余，前医以红霉素、鱼腥草治疗四五日无效，审其症见咳嗽，咳白痰略黄，咯而不爽，口微渴，胸闷，舌红无苔而津多，脉细而濡，吾始认为表邪入里化热，耗伤肺胃之阴，予沙参麦门冬汤加减治之。药后非但诸症不减反见气短，咯痰黏腻稠白，不欲除，大便溏，细思良久，乃水热互结之咳嗽耳，《伤寒论》云："少阴病下利六七日，咳而呕渴，心烦不得眠，猪苓汤主之。"乃予润燥清热利水之法，处以猪苓汤：阿胶30 g，猪苓12 g，茯苓10 g，泽泻6 g，滑石24 g。服上方2剂后，诸症大减，舌苔红润，脉细缓，再拟调理脾肺之剂而愈。

按语：本案患者咳嗽月余，见舌红无苔，有阴伤之象无疑，然用沙参麦冬汤不效，在于忽视了邪实一面。殊不见咳嗽伴有黄痰，胸闷不开，有痰热内存也，故单润其燥，必有实实之弊，原症非但未瘥，反增下利、不食、咯痰黏腻等新症。虽此，仍为阴虚加痰饮湿热为患，与猪苓汤滋、行并施，正为对法，投之果如所期。其实，《伤寒论》第319条猪苓汤证中就有咳嗽一

---

①饶剑辉.猪苓汤的现代药理研究与临床应用［J］.现代养生，2019（10）：96-97.

候，于此益信张仲景之方书，乃临床实践之总结，用之不殆，则历验不爽。

· 第五节　泽泻汤 ·

饮停心下，清阳不升，用泽泻汤。《素问·病能论》中记载泽泻饮方："以泽泻、术各十分，麋衔五分，合以三指撮为后饭。"这是已知泽泻与白术合用最早的记载。原书用治湿热内蕴所致"身热解堕，汗出如浴，恶风少气"之"酒风"病。《金匮要略》云："心下有支饮，其人苦冒眩，泽泻汤主之。"此为水饮之邪上乘清阳之位所致，出现头目昏眩的症状。其病机为饮停心下，清阳不升，浊阴不降。其治当泻水气，益脾土。泽泻汤原方记载：泽泻五两，白术二两，右二味，以水二升，煮取一升，分温再服。方中泽泻甘淡，利水渗湿为君药；白术甘苦，健脾益气为臣药。两者相须为用，具有利水除饮、健脾制水的功效，可以主治饮停心下、头晕目眩、胸中痞满和咳逆水肿等症。泽泻汤培土消痰饮在方药中体现了消补兼施法则：白术善于健运脾土，在健运中补，脾胃健运则痰饮不生；泽泻甘咸入肾利水，水行则痰饮不蓄留，为消。消补结合，如此则浊阴降，清阳升，眩冒可止。

泽泻汤为治支饮主方，是临床治疗头目眩晕的效剂。"苦冒眩"为泽泻汤证最主要的表现。《类聚方广义》记载："支饮眩冒症，其剧者，昏昏摇摇，如居暗室，如居舟中，如步雾里，如升空中，居屋床褥，如回转而走，虽瞑目敛神，亦复然。"刘渡舟则言此眩晕"莫能言状""终日昏昏若处云雾之中，或头沉如戴铁盔"，与其他原因造成的眩晕临床表现有异。而关于痰饮患者的病因、病机、症状的描述，可以说与现代内耳眩晕病十分契合，梅尼埃病、良性位置性眩晕、迷路积水、晕动症等前庭障碍性呕吐、眩晕，均可加减论治。且必须重用泽泻、生白术。白术，性温，《名医别录》言白术可治"风眩头痛，目泪出，消痰水……除心下急满……益津液，暖胃，消谷，嗜食。"泽泻，《名医别录》记载其可"逐三焦膀胱停水"，为"除湿之圣药"（《医学启源》），"能行在下之水，使之上也"（《本草崇原》。二药相合，攻补兼施，如《金匮要略心典》言："泽泻泻水气，白术补土气以胜水也。"泽泻有定眩晕之功效，在明代李时珍《本草纲目》中载："泽泻，气平，味甘而淡，淡能渗泄，气味俱薄，所以利水而泄下。脾胃有湿热，则头重目昏耳鸣，泽泻渗去其湿，则热亦随去，而土气得去，清气上行，天气明爽，故泽泻有养五脏、益气力、治头眩、聪明耳目之功"①。本方加味治内耳性眩晕之辨证属脾虚水饮者可获效。

泽泻汤运用历史悠久，现代实验室对泽泻汤的药理作用及其机制也进行了广泛而深入的研究，发现泽泻汤具有利尿、降压调脂、改善代谢、抗动脉粥样硬化、抗炎等药理作用。方中泽泻的醇提物、水提物及一些单体类化合物都具有利尿、抗结石、保肾护肝、降血脂、降血糖、抗炎的功效；白术中所含成分主要为挥发油、多糖及内酯类，具有抗炎、抗肿瘤、降血糖、降血脂、保肝免疫调节的作用。两者相须为用，现广泛应用于高血压、高血脂、眩晕病、脑供血不足、中耳炎、颈椎病等相关病症的治疗②。实验也证实了泽泻汤减轻内耳膜迷路积水、提高脑血流量及调节脂代谢的具体作用。有报道本方具有减轻实验性豚鼠模型内淋巴积水程度和改善内淋巴积水造成的听力损害的作用，提示其作用机制与改善耳蜗隔膜的膜通透性和调节血管纹细胞分泌和吸收功能有关。

《经方实验录》，曹颖甫著，门人姜佐景整理，间附有姜氏经方医案，简洁而实用。其中一医案：病家素有眩冒，冬令必发。管（右住南阳桥花场九月一日），咳吐沫，业经多年，时眩冒，冒则呕吐，大便燥，小溲少，咳则胸满，此为支饮，宜泽泻汤：泽泻一两三钱　生白术六钱。此管妇年三十余，其夫在上海大场莳花为业。妇素有痰饮病，自少已然。每届冬令必发，剧时头眩，不能平卧。按：师予本汤，妇服之一剂，既觉小溲畅行，而咳嗽大平。续服五剂，其冬竟得安度。明年春，天转寒，病又发。师仍予本方，泽泻加至二两，白术加至一两，又加苍术以助之，病愈。至其年冬，又发。宿疾之难除根，有如是者！（素有痰饮病，自少已然，可见病家体虚，

①袁思成.浅析《金匮要略》悬饮、支饮临床运用［J］.中医临床研究，2019，11（33）：38-40，42.
②严林，李新健，张冰冰，等.泽泻汤研究现状［J］.中国实验方剂学杂志，2021，27（16）：191-197.

仅服泽泻汤证已好，但中下焦虚寒未能除根）

刘渡舟老治一头目冒眩，双手颤抖者。朱某，男，50岁，湖北潜江县人。头目冒眩，终日昏昏沉沉，如在云雾之中。两眼懒睁，双手颤抖，不能握笔写字。迭经中西医治疗，病无起色，颇以为苦。视其舌肥大异常，苔呈白滑而根部略腻，切其脉弦软。疏《金匮》泽泻汤：泽泻24 g，白术12 g。服第一煎，未见任何反应。患者对其家属说：此方药仅两味，吾早已虑其无效，今果然矣。孰料第二煎后，覆杯未久，顿觉周身与前胸后背渐渐汗出，以手拭汗而黏，自觉头清目爽，身感轻快之至。又服3剂，继出微汗少许，久困之疾从此而愈。按语：《黄帝内经》云："阳气者，精则养神，柔则养筋。"心下有支饮，清阳被遏，不能养神，则头目冒眩，懒于睁眼；阳气不充于筋脉，则两手发颤。舌体胖大异常，为心脾气虚，水饮浸渍于上之象。当急渗在上之水势，兼崇中州之土气，以泽泻汤单刀直入，使饮去阳达，药专力宏，其效为捷。

泽泻汤原方中泽泻与白术二药用量分别为5两、2两。柯雪帆等考证汉代1两合公制15.625 g，则泽泻汤中用泽泻78.125 g、白术31.25 g，因原方水煎1次分2次服用，故每次用药量约合泽泻39 g、白术15 g，比例为5：2。现代应用多以5：2或2：1的比例为基准调整用量。在应用时，眩晕较重或痰湿表现明显时则加大泽泻的用量，眩晕缓解或脾虚表现明显时则加大白术的比例。

·第六节　小半夏汤和小半夏加茯苓汤·

《金匮要略·痰饮咳嗽病脉证并治第十二》云："呕家本渴，渴者为欲解，今反不渴，心下有支饮故也，小半夏汤主之。"又曰："卒呕吐，心下痞，膈间有水，眩悸者，小半夏加茯苓汤主之"。

唐代王焘《外台秘要》亦云："呕家不渴者为欲解，本渴今反不渴，心下有支饮故也，小半夏汤主之，加茯苓者是也，先渴却呕，此为水停心下，小半夏加茯苓汤主之，卒呕吐，心下痞，膈间有水，目眩悸，小半夏加茯苓汤方"。小半夏汤和小半夏加茯苓汤同用于痰饮之邪停胃，出现心下痞坚、呕，核心症状则在于呕吐。呕吐易伤津液，并且在呕吐之后容易出现口渴症状，此时如果胃有内停痰饮，则呕吐而不渴，可用小半夏汤合胃蠲饮止呕；如若胸膈间痰饮为盛，头眩心悸，则是痰饮之邪气上逆凌心，阻遏阳气，加入茯苓，以增加方剂淡渗之力，同时也增加了脾运痰饮之功。此即采用的是小半夏加茯苓汤[①]。

胃有停饮，呕而不渴，用小半夏汤。本证论述水饮停留于心下，上逆作呕，虽呕而支饮并未消除，故反不渴。原有呕吐的患者，常常因作呕伤津而口渴。若不口渴，可能心下有支饮停留，故呕亦不愈。小半夏汤的配伍精当简洁，仅由半夏和生姜组成。方中半夏燥湿化痰、降逆止呕，是为君药；生姜为"呕家之圣药"，温中止呕且制半夏之毒，是臣药又兼佐药之用。二药相配，功在消痰蠲饮，和胃降逆而止呕。《勿误药室方函口诀》云："此方为呕家之圣剂。"清代尤怡《金匮要略心典》中曰："若不渴，则知其支饮仍在，而呕亦未止。半夏味辛性燥，辛可散结，燥能蠲饮，生姜制半夏之悍，且以散逆止呕也。"清代王子接在《绛雪园古方选注》中论述小半夏汤为"以脾胃二经分痰饮立治法"，以半夏辛温泄痰饮，生姜辛散能行阳气而独治阳明，微分表里。故此而知半夏、生姜的配伍皆为温药，温能和胃气；半夏、生姜也皆为辛药，辛能散痰饮之逆气，胃气和，痰饮降，则呕止饮蠲。

呕吐眩悸，用小半夏加茯苓汤，本方治痰饮病之膈间水气证。膈间水气，会突然发生呕吐，并出现心下有痞块、头眩心悸等症。此为饮停于中，饮气上逆，蒙蔽清阳，胃失和降所致。《金匮玉函经二注》曰："心下痞，膈间有水，眩悸者，阳气必不宣散也。"《黄帝内经》云："以辛散之。"小半夏加茯苓汤方药用半夏、生姜、茯苓三味药。半夏可治膈上痰，心下坚、呕逆者。眩亦上焦阳气虚，不能升发，所以半夏、生姜并治之。悸则心受水凌，非半夏可独治，必加茯苓去水，下肾逆以安神，神安则悸愈也。增加茯苓在

————————————
①欧晓波.尤怡对《金匮要略》痰饮理论的阐发及其证治思想研究［D］.广州：广州中医药大学，2016.

于利用茯苓甘淡渗湿，引水下行、宁心益脾，利水健脾则痰饮无所盛，最后达到散饮降逆、和胃止呕之功效。对于单纯水饮为患时，可选小半夏加茯苓汤，不仅导水定悸，且辛能散结，苦能降泄，无论呕吐、心下痞，均能治之。

水饮上逆，多见呕吐、嗳气等，临床上小半夏汤、小半夏加茯苓汤均是治呕吐之效剂，也是支饮证治的效剂，所以无论是胃肠道疾病的反射性呕吐、中枢性呕吐，还是药物性和精神因素的呕吐、妊娠呕吐等，均可从支饮角度论治[①]。冷静等观察小半夏汤治疗胃癌化疗性恶心呕吐的临床疗效，发现小半夏汤对胃癌化疗性恶心呕吐患者有较好的防治效果，可明显改善患者的不良症状，具有良好的临床应用前景[②]。

医案1：《临证指南医案》载胃咳医案．王某，27岁。脉沉，短气，咳甚，呕吐饮食，便溏泻，乃寒湿幽痹渍阳明胃，营卫不好，胸痹如闭，无非阳不旋运，夜阴用事，浊泛呕吐矣。庸医治痰顺气，治肺论咳，不思《黄帝内经》胃咳之状，咳逆而呕耶！小半夏汤加姜汁。按语：《素问·咳论》云："胃咳之状，咳而呕，呕甚则长虫出。"本案咳而兼呕，乃胃中水饮上逆于肺所致。因水饮内停，故见脉沉、短气。用小半夏汤加生姜汁以温散胃中水饮，饮去则咳、呕自止。

医案2：江苏名医陈嘉栋医案。王某，女，53岁，1963年5月10日初诊。眩晕3天，呕吐频繁，呕吐物俱是清水涎沫，量多盈盆，合目卧床，稍转动便感觉天旋地转。自述每年要发作数次，每次发作长达月余，痛苦不堪，西医诊断为"内耳眩晕症"。刻诊见形体肥胖，苔薄白而腻，脉沉软滑。此水饮停胃，浊邪僭上，清窍不清。法当和胃化饮，饮化浊降则诸症自除。处方：制半夏12 g，生姜10 g。2剂。5月13日复诊：眩晕、呕吐均止。原方加茯苓12 g，续服2剂。并予丸方（二陈汤加白术、姜汁泛丸）常服，以求攻固。追访2年，未发作。

医案3：张聿青医案：朱左，停饮凝痰，聚于胃府，胃府之气，升多降少，

①袁思成.浅析《金匮要略》悬饮、支饮临床运用［J］.中医临床研究，2019，11（33）：38-40，42.

②冷静、李慧.小半夏汤治疗胃癌化疗性恶心呕吐50例［J］.西部中医药，2020，33（10）：105-107.

五十日辄呕黏痰涎水，二便不利，脉象沉弦。夫痰之与津，本属同类，清气化，则津随气布而上供；清气不化，则液滞为痰而中阻。气之化与不化，悉视脾阳之转运如何，所以《金匮要略》有"饮家当以温药和之"之例也。然刚燥之药，多服劫阴；攻逐之剂，正虚难任，唯有分其清浊，使清津上升，浊液下降，虽难霍愈，或可减轻耳。制半夏 6 g，云苓 24 g，老生姜 3 g，来复丹 3 g，药汁送下。

按语：痰饮聚于胃府，胃气上逆，辄呕痰水，宜小半夏加茯苓汤治之。加用来复丹，以促阳气来复也。

医案 4：谢映庐医案：傅金生，时当暑月，天气亢燥，饮水过多，得胸痛病，大汗呕吐不止。视之口不渴，脉不躁，投以温胃之剂，胸痛遂愈，而呕吐未除，自汗头眩加甚。再以温胃方加黄芪与服，服后亦不见效，唯汗出抹拭不逮，稍动则眩晕难支，心下悸动，举家咸以为脱，吾许以 1 剂立愈。以半夏 15 g、茯苓 9 g、生姜 1 片，令即煎服。少顷汗收呕止，头眩心悸顿除。

按语：饮水过多，消化不及，停于心下，蕴郁胸膈，而致胸痛、汗出、呕吐不止。虽无阳热见证，但继用温胃，饮邪不能尽去，唯宜小半夏加茯苓汤降逆止呕，导水下行，竟 1 剂呕止，其效如神欤！

徐靖婷等基于网络药理学研究小半夏汤治疗化疗性恶心呕吐的成分与作用机制，发现小半夏汤治疗化疗性呕吐主要与调控细胞凋亡、调节炎症反应应答及胃肠道黏膜修复、减轻胃肠道平滑肌痉挛等生物过程和信号通路有关[1]。周域等运用网络药理学方法研究小半夏汤活性成分、靶点、通路及生物过程，探讨其药效物质及作用机制，发现小半夏汤除了化痰散饮、和胃降逆的传统功效外，还可能在炎症、癌症以及心血管和神经系统方面具有药理作用[2]。小半夏加茯苓汤可治疗慢性肾炎、心肌炎、慢性胃肠炎、

①徐靖婷，黄金昶.基于网络药理学的小半夏汤治疗化疗性恶心呕吐的成分与作用机制研究［J］.湖南中医药大学学报，2020，40（1）：59-64.

②周域，王博龙，张秀美，等.基于网络药理学方法分析小半夏汤药效物质及作用机制［J］.中国民族民间医药，2019，28（22）：36-42，88.

幽门痉挛、顽固性呕吐等症之辨证属水饮结于膈间而宜用降逆祛水者。

·第七节　木防己汤和木防己去石膏加茯苓芒硝汤·

木防己汤及木防己去石膏加茯苓芒硝汤出自《金匮要略·痰饮咳嗽病脉证并治第十二》，其云："膈间支饮，其人喘满，心下痞坚，面色黧黑，其脉沉紧，得之数十日，医吐下之不愈，木防己汤主之。虚者即愈；实者三日复发，复与不愈者，宜木防己汤去石膏加茯苓芒硝汤主之。"木防己汤和木防己去石膏加茯苓芒硝汤之证为支饮的邪实正虚。清代喻昌《医门法律·痰饮留伏论》认为，肺和心、肾的治疗有先后之分，木防己汤是姑缓心肾之治，先治肺使痰饮不逆；木防己去石膏加茯苓芒硝汤是因为邪气深入，较为坚顽，故去石膏气分之药，加以芒硝软坚散结，茯苓淡渗以消痰饮之邪。

清代伤寒名家尤在泾在《金匮要略心典》中指出："木防己、桂枝，一苦一辛，并能行水气而散结气，而痞坚之处，必有伏阳，吐下之余，定无完气，书不尽言，而意可会也。故又以石膏治热，人参益虚，于法可谓密矣。其虚者外虽痞坚而中无结聚，即水去气行而愈；其实者中实有物，气暂行而复聚，故三日复发也。"尤在泾的分析准确精辟，指明"痞坚之处，必有伏阳"，正是用石膏的重要指征，现代经方名家胡希恕先生认为石膏有"解凝"的作用，即石膏可解阳明之凝结积聚。

支饮停聚胸膈，用木防己汤。水停心下，上迫于肺，致喘满，心下痞坚，寒饮留伏于里，结聚不散，故其脉沉紧，饮聚于膈，营卫运行不利，故面色黧黑，此为支饮重证，病情虚实错杂，宜用木防己汤。木防己汤方药用木防己、石膏、桂枝、人参等四味药。木防己以利大小便之力前后分消；桂枝辛热，走下焦通血脉，宣导诸气，在气分服之即愈。方中防己、桂枝一苦一辛，行水饮而散结气可使心下痞坚消散。石膏辛甘微寒，属气分之药，治心下逆气，清郁热，其性沉降，可以镇饮邪之上逆；人参甘美，补本虚，助治喘消，补心肺不足，因病经数十日，又经医吐下之，故应邪正兼顾。

此方攻补兼施、寒温并行，能行水饮、散结气、清郁热，可以通阳利水、清热补虚而除心下痞。

邪若仅为水饮内停，尚未结聚，是为"虚者"，则木防己汤方行水开郁，治之能愈。若是水饮已然内结，其性坚硬，是为"实者"，木防己汤仅能稍使之撼动，故"三日复发"。此时水热交结，水停气阻，病情反复，痞坚结石，病向结胸发展，石膏清之不得，应于原方中去辛凉之石膏；加茯苓以导水下行，增强利水之力；添芒硝以软坚破结，荡涤结聚。此为木防己去石膏加茯苓芒硝汤，方中药用木防己、桂枝、人参、茯苓、芒硝等五味药。本方是在用木防己汤治疗后，属虚的患者痊愈了，而中有痞实的患者暂时缓解，二三天又聚复如故，故除去木防己汤方中石膏，加芒硝以泻热通便、软痞坚，茯苓以利水渗湿、渗水饮，使痰饮通过前后二便分消。

木防己汤方可用于治疗肺源性心脏病、风湿性心脏病、类风湿关节炎、心脏瓣膜病等辨证属膈间有支饮者。木防己去石膏加茯苓芒硝汤治心源性喘息、腹水辨证适用可见效。

朱进忠老中医有三个木防己汤的医案很值得我们学习。

医案1：霍某，男，38岁。喘息性支气管炎6年多，肺源性心脏病2年余。医始以西药治疗，往往可以很快控制。2年以后，咳喘气短逐渐加重，但每次发病应用西药治疗不如以前有效，有时1～2个月才能控制，至第三年时，每次发病，应用西药几乎不起什么作用。不得已，又请中医以宣肺化痰、清热定喘或化饮宣肺等进行治疗。开始时，还基本有效。但至近两年半以来，不管中药、西药都不见效。为此不得不住院2年之久，但时至今日，昼夜冬夏仍然天天作喘。细查其证：除喘咳短气之外，并见其神疲纳呆，颜面、口唇、舌质、爪甲、指趾、四肢均青紫，颜面、肢体浮肿，脘腹胀满，按之则痛而短气更甚，舌苔薄白，指（趾）厥冷，脉弦紧而数或时见促结而涩。综合脉证，因思仲景有云："膈间支饮，其人喘满，心下痞坚，面色黧黑者，木防己汤主之。"又云："支饮不得息，葶苈大枣泻肺汤主之。"此病饮邪阻于膈间、胸膈，而诸医多从肺治所致也。法拟木防己汤加减苦辛并用以散结气，予葶苈泻肺逐痰饮。处方：防己10 g，人参10 g，桂枝10 g，生石膏15g，半夏10g，陈皮10g，葶苈子4g，紫菀10g。

医案2：痰饮中的肺源性心脏病，医家恒以温肺化饮、温阳利水法治之，然余用之亦多不效，究其原因，大多与不明虚实有关。曾治患者葛某，男，45岁。慢性支气管炎40年，肺源性心脏病3年。除西药外，仅服中药化痰定喘、强心利水之剂达千剂，然始终不见其效。细审其证，除咳喘而外，并见浮肿尿少，手足厥冷，舌质紫暗，舌苔黄白，脉细数促结。按其腹微见胀大，腹肌紧张有压痛，稍加重按则气短难于接续。综合脉证，思之：此非但心肾阳虚，亦且水饮凝结于中焦耳。治宜木防己汤斡旋阴阳，化饮定喘。处方：防己10g，桂枝10g，人参10g，茯苓10g，杏仁10g，苍术10g，大黄2g，生石膏15g。服药2剂，诸症俱减，继服15剂，竟大部分症状俱失矣。

医案3：臌胀（心源性肝硬化腹水）。耿某，女，38岁。气短心悸数十年，喘咳气短不能平卧，全身浮肿，腹大如鼓2年，某院诊为风湿性心脏病、心力衰竭、心源性肝硬化，住院治疗一年多，虽然气短心悸好转，但腹胀、浮肿、发绀不减，后请某医以真武汤、实脾饮等加减治之，诸症非但不减，反见口渴加重。审其全身浮肿，腹胀如鼓，有青筋暴露，面颊、口唇、手足均紫暗而冷，呼吸困难，不能平卧，舌质紫暗，舌苔黄厚而干，脉虚大紧数而促或兼结涩。综合脉证，诊为水饮阻滞、心阳亏损、瘀血凝结、肺胃郁热之证。为拟木防己汤加味化饮散结，活血清热。处方：防己10g，桂枝10g，人参10g，生石膏15g，茯苓10g，杏仁10g，苍术12g，川牛膝12g。服药4剂，腹胀、浮肿、气短均改善，食纳增加。继服30剂，腹水消失，浮肿、发绀、气短等症亦大减，乃按上方继服1个月，诸症大部分消失。

按语：臌胀一病；以攻逐、活血、利水等法常可获效，然若心源性肝硬化之腹水用之则多无显效，综其原因，多与补阳而忽略其热，化饮而忽略其虚，补正而忽略其瘀有关，木防己汤加减方，非但利水除湿，亦扶正温阳活血清热，故用之效如桴鼓。

医案4：赵守真《治验回忆录》医案。刘翁茂名，年近古稀，酷嗜酒，体肥胖，精神奕奕，以为期颐之寿可至。讵意其长子在1946年秋因经商折阅，忧郁以死，家境日转恶化，胸襟以而不舒，发生咳嗽，每晨须吐痰数口，膈上始宽，但仍嗜酒，借资排遣。昨日饮于邻居，以酒过量而大吐，遂病胸膈痞痛，时吐涎沫。医用涤痰汤有时少安，旋又复作，渐至面色黧黑，喘满不宁，饬价邀治。翁于吾为近戚，义不可却，买舟同往，至则鱼更三跃矣。翁见唏嘘泣下，娓娓谈往事不休。诊脉沉弦无力，自言膈间胀痛，吐痰略松，已数日未饮酒，食亦不思，夜间口干燥，心烦难寐，如之何而可？吾再三审视，按其心下似痛非痛，随有痰涎吐出；再从其脉沉弦与胸胀痛而论，实为痰饮弥漫胸胃之间而作痛。又从病理分析，其人嗜酒则湿多，湿停于胃而不化，水冲于肺则发喘，阴不降则阳不升，水势泛滥故面黧，湿以久郁而化热，津不输布故口渴。

统而言之，乃脾湿不运，上郁于肺所致。若言治理，如用小陷胸汤清热化痰，则鲜健脾利水之功；如用苓桂术甘汤温阳燥湿，则乏清热之力；欲求其化痰利水清热诸作用俱备，莫若《金匮要略》之木防己汤。方中防己转运胸中之水以下行，喘气可平；湿久热郁，则有石膏以清之；又恐胃气之伤、阳气之弱，故配人参益气，桂枝温阳，以补救石膏、防己之偏寒而助成其用，乃一攻补兼施之良法，极切合于本证者。方是：防己、党参各12 g，石膏18 g，桂枝6 g，另加茯苓15 g，增强燥脾利水功能而大其效。

3剂喘平，夜能成寐，舌现和润，胸膈略舒，痰吐亦少，尚不思食。复于前方中去石膏增佛手、砂仁、鸡内金调气开胃。又4剂各证递减，食亦知味，精神转佳，唯膈间略有不适而已。吾以事不能久留，书给《外台》茯苓饮调理而归。按语：本案辨证甚精，治疗得法，不愧为名家之治。于此亦可鉴小陷胸汤、苓桂术甘汤、木防己汤三方适应证之不同，值得细玩。

据报道，木防己汤可增强心脏收缩，减慢心率，降低血压，与β受体阻滞药作用相似。石膏、防己、人参提取物可增强心脏收缩力，防己提取物可增强去甲肾上腺素活性，防己、桂枝、人参可扩张外周血管、降低血压，木防己汤改善心功能即通过上述机制①。Yakubo 根据临床症状改善和各种临床参数研究了木防己汤治疗心力衰竭的作用，发现木防己汤在改善自觉症状的同时，有明显降低血中 BNP 浓度的作用，故认为木防己汤治疗心力衰竭有效②。

·第八节 《外台》茯苓饮·

《外台》茯苓饮源自唐代王焘《外台秘要》卷八引《延年秘录》，后被收录于《金匮要略·痰饮咳嗽病脉证并治第十二》附方中。《外台》茯苓饮"治心胸中有停痰宿水，自吐出水后，心胸间虚，气满不能食，消痰气，令能食"。本方主要用于治疗脾虚不运，水饮不化之胃不受纳的食少、纳呆。清代沈明宗《金匮要略编注》言："脾虚不与胃行津液，水蓄为饮，贮于胸膈之间，满而上逆，故吐出水后，邪去正虚，虚气上逆，满而不能食也。"本方消补兼施，既可健脾而杜绝水饮生成之源，还可以消饮行滞，也是水饮病后期脾胃气虚、饮邪未尽的调理要方，治心胸中有停痰宿水。《外台》茯苓饮方药用茯苓、人参、白术、枳实、橘皮、生姜等六味药。《医宗金鉴》：上、中二焦气弱，水饮入胃，脾不能输归于肺，肺不能通调水道，以致停积为痰，为宿水。吐之则下气因而上逆，虚与气结，满不能食。该方以人参、白术共为君药，以补中益气，助运水湿；茯苓、枳实共为臣药，茯苓逐水，枳实破气除满。《药品化义》言，茯苓为"最为利水除湿之要药，书曰健脾，即水去而脾自健之谓"。陈皮、生姜共为使药，以健脾和胃，温中止呕。从方剂组成的角度看，茯苓、白术、人参则是取其四君子之义，主健脾利湿益气，而枳实、陈皮在健脾的基础上增添了行气之功效，调畅了脾胃的气机，是调整气机升降的枢纽，最后酌加生姜温中健脾，亦符合《金匮要略》

①陈飞，吕杰民，李新，等.支饮证与心力衰竭的相关性探讨［J］.四川中医，2014，32（8）：29-30.

②Yakubo.木防己汤治疗心力衰竭的临床疗效评价［J］.国外医学中医中药分册，2003，25（5）：294.

中"病痰饮者，当以温药和之"之观点。《外台》茯苓饮虽为攻补兼施之剂，但在临床应用中应注意方中攻补药物的比例，参、术等为补，橘、枳、姜为攻，根据虚实比例动态调整，当仿照后世枳术丸比例，如补多则多用参、术，攻多则多用橘、枳、姜，达到标本兼治的目的，更加看重远期疗效。

从中医理论角度分析，《外台》茯苓饮补脾不忘运脾，药味精简，组方精当，在脾胃系疾病中应用广泛且临床多获良效，常用治胸膜炎、胃炎、消化不良、胃扩张、胃神经官能症、胃下垂、胃弛缓症等辨证属胸腹有停痰宿水者。刘春龙将《外台》茯苓饮加减化裁，临床广泛应用于脾胃气虚的脾胃病患者，主要病证为脘腹胀满或隐痛，食后甚，食欲不振，恶心嗳气，大便稀溏，神疲乏力，气短懒言，面色萎黄，舌淡或伴齿痕，苔薄白腻，脉缓弱或沉弱[1]。

后世对《外台》茯苓饮赞誉有加，使用很广泛。介绍一个胡希恕老以《外台》茯苓饮合当归五苓散治疗肝硬化腹水的经验。

组成：茯苓18g，党参9g，陈皮30g，生姜9g，枳壳9g，桂枝9g，猪苓9g，苍术15g，泽泻15g，当归9g，白芍9g，川芎9g。

加减法：腹胀、水肿明显者，加大腹皮9g，槟榔9g；纳差者，加砂仁9g；肝功能不正常者，加丹参30g，茵陈蒿24g；肝脾大者，加鳖甲15g，龟甲15g，或加服鳖甲煎丸9g，每日2次，或用大黄䗪虫丸6g，每日2次。

功用：益气淡渗，祛瘀保肝。

适应证：肝硬化、肝腹水，乏力，纳差，消瘦，腹满腹水，面色萎黄或有色素沉着，苔白少津，脉沉滑。

《金匮要略·水气病脉证并治第十四》曰"脉得诸沉，当责有水……肝水者，其腹大，不能自转侧，胁下腹痛"，揭示了肝硬化、肝腹水的脉证。该病主要属气虚血虚，血虚水盛，为本虚标实之证，治疗不能急于攻水而求近效，要特别注意慎用京大戟、芫花、甘遂、牵牛子等攻伐逐水之品。这些都是毒性明显的药物，肝硬化、肝腹水多是慢性肝炎迁延不愈，肝衰

---

①王亚楠，刘春龙，蔡春江，等.刘春龙应用外台茯苓饮治疗脾胃病医案举隅[J].中医临床研究，2020，12（15）：6-8.

竭已极，已不能耐受这些药物的毒性刺激。肝本是重要的解毒器官，肝衰竭时肝无能力解毒，有毒物质将进一步毒害肝、肾等器官，致使人体全身衰竭。此时的治疗，唯有益气养血、祛瘀利水治其标本，即以益气养血养肝保肝，以祛瘀活血软坚消肝脾大，以淡渗利水消腹水、水肿，以期望肝细胞再生、肝功能趋向正常。

黄煌医案：桑某，36岁，自诉心下痞满，呼吸困难，常欲深呼吸而不得，头部昏沉，伴饮食不香，胃口不佳，口干欲饮，舌淡苔白，脉弦滑。因病人信任中医，此次特来求治。综合四诊，患者很明显是水饮为患，水滞中焦以致气机升降失常，治当行水开结理气。书方《外台》茯苓饮加减：茯苓30 g，生白术18 g，党参10，枳壳15 g，陈皮15 g，半夏12 g，生姜30 g，3剂。1剂后，心下痞满症状减轻，3剂愈。

· 第九节　甘遂半夏汤 ·

饮停于胃肠，有欲去之势，用甘遂半夏汤，主治自利之饮证。《金匮要略·痰饮咳嗽病脉证并治第十二》指出："病者脉伏，其人欲自利，利反快，虽利，心下续坚满，此为留饮欲去故也，甘遂半夏汤主之。"其病机为饮停于胃肠，有欲去之势。由于饮邪留结，阳气不通故患者脉伏；正气胜邪，饮有欲去之势，故自利；饮随下利而出，阳气通畅，故利反快；饮邪未尽，新饮复聚，故心下续坚满，治宜予攻破利导之剂，下而去之，以绝病根。

《高注金匮要略》对此条文的解释：病者，病痰饮者也。饮脉多弦，留饮之脉则沉，今其脉忽然不弦不沉而伏于骨，几几有不可见之象，夫伏脉为收束下趋之诊，以胸胁心下之饮症，忽焉收束下趋，岂非欲自利乎，反快。对利而言，利症多因利而不快，如膨闷、疲困及疼痛、沉坠等候，此则脾肺之阳，乘日辰之官旺而偶振，故水饮不安于上而下利，利则水去气展，故反以利为快也。然虽利而方以不坚满为快，其心下续又坚满而仍不快者，以胃脘及肠间之内水一空，而胁下之悬饮，先从中满而由络脉以外渗者，今复因内空而还渗心下。（心下当胃脘之部）故曰留饮欲去，因其去机而扫荡之,其为功不较易乎。主甘遂半夏汤者,甘遂去水最速,主病之谓君,故以之名汤,又恐性急之品,下趋甚力,而留遗胸膈之饮,故以甘草、蜂蜜、之甘浮者,托之在上而留恋之,然后以辛燥之半夏,从上降抑,以酸敛之芍药,从下直坠,而水饮安有不去者哉。不主苓桂术甘,而主此犀利者,恐和平之药,少延时日,而脾肺之阳仍伏,则饮将欲去而终留,其机岂不以因循坐失耶。甘遂性急,甘草性缓,相反者,言其缓急之性也,俗解谓二药自相攻击,谬甚。

甘遂半夏汤方药用甘遂、半夏、白芍、白蜜、甘草等药物。方中甘遂攻逐水饮;半夏燥湿化痰,降逆和中;白芍、甘草、白蜜酸收甘缓以安中;甘草与甘遂相反而同用者,取其相反相成,俾激发留饮得以尽去;白蜜安中,抑制缓和甘遂反甘草而造成的毒性,使用之无妨。服此方中病即止。清代魏荔彤认为甘遂以祛邪为其意,半夏有开破俱兼燥土益阳之功;白芍收阴,甘草益胃;白蜜和药汁引入阴分阴邪留伏之处。现代药理学研究表明,十八反药对甘草配伍甘遂对肝功能有损伤,即配伍之后毒性增加,属于配伍禁忌,与传统中医药理论相吻合;但甘遂半夏汤全方配伍之后可显著降低甘草伍甘遂的毒性,验证了本方配伍的合理性[①]。

由于本方作用峻猛,因此限制了其临床应用的范围。临床多将本方用于治疗胸膜炎、结核性腹膜炎、肾积水、肺源性脑病腹水、慢性腹泻、小儿哮喘、增殖型肠结核、心包积液、自主神经功能紊乱、尿毒症、肝癌等[②]。

以下介绍两例甘遂半夏汤腹泻医案。

医案1:衣宸寰医案。高某,女,32岁。1968年5月,因产后体弱缺乳,自用民间方红糖、蜂蜜、猪油各200 g,合温顿服,由于三物过腻,勉强服下2/3,其后即患腹泻。医院诊为神经性腹泻,中西医多方治疗未效。1971年3月4日初诊。面色苍白无华,消瘦羸弱,轻度浮肿,体倦神怠,晨起即泻,日三五行,腹泻时无痛感,心下满痛,辘辘有声,短气、口干

①王嘉琛,叶花,刘培,等.十八反药对甘草与甘遂配伍前后及其相应经方甘遂半夏汤对大鼠脏器及生化指标影响的研究[J].山西中医学院学报,2018,19(1):15-16,24.

②刘宾,孙宁,王付.甘遂半夏汤的临床应用[J].河南中医,2014,34(12):2297-2298.

不饮，恶心不吐，身半以上自汗，头部尤著。脉沉伏，右脉似有似无，微细已极，左脉略兼细滑之象，苔白滑，当时误以为此证久泻脱阴伤阳，即用六君子汤加减，重用人参，以为中气复健，证或可挽，不料服后转剧。复诊：药后心下满痛益增，腹泻加剧，达日十余行。留饮致泻者有五：一则其正固虚，然必有留饮未去，故补其正，反助其邪，所谓虚不受补也。二则心下满痛拒按，是留饮结聚属实。三则口虽干不欲饮，属饮阻气化，津不上潮。四则身半以上自汗，属蓄饮阻隔，阳不下通，徒蒸于上。五则脉沉伏而左兼细滑，是伏为饮阻，滑为有余，里当有所除。细询患者，泻后反觉轻松，心下满痛亦得略减，继则复满如故，如此反复作病，痛苦非常。本例病情符合本条文所述，甘遂半夏汤主之。甘草 10 g，半夏 10 g，白芍 15 g，甘遂 3.5 g，蜂蜜 150 g。1 剂，先煎甘草、半夏、白芍，取汤 100 ml 合蜜，将甘遂研末兑入，再沸火煎沸，空腹顿服。三诊：药后腹微痛，心下鸣响加剧，2 小时后速泻 7 ~ 8 次，排出脓水样便，泻后痛楚悉去，自觉 3 年来未如此轻松，后竟不泻，调养 1 个月康复[①]。

医案 2：蔺振玉医案。闫某，男，56 岁。彪形大汉，声如洪钟，但面色稍带萎黄。诉每晨必泻，呈喷射状，有时迫不及待，腹中满痛拒按，泻后稍觉轻松，但中午腹满如故，口干不欲饮，如此已七八年。素嗜酒肉，苔白腻，脉微细而滑。先予无忧散（炙黄芪、木通、桑白皮、陈皮、白术、木香、胡椒、牵牛子）1 剂，次日来云："服药后泻肚几次，只是不济多大事，肚子过会儿还是照样胀。"即处：甘草 10 g，半夏 10 g，白芍 15 g，甘遂（研末）3.5 g，蜂蜜 150 g 为引。嘱先煎前三味，取汁 100 ml 合蜜，将甘遂末兑入，再微火煎开，空腹顿服。2 日后来云："服药后微感腹痛，后即泻七八次，排出黏液黄水不少，腹中再也未胀痛，今晨也没腹泻。"。后因病愈未再来[②]

《续名医类案》记载：吴孚先治西商王某，气体甚厚，病留饮，得利反快，心下续坚满，鼻色鲜明，脉沉，此留饮欲去而不能尽去也。用甘遂、

①黄晓华，王淑卿，衣正案.久泻、急瘀及瘀血发狂等治验［J］.上海中医药杂志，1980（3）：17–19.

②蔺振玉.通因通用治顽泻［J］.上海中医药杂志，1997（2）：16–17.

甘草、半夏、白芍加白蜜 5 匙顿服，前证悉痊。或问：甘遂与甘草，其性相反，用之无害而反奏效。何也？曰：正取其性之相反，使自相攻击，以成疏瀹决排之功。按语：本案甘遂半夏汤证备，又"气体甚厚""鼻色鲜明"，可任攻逐，果得汤即痊。

· 第十节　己椒苈黄丸 ·

己椒苈黄丸出自《金匮要略·痰饮咳嗽病脉证并治第十二》，原文载："腹满，口舌干燥，此肠间有水气，己椒苈黄丸主之。"张仲景立己椒苈黄丸是遵照《黄帝内经》"洁净府""去菀陈莝"的宗旨创立的，用于痰饮实证，病势较低，痰饮之邪聚停肠间，症见腹满、口干舌燥。饮停于肠，气机阻滞，故腹满；饮阻气滞，津不上承，故口舌干燥；腑气不通则当有大便秘结；阳气阻遏，气化不利，当有小便不利之证。本方病位"肠间"，并非肠腔之中，而当是肠外膜里，即三焦腑之下焦部，也正因为如此，方能但见腹满水停而不见二便失调。病变在三焦之下焦腑，故治之以防己，而合以大黄因势利导，令水饮从魄门而出。三焦腑主行水，行水不利，则上焦津液不达，口舌干燥。又因三焦腑主行水而不能生水，仅为水道，故停聚之水，只能排出，不能化生津液，是以不用温化而用泄逐。再因三焦腑病变，虽是上、中、下三部各有偏盛，但往往互相牵涉，故本方在以防己、大黄治下焦之时，合以葶苈子、椒目，三焦并调[1]。

己椒苈黄丸方药用防己、椒目、葶苈子、大黄四味药。方中防己苦寒善下行，宣透肺气，通调水道，下利水湿；椒目苦寒降泄，利水逐饮，消除腹中水气；葶苈子入肺、膀胱经，苦泄辛散，功专泻肺之壅闭，泻降肺气，通调水道，善治肺气壅闭，水饮停聚之水肿胀满；大黄泻热通便，涤荡肠胃之积滞，并有逐瘀之效，推陈出新。四药合用，上泻肺气之闭塞，下利膀胱之水湿，泻热逐水，通利二便，共主热结肠道、水饮内停、积聚

---

①吕方舟.从《金匮要略》防己诸方谈三焦腑水饮证［J］.辽宁中医药大学学报，2012，14（2）：101-103.

肠间之证。若见胃热重者，可酌加芒硝。此即《黄帝内经》所谓"热淫于内，治以咸寒"。清代程林《金匮要略直解》注："防己、椒目导饮于前，清者得从小便而出；大黄、椒目推饮于后，浊者得从大便而下也。此前后分消，则腹满减而水饮行；脾气转而津液生矣。"此方可以前后分消水饮，导邪下行，是治疗肠间饮聚成实，脉证俱实，抑或水热互结肠间的有效方剂。方中四药皆为峻猛之药，恐伤胃气，故用蜜丸之甘缓以顾护脾胃正气，形成前后分消则饮去病解。该方属攻下剂，不宜于脾虚停饮证。

《高注金匮要略》：此言素盛今瘦，肠间痰饮之治例也。盖瘦则液短，而其便必干，故积聚停滞而腹满，又瘦则液短，而外水必积，故饮热而口舌干燥也。夫宿垢下瘀而腹满，积饮上烫而干燥，岂非肠间有水气乎。主本方者，大黄苦寒逐瘀，用之治腹满者，实所以开行饮之道路，然后以去水三将，同心合力，而共收犄角之全效矣。盖水在肠间，防己蔓生中通，具大小肠之象，而利水性悍，以之治肠间之水，允为确当，但恐性悍之品，迫水妄行，以致上激旁渗，故又以辛温纳下之椒目，引之顺流，苦寒利气之葶苈，押为殿后，而水饮宁复有留遗者乎。先食而服，取其直下肠间，而不使饮食中隔也，日三服而逐渐稍增者，但徐试之，而以中病为度，不使峻药过剂以伤正气也，口中有津液者，饮去而真气上通，得蒸被之化也。渴者以下，非指服丸以后而言，犹云若腹满口舌干燥之外，更加渴者，于本方中加芒硝半两，夫渴与干燥有辨，干燥是内饮拒水，而饮久化热之气，上熏廉泉，故不渴而但觉干燥也，渴则肠胃中已有结粪，而真阴短少，故求救于水而作渴，此正将作支饮溢饮之渐，故加软坚破结之芒硝，佐大黄之逐瘀，即前二十四条木防己汤加芒硝之义也。

本方常用于肝病腹水、慢性肾炎、水潴留等症之辨证属于水饮结于肠间宜用逐饮者。现代医家将己椒苈黄丸广泛应用于肝硬化腹水、胃癌腹水、肺癌伴胸腔积液、慢性肾炎及慢性心力衰竭的治疗。许艳伶等将己椒苈黄丸加减应用于慢性心力衰竭辨为热瘀水结证者，疗效可观[①]。杨志新将己

① 许艳伶，张斐，杜武勋.己椒苈黄丸在慢性心力衰竭热瘀水结证中的应用［J］.河北中医，2012，34（11）：1650-1651.

椒苈黄丸合并五苓散联合腹腔灌注治疗胃癌腹水，成功提高了患者生活质量[①]。张蕾等探讨己椒苈黄丸辅助治疗肺癌伴胸腔积液的疗效以及对免疫功能的影响，发现己椒苈黄丸辅助西医临床治疗可明显改善临床症状，控制癌性胸腔积液，改善生活质量，提高患者免疫功能[②]。徐立军等观察己椒苈黄丸加味治疗肝硬化腹水临床疗效，发现己椒苈黄丸加味治疗肝硬化腹水较单纯西医治疗临床疗效显著[③]。全国名老中医王晞星教授临证治疗幽门梗阻巧妙地将其加减，只要出现朝食暮吐症状、考虑为幽门梗阻的患者，即可应用己椒苈黄丸加味治疗，初诊予以己椒苈黄丸加减，并配以枳实、厚朴、莪术等攻邪药物增强燥湿化痰、活血化瘀之效；症状好转后应以治疗脾胃虚弱为主，去攻邪药物，而配以白术、陈皮等增强理气健脾之效[④]。

唐祖宣医案：马某，男，44岁，6月16日诊治。有肺源性心脏病10余年，近半年来咳逆喘促，时呈昏迷状态，西医诊断为呼吸性酸中毒，静脉注射葡萄糖、碳酸氢钠等，症状缓解片刻，旋即恢复原状，症见面色青黑，呼吸喘，喉中痰鸣，呈阵发性神志模糊，心悸四肢厥冷，二便闭结，舌质紫，苔黄腻，脉细数，动而中止。此属痰热结聚，正虚阳衰，肺失宣降，清浊易位之证，治当化痰降逆，扶正回阳。处方：汉防己15 g，葶苈子5 g，椒目5 g，大黄（后下）9 g，附子、干姜各12 g，炙甘草15 g，党参20 g，茯苓30 g。服药后，便黑色脓液样粪小半盂，神志略轻，四肢转温，继以上方加减，连续服用1周，神志清醒，咳喘减轻，继以纳气温肾之剂，调治好转。

按语：本条医案，没有言腹大等证，而有二便闭结。肠间水气，皆有大便不正常。从方论，此是肠间水气。此肺源性心脏病，也是10年，此病

①杨志新.己椒苈黄丸合五苓散治疗胃癌腹水23例临床观察［J］.新中医，2012，44（4）：79-81.

②张蕾，任中海，薛永飞，等.己椒苈黄丸辅助治疗肺癌伴胸腔积液的临床分析［J］.中国实验方剂学杂志，2016，22（3）：174-178.

③徐立军，毛云龙.己椒苈黄丸加味治疗肝硬化腹水临床观察［J］.四川中医，2012，30（11）：103-104.

④尹祥斌，李宜放.王晞星应用己椒苈黄丸治疗幽门梗阻经验［J］.中国民间疗法，2018，26（8）：18-19.

的病根也是肠间水气。肠间水气，停瘀不流，则气逆不降，伏邪不去，气肿之病，永不能愈，必须破之。咳逆喘促，气逆盛于上，时昏迷者，也是厥逆，厥阳独行于上也（此对比阴颠之昏迷，也是厥阳），面色黑者，太阳寒水不降，经气上逆也。喉中痰鸣，心悸，四肢厥冷者，胸膈壅塞，痰阻髓窍，气不四达。舌紫者，是缺氧，气滞而血瘀之象也。苔黄腻者，肺津凝瘀，土湿之黄，胸膈湿热也。脉细数者，细为阴阳俱虚，数阳逆不降。本方是温药和之，破药破之，温破合用。葶苈子、椒目剂量太小。试想此病，或先不用温之，直接已椒苈黄丸，大剂破之，结开气降，水流气散，在温药和之也不迟。

肺动脉压力超过正常称为肺动脉高压，即当肺动脉收缩压超过 4 kPa（30 mmHg）或肺动脉平均压超过 2.66 kPa（20 mmHg）时，则表示有肺动脉高压存在。原发性肺动脉高压的临床特点是肺血管梗阻性疾病伴有右心衰竭。此病可发生在任何年龄，但以学龄儿童多见。原发性肺动脉高压的突出临床表现包括运动不耐受和乏力，也可表现为心前区疼痛、头晕、晕厥和头痛。在疾病晚期，由于右心压力增高经过卵圆孔发生右向左分流，患者可出现发绀。由于心排血量降低，患者可有四肢凉、面色灰及右心衰竭如肝大、水肿、颈静脉怒张等体征。根据林琳等报道，加味已椒苈黄汤治疗肺动脉高压 15 例，结果显效 2 例，有效 11 例，无效 2 例，总有效率达 86.67%。处方：汉防己 6～12 g，川椒目 6～12 g，制大黄 6～12 g，熟附块（先煎）6～12 g，葶苈子 15～30 g。以上中药每日 1 剂，水煎 2 次，混合药汁 100～200 ml，分 2 次口服，疗程为 14 天[①]。

· 第十一节　十枣汤 ·

若痰饮流注两胁，而咳唾胁痛者，治宜攻逐痰饮，方选《伤寒论》十枣汤，本方为蠲饮破坚癖之剂。《金匮要略》云："病悬饮者，十枣汤主之。"

---

①林琳，于素霞，王宏长.加味已椒苈黄汤治疗肺动脉高压15例临床观察［J］.湖南中医杂志，2001（5）：1-2.

《备急千金要方》云："十枣汤夫有支饮家，咳烦胸中痛者，不卒死，至一百日一岁可与此方。"《三因极一病证方论》云："十枣汤治悬饮，咳唾引胁下痛。又治支饮，咳烦胸中痛，至百日一岁，其脉弦者。"总结以上条文可知：十枣汤一治悬饮脉沉弦，饮邪内聚与正气相击所致的"内痛"。悬饮证，其水气癖积，不同于水气停蓄不化的证候，非攻积逐饮则不足以祛除，故用十枣汤峻下逐水。十枣汤二治支饮，支饮之咳嗽、烦闷、胸痛者，常有不治猝死的，支饮之咳嗽长久不愈而脉弦者，说明饮邪不去则咳无愈期，视病情酌用十枣汤。因本方过于峻猛，所以用药剂量应视患者体质不同而异，且剂量以小量递加为宜。十枣汤方药用芫花、甘遂、大戟、大枣四味药。方中芫花、甘遂、大戟都是逐水剧药，而以甘遂之力最峻，三味合用，其力尤猛。因三味均有毒性，为顾护胃气，故用大枣10枚煎汤服之，"得快利后，糜粥自养"，使邪去而不伤正。若体虚气弱者，可用《金匮要略》葶苈大枣泻肺汤加味治疗。

方中大戟偏于泻脏腑之水饮；甘遂偏于泻经隧之水饮；芫花偏于泻胸胁脘腹之水饮；大枣补益中气，缓急解毒。诸药相互为用，以攻逐水饮，兼益正气为主。大戟与甘遂、芫花，属于相须配伍，增强攻逐全身上下内外之水饮；大枣与大戟、甘遂、芫花，属于相反配伍，大戟、甘遂、芫花攻水饮，大枣既能顾护胃气，又能缓解攻逐药毒性峻性。大戟、甘遂与芫花用量为相等，以治水结；大戟、甘遂、芫花与大枣用量比例是 1：1：1：50，提示药效攻饮与益气缓急之间的用量调配关系。又，方中用药四味，逐水药三味如大戟、甘遂、芫花，每次用其总量一钱匕（1.5 g）；益气药一味如大枣 10 枚，用量是 25 g，从用量分析方药主治，病是悬饮证以实证为主，或实邪夹气虚。

十枣汤的逐水功能显著并被广泛应用。本品常应用于肝硬化腹水、胸腔积液、渗出性胸膜炎及恶性胸腔积液、腹水等，都取得了明显的疗效且毒副作用较小，成为攻逐水饮的有效手段之一[①]。其用法常以三味药等份

---

①陈静，柳慧，张如苗，等.十枣汤的逐水作用研究进展［J］.中国中医药现代远程教育，2020，18（4）：180-182.

为末，胶囊贮放，用时以枣煎汤吞送，于早晨空腹服用，从小剂量开始，根据症状逐渐递增，服药得快利后停止服用，食糜粥养护脾胃。服用时嘱另备稀粥二碗，使药后不得泻之际，与热粥一碗鼓动阳热之气以增泻下逐水之力；若药后得快利而不止者，与凉粥以敛脾阳，且减抑药性之辛烈。下后水不除者，翌日更服酌情定量，但不可一日内复服，最多不超过5次，在水邪已除大半后改用补正固本兼以通阳化饮或理气活血之法缓图收功善后。应视邪实而体不甚虚为辨证用药之依据，不可过量服，不可久服。年老体弱者慎用，孕妇不可服用。外用贴敷法是十枣汤临床应用的新思路，近年来应用广泛。外敷制剂的制备多以十枣汤为基础方加减，研末为粉或者制作为巴布剂，使用比较多的如抗癌消水膏和逐水膏，在治疗胸腔积液和腹水等方面有明显疗效，且能够减少毒性反应[1]。刘淑荣等用十枣汤穴位贴敷神阙穴治疗心力衰竭利尿剂抵抗效果显著，安全性好[2]。

药理学研究表明，大戟、芫花、甘遂经醋制可增加药效，减低毒性，能更好地发挥峻下逐水之效。传统中药学认为，三药与甘草相伍属"十八反"之列，现代药理学实验亦证明与甘草合用时，可使三药毒副作用增强，且配伍的甘草量越大，毒性越强，故不主张合用。

医案1：张志雄治疗悬饮（渗出性胸膜炎）医案。徐某，女。因咳嗽少痰，左侧胸痛，呼吸困难，发冷发热6天入院。入院前3天上述症状加剧。体检：营养、精神差。舌苔厚腻，脉弦滑。呼吸较急促，在左胸前第2肋间隙以下语颤消失，叩诊呈浊音，呼吸音消失。X线透视积液上缘达前第2肋间，心脏稍向右移位。穿刺抽液50 ml，黄色半透明，李凡他氏试验(++)，蛋白5.5 g/L，白细胞255×10^6/L，淋巴88%，中性粒细胞12%，未找到结核菌；红细胞沉降率40 mm/h。上述情况合乎中医所说的悬饮，其病属实证，治宜予祛逐饮邪法，用十枣汤。大戟、芫花、甘遂各0.9 g。研成极细粉末，肥大红枣10枚，煎汁，上午10时空腹吞服。药后1小时腹中雷鸣，约2

①邓甜甜，韩晓春，马山，等.十枣汤临床应用综述［J］.河南中医，2018，38（9）：1303-1306.
②刘淑荣，周淑平.十枣汤穴位贴敷治疗心衰利尿剂抵抗的效果观察［J］.中国医学创新，2019，16（24）：138-141.

小时即大便稀水 5 次。依法隔日 1 剂，投 3 剂后，体温正常，胸畅，胸痛减半，左前 3 肋以下仍呈浊音，呼吸音减低，X 线胸透复查，积液降至第 3 肋间以下。继服原方 4 剂，体征消失，红细胞沉降率 5 mm/h，X 线胸透：积液完全吸收，住院 26 天病愈出院。

医案 2：吴静山治疗腹水水肿医案。彭某，男，68 岁。1954 年 3 月患腹水症，遍体浮肿，肿处光亮，腹大如箕，便闭溺少。自服大黄，大便依然不通，而腹胀益甚，乃延余诊。至其家诊其脉象沉弦，苔薄白而甚润，腹胀欲裂，痛苦不堪言状，患者求余为之设法攻下……此乃脾湿肿满，水溢皮肤。湿为阴邪，宜于通阳泄水，而反以苦寒之大黄攻其无过，无怪愈服而便愈不通。因其肿势太甚，乃为先处十枣汤与之，并嘱其禁食咸盐。处方：大戟 4.5 g，芫花 4.5 g，甘遂 4.5 g，大枣 10 枚。服后一日夜大便连泻稀水 8 次，腹部顿消，腿足仍肿，尿量不多。翌日复诊，因从腰以下水肿，当利小便，与五苓散合控涎丹，进 2 剂，小溲增多，大便仍泻，肿乃全消，于是改仿实脾饮法，调理脾肾而愈。后竟不发。

按语：攻逐一法，为历来治水肿大证之常用之法，用之得当，确有立竿见影之效，但需视具体病情而定。一般而言，病起不久，肿势较甚，正气尚旺者，宜抓紧时机，以祛水为先务。本案形证俱实，设用攻逐，使水邪速从大小便而去，确属得当。但攻逐之药，多易伤正，难尽其水，若待水邪复来，势必更为凶猛，病情反而加重，故俟水退后，尚议调补，以善其后。正如《丹溪心法》所戒曰："不可过用芫花、大戟、甘遂猛烈之剂，一发不收，吾恐峻快者易，固闭者难，水气复来而无以治之也。"

医案 3：李理官子喘医案。吴某，女，20 岁。怀孕 7 个月患热病，曾经中西医治疗未见好转，迁延 20 余日，症状愈趋严重，旋由某君介绍至余处诊治。是时，患者高热（体温 39.5℃）咳喘，痰涎壅盛，大便秘结。余初予香苏饮合凉膈散 2 剂，未见效。继即改用十枣汤，服 1 剂后大便即通，但他症未减。次日余邀请张荣光同志会诊，共认为前药用量太轻，遂将甘遂、大戟、芫花各加 0.6 g（即各用 3 g），服后泻下甚多，喘平，痰减，热退，胎亦无殒。

按语：《黄帝内经》虽有"有故无殒，亦无殒也"之垂训，但将本方用于孕妇，亦当慎重行事，的确形证俱实者方可使用。但其量宜小，不应者渐加，且中病即止，切勿过投。

医案 4：林映青胃痛吐酸医案。李某，男，27 岁。患者 2 年前于劳动遇冷水后得胃病，以后经常胃痛，吃冷食则痛更甚，且多呕吐酸水，并感胃部胀满，历时已有年余。给予十枣汤：大戟、芫花、甘遂各 0.45 g（均研为粉，大枣 10 枚。先将大枣煮汤 2 碗，早晨空腹时服一碗，候 1 小时后，再将上药末投入另一碗的枣汤内服下。2 剂后，胃酸锐减，再服 1 剂，酸水消失，但有轻微下泻，胸中觉热。给服红枣粥 2 次泻止，并用党参 9 g，白术 9 g，茯苓 9 g，橘红 4.5 g，大枣 10 枚。水煎服，3 剂。痊愈。经追访未见复发。

按语：本案叙证过简，除胃痛吐酸外，当有痰饮内结胸胁之脉证。否则，不可妄投十枣汤也。

·第十二节　葶苈大枣泻肺汤·

支饮在肺，用葶苈大枣泻肺汤。《金匮要略·痰饮咳嗽病脉证并治第十二》云："支饮不得息，葶苈大枣泻肺汤主之。"此乃支饮阻于胸膈，痰涎壅塞，肺气不利，而致胸闷喘咳，呼吸困难。清代吴谦《医宗金鉴》曰："一喘咳不能卧，短气不得息，皆水在肺之急症也，故以葶苈大枣汤直泻肺水也。"

《金匮要略》用本方治支饮喘咳而不能平卧，短气不能正常呼吸。这种肺满气闭的症状说明支饮在肺，故以葶苈大枣泻肺汤泻肺祛痰，利水平喘。该方由葶苈子、大枣两味药构成。葶苈子苦寒，泻肺热，降肺逆，利水消痰，行皮间水气而消肿，但由于其性烈苦寒，常佐以大枣，达到去邪而不伤正的目的。

《串雅内编选注》记载：水肿治遍身浮肿，以手按之仍起者。葶苈子四两炒为末，以大枣肉为丸，如梧桐子大，每服 15 丸，桑皮汤下，日三服，试之立验。或用西瓜烧灰为散，服之亦效。

张仲景方药古今应用中水肿咳喘、浮肿咳喘，颈项强大，饮不得下，溺不得出，此肺病也。不下行而反上逆，治节之权废矣。虽有良剂，恐难奏效。葶苈大枣泻肺汤。诒按：此痰气壅阻之证，故重用泻肺之剂。

咳喘水肿（肺心病心衰）医案：朱某，男，55岁。患喘咳病已20余年，每值秋冬受凉或劳累后复发。近1个多月来加重，咳吐黄痰，后双下肢出现浮肿，渐延及全身，尿少，胸闷。现症：气喘，不能平卧，口唇发绀，全身肿胀，两足胫尤甚，上腹部可扪及肿大的肝脏，舌暗红，苔黄腻，脉细数。证属水饮瘀血阻于胸膈，以致肺气不利。拟葶苈大枣泻肺汤。处方：葶苈子15 g，大枣10枚。水煎，日1剂，分2次服。翌晨，喘息减轻，精神略有好转。上方葶苈子增至30 g，续服2剂，喘减大半，能平卧，眼睑浮肿消退，足胫仍肿。上方配合五苓散、真武汤调理半个月，浮肿全消，喘息已止[1]。

现代研究证明，单味药葶苈子有十分明显的强心、利尿作用，能加强心肌收缩力、减慢心率、增强衰竭心脏的心排血量，具有强心苷样作用[2]。药理学研究发现，葶苈大枣泻肺汤具有抗菌、抗炎、调血脂、止咳平喘、利水消肿、改善免疫等功能，还可以通过松弛痉挛的气管平滑肌以缓解肺结核症状，也有文献报道其能强心并增加冠状动脉血流量，还可以降低炎症水平，抑制心室重构，改善心肌纤维化，延缓心力衰竭进程，对慢性心力衰竭有良好的临床疗效。

·第十三节　厚朴大黄汤·

厚朴大黄汤是针对痰饮实证，出现"满"而设的消导剂。厚朴大黄汤出自《金匮要略方论·痰饮咳嗽病脉证并治》云："支饮胸满者，厚朴大黄汤主之。"《外台秘要》云："夫酒客咳者，必致吐血，此坐以极饮过

①王端岳.葶苈大枣泻肺汤治疗肺心病心衰［J］.四川中医，1991（7）：24-25.
②陈飞，吕杰民，李新，等.支饮证与心力衰竭的相关性探讨［J］.四川中医，2014，32（8）：29-30.

多所致也，其脉虚者必冒，其人本有支饮在胸中也，支饮胸满，厚朴大黄汤主之方。"目前对支饮胸满证之"胸满"多作"腹满"解，支饮兼见腹满，是支饮而兼有胃家实的证候。其病机为饮热互结，气机阻滞，腑气不通，当有大便秘结。《医宗金鉴·订正仲景全书·金匮要略注》曰："支饮腹满，邪在胃也，故用厚朴大黄汤。"厚朴大黄汤方药用厚朴、大黄、枳实等三味药，药味与小承气汤相同而重用厚朴。方中重用厚朴、大黄治痰饮结实，有开痞满、通大便的功效，佐以枳实利于导痰破滞除痞。一般本方在有大便闭、腹满痛的支饮才适用，一般支饮不宜轻试。

《金匮悬解》：支饮居胆肺之部，清气郁阻，胸膈壅满，此胃土堙塞，绝其降路也。厚朴大黄汤，枳实、厚朴，降逆而消满，大黄，泻胃而通瘀也。①胃逆则肺郁生饮，痰饮结于胆肺之部，则胸膈壅满，胆胃互贼，则胃土堙塞，绝其降路。厚朴大黄汤，泄胃腑之壅满，以破胆胃之郁格，通达降路。胃腑壅实，实则实治，故泄以破格。（胃，胆，肺，上壅而互格也，故泻胃破格）。②多吃不消，郁格气逆，而发痰喘，就是此汤证，泻去中焦壅塞，则气降不满。

厚朴大黄汤证与厚朴三物汤证、小承气汤证，均有腹满燥屎内结，三证用药相同，而证质有别，其主症亦有差异。前者是为支饮兼有胃肠实热证，证质偏重于痰热气滞，治当降气除满，荡涤痰热，所以大黄、厚朴、枳实用量之比为 1 ∶ 1.66 ∶ 0.83，即厚朴为君、大黄为臣、枳实为佐使；中者为腹胀满痛而大便秘结，证质偏重于气机壅塞，治宜行气泄满而荡实，则大黄、厚朴、枳实用量之比为 1 ∶ 2.1 ∶ 1.66，即厚朴为君，枳实为臣，大黄为佐使；后者为阳明燥热，腑气壅滞，证质偏重于腑实，故大黄、厚朴、枳实用量之比为 1 ∶ 0.66 ∶ 1，即大黄为君，枳实为臣，厚朴为佐使。

医案 1：王占玺治疗慢性支气管炎并感染（痰饮夹腹实）案。韩某，女，60 岁。患者自 20 年前即患咳喘，每年冬季加重，于 10 天前开始因家务劳累汗出着凉，咳喘加重，终日咳吐稀痰，量多。近二三天来，痰量增加，胸满憋加重，并兼见腹胀，大便 3 日未排，不能进食，难以平卧，邀余诊治，患者面部似有浮肿，但按之并无压痕，呈咳喘面容，舌苔薄黄，脉象弦滑有力。两肺布干啰音，两肺底有少许湿啰音。肝脾未触及，下肢无可陷性水肿。随诊为"慢性支气管炎合并感染"。证属痰饮腑实，遂予厚朴大黄汤合苓甘五味姜辛夏仁汤：厚朴 18 g，大黄 10 g，枳实 10 g，茯苓 14 g，甘草 6 g，五味子 10 g，干姜 6 g，细辛 5 g，半夏 12 g，杏仁 10 g。上方服 1 剂后，大便得通，腹胀胸闷，咳喘症状明显减轻，服用 4 剂后，胸憋腹胀消失，咳喘已减大半，且可平卧，舌苔转为薄白，脉象仍滑，遂改用二陈汤加减治其痰[①]。

医案 2：哮喘急性发作案。何某，男，71 岁，村民。初诊：1988 年 5 月 22 日下午 3 时。反复咳喘 27 年。10 天前因逢气候变冷而受凉，初起咳嗽，吐痰清稀量多，继则气喘，胸部满闷如窒，不能平卧，全身浮肿、心悸、小便短少、纳差、乏力，在当地卫生院经中西药物治疗罔效，遂转诊于我院。诊见：端坐呼吸、张口抬肩、喘息气粗、精神疲惫、面目浮肿、面色青紫、口唇发绀、颈脉怒张、虚里搏动应手急促，双下肢按之没指，舌淡红、苔白、脉弦数，病系支饮，证属痰饮壅迫肺胸，治宜宣通肺气，逐饮祛痰。投厚朴大黄汤：厚朴 30 g，生大黄 16 g，枳实 4 枚。1 剂。

次日复诊。患者诉昨日下午 6 时煎服中药 1 次（量约 150 ml）。前半夜胸满渐止，喘促大减，并解水样大便 5 次，量约 3 痰盂，余症减轻，后半夜能平卧入睡。诊见：面转喜色，精神欠佳，面目微浮，呼吸平稳，双下肢按之稍没指，舌淡红、苔薄白，脉缓微弦。此饮去大半，肺气已通，已非原方所宜，乃转住院部改服六君子汤加减健脾和胃，杜绝痰饮之源，调治 2 周，症状消失出院[②]。

第二个病案其实就很好地解答了是"支饮胸满"还是"支饮腹满"的问题。其实，无论是腹满还是胸满，只要是支饮痰饮实证、腑气不通，均可以使用。

研究表明，厚朴大黄汤灌肠可有效保护患者的肠道屏障功能，减少内毒素吸收，发挥解毒、消肿排脓的作用，并能抑制胰酶分泌，抑制炎症介

---

①王占玺.张钟景药法研究［M］.北京：科学技术文献出版社，1984：598.

②刘伟，《金匮要略》厚朴大黄汤证辨识［J］.北京中医学院学报，1989，12（1）：23.

质及细胞因子释放，提高肠黏膜血流灌注，改善微循环①。

·第十四节 大、小青龙汤·

《医宗金鉴》曰："溢饮病属经表，虽当发汗，然不无寒热之别也。热者以辛凉发其汗，大青龙汤；寒者以辛温发其汗，小青龙汤。故用大青龙汤主之；小青龙汤亦主之也。"青龙是东方神兽，东方属木，色青，故名青龙。在神话传说中龙为水族，与水关系密切，是掌管各处湖、河、海的神物，能兴风布云泼雨。而青龙汤以"青龙"为名，意为"云行雨施，一汗而解"。青亦言麻黄色青也，大小则言其发汗力量强弱②。清代医家张秉成认为："青龙为水族，大青龙可以行云布雨，在宇宙之间飞腾，小青龙可以治水驱邪，在波涛之内潜隐。"大青龙汤和小青龙汤，两方剂机理一致，均治痰饮内阻，寒邪束表，宜汗法散饮时用。

《金匮要略·痰饮咳嗽病脉证并治第十二》对溢饮定义为"饮水流行，归于四肢，当汗出而小汗出，身体疼重，谓之溢饮"，并指出"病溢饮者，当发其汗，大青龙汤主之，小青龙汤亦主之"。溢饮的主要症状就是"身体疼重"，治疗的主要方法是"当发其汗"，使水气从鬼门而解，主要方剂是大青龙汤和小青龙汤。而《伤寒论》第39条云："伤寒，脉浮缓，身不痛但重，乍有轻时，无少阴证者，大青龙汤发之。"后世多有争论。其实本条与《金匮要略》相互印证，也是治疗溢饮条文，即大青龙汤既可以治疗以四肢浮肿，沉重疼痛，无汗，烦躁而渴，舌苔黄，脉象浮紧等为主要临床表现的表实兼有里热证，又可以治疗饮邪盛于表，兼有郁热的溢饮。正如当今已故伤寒大家刘渡舟教授在其所著的《通俗伤寒论讲话》中说道："大青龙汤，用以治疗'不汗出而烦躁'的表实内热证，这只是其适应证的一个方面，还有另一个方面，就是在不得汗的同时，不仅阳气被郁不得

①赖龙飞，胡梓生，张秋波.厚朴大黄汤灌肠联合前列地尔治疗急性胰腺炎患者的效果［J］.中国民康医学，2020，32（13）：86-88.

②陈逸梦，余光椿.关于大青龙汤治疗溢饮的探讨［J］.光明中医，2015，30（9）：2025-2027.

发越，而且行于肌表的水液也凝滞不流。由于阳郁而水滞，则脉由紧变缓，并可出现周身沉重或兼见疼痛；或四肢酸沉，难以抬举，或四肢关节肿痛等证，此时也可以用大青龙汤，以发泄其水邪，使从汗出而解。《伤寒论》中所述'伤寒脉浮紧缓，身不疼但重'以及用'大青龙汤发之'，就是针对饮邪而言的。"可谓一语中的。

　　《金匮要略》用大青龙汤治溢饮之水不甚而夹热者。溢饮其水气流于四肢，当汗出而不汗出，身体疼痛，四肢肿重，治宜发汗。按水饮有表里上下之分，在里在下者，可以利水；在表在上者可以发汗。溢饮在表在外，由当汗不汗所致。凡水气不太甚而夹热者，用大青龙汤辛凉解表。大青龙汤药物组成：麻黄（去节）6两，桂枝（去皮）2两，甘草（炙）2两，杏仁（去皮尖）40枚，生姜（切）3两，大枣（擘）12枚，石膏（碎）如鸡子大。上七味，以水9 L，先煮麻黄，减2 L，去上沫，内诸药，煮取3 L，去滓，温服1 L。取微似汗。汗出多者，温粉粉之。本方为峻汗之剂，由麻黄汤倍用麻黄，加入石膏、生姜、大枣组成。方中重用麻黄6两，配以桂枝、生姜发汗解表，疏通腠理，使水饮从表而去；配以杏仁宣肺散饮；石膏清热除烦，清泄胸中郁热，与麻黄、杏仁相伍，又可平喘止咳而利肺之肃降，表里双解；生姜、甘草、大枣和中健脾，鼓舞胃气，以滋化汗源。《黄帝内经》曰"阳加于阴谓之汗"，所以阳气的鼓动是汗出的先决条件，中医学认为"气行则水行，治水先治气"，因为水液的输布要靠阳气的推动，所以治水要先调理人体的气机，大青龙汤就是"开鬼门"之方，通过发越阳气，让人体气机的升降出入得以恢复，自内而外出，使水湿之邪向外透发而去。

　　近代著名的中医临床医学大师张锡纯先生认为大青龙汤证"原系胸中先有蕴热，又为风寒锢其外表"，在内外互结的情况下，导致胸中蕴热有蓄极外越之势。临床常以大青龙汤治疗流感、急性热病初期、支气管炎、支气管喘息、肺炎、大叶性肺炎等辨证属饮而夹热者。吴娟等探讨在小儿哮喘发作期实施大青龙汤加减治疗的临床疗效，发现在小儿哮喘发作期实施大青龙汤加减治疗可改善患儿肺功能及临床症状、体征，达到良好的疗效[1]。大青龙汤的化学药理研究中，麻黄主要含有麻黄碱，具有发汗、松弛平滑肌的作用，麻黄多糖可增强免疫、减少炎症反应；桂枝中含有桂枝醇、桂皮酸钠、挥发油等，能有效抗病毒、发汗镇痛、消除过敏等症状；石膏对体温中枢具有调节作用，还可以减少血管通透性以镇痉抗炎、提高免疫；杏仁中含有苦杏仁苷，通过酶的作用可以抑制呼吸中枢达到解痉镇咳平喘的作用；生姜中的挥发油具有抗真菌的作用，抗氧化及提高免疫力；甘草中甘草总黄酮能够降低炎症因子，具有抗炎的作用；大枣中含有大枣多糖和 cAMP，可促进淋巴细胞增殖，具有保护作用和抗过敏活性[2]。

刘渡舟溢饮医案：某女，32 岁。两手臂肿胀，沉重疼痛，难于抬举。经过询问得知，冬天用冷水洗衣物后，自觉寒气刺骨，从此便发现手臂肿痛，沉重酸楚无力，诊脉时颇觉费力。但其人形体盛壮，脉来浮弦，舌质红，苔白。此乃水寒之邪郁遏阳气，以致津液不得流畅，形成气滞水凝的"溢饮"证。虽然经过多次治疗，但始终没有用发汗之法，所以缠绵而不愈。处方：麻黄 10 g，桂枝 6 g，生石膏 6 g，杏仁 10 g，生姜 10 g，大枣 10 枚，炙甘草 6 g。服药 1 剂，得汗出而解。

按语：溢饮是水饮病的一种表现形式，临床以身体疼痛沉重，其形如肿为特点。大青龙汤治溢饮，为《金匮要略》所载，但也有人认为《伤寒论》第 39 条大青龙汤证也属于溢饮的范畴，乃寒邪留着于四肢肌肤之间，郁闭卫阳，使气机不行，津液凝涩所致。用大青龙汤发越阳郁，俾汗出阳气通利，津液流畅则愈。

若外寒引动伏痰，表寒里饮俱盛者，治宜温肺化痰逐饮，方选小青龙汤。小青龙汤的适应证为外感风寒较轻而在里痰饮偏重者，见咳嗽喘逆，痰稀白多泡沫，恶寒发热，无汗身体疼重，脉弦紧，治宜发汗宣肺，温化寒饮。《金匮要略》治溢饮之水饮多而寒邪内伏者，用本方辛温解表。此方证病

---

①吴娟，郑尚飞.大青龙汤加减在小儿哮喘发作期的临床疗效刍议［J］.中外医疗，2018，37（30）：146-148.

②张会杰，陈桂敏.大青龙汤治疗外寒内热病证临床研究［J］.医学研究与教育，2020，37（6）：48-53.

机为外有表寒，里有水饮证。小青龙汤出自汉代张仲景的《伤寒论》，之原文见于《伤寒论》第40及41条"伤寒表不解，心下有水气，干呕发热而咳，或渴，或利，或噎，或小便不利，少腹满，或喘者，小青龙汤主之""伤寒心下有水气，咳而微喘，发热不渴。服汤已渴者，此寒去欲解也"；《金匮要略》中也多次提及小青龙汤，如"痰饮咳嗽病脉证并治第十二"中治疗溢饮的原文为"病溢饮者，当发其汗，大青龙汤主之，小青龙汤亦主之"，而支饮随证施治之第35条原文为"咳逆倚息不得卧，小青龙汤主之"。药用麻黄、桂枝、芍药、细辛、干姜、甘草、半夏、五味子八味药。此方由麻黄汤去掉杏仁，加入芍药、干姜、半夏、五味子、细辛组成。麻黄为开玄府的妙药，又可利水平喘；桂枝可增强宣散寒邪之力，使汗液从麻黄打开的腠理中渗出，而且具有通畅阳气的作用；干姜温通经脉，与半夏相配，温化中焦的水寒邪气，治疗停于心下的水气；细辛味辛而散，将干姜、半夏引入肺胃，三者一散一温一燥，治疗上、中、下三焦的水寒邪气；又恐药物辛散太过耗伤阴液，引动邪气、损伤正气，故用甘温的炙甘草来顾护中焦，扶助正气；芍药酸敛，可养阴和营，以顾护肝气，防止升发太过，引动相火；五味子酸敛以顾护肾气并收敛肺气，同时干姜、细辛、五味子相伍为用，此乃张仲景经典温肺化饮的药对[1]。清代尤怡注文分析小青龙汤认为，麻黄、桂枝能散外入体内之寒；半夏则消体内积聚痰饮；细辛、干姜用以治兼证的咳满；芍药、五味子之功在于制约麻黄、桂枝辛烈之性。若夹里热者可加石膏；兼气滞而有胸腹满闷、大便秘结者，可合厚朴大黄汤疏导肠胃、荡涤实邪。诸药合用，标本皆可治，对五脏功能还具有调理作用，使得气血流通，解寒缓急。实践证实其对寒饮型哮喘的针对性治疗效果好。

后世多位医家均用此方治疗咳喘病证，如吴鞠通所著《温病条辨》中云："秋湿内伏，冬寒外加，脉紧无汗，恶寒身痛，喘咳稀痰，胸满，舌白滑，恶水不欲饮，甚则倚息不得卧，腹中微胀，小青龙汤主之；脉数有汗，小

---

①曹越，闫曙光.浅析大、小青龙汤［J］.临床医药文献电子杂志，2018，5（43）：184-185.

青龙汤去麻、辛主之；大汗出者，倍桂枝，减干姜，加麻黄根。"朱震亨《丹溪心法》谓本方治水气发喘尤捷；柯韵伯《伤寒来苏集·伤寒论附翼》谓小青龙汤又主水寒在胃，久咳肺虚；张介宾《景岳全书》谓肝肺受寒，咳嗽喘急，宜以本方发散表邪。

近代医家柯韵伯云小青龙汤"于桂枝汤去大枣之泥，加麻黄以开玄府，细辛逐水气，半夏除呕，五味、干姜以除咳"。近代医家胡星垣于《古方今病》中还介绍用本方治吐唾不止、水肿、抽搐、羊痫风、胬肉攀睛、乳肿。著名中医大家李可认为：肺系诸疾，咳喘痼疾，久治不愈，至于发展为肺源性心脏病之各阶段，凡外寒内饮，喉间有痰鸣音，咳喘不止，可用加味小青龙汤先治其标，后随调之 ①。

刘渡舟老对小青龙汤的运用总结了以下"六辨"。1. 辨气色：寒饮为阴邪，易伤阳气，胸中阳气不温，使荣卫行涩，不能上华于面，患者可见面色黧黑，称为"水色"；或见两目周围有黑圈环绕，称为"水环"；或见头额、鼻柱、两颊、下巴的皮里肉外之处出现黑斑，称为"水斑。"2. 辨咳喘：或咳重而喘轻，或喘重而咳轻，或咳喘并重，甚则倚息不能平卧，每至夜晚加重。3. 辨痰涎：肺寒津冷，阳虚津凝，成痰为饮，其痰涎色白质稀；或形如泡沫，落地为水。或吐痰为蛋清状，触舌觉冷。4. 辨舌象：肺寒气冷，水饮凝滞不化，故舌苔多见水滑，舌质一般变化不大，但若阳气受损时，则可见舌质淡嫩，舌体胖大。5. 辨脉象：寒饮之邪，其脉多见弦象，因弦主饮病；如果是表寒里饮，则脉多为浮弦或见浮紧；若病久入深、寒饮内伏，其脉则多见沉。6. 辨兼症：水饮内停，往往随气机运行而变动不居，出现许多兼症，如水寒阻气，则兼噎；水寒犯胃，则兼呕；水寒滞下，则兼小便不利；水寒流溢四肢，则兼肿；若外寒不解，太阳气郁，则兼发热、头痛等症。

以上六个辨证环节，是正确使用小青龙汤的客观标准，但六个环节不必悉具，符合其中一两个主症者，即可使用小青龙汤。

---

①李可.李可老中医急危重症疑难病经验专辑［M］.太原：山西科学技术出版社，2002：50-51.

小青龙汤是现代药理学研究的热点方剂之一。现代药理学研究表明，其具有止咳平喘、抗过敏、抑制气道炎症、抑菌及免疫调节等作用。现代医学将小青龙汤主要应用于呼吸系统疾病。药理实验与临床实践证明，小青龙汤治疗慢性阻塞性肺疾病、支气管哮喘急性发作、喘息型肺炎、肺气肿、渗出性胸膜炎等均有显著功效。实验表明，小青龙汤可以有效提升哮喘大鼠肾上腺素能受体数量，并提高环磷酸腺苷水平。此外，对改善肺功能也具有重要意义，还能对免疫平衡进行调节，进而缓解气道炎症，降低气道高反应性，减轻哮喘的显著体征，大大降低哮喘的发作概率，彻底治愈支气管哮喘外寒内饮证，提高患者的生活质量[①]。

吴鞠通医案：徐某，26 岁，酒客。脉弦细而沉，喘满短气，胁连腰痛，有汗，舌苔白滑而厚，恶风寒，倚息不得卧，此系内饮招外风为病，小青龙去麻辛证也。桂枝 18 g，干姜 9 g，杏仁 15 g，炒白芍 12 g，生姜 9 g，半夏 18 g，炙甘草 3 g，制五味子 4.5 g，旋覆花（布包煎）9 g。

吴佩衡医案：郑某，女，25 岁，已婚，云南省人。患慢性哮喘病已14 年之久，现怀孕 4 个月之久，住昆明军区某医院。于 1959 年 10 月 9 日邀余会诊。询其病史，始因年幼体弱，感风寒而起病，药食调理不当，风寒内伏，夹湿痰上逆于肺，经常喘咳，值天寒时令尤甚，迄今病已多年，转成慢性哮喘。症见咳嗽短气而喘，痰多色白，咽喉不利，时发喘息哮鸣。面色淡而少华，目眶、口唇呈青乌色。胸中满闷，少气懒言，咳声低弱，咳时则由胸部牵引小腹作痛，食少不思饮，溺短不清，夜间咳喘尤甚，难于平卧入寐。苔白滑厚腻，舌质含青色，脉现弦滑，沉取则弱而无力。此系风寒伏于肺胃，久咳肺肾气虚，阳不足以运行，寒湿痰饮阻遏而成是证。法当开提肺寒，补肾纳气，温化痰湿治之，方用小青龙汤加附片。附片（先煎）100 g，杭白芍 10 g，麻黄 10 g，北细辛 6 g，干姜 30 g，桂枝 20 g，五味子 5 g，半夏 10 g，甘草 10 g。服上方 2 剂后，咳吐大量清稀白痰，胸闷，气短及喘咳均已较轻，能入睡四五小时，食饮见增，唇舌转红，仍微带青色，

---

①李福田，李淼，史伟琳.支气管哮喘外寒内饮证应用小青龙汤加味治疗对改善中医证候积分及肺功能的作用［J］.内蒙古中医药，2019，38（11）：26-27.

厚腻白苔退去其半。上方虽见效，然阳气未充，寒湿痰饮尚未肃清，继以温化开提之剂治之。方用四逆、二陈合方加麻、辛、桂。附片（先煎）200 g，干姜 40 g，茯苓 30 g，法半夏 15 g，麻茸（蜜炙）10 g，广陈皮 10 g，北细辛 8 g，上肉桂（研末，泡水兑入）10 g，甘草 10 g。服上方后喘咳皆有减少。治法不变，仍用此方，随证加减药味及剂量，共服 20 余剂后哮喘咳嗽日渐平息。再服 10 余剂，病遂痊愈，身孕无恙，至足月顺产一子，娩后母子均健康。

· 第十五节 真武汤[①] ·

真武汤在《伤寒论》中出现有两条原文，分别为第 82 条"太阳病发汗，汗出不解，其人仍发热，心下悸，头眩，身𥆀动，振振欲擗地者，真武汤主之"和第 316 条"少阴病，二三日不已，至四五日，腹痛，小便不利，四肢沉重疼痛，自下利者，此为有水气。其人或咳，或小便利，或下利，或呕者，真武汤主之"。详细分析这两条原文，可知原文第 82 条记载的真武汤证为太阳病之变证，乃太阳病发汗过多，耗伤少阴阳气，致肾阳亏虚，制水无力，寒水之气，上逆凌心，进而出现心下悸等症，用真武汤温阳利水以治之。原文第 316 条真武汤证，本即为少阴病，少阴阳虚，水气泛滥，浸及脾肾，进而出现四肢肿胀沉重，甚或疼痛，二便异常等症。"其人或咳，或小便利，或下利，或呕者"则体现真武汤证的变症，为病情进一步发展，水湿弥漫三焦所致。虽然两条原文所述略有不同，但是基本病机却殊途同归，临证只要抓住真武汤证的核心病机，即少阴阳虚水气内停、水气泛滥，皆可以真武汤温阳利水，亦有"异病同治"之妙，是故在临床实际应用时，把握真武汤方证病机为获效之关键。在这里，"水气"是为病因概念，包括了阳虚阴盛所致的痰饮水湿等诸多病证。

真武汤方由生姜、茯苓、芍药各 3 两，白术 2 两，附子 1 枚组成。其

---

① [1] 李小茜，何建成.真武汤治疗心力衰竭的理论与应用之思考［J］.中华中医药学刊，2021，39（12）：74–78，278.

中附子性味辛温大热，为"通行十二经纯阳之要药""能升、能降、能内达、能外散"，既可温补心肾阳气，又可起少阴之沉寒，兼暖脾土，配伍茯苓、白术等可温运水湿、化气行水。白术苦温，健脾燥湿，温补中焦，使水有所制，配伍附子，可加强温肾益脾、温化寒湿之效。茯苓性平，可淡渗利湿、渗利膀胱，为治水湿之要药，又可健脾宁心安神。有学者认为，茯苓色白能入肺，可助肺发挥通调水道、下输膀胱之功。治疗重度水肿时可用至120 g，配伍白术同时发挥健脾与祛湿二功，制水兼利水，堪为绝配。生姜辛温，走而不守，温肺散水，既可助附子温阳祛寒，又伍茯苓、白术可温散水湿。在真武汤方中，生姜其意并不在解表，而是宣散肺胃水气、温经散寒，令水湿从表而解。芍药入血分而利水，同时芍药酸柔可入肝，肝主疏泄，亦可输布水液，肝之气机疏泄适度，气行则水行。再者，芍药性微寒，可缓和生姜、附子之辛燥、辛散，使其刚柔相济，利水而不伤阴。有学者通过取象比类的方法，指出真武汤证乃肝、脾、肾同病，水寒土湿木郁，芍药之用意在于调养厥阴肝木，恢复肝木条达疏泄之性，进而发挥利小便、缓筋急、止痛、护阴之目的。概而言之，真武汤中附子大热温补少阴肾阳；白术苦温燥湿健脾；生姜宣散水气助阳；茯苓健脾宁心淡渗利水；芍药利小便，兼制姜、附燥烈。诸药合用，补中有宣，散中有敛，共同发挥温肾阳、利水湿、宁心悸等功效，恢复少阴之开合。

真武汤是温阳利水的经典名方，具有强心、利尿、抗炎、改善肾功能等药理作用，临床上主要用来治疗脾肾阳虚、水湿内停证，常用于治疗由阳虚引起的心力衰竭、慢性肾小球肾炎、肾病综合征、糖尿病肾病等疾病，临床应用广泛[1]。邵兴等观察真武汤加味联合常规西医疗法治疗Ⅰ型心肾综合征（CRS）心肾阳虚兼水饮内停证的临床疗效，发现真武汤加味联合常规西医疗法治疗Ⅰ型心肾综合征心肾阳虚兼水饮内停证，可改善患者的心、肾功能指标，减轻心力衰竭症状，明显增加尿量，迅速缓解肾损伤，

---

[1]贺梦媛，从竹凤，王升光，等.真武汤化学成分、药理作用、临床应用的研究进展及质量标志物的预测分析［J］.中华中医药学刊，2022，40（2）：56-62.

疗效可靠，值得临床推广应用[①]。洪莉丽等总结真武汤治疗慢性心力衰竭作用机制通路（图1），并基于中药"质量标志物（Q-marker）"有效、特有、传递与溯源、可测和处方配伍的"五原则"挖掘真武汤治疗慢性心力衰竭Q-marker研究途径（图2），为探究真武汤治疗慢性心力衰竭的药效物质基础提供了参考[②]。

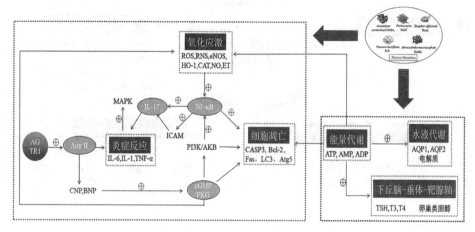

图1 真武汤治疗慢性心力衰竭作用机制

AGTR：血管紧张素受体Ⅱ受体1；Ang Ⅱ：血管紧张素Ⅱ；CNP：C型利钠肽；BNP：B型利钠肽；IL-b：白细胞介素-6；IL-1：白细胞介素-1；TNFα肿瘤坏死因子α；MARK：丝裂源活化蛋白激酶；IL-7白细胞介素-17；ICAM：细胞间黏附分子；NF-KB：核转汞因子KB；ROS：活性氧；RNS：活性氮；eNOS：一氧化氮合酶；HO-1：血红素氧合酶1；CAT：过氧化氢酶；ET：内皮素；PI3K/AKB：磷脂酰肌醇3激酶/蛋白激酶B；CGMP/PKG：环磷酸鸟苷/蛋白激酶G；GASP3：胱天蛋白酶3；Bol-2：B细胞淋巴瘤/白血病-2；FAS：凋亡相关因子；LC3：蛋白轻链3；Atg5：自噬蛋白5；ATP：三磷酸腺苷；AMP：单磷酸腺苷；ADP：二磷酸

①邵兴，童洪杰，邓鸿胜，等.真武汤加味联合常规西医疗法治疗Ⅰ型心肾综合征心肾阳虚兼水饮内停证临床研究［J］.新中医，2020，52（14）：20-23.

②洪莉丽，杨晨玛，赵研，等.真武汤治疗慢性心衰药效基础、作用机制研究进展及质量标志物预测分析［J］.中国中药杂志，2021，46（21）：5512-5521.

腺苷；AQP1：水通道蛋白 1；AQP2：水通道蛋白 2；TSH：促甲状腺激素；T3：三碘甲状腺原氨酸；T4：四碘甲状腺原氨酸。

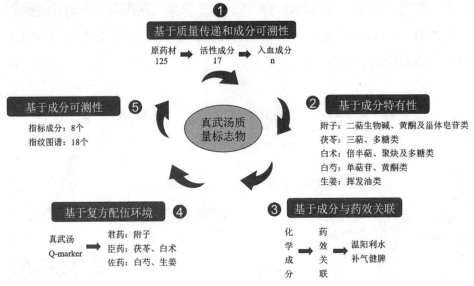

图 2　基于"五原则"的真武汤 Q-marker 发现的研究路径

医案 1：毕明义眩晕（梅尼埃病）医案。从某，男，35 岁，1985 年 1 月 24 日初诊。20 天前早晨起床之时，突然感到眼前一阵头晕目眩，约 5 分钟时而闭目自止，至就餐时，即头晕目眩，如坐舟车中，感天旋地转，有欲倒之势，睁眼则晕甚，晕时恶心呕吐，吐出物呈水样，有时吐饭。曾去市某医院诊为梅尼埃病，经治无效，后求余治疗。诊见患者头晕目眩，不能回顾头项，回顾时眩晕加剧，行走时，只可向前平视，稍以转目，即眩仆欲倒，若勉强扶其行走，则眩晕发作，而且呕吐食水。患者形体消瘦，饮食呆滞，语声低怯，气短乏力，舌体大，苔水滑，脉沉弦紧。病为眩晕，为阳虚水气上逆，清窍被蒙所致。给予真武汤扶阳镇水、化饮降逆。处以：附子（先煎）15 g，白术 30 g，茯苓 45 g，赤芍 45 g，生姜 150 g。服 1 剂后，恶心呕吐已止，眩晕去其大半，头项可以回顾，能独自小步行走，又继服上方 2 剂，眩晕已止，纳增。为巩固疗效，继服 3 剂，至今未见复发。

按语：本案乃痰饮眩晕也。然痰饮所生，多责之脾肾。人身阳气，根于肾脏，若元阳一衰，则阴霾峰起，脾肾不能运化水湿而生痰饮，上扰清窍则发为眩晕。治以真武汤温肾阳，化脾湿，以澄痰饮之源，令清升浊降，则眩晕自除。

医案2：振颤医案：郑某，女，64岁，1983年2月5日诊。6年来双下肢节律性发作振颤，久治不效。初起时约半年发作一次，近来发作加剧，每半个月即发作一次。颤抖时间短则数十秒，长则几分钟。就诊时患者恰好发病，身坐椅上，双腿上下振颤不已，足跟叩击地面咚咚直响，不能自制，约1分钟乃止。筋脉拘紧，肢体麻木，难于行步。舌胖大有齿痕。脉沉。观其所服方药，不外大小活络丸、羚角钩藤汤、地黄饮子之辈。余思《伤寒论》有真武汤治"振振欲擗地"之训，乃试投真武汤温阳化气、行水通络。处方：白附片（先煎）、白术各15g，茯苓、白芍、生姜各30g，薏苡仁50g，桂枝12g。2剂，水煎服。3月7日二诊：云服上方后，至今已1个月未发。效不更方，仍投上方2剂。尔后患者未来诊治，半年后偶遇见之，云服完药后即未再发。随访至今，未再发作。

按语：《素问·至真要大论》云"诸风掉眩，皆属于肝，"盖水能生木，水旺则木茂，水少则木枯，水淫则木浸。本案脾肾阳虚，水气内停，水邪淫则浸木，入于经则振振身摇。真武汤温以化气，气化则阳通，阳通则水行，水行则经利，经利则振颤自止矣。

医案3：少阴证咳嗽医案[1]。安某，女，54岁。北京某部队家属。1966年因受风寒，咳嗽迁延12年。每年入秋则发，冬季加剧，甚则不能平卧。某医院诊断为慢性支气管炎。发作时服药虽可暂时缓解，但经常反复，日益加重。1978年8月来诊，按少阴证水寒内结论治，3个月基本治愈。

初诊：每日阵发性剧咳，痰清稀，量多，头晕心累，气短，昼夜不能平卧。畏寒恶风，面足浮肿，面色萎黄。舌质淡暗有瘀斑，舌体胖嫩而边缘多齿痕，苔白滑，根部厚腻。此为少阴阳虚水泛，寒痰阻肺咳嗽。法宜温阳化气行水，以真武汤加减主之。处方：茯苓24g，生姜30g，白术20g，制附片（久煎）60g，桂枝10g。6剂。

---

[1]范中林.范中林六经辨证医案选［M］.沈阳：辽宁科学技术出版社，1984.

辨证：患者每年秋冬外感，咳必复发，神疲身倦，恶寒肢冷，气短倚息难卧，面色晦滞，舌质暗淡无华，皆肾阳衰微之明证。因肾为水脏，肾中真阳衰微不能化气，则水饮内停。水寒之气上泛，则头眩、心累。水气停于胸肺，则咳嗽不已，痰涎清稀量多，气短难卧。水气溢于肌表，故面足浮肿。舌质胖嫩，兼有齿印与瘀斑，舌苔白而厚腻，皆为水泛寒凝之象。同时患者年逾半百，阳虚益甚。多年前，初感寒邪病咳，正气未衰，逐风寒之邪从外而解，或可速愈；今则迥然不同，断不可舍本求标。综上所述，此属少阴肾阳衰微，水寒射肺，故投以温阳散寒、化气行水之真武汤为宜。上方真武汤加减，以附子之辛热，壮肾之元阳，则水有所主；白术之苦燥，建立中土，则水有所制；兼生姜之辛散，佐附子以补阳；茯苓之淡渗，佐白术以燠土，并寓散水渗湿之意；以芍药易桂枝者，加速温经散寒、化气行水之功。二诊：原方连服 6 剂，咳嗽明显好转，痰亦减少过半，呼吸较前通畅，渐能平卧。面已不觉肿，舌质稍转红润，厚腻苔减。多年之患，已获初效。宜守原法，以干姜易生姜，加强温中补脾之效。

按语：咳嗽一证，有从外而入者，有从内而出者。不论其外入或内出，皆可按六经辨证。本例咳嗽，应属少阴阳虚，水泛成痰，水寒袭肺，肾阳虚而累及于肺。既有水气，又系少阴寒化。故投以真武汤，壮元阳以消阴翳，逐寒痰以清水源。不攻肺而肺之病自愈，不止咳而咳嗽自平。

·第十六节　吴茱萸汤·

吴茱萸汤，《伤寒论》载阳明"食谷欲呕"（243 条），少阴"吐利，手足逆冷，烦躁欲死"（309 条），厥阴"干呕，吐涎沫，头痛"（378 条）；《金匮要略》"呕吐哕下利病脉证并治"第 8 条云"呕而胸满"和第 9 条云"干呕，吐涎沫，头痛"。方药组成：吴茱萸一升，人参三两，大枣 12 枚，生姜六两。本方主要用于治疗阳明寒呕、少阴吐利、厥阴头痛之寒证，具有温中补虚、降逆止呕之效。

《皇汉医学·方函口诀》云此方主下降浊饮，故治吐涎沫，治头痛，治食谷欲吐，治烦躁吐逆。凡一切上迫者，皆可为目的。

《圣济总录》曰：气为阳，阳不足者，不能消导水饮，则聚而成痰，浸渍肠胃，上为呕酸，下为洞泄寒中，久不已则令人消瘦，少气倚息，妨于饮食。昔人治痰饮，多以温药和之。

方中吴茱萸辛、温，大热，"主温中下气，止痛，咳逆寒热，除湿血痹，逐风邪，开腠理，去痰冷，腹内绞痛，诸冷实不消，中恶，心腹痛，逆气，利五脏"，重用为君，以温中下气止咳逆，除湿血痹开腠理，化痰止痛去冷实，除恶逐邪利五脏。人参"补五脏、安精神、定魂魄、止惊悸"，用以为臣，以补虚益气。生姜辛温，疏散风邪，以助吴茱萸逐风邪之力；大枣甘温，"主心腹邪气，安中养脾，助十二经，平胃气，通九窍，补少气，少津液，身中不足"，用以养脾补气益血，以资人参之功，与生姜为伍，又能和营卫、调诸药，以为佐使。全方诸药合用，奏温中下气止痛、补虚益气化痰、逐风邪开腠理、消冷实利五脏之功，以除表里内外之痰饮，消三焦弥漫之水气，复人体气机出入升降之机也。吴茱萸汤可逐风邪开腠理，以通利里气与外气交接之道；可消冷实利五脏，而畅达里气与里气回旋之道。故凡痰饮病、水气病之阻碍表里内外、上下三焦之气机者，皆可酌情加入吴茱萸汤，以复气机出入升降之机。除三阴病、三焦病以外，以下诸证，亦可选用吴茱萸汤之机：冷饮凝结于脐腹，而现腹满寒疝者；寒痰凝滞于心胸，而现胸痹心痛者；水饮冲逆于心胸，而现奔豚上气者；水气内生、气血乏源，而现虚劳者；三焦痞隔、水饮停滞，而现积聚成癖者[①]。

清代医家尤怡选《千金》吴茱萸汤，体现痰饮温法。《千金》吴茱萸汤是在张仲景吴茱萸汤的基础上化裁，保留了吴茱萸与人参配伍，去掉姜、枣，化裁增加桂、苓、夏、草组成新方。虽然其用意与张仲景吴茱萸汤一致，温里阳气而化阴邪，然而增加桂心则温里之为更足；增加茯苓则淡渗利湿；增加半夏则止呕消痰饮；去枣以防碍痰饮之邪。尤怡所选处处为温通阳气以化痰饮之邪着眼。

---

①徐凤凯，陈晓.吴茱萸汤证治探析［J］.浙江中医药大学学报，2020，44（11）：1140-1142.

呕吐一症，病因种种，首辨寒热，应为至要。《素问·至真要大论》云："诸呕吐酸，暴注下迫，皆属于热。"王太仆云："食入即出，是有火也。"上述皆为因热呕吐之指导理论，呈食后即吐，伴有口苦，口臭，舌红苔黄，便干尿赤，脉数等胃热症状。本证呕吐则反之，为中焦虚寒，无阳以化，水饮内生，胃气上逆之证也。《素问·举痛论》云："寒气客于肠胃，厥逆上出，故痛而呕也。"多有呕吐清水、涎沫或前日食物，不馊不腐，或伴有脘痛，或呕吐下利并见，及食欲不振，倦怠神疲，眩晕头重，面色晦暗，目胞水肿，畏冷喜热，口鼻气冷，舌淡润，苔白滑，脉沉迟等症状。虚寒呕吐之辨识，张景岳谓之"无食无火而忽为呕吐者；呕吐无常而时作时止者；食无所停而闻食则呕者；气无所逆而闻气则呕者；或身背或食饮微寒即呕者；或吞酸或嗳腐，时苦恶心兀兀然，泛泛然，冷咽靡宁者；或因病误治，妄用克伐寒凉，本无呕而致呕者；或朝食暮吐，暮食朝吐，食入中焦不化者"，可临床参考之。

"少阴病，吐利，手足逆冷，烦躁欲死者，吴茱萸汤主之"（309 条），与 296 条"少阴病吐、利、躁烦、四逆者死"不同。吴茱萸汤证病机为胃中虚寒，浊阴上逆，故以呕吐为主，下利呈稀溏粪便，手足逆冷出现于烦躁之先。而 296 条之四逆出现在吐利躁烦之后，吐利清水，或完谷不化，或滑脱不禁。且四逆不同于手足逆冷，乃手冷至肘，足冷至膝，其阴盛程度更为严重。烦躁有阴阳之分，古人谓烦属阳、出于心，躁属阴，出于肾。烦者，讨厌人多，厌恶声音，外无见证，唯病者自知。躁者，表现为扬手掷足，翻来覆去，起卧不宁，循衣摸床，撮空理线，有形可见，他觉证也。吴茱萸汤证之烦躁，以烦为主，子夜尤甚，为频频呕吐，窘迫难耐，心神不胜扰动之表现，虽中虚胃冷，寒邪嚣张，然阳气并未衰亡，尚能与邪抗争。而彼之躁烦以躁为主，多已神昏不醒，气息如丝，为阴盛阳微，独阴无阳证也，故而主凶。虽如此说，仍需四逆汤、四逆加人参汤、通脉四逆汤以图救治。郭雍《伤寒补亡论》云："凡寒厥，手足逆冷而烦躁者，不问其余症，宜先服吴茱萸汤；四逆不见烦躁，宜先服四逆汤；四逆而下利、脉不出，宜先服通脉四逆汤。"其所说甚是，当遵循之。

《素问·通评虚实论》云："头痛耳鸣，九窍不利，肠胃之所生也。"胃中虚寒，浊饮上逆之头痛。临床所见痛在头顶，或偏头痛，痛势较甚，经久不愈。夜间、阴天痛甚，疲劳、饮食自倍后、妇女行经前易发。多兼吐清水，或涎沫，或胆汁，四末逆冷，烦躁欲死，头重眩晕，唇舌色淡，脉沉细迟。方中君主吴茱萸，散寒降逆，《本草经流》云"脾胃之气，喜温而恶寒，寒则中气不能运化，或为冷食不消，或为腹内绞痛，或寒痰停积，以致气逆发咳，五脏不利，吴茱萸辛温，暖脾胃而散寒邪，则中自温、气自下。"人参、大枣补中益气，伍二倍之生姜温中祛寒，降逆散饮，中州得健，阴邪得化，则诸症自除。

《经方躬行录》载一呕吐医案：田家庄同学解某之父，52 岁，在乡躬耕。呕吐已历月余，日不间断，有时吐出物系前日所食之物。朝食暮吐，或暮食朝吐者，翻胃也，本属难治之病，于乡里服药数剂，毫不见效。自认已成癌症，大限将至，不再求治。某大孝，素以承颜顺志为众称赞，泣恳余赴并诊治。时余在太原市中医研究所进修，故有先诊之机。解翁皓首苍颜，形容憔悴，舌质淡，苔白滑。询知呕吐物多为清水，少有食物，手足不温，脉象弦细。一俟诊毕，即悉知病因，谓之易治，无需找余师。之所以敢夸海口者，因其脾胃虚寒，浊气上逆诸症大显，如呕吐清水，手足不温，舌苔白滑，脉象沉细，比比皆是。并无实证，热证兼夹，非萝藤缠，迷离复杂也。拟吴茱萸汤原方：吴茱萸 10 g，党参 10 g，生姜 10 片，大枣 5 枚。2 剂。二诊：呕吐止，手足转温，脉舌同前。原方 3 剂，呕吐再未发生，遂欣然归乡。

刘渡舟老用吴茱萸汤治疗头痛，并对其特点有很精辟的分析。陈某，男，49 岁。症见：头痛以巅顶为甚，伴眩晕，口中多涎，寐差，面色黧黑，舌苔水滑，脉弦迟无力。此厥阴水寒循经上犯清阳所致。吴茱萸 15 g，生姜 15 g，党参 9 g，大枣 12 枚，服药 2 剂，头痛止而寐仍不佳，改用归脾汤 3 剂而安。解说：吴茱萸汤证在《伤寒论》中共有三处，一是"食谷欲呕，属阳明也，吴茱萸汤主之"；二是"少阴病，吐利，手足逆冷，烦躁欲死者，吴茱萸汤主之"；三是"干呕，吐涎沫，头痛者，吴茱萸汤主之"。《金匮要略》

中尚有"呕而胸满者，吴茱萸汤主之"之文。涉及阳明、少阴、厥阴三经病变，但从其方证分析，以肝胃虚寒而气逆为其病机特点。吴茱萸气辛而味苦，气味俱厚而能降，为厥阴寒邪上逆之专药，治呕吐头痛最佳；佐以生姜之辛散，温胃而散饮；合参、枣甘温补中，益气以扶虚。全方具有温暖肝胃，散饮降逆之特点。从所治各个案例来看，在辨证上均有反映其病机特点的共性，即呕恶、吐酸水或多涎，舌淡嫩，苔白润或水滑，脉弦或缓或迟而无力。临床上治疗呕吐、胃痛、头痛、呃逆、胁脘胀满等病症，凡具备上述辨证共性者，用吴茱萸汤为主治，每获良效。在临证时还有一个不可忽视的特点是：本证往往在夜半子时发作为甚，且伴有寒战。这是因为夜半阴气盛极，寒邪得阴气之助而肆虐；同时，阳气生于夜半，阳气生则与阴寒交争，所以证候加剧而有寒战。对此张仲景书中虽然没有明言，但实际上已有所指，《伤寒论》说"厥阴病欲解时，从丑至卯上"，说明了厥阴气旺之时，必然能与邪气抗争。吴茱萸为三类有毒药物，一般用量在3～6 g，但用在本方中剂量宜大，可用至9～15 g。一方面剂量不大不足以温降厥阴寒邪，另一方面生姜、大枣又能兼制并缓解其毒性。吴茱萸汤有多种加味方法，加当归是最常用的一种。当归性温而润，为肝经血分之药，加入本方中寓有气血兼治，温寒而不耗血之妙。其他如胃脘痛甚者加良姜、香附；胁脘胀甚者加厚朴、半夏；气窜气逆合苓桂枣甘汤；头目眩晕，心下逆满者合苓桂术甘汤等。所加诸法，亦均与本方证的病机特点相符而又互相关联。《临证指南医案》论：口中多涎，必然苔滑，所以苔滑为津沸之象。弦迟无力，迟为脏寒，无微阳以鼓动，所以无力。弦为木陷，厥阴风木之脉，阴盛发厥证。本条也属胃寒厥逆，阴阳不交。吴茱萸自测一升过百克，自服吴茱萸，一剂药用过70 g以上，用开水淘洗一次，也没见有毒。

笔者体会吴茱萸量大口感辛辣刺激感较强，而且可能会出现上火的现象。孕妇用后有可能会影响胎儿的正常发育，严重时还有可能引起流产，所以在服用药物时，要按照医生规定的药量，不要大量服用。

实验研究表明，吴茱萸汤具有止呕、双向调节平滑肌、促进溃疡愈合、抗炎性肠病、止痛、降血压、抗抑郁等作用，临床应用广泛，可用于治疗消化系统、心血管系统等多个系统及妇科疾病[1]。

·第十七节　沉香茯苓丸·

有关沉香茯苓丸的文献很有限。沉香茯苓丸载自《圣济总录·卷第六十三·痰饮门》，用于留饮。《圣济总录》云："沉香茯苓丸治留饮。沉香一两，半夏（汤洗七遍，去滑）二两，槟榔（锉）、陈橘皮（汤浸去白，焙）、白茯苓（去黑皮）、肉豆蔻（去壳）、甘草（生用）各半两，丁香、人参各三两。上为末，炼蜜为丸，如梧桐子大。每服十五丸，食前以生姜汤送下。"清代医家尤怡选沉香茯苓丸用为温法方剂在于，其能温养脾胃，利胸膈之气，调顺气血，以消除痰饮之邪。沉香茯苓丸是在二陈汤的基础上添加温里药沉香、丁香，并添加补虚药人参而成。尤怡选该方作为痰饮证治的温法在于，沉香和丁香温里，结合二陈汤消除痰饮，加入人参以防行气而耗气。

·第十八节　神术丸·

《普济本事方》所载神术丸是南宋医家许叔微治痰饮的名方。清代医家尤怡大篇幅转述《普济本事方》关于神术丸的论述。《本事》神术丸组方简洁，功集中于茅山苍术。

组成：生茅术（洗净晒干）切成小方块，分作三份，一份以黑芝麻拌炒，一份以补骨脂拌炒，一份以陈皮拌炒。共研细末，水泛丸如小豆大，每服3 g，日服2 g。

功效：健脾化饮，兼补肝肾。

临床应用：主治痰饮咳喘。

神术丸原制法：生茅术去皮研末，另用生芝麻，水2盏，研滤取汁。大枣，煮烂去皮核，与麻汁匀研成稀膏，和术粉入面中，杵匀为丸如梧子大，

①孙欢欢，徐京育.吴茱萸汤实验及临床应用概况［J］.河南中医，2021，41（4）：532-536.

晾干，每早空腹用淡盐汤吞下 50 丸，递增至 200 丸。刘渡舟老 20 世纪 40 年代改制其法如上，用以治老年人冬季痰饮咳喘，即老年慢性支气管炎多例。以上均于秋季起制方服用，颇有效果。病程较长的，连反两年，多有效。

苍术味辛、苦，性温，芳香能醒脾，能辟秽。在"治饮常用中药苍术"中详细介绍了许叔微用苍术治好了由于"膈中停饮"所致的"癖囊，漉漉有声，胁痛，呕酸苦水"的经过。神术丸方主要用于燥湿健脾以消中膈之痰饮，主痰饮因于脾胃中膈出现的饱痞腹胀、食欲不振、呕吐、泄泻等症；合芝麻之润制其辛烈之性，大枣甘补脾胃顾护正气，服用过燥时辅佐以栀子散以除烦。

· 第十九节　射干麻黄汤 ·

射干麻黄汤出自《金匮要略》，具有温肺化饮、下气祛痰之功效，主治寒痰郁肺结喉证。症见咳嗽，气喘，喉间痰鸣似水鸡声，或胸中似水鸣音，或胸膈满闷，或吐痰涎，苔白腻或白滑，脉弦紧或沉紧或弦滑或沉滑。

组成：射干 15 g，麻黄 10 g，生姜 10 g，细辛 6 g，紫菀 10 g，款冬花 10 g，五味子 6 g，大枣 3 枚，清半夏 12 g。用法：上九味，以水一斗二升，先煮麻黄两沸，去上沫，内诸药，煮取 3 升，分温三服。（现代用法：水煎 2 次温服）。

原文：咳而上气，喉中水鸡声，射干麻黄汤主之。解析：水鸡，即青蛙。咳而上气，即咳嗽气喘，这种咳喘如又见咽喉有痰鸣，如水鸡声者，宜射干麻黄汤主之。功能主治：宣肺散寒，化饮止咳。治外感风寒，痰饮上逆，咳而上气，喉中有水鸡声。方中麻黄宣肺散寒，射干开结消痰，并为君药，生姜散寒行水，清半夏降逆化饮，共为臣药，紫菀、款冬花温润除痰，下气止咳，五味子收敛耗散之肺气，均为佐药；大枣益脾养胃，为使药。诸药相配，共奏宣肺散寒、化饮止咳之功。

《千金方衍义》：上气而作水鸡声，乃是痰碍其气，气触其痰，风寒入肺之一验。故于小青龙方中，除桂心之热，芍药之收，甘草之缓，而加射干、紫菀、款冬花、大枣。专以麻黄、细辛发表，射干、五味下气，款冬花、紫菀润燥，半夏、生姜开痰，四法萃于一方，分解其邪，大枣运行脾津以和药性也。

《金匮要略心典》：射干、紫菀、款冬花降逆气；麻黄、细辛、生姜发邪气；半夏消痰饮。而以大枣安中，五味敛肺，恐劫散之药并伤及其正气也。

清代王旭高言：此治形寒饮冷伤肺之要方也。喉中水鸡声者，痰气出入而咯也。由肺中冷，阳气不能宣其液，郁于肺而生声，乃复用主治咳逆上气之品，大泄阴液，宣通肺气。射干、紫菀，以苦泄之也，麻、辛、款、夏、生姜，以辛泄之也，五味子酸以收其正气，大枣甘以缓其下行，则射干、细辛、五味之性，从麻黄外达肺经，内通肺脏，泄肺之苦，遂肺之欲，补肺之正，温肺之阳，俾气道平而肺得阴阳之致，自无咳咯之声矣。

胡希恕医案：王某，女，62岁。初诊日期：1979年5月4日。肺炎后患咳喘10余年，每秋冬发作，春夏缓解，但本次自去年冬发至今未缓解，上月底感冒后，哮喘加重。现在症状：哮喘甚，夜不得平卧，喉中痰鸣，伴咳嗽吐白痰量多，恶寒背冷，口中和，大便溏泄，日二三行，舌苔白微腻，脉弦细，两肺满哮鸣音，左肺散在湿啰音。据证予射干麻黄汤加减：射干9g，麻黄9g，桑白皮9g，生姜9g，桂枝6g，炙甘草6g，五味子9g，款冬花9g，紫菀9g，半夏9g，杏仁9g。上药服3剂，喘平，咳嗽吐白痰仍多，左肺偶闻干鸣音，未闻湿啰音。上方继服，7月17日随诊，仅有胸闷，吐少量白痰。

蒲辅周先生生平治饮，即擅用本方。一般认为，腺病毒肺炎属中医急性热病（即温病）范畴。如曾治谢某，男，八个半月，1961年4月21日初诊。已咳嗽2周，高热4天住某医院。体温39℃，脉搏104次/分，发育营养中等。两肺呼吸音粗糙，散在中小水泡音。药敏试验阴性。咽拭子分离出Ⅲ型腺病毒。X线胸部透视：左上肺有片状阴影。诊断：腺病毒肺炎。

患儿入院前2周咳嗽多痰，第10天突然高热不退，伴呕吐痰、奶，神迷时烦，纳差，便黄黏稠，每日1～2次。入院后选进桑菊饮、葛根芩连汤加味、安宫牛黄散及竹叶石膏汤等均未奏效，遂请会诊。射干麻黄汤加减：射干2.1g，麻黄1.5g，细辛1.5g，五味子30粒，干姜0.9g，紫菀

2.5 g，法半夏 3 g，大枣 4 枚。服 2 剂后，体温由 40℃降至正常，烦躁渐息，微咳不喘。

临床上射干麻黄汤与小青龙汤、厚朴麻黄汤这 3 张方皆可用于咳喘病的治疗，麻黄、半夏、干姜、细辛、五味子是其共有，小青龙汤乃是由上述基础方再加桂枝、白芍、甘草而成，治外感风寒而内夹寒饮。而射干麻黄汤则是基础方干姜换作生姜，再加射干、紫菀、款冬花、大枣而成，主治咳而上气，喉中水鸣声。

病机为外邪内饮而致咳逆。小青龙汤证病变范围是以水饮蕴肺而又为外寒束之为主，如恶寒，鼻塞，流清涕，头痛，后背疼痛僵硬等，而射干麻黄汤则局限于上呼吸道（咽喉部位），其内饮的程度没有小青龙汤证那么严重，所以去干姜之温阳以化饮，此处之咳逆上气的程度要比小青龙汤证明显，而喉中水鸣声，是云其咳逆上气的严重程度，如咳喘气逆，喉中痰鸣等；本方主要含有射干、紫菀、款冬花，选用生姜之散，且与大枣相伍，更可扶正调中。

厚朴麻黄汤则是基础方加厚朴、杏仁、石膏、浮小麦而成，主治咳而脉浮者，去桂、芍之偏于走表，加朴、杏之善治喘满而偏于走里，从另一个角度来说，应该是此时的病变趋势渐由表而偏重于里，辅以大量浮小麦以养心气而扶正气。

曹颖甫在《经方实验录》中对两者之间的鉴别关键还做了点评："以上自小青龙汤至泽泻汤凡五证，皆治痰饮。小青龙汤以心下有水气为主，射干麻黄汤以喉中水鸣声为主，苓桂五味加姜辛半夏杏仁汤以吐涎沫为主……此其大较也。"南京中医药大学黄煌教授将小青龙汤的典型指征归纳概括为"鼻涕水样的痰"，即清涕滂沱，咳痰清稀量多。只要能在两者之间准确鉴别，治疗寒饮伏肺证的咳喘往往收效迅速。

曹颖甫用射干麻黄汤，兹引如下：冯仕觉（七月廿一日）自去年初冬始病咳逆，倚息，吐涎沫，自以为痰饮。今诊得两脉浮弦而大，舌苔腻，喘息时胸部间作水鸣之声。肺气不得疏畅，当无可疑。昔人以麻黄为定喘要药，今拟用射干麻黄汤。愈。

· 第二十节　控涎丹 ·

控涎丹这个方子，运用得当，可以治疗很多疑难杂症，可取得神奇的疗效，很多医家都有论述。不过近年来文献报道者鲜，可能与其药效峻烈，担心其不良反应有关。笔者曾经自行购药炼蜜做过尝试，除口感辛辣、腹泻剧烈外，没发现其他不良反应。曾见一篇报道，一患者误服3钱控涎丹，除腹泻外并无其他不适，多年的痹证疼痛却得到缓解。

控涎丹出自宋代陈无择《三因极一病证方论》卷十三，又名子龙丸、妙应丸。甘遂、大戟、白芥子各等分。为细末，面糊为丸，梧桐子大，每服5～10丸，临卧姜汤送下。现在一般研细装0号胶囊服用，每次两粒约1g，每天1次，或炼蜜为丸，每丸3～5g，强人服5g，弱人服3g，晨起空腹服一丸，吞服匀进食水，得泻后，略进糜粥（小谷米粥），一下不瘥，可再服或减量连续服用，连续服药腹泻反不甚，但见便溏即可。临床多不可久服此丹。但对于顽固、死血、胶着不解而形成的疖肿积聚非连续服药不为功之强人，可加量或多服几日。对于顽疾，先以"控涎丹"攻逐，待邪势已衰，再议培补。控涎丹功能祛痰逐饮，治痰饮伏在膈上下，忽然颈项、胸背、腰胯隐痛不可忍，筋骨牵引作痛，走易不定，或手足冷痹，或头痛不可忍，或神志昏倦多睡，或饮食无味，痰唾稠黏，夜间喉中痰鸣，多流涎唾。

《医方集解》云：此手足太阳太阴药也。十枣汤加减，行水例药亦厉剂。李时珍曰：痰涎为物，随气升降，无处不到，入心则迷癫痫，入肺则塞窍为喘咳背冷，入肝则膈痛干呕、寒热往来；入经络则麻痹疼痛，入筋骨则牵引钓痛，入皮肉则瘰疬痈肿，陈无择三因方并以控涎丹主之，殊有奇效；此乃治痰之本，痰之本，水也湿也，得气与火，则结为痰，大戟能泄脏腑水湿，甘遂能行经隧水湿，直达水气所结之处，以攻决为用。白芥子能散皮里膜外痰气，唯善用者能收奇功也。

清代徐大椿云：饮溢中焦，流恋两胁，故胁腹胀满疼痛不已焉。白芥子散胁下之饮，紫大戟泻脏腑之饮，白甘遂以泻经络之饮，粥丸而下，使

流饮消散，则中气调和而经络脏腑无不肃清焉，何胁腹疼胀之患此搜流饮之剂，为饮溢疼胀连胁之专方。（《医略六书·杂病证治》）

《温病条辨》第41条云：伏暑、湿温胁痛，或咳，或不咳，无寒，但潮热，或竟寒热如疟状，不可误认柴胡证，香附旋复花汤主之；久不解者，间用控涎丹。

按伏暑、湿温，积留支饮，悬于胁下，而成胁痛之证甚多，即《金匮》水在肝而用十枣之证。彼因里水久积，非峻败不可；此因时令之邪，与里水新搏，其根不固，不必用十枣之太峻，只以香附、旋复，善通肝络而逐胁下之饮，苏子、杏仁，降肺气而化饮，所谓建金以平木；广皮、半夏消痰饮之正，茯苓、薏仁，开太阳而阖阳明，所谓治水者必实土，中流涨者开支河之法也。用之得当，不过三五日自愈。其或前医不识病因，不合治法，致使水无出路，久居胁下，恐成悬饮内痛之证，为患非轻，虽不必用十枣之峻，然不能出其范围，故改用陈无择之控涎丹，缓攻其饮。

近代张山雷：此攻逐痰涎之峻剂。古书主治……是即痰塞中州，气逆上壅，神经不用之证……古人立法，不治其肢节之痹痛，而专逐其痰涎，剿破巢穴，去其凭依，则机关自利，正是手眼独高处，与指迷茯苓丸，用意同而用药更猛，常随其缓急轻重而择用之。（《中风斠诠》）

方中君药白芥子色白而入肺，直达上焦，中医学认为"肺为贮痰之器"，同时古人认为白芥子能"入皮里膜外"，最善于化解这些离经之痰。臣药甘遂色黄，黄色通于脾，甘遂入中焦，中医学认为"脾为生痰之源"，也就从源头上祛除痰饮水湿；佐药大戟色黑，黑色入肾，肾为水脏，痰饮水湿都和肾有关。全方能三焦并进，内至脏腑外至筋膜都能荡涤，使得痰饮无处可遁，这就是控涎丹的配伍精妙所在。控涎丹虽然是针对痰饮而设，但历代医家还是认为其适合一切"痰证"，诸如水湿痰饮导致的巅顶头痛、项背筋骨酸麻而流注不定，以及梅核气、阴疽等，但凡辨证属于痰饮者均可在其基础上化裁。

明代吴崑言：痰涎在心膈上下，使人胸背、手足、颈项、腰膝引痛，手足冷痹，气脉不通者，此方主之。甘遂直达涎结之处，大戟能攻胸胁之涎，芥子能散支痛之饮，此攻痰之厉剂也。又曰：惊痰加朱砂；痛者加全蝎；酒痰加雄黄、全蝎；惊气成块者加穿山甲、鳖甲、玄胡索、蓬莪术；臂痛加木鳖霜、桂心；痰热加盆硝；寒痰加丁香、胡椒、肉桂。因其病证而药加焉，兵政之便宜也。（《医方考》）

具有以下几种情况之一者，皆可用控涎丹攻逐。

其一，在常因痰湿所致的水肿、臌胀、胃脘痛、胸胁痛、腹泻、眩晕、癫、狂、痫、咳喘、心悸怔忡等病证中，兼见舌苔滑腻垢浊，舌体胖大而有齿痕，脉沉、弦、滑；或形体肥胖，面色晦滞，胸脘痞塞胀满；或素盛今瘦、肠鸣辘辘者。

其二，局部肿胀或疼痛，兼见舌质隐青、紫斑，且舌苔滑腻等痰瘀胶结证候者。

其三，癥积痞块，任何部位的，或多发性的良性或恶性肿瘤。

其四，久治不愈的疑难痼疾，兼见舌苔滑腻，舌体胖大或有紫斑者。

其五，凡有脾肺气虚、脾肾阳虚、心肾阳衰等虚象见证，且屡用温补之剂不效，兼见痰涎多，舌苔滑腻，而正气尚支者。

对于虚痰，可先以控涎丹攻逐，待病邪势头已衰，再议培补。虚痰亦属本虚标实，虚实夹杂。痰湿久滞，阻碍气机，遏伤阳气，则脏腑愈加衰惫，痰饮水湿愈聚愈多，形成恶性循环。此时痰饮水湿往往成为疾病的主要矛盾。攻逐痰饮水湿，即可切断此恶性循环。

控涎丹屡起沉疴，医案很多，只介绍以下几个，以供参考使用。

医案 1：某老妇，哮喘多年，每发作时，倚息不得平卧，整夜喘咳，至天将明时，疲极而睡，也仅能睡二三个小时，而后病又发作，坐卧不宁，烦躁欲死，求医多年，效果不显。其舌胖苔腻，涎多。服控涎丹后不久，大便即下痰涎，如鸡蛋花，喘咳即减。当夜即多睡数小时，醒后极为高兴，后服此药，加汤药调补，病愈。

医案 2：某人，后背恶寒，但周身不冷，脚亦不冰。《金匮要略》有言：心下有痰饮，其人背寒如手大，即此证也。初用苓桂术甘汤加半夏、葶苈子治之，病稍减，后改用控涎丹，泻下二次即愈。

医案3：某人患胸膜炎，胸腔积液。因其友人曾患此病，住院两个多月，西医用抽取法，反复抽取胸腔积液，人即消瘦，且动则气喘、出虚汗，病虽愈，但费用颇高，费时也久，故问中医能治否？控涎丹每日1次，另：西洋参15 g，麦冬15 g，五味子3 g，厚朴15 g，葶苈子15 g，大枣6个，2周即愈。

医案4：某人患慢性肠炎，每日腹泻六七次，所服方剂达数十种，或温阳，或化湿，或固涩，或升清，遍用诸法，久治不愈。问其所泻何物？答曰：如涕，有白冻及果冻状物。此顽痰浊饮，内聚粘肠，如青苔附壁，故易于滑泻。意通因通用，以控涎丹搜肠刮肚，涤荡痰浊，而后再温补脾肾。孰料大泻几次后，病即愈。停药观察数日，也未再腹泻。

医案5：李某，女，43岁，干部，2008年3月17日初诊。患者胸胁胀满疼痛，以左肋下为主，呼吸、咳喘、侧转时疼痛加重，气短息促，呼吸困难，呃逆气喘息促不能平卧，左侧胸部肋间胀满，胸廓隆起，胸片提示左侧胸部大量胸腔积液，胸腔积液化验提示有结核分枝杆菌，苔白，体形偏胖，诊断为结核性胸膜炎，给予异烟肼等抗结核药物1年余，并反复抽胸腔积液治疗，其症状未见消失．时轻时重，胸腔积液未消失，经四诊合参，该患者为饮停胸胁，脉络受阻，气机不利，胸胁为气机升降之道，给予"控涎丹"三丸（5 g），一日一丸，晨起空腹服用，3日内水样便一日五六次，嘱中午服小谷米粥，3日后胸痛消失，呼吸咳喘明显好转，出现呕吐，腹痛，纳差停此丹，给予健脾和胃，扶正5天后再服控涎丹三丸（3 g），一日一丸，晨起空腹服用，3日内水样便明显减少，腹痛，恶心，X线检查示：胸腔积液消失，继续给予健脾扶正、温化痰饮治疗10余天，观察随访至今未复发，工作正常。

·第二十一节　越婢加半夏汤·

越婢加半夏汤，出自《金匮要略》卷上，具有宣肺清热、降逆平喘之功效。主治肺胀。咳而上气，其人喘，目如脱状，脉浮大者。

组成：麻黄6两（18 g），石膏半斤（24 g），生姜3两（9 g），大枣 15 枚，甘草 2 两（6 g），半夏半升（12 g）。用法：用水 420 ml，先煎麻黄 10 分钟，煮取药液 210 ml，每日分 6 次温服。

《金匮要略方义》：本方所治之肺胀，系饮热内蕴，复感风邪所致。风邪外束，肺气不宣，饮热内蕴，肺失通调，故上气喘咳，身形如肿，其目如脱。治当宣肺平喘，清热化痰。方中麻黄宣肺平喘，发散风邪；臣以石膏清泄内热；佐以半夏降逆散结，燥化痰湿；更以生姜之辛散，外配麻黄发越水气，内助半夏降逆化饮；大枣补脾制水，与生姜合用，调和营卫；使以甘草调和诸药，且缓麻黄之散，石膏之寒，使攻邪而不伤正。

越婢加半夏汤与小青龙加石膏汤均为治肺胀之方，其证皆见咳嗽上气、喘。不同之处在于，越婢加半夏汤证有目如脱状，脉浮大。尤怡言脉浮且大，病属阳证，故利辛寒，不利辛热，故不用小青龙汤，目如脱者，壅气使然。此方石膏量最大，多于麻黄且麻黄、石膏用量皆多于小青龙加石膏汤，故治外邪较重里热亦较重，以宣肺泻热，止咳平喘。有言越婢汤，为发越脾气之意，脾气升散流转，则风水自消，后世有越脾汤治风寒感冒亦为此理，但用升麻代麻、甘，亦是发越脾脏内郁之阳，且能发表、透疹、解毒，大法相同。此时加以半夏增加了蠲饮之力。而小青龙加石膏汤证，其热仅为烦躁，脉尚且仅为浮，言其外邪化热并未深入亦不重，但"心下有水"，此伏饮较重，尤怡谓心下有寒饮则非温药不能开而去之，故不用越婢加半夏汤而用小青龙加石膏汤，寒温并进，水热共捐。观此方较越婢加半夏汤，石膏量少于麻黄，且其量皆不到前之一半，但复加桂枝、细辛，且干姜易生姜，此为加强温饮行水之力，且其顾及患者素有痼疾，加入芍药、五味子收敛肺气，更防温散太过，故此方更适用于外邪内热均尚轻，但壅滞内饮较重之证。

蒲辅周医案，金某，女，1 岁，1964 年 1 月 29 日初诊。检查摘要：扁桃腺红肿，两肺布满湿啰音。胸透：两肺纹理粗重模糊，并有小型斑点状浸润性阴影，尤以内中带为著，两肺下部有轻度肺气肿，心膈无异常。血化验：白细胞总数 11.3×10^9/L。中性粒细胞 79%，淋巴细胞 20%，嗜酸性粒细胞 19.5%。诊断为支气管肺炎。病程与治疗：患儿发热 4 天，已服过中西药，未效，高热达 39.6℃，咳喘气促，腹满膈煽，喉间痰声辘辘，鼻翼煽动，面青唇淡，头汗出，时有烦躁，不欲食奶，大便稀溏，小便黄，脉沉紧，指纹不显，舌质淡、苔白，系风寒犯肺，肺气郁闭，治宜辛开，主以越婢加半夏汤加味。处方：麻黄2.4g，甘草1.5g，生石膏9g，法半夏6g，前胡3g，炒苏子3g，生姜3大片，大枣2枚。

1月30日二诊：服药后，微汗出，热降，烦喘膈煽俱减，大便呈泡沫样，小便微黄，脉浮数，舌淡苔黄腻。肺闭已开，表邪解散，但痰湿尚阻，以理肺化痰为治。处方：连皮茯苓3g，法半夏3g，橘红3g，甘草1.5g，杏仁3g，炒苏子3g，前胡3g，桑白皮4.5g，炒莱菔子3g，竹茹3g，生姜3片。

三诊、四诊……此方服后，一切恢复正常。

按语：高热咳喘，鼻翼煽动，头部汗出，时有烦躁，蒲老断为风寒犯肺，肺气郁闭，郁而化热之候，治以辛开之越婢加半夏汤。待表邪解散，肺闭一开，遂用二陈汤加味以调和脾胃，绝其痰源。可谓步步为营，丝丝入扣，遣方用药，进退有序，不愧大家风范也。

·第二十二节 茯苓桂枝五味甘汤、苓甘五味姜辛汤、苓甘五味姜辛半夏汤、苓甘五味姜辛半夏杏仁大黄汤·

这是《金匮要略·痰饮咳嗽病脉证并治第十二》第35条中记载服用小青龙汤后症状变化而提出的系列加减方剂："咳逆，倚息，不得卧，小青龙汤主之。小青龙汤下已，多唾口燥，寸脉沉，尺脉微，手足厥逆，气从小腹上冲胸咽，手足痹，其面翕热如醉状，因复下流阴股，小便难，时复冒者，与茯苓桂枝五味甘草汤，治其冲气，冲气即低，而反更咳，胸满者，用桂苓五味甘草汤去桂，加干姜细辛以治其咳满。咳满即止而更复渴，冲气复发者，以细辛干姜为热药故也。服之当遂渴，而渴反止者，为支饮也。支饮者，法当冒，冒者必呕，呕者复内半夏以去其水，茯苓桂枝五味甘草汤去甘草，去桂，加细辛干姜半夏汤主之。水去呕止，其人形肿者，加杏仁主之。其症应内麻黄，以其人遂痹，故不内之，若逆而内之者，必厥，所以然者，以其人血虚，麻黄发其阳故也。若面热如醉，此为胃热，上冲，熏其面，加大黄以利之。"

桂苓五味甘草汤方：桂枝（去皮）四两，茯苓四两，五味子半升，甘草（炙）一两，上四味，以水 8 升，煮取 3 升，去滓，分温三服。

桂苓五味甘草汤去桂枝加干姜细辛方：茯苓四两，五味子半升，甘草、干姜、细辛各三两。上五味，以水升，煮取 3 升，去滓，温服半升，日三服。

桂苓五味甘草汤去甘草去桂枝加干姜细辛半夏方：茯苓四两，五味子半升，干姜、细辛各三两，半夏半升。上五味，以水 8 升，煮取 3 升，去滓，温服半升，日三服。

苓甘五味姜辛半夏汤加杏仁方：茯苓四两，甘草三两，五味子半升，干姜三两，细辛三两，半夏半升，杏仁（去皮尖）半升。上七味，以水一斗，煮取 3 升，去滓，温服半升，日三服。

苓甘五味姜辛半杏汤加大黄方：茯苓四两，甘草三两，五味子半升，干姜三两，细辛三两，半夏半升，杏仁半升，大黄三两。上八味，以水一斗，煮取 3 升，去滓，温服半升，日三服。

咳逆倚息不得卧。咳逆，古咳嗽名也；倚息，今呼吸促也。咳嗽呼吸气促不得卧，久病多属痰饮，新病每兼形寒，小青龙为发汗利水，两解水饮之剂，故主之，以散内饮外寒也。方论见伤寒论本汤下。下已犹言小青龙下后，而咳逆诸症俱已之谓，盖微发其汗，则饮从汗去，而肺气上平，复下利其水，则饮从溺去，而胸阳下展，故其症俱已也。"多唾"至时"复冒"，凡十二句，又言支饮之咳逆等候虽已，而其错杂之变症，所不能免，屈指计之，大概不越乎四者，各因其变而分治之，斯皆已而全愈矣。夫小青龙半为发汗之剂，汗去而膈气上空，则在下之气上凑，而发为冲气者，一也，故气从小腹上冲胸咽，且唾随冲气而上泛，以致多唾者是其候也。又痰饮之人，阳气自虚，今虚阳分驰于发汗利水，而其气益虚，则肾中阴翳，乘肺而咳，乘胸而满，因变为咳满者，二也，故寸沉尺微，因阳气不贯于四末，而手足厥逆或痹者，是其候也。或病饮之时，胃中素有积滞，及从汗以去饮，汗乃心液，汗出而上空，则胃中热实之气上熏者，三也，故口燥、面翕热、如醉状者，是其候也。又饮之大势虽去，而其余波未净，因上焦汗空，而不能运布，多致渐积而复成支饮者，四也，故余饮下流阴股，小便难而复冒者，是其候也。仲景于小青龙后，错综叙其脉症，而针线一毫不乱，读《金匮》者，于此十二句中之错综处，理会清楚，则后文方治，丝丝入扣矣。四者单见，则单治之，如其兼见，当先治冲气，以冲气为上虚下实之候，久则复能聚饮故也，主桂苓五味甘草汤者，以辛甘生阳之桂枝，填上焦之空，而以甘浮之甘草，佐而托之，则其性益浮，然后以酸敛下摄之五味，抑其冲气，而佐以淡渗之茯苓下泄之，其冲气之即低也宜矣。冲气下伏，则激其虚寒之气于上，寒气为肺性喜温之所忌，故咳，虚寒之气，非胸中阳位之所宜，故满也，于本方去桂，加姜辛而益以甘草两倍，其方意另一世界，盖冲气系下焦之本气，因膈虚而招之上冲者，其意在填高以御下，故用甘浮之桂甘为主，而后下压以泄之耳。若咳满所乘者，为虚寒不足之气，其病在下，而其意因在温下以化上，故以五味之下渗下敛者为主，而以辛温之干姜、细辛，趁势送至下焦，附以甘草者，欲其领辛温之气，从下而中浮，而使咳满之虚寒上化也。咳满即止四句，为变症中之变，仍以主苓桂五味甘草汤，加归麦等味治之，则渴复止，冲气复低，而自愈故也。若服此而当渴不渴，或先渴而服药反止者，是热药蒸于下，而浮其饮气于上之理，故知其复有支饮也。支饮者，必冒且呕，以支饮于下，而气高于上故也。半夏去饮降逆，为饮家冒而且呕之圣药，故重加之，去桂及甘草者，欲其专于下行，而不使留恋胸膈之意，至干姜细辛之用于本方者，较之前方，又是一番生面，盖前方是借甘草之中浮，而上温咳满，本方又借淡渗降敛之品，下温去饮之阳气故也，仲景之方药，其游刃之妙，直有才认梨花却是雪之幻耶。水去呕止，而形肿者，虚气薄于分肉而未行之候，杏仁利肺，故加之。痹，兼脉之沉微，并手足厥逆而言，其症应内麻黄者，以杏仁利肺，麻黄泄气，肺利气泄，则虚气之薄于分肉者自散，故二者为消肿之要药。今其人脉沉微而手足痹，况曾经厥逆乎，故单加杏仁，而不内麻黄者此也。若逆其法而内之，则阳气益虚，故厥，盖阳附于阴，气根于血，阴血既虚，不任麻黄之泄其阳气也，面热如醉，兼口燥而言，此为胃热上冲，加大黄以利之。

《高注金匮要略》这段描述比较恰当地分析了这几首方剂的适应证和病机，可以参考领会。

以下介绍几个医案。

医案1：寒哮。薛某，男，55岁，干部。患支气管哮喘15年，每由气候反常而诱发，每次发作即用西药青霉素、氨茶碱、激素控制。1993年12月3日因牙痛自服牛黄解毒丸后哮喘发作。用西药治疗3天，哮喘未能缓解，两肺哮鸣音有增无减。据其舌淡苔白，痰白清稀，以及服凉药诱发等情况，诊断为寒哮，遂停用西药。予苓甘五味姜辛汤：茯苓15 g，甘草6 g，五味子10 g，干姜12 g，细辛9 g。水煎服。服1剂即明显好转，继进1剂喘平，两肺听诊哮鸣音消失[①]。

医案2：王某，男，43岁，1966年1月31日初诊。自幼咳喘，反复发作，今咳喘月余，吐白痰多，晚上喘重，不能平卧，胸闷心烦，口干不思饮，大便干结，小便如常，舌苔白腻，脉弦细。证属寒饮内停，郁久化热，呈太阴阳明合病，治以温中化饮，佐清阳明，与苓甘五味姜辛半夏杏仁大黄汤：茯苓12 g，炙甘草10 g，五味子10 g，干姜6 g，细辛6 g，半夏12 g，杏仁12 g，大黄6 g。

结果：上药服1剂，自感喘已，继服2剂，咳痰大减。二诊改半夏厚朴汤加味3剂，自感无不适。

医案3：《经方实验录》医案。初诊（2月17日），咳延4个月，时吐涎沫，脉右三部弦，当降其冲气。茯苓三钱，生甘草一钱，五味子一钱，干姜半钱，细辛一钱，制半夏四钱，光杏仁四钱。

二诊（29日）：两进苓甘五味姜辛半夏杏仁汤，咳已略平，唯涎沫尚多，咳时痰不易出，宜与原方加桔梗。茯苓三钱，生草一钱，五味子五分，干姜一钱，细辛六分，制半夏三钱，光杏仁四钱，桔梗四钱。

按语：叶君昔与史惠甫君为同事，患咳凡四阅月，问治于史。史固辞之，以习医未久也。旋叶君咳见痰中带血，乃俱而就师诊。服初诊方凡二剂，

①孙恩贵.苓甘五味姜辛汤治疗寒哮［J］.山西中医，1996（1）：36.

病即减轻。服次诊方后，竟告霍然。

黄煌有一段有关苓桂味甘汤的描述：茯苓桂枝五味甘草汤简称苓桂味甘汤，是一张治疗充血性心力衰竭的有效方。此方见于《金匮要略·痰饮咳嗽病脉证并治第十二》，用于"咳逆倚息不得卧"患者在服小青龙汤后，出现"多唾口燥，寸脉沉，尺脉微，手足厥逆，气从少腹上冲胸咽，手足痹，其面翕热如醉状，因复下流阴股，小便难，时复冒者"。以上描述，与充血性心力衰竭的临床表现十分相似。按照以往的经验，对于右心衰竭的患者，茯苓桂枝五味甘草汤单用就有效，但笔者还经常加入大枣。如果咳喘痰多清稀，也可以加干姜、细辛；舌紫目暗黑加赤芍，肌肤甲错便秘加桃仁。

·第二十三节　指迷茯苓丸·

这首方剂是宋代王璆《是斋百一选方》引《全生指迷方》。组成：半夏曲二两，茯苓一两，枳壳、风化朴硝各五钱。姜汁调神曲糊丸，梧子大，每服三五十丸，空心淡姜汤下。主治中脘留伏痰饮，臂痛难举，手足不能转移，背上凛凛恶寒者。

这首方剂最大的指导意义在于后世对肩周炎、肩背痛等的治疗方面。本病大部分医者多从祛风除湿散寒来立法，事实上经常效果不佳。而《全生指迷方》从痰饮留伏于中脘立论，方中半夏燥湿化痰，为君药，茯苓健脾渗湿，为臣药，君臣相伍，既消已生之痰，又杜生痰之源。佐以枳壳理气宽中，此气顺则痰消之意。然中脘之伏痰留饮，非一般化痰药所能及，故又佐以软坚润下之风化朴硝，取其消痰破结之意，与半夏相合，一燥一润，一辛一咸，意在消解顽痰，相制为用；与茯苓相伍，可从二便分消结滞之伏痰。更以姜汁糊丸，且姜汤送服，既能开胃化痰，又可兼制半夏毒性。诸药配伍，以丸剂渐消缓化中脘伏痰，俾脾运复健，自然流于四肢之痰亦潜消默运，实属"治病求本"之方。

本方以小半夏加茯苓汤为基础，加枳壳和风化朴硝而成。小半夏汤为著名的燥湿祛痰、降逆止呕剂。本方用之以燥湿浊而祛痰涎，配枳壳调畅气机，气行则痰湿亦行；又以茯苓利水渗湿，导水湿痰饮从前阴而出，共呈燥湿行气、消解顽痰功效。

关于这首方剂，清代柯韵伯说：痰饮之本，皆水也。水入于胃，游溢精气，上输于脾，此自阳入阴也；脾气散精，上归于肺，此地气上升也；通调水道，下输膀胱，是天气下降也；水精四布，五经并行，是水入于经，而血乃成也。若阴阳不和，清浊相干，胃气乱于中，脾气艰于升，肺气滞于降，而痰饮随作矣。痰与饮同源，而有阴阳之别。阳盛阴虚，则水气凝而为痰；阴盛阳虚，则水气溢而为饮。除痰者，降气清火，是治其标；补阴利水，是治其本也。涤饮降气燥湿，是治其标；温肾利水，是治其本也。此方欲兼两者而合治之，半夏燥湿，茯苓渗湿，风硝软坚，枳壳利气，别于二陈之甘缓，远于礞石之峻悍，亦平胃之剂耳[①]。（《古今名医方论》）

清代王旭高云：治中脘有留痰伏饮，臂痛难举，或肩背酸痛，脉来沉细者是也。喻嘉言《医门法律》曰："痰药方多，惟此方立见功效。"痰饮流入四肢，令人肩背酸痛，两手罢软，误以为风，则非其治，宜导痰汤加木香、姜黄各五分。轻者指迷茯苓丸，重者控涎丹。（《王旭高医书六种》）

清代吴谦等云：经曰：饮入于胃，游溢精气，上输于脾。游者，运行也；溢者，渗溢也；输者，输布也；精气者，水化之精气也。言入于胃运行水化之精气，渗溢于肠胃之外，而上输布于脾也。又曰：脾气散精，上归于肺。言水之清者上升，犹天之雨露也。又曰：通调水道，下输膀胱。言水之浊者下降，犹地之江河也。此皆言水自浊化清，由腑输脏；自清分浊，由脏输腑，水之运行循环也。又曰：水精四布，五经并行。言水发源于脾，周布四脏，并行五经也。此皆言。

谢观在《中国医学大辞典》茯苓丸条目第二项中详细叙述了其功用、药物组成、制法、用法等。其指出："治中脘留伏痰饮，脾气虚弱，痰邪相搏以致手臂牵掣，或不能举物，筋脉挛急而痛，或四肢不能移转。"又说："上焦气不清肃，不能输布津液，留于胸中阳盛则煎灼成痰，阴盛则凝蓄

———————
①

为饮，故治痰者以清火为主，实者利之，虚者化之，治饮者以燥湿为主，实者逐之，虚者温之，阳气不盛，痰饮兼作，则此方最宜。

医案1：臂痛不举。一妇人，亦有臂痛不能举，或转左右作痛，由中脘伏痰，脾气滞而不行，宜茯苓丸，或控涎丹治之。（《续名医类案》）

医案2：手臂抽掣。累有人为痰所苦，夜间两臂若常有人抽牵，两手战灼，至于茶盏亦不能举，只以此药治之，皆随服随愈。《是斋百一选方》引全生《指迷方》

医案3：肢体麻木。冯某，女，50岁，右侧腓肠肌外缘麻木3个月，面积约为4 cm×6 cm。查患者舌象正常，脉滑实，乃痰客经络，血脉失养所致，疏方指迷茯苓丸，服12剂获验[1]。

医案4：梅核气。赵某，女，36岁，咽嗌不适半年，如物堵塞，咳之不出，咽之不下。经耳鼻咽喉科检查无异常，脉滑，苔白，遂断为"梅核气"，方投指迷茯苓丸，服10剂后病愈[1]。

医案5：癔病。陈某，女，46岁，因家务事发生口角后，遂至精神抑郁，烦躁易怒，寡言少语，食欲减退，呕吐痰涎，时而胡言乱语，曾用西药氯丙嗪、谷维素、地西泮等不效。患者表情淡漠，语无伦次，舌质淡，苔白厚腻，脉滑数，自感胸中有物堵塞。此留饮为患，用指迷茯苓丸方加减：茯苓12 g，枳壳12 g，半夏9 g，芒硝12 g，远志12 g，石菖蒲12 g，生姜3片。进2剂，大便通利；诸症遂减，食欲有增。后减芒硝为9 g，继进3剂而愈。

在用这首方剂时，要注意剂量，原方的剂量是半夏、茯苓、枳壳、风化朴硝呈半量递减的，我的经验是半夏量可以用至30～60 g才更有效；风化朴硝一般可用芒硝代替，患者服用后会有轻微腹泻，不用担心。

·第二十四节　理饮汤·

张锡纯的很多方剂简单有效，就像这首理饮汤："治因心肺阳虚，致

[1]孙会文.指迷茯苓丸治验举隅［J］.四川中医，1984（4）：18-19.

脾湿不升，胃郁不降，饮食不能运化精微，变为饮邪。停于胃口为满闷，溢于膈上为短气，渍满肺窍为喘促，滞腻咽喉为咳吐黏涎。甚或阴霾布满上焦，心肺之阳不能畅舒，转郁而作热。或阴气逼阳外出为身热，迫阳气上浮为耳聋。然必诊其脉，确乎弦迟细弱者，方能投以此汤。于术四钱，干姜五钱，桂枝尖二钱，炙甘草二钱，茯苓片二钱，生杭菊二钱，橘红钱半，川厚朴钱半。服数剂后，饮虽开通，而气分若不足者，酌加生黄芪数钱。"

张锡纯说"人之脾胃属土，若地舆然。心肺居临其上，正当太阳部位，其阳气宣通，若日丽中天、暖光下照。而胃中所纳水谷，实借其阳气宣通之力，以运化精微而生气血，传送渣滓而为二便。清升浊降，痰饮何由而生？惟心肺阳虚，不能如丽照当空，脾胃即不能借其宣通之力，以运化传送，于是饮食停滞胃口。若大雨之后，阴雾连旬，遍地污淖，不能干渗，则痰饮生矣。痰饮既生，日积月累，郁满上焦则作闷，渍满肺窍则作喘，阻遏心肺阳气，不能四布则作热。"

方中用桂枝、干姜以助心肺之汩而宣通之；白术、茯苓、甘草以理脾胃之湿而淡渗之；用厚朴者，叶天士谓"厚朴多用则破气，少用则通阳"，欲借温通之性，使胃中阳通气降，运水谷速于下行也；用橘红者，助白术、茯苓、甘草以利痰饮也。至白芍，若取其苦平之性，可防热药之上借，若取其酸敛之性，可制虚火之浮游，且药之热者，宜于脾胃，恐不宜于肝胆，又取其凉润之性，善滋肝胆之阴，即预防肝胆之热也。脾虚湿盛、舌苍白腻者，加半夏燥湿化痰；咳甚者加杏仁、款冬花，降气止咳；兼感寒者，重者加麻黄，轻者宗曹颖甫治饮感寒之意，加紫苏叶蠲饮解表（《经方实验录》：心肺阳虚，阴邪上乘，痹寒不通而痛者，加瓜蒌、薤白温阳化饮通痹；咳嗽耗气伤阴，舌淡少苔或干裂，兼气阴不足者加百合、玉竹温化痰饮兼顾气阴）。

医案 1.《医学衷中参西录》附医案。①一妇人，年三十许，身形素丰，胸中痰涎郁结，若碍饮食，上焦时觉烦热，偶服礞石滚痰丸有效，遂日日服之，初则饮食加多，继则饮食渐减，后则一日不服，即不能进饮食，又久服之，竟分毫无效，日仅一餐，进食少许，犹不能消化，且时觉热气上腾，耳鸣欲聋，始疑药不对证，求愚诊治，其脉浮大，按之甚软。愚曰：此证心肺阳虚，脾胃气弱，为服苦寒攻泻之药太过，故病证脉象如斯也。拟治以理饮汤。病家谓，从前医者，少用桂、附即不能容受，恐难再用热药。愚曰，桂、附原非正治心肺脾胃之药，况又些些用之，病重药轻，宜其不受。若拙拟理饮汤，与此证针芥相投，服之必无他变。若畏此药，不敢轻服，单用干姜五钱试服亦可。病家依愚言，煎服干姜后，耳鸣即止，须臾觉胸次开通，继投以理饮汤，服数剂，心中亦觉凉甚，将干姜改用一两，又服二十余剂，病遂除根。②发搐。邑韩蕙圃医学传家，年四十有四，偶得奇疾。卧则常常发搐，旋发旋止，如发寒战之状，一呼吸之间即愈，即不发搐时，人偶以手抚之，又辄应手而发。自治不效，广求他医治疗皆不效。留连半载，病势浸增。后愚诊视，脉甚弦细，询其饮食甚少，知系心肺脾胃阳分虚惫，不能运化精微以生气血，血虚不能荣筋，气虚不能充体，故发搐也。必发于卧时者，卧则气不顺也。人抚之而辄发者，气虚则畏人按也。授以理饮汤方，数剂，饮食加多，搐亦见愈。20剂后，病不再发。

医案2：包裹性胸腔积液。王某，女，50岁。右侧胸闷压气1年余，经胸部拍片诊为"包裹性胸腔积液"。曾多次在胸部B超定位下穿刺排液，并静脉滴注抗生素抗感染，但效果不佳，积液不减。遂请中医治疗。余查其舌质淡，边有齿痕，舌苔白腻，脉沉细弱，胸闷，心悸气短，卧懒言，纳呆。考虑证属心肺阳虚、脾失健运、饮停胸胁。治当温阳利水、健脾益肺，遂投理饮汤：白术12g，干姜15g，桂枝6g，炙甘草6g，茯苓15g，生杭芍6g，橘红12g，川厚朴12g，生黄芪15g。水煎服，1剂/天，10剂为1个疗程。服药2个疗程后患者胸闷明显减轻，饮食增加。又服10剂，胸闷基本消失，仅在活动后略感胸闷，继进10剂，诸症悉除，胸片示包裹性胸腔积液吸收[①]。

本方临床使用本方时当抓三个要点：一是咳吐稀痰涎沫，二是舌淡苔白，三是脉弦迟细弱者。

---

①郑强，理饮汤治愈顽固性包裹性胸腔积液1例［J］，时珍国医国药，2001，12（2）：146.

第九章　常见病饮证辨证举隅

·第一节　呼吸系统疾病·

一、咳嗽

咳嗽是机体的一种防御性反应，《素问·阴阳应象大论》曰"肺变动在咳"，指出肺的脏气变动表现为咳。肺主气，司呼吸，朝百脉，主治节，上述功能的正常发挥，有赖于肺的宣发和肃降功能平衡。咳嗽作为临床常见病证之一，可由诸多因素导致，"五脏六腑皆令人咳，非独肺也"。《医门法律·咳嗽续论》云"盖以咳嗽必因之痰饮……"。中医学认为，抗生素滥用、寒凉药物的使用及贪凉饮冷的生活方式最易使机体阳气损伤，气化不利而成痰成饮。当外邪侵袭机体后，无论所感邪气为阴邪还是阳邪，阳气均以气化的形式驱邪外出，导致阳气损伤，气化不利，痰饮内生，停于肺中，痰饮阻滞气道，肺气宣肃不利，发为咳嗽。"饮"在咳嗽中是非常重要的病理因素。

张仲景论痰饮咳嗽，既有轻症，又有重症，如："留饮者，胁下痛引缺盆，咳嗽则转甚""膈上病痰，满，喘，咳，吐，发则寒热，背痛，腰疼，目泣自出，其人振振身剧，必有伏饮""久咳数岁……其人本有支饮在胸故也，治属饮家"等。

《医门法律》曰："始知《金匮》以咳嗽叙于痰饮之下，有深意焉。

盖以咳嗽必因之痰饮，而五饮之中，独膈上支饮，最为咳嗽根底……不去支饮，其咳终无宁宇矣"。可见痰饮与咳嗽密切相关。

痰饮咳嗽，当遵《金匮要略》"温药和之"为根本大法，如见多痰、色白或如泡沫，咳引胁痛者，治宜温化痰饮，用小青龙汤、苓桂术甘汤等方；悬饮则需逐饮，用十枣汤、控涎丹等方；畏寒肢冷、水肿，脉沉细者，属肾阳虚，宜温阳利水，用真武汤、肾气丸等方。

医案1：黄某，男，62岁，因反复发作咳嗽、喘息6年，发作1周于2016年1月6日初诊。经某医院诊断为慢性支气管炎、慢性阻塞性肺疾病。现咳喘，痰白清稀量多，有泡沫，鼻流清涕，头晕头痛，胸脘胀满，纳呆尿短，平素怕冷，四肢欠温，大便稀溏，疲乏无力，舌淡、苔白滑，脉浮紧。西医按"慢性支气管炎合并感染"给以头孢唑肟钠、二羟丙茶碱等静脉滴注，病益甚，咳吐痰涎日夜不能入睡，颜面四肢微肿。脉症合参，辨证考虑为风寒外束，饮停于内所致的外寒内饮证，治当发汗解表、温肺散寒化饮，给予小青龙汤加减：麻黄12 g，桂枝10 g，杏仁12 g，干姜12 g，细辛6 g，法半夏12 g，五味子10 g，云苓15 g，白芍15，炙甘草15。3剂，水煎服，日2次。服药后发汗、避风。二诊：患者鼻流清涕消失，咳嗽咳痰症状减轻，怕冷好转，夜间可入睡，仍咳嗽痰多色白。药已中病，继用上方去麻黄加陈皮10 g、炒白芥子12 g、苏子15 g、炒莱菔子15 g以宣肺化饮。继服7剂。三诊：患者咳嗽基本已愈，可以穿单衣，考虑患者有多年的慢性支气管炎病史，肺脾肾气虚，故予补肺汤、金匮肾气丸、香砂六君子汤、蛤蚧定喘丸合方制成膏方，一次6 g，一日2次口服。随防患者当年冬季未发病。

医案2：女，45岁，时值春夏之交，咳嗽，夜晚较甚，每于卧下时咳嗽明显，痰白稀量少，无恶寒发热，无鼻塞流涕，无头身痛，小渴，纳稍差，二便常，舌淡苔薄白，脉沉微弦。辨为肺中有寒饮，无外寒证，方用苓甘五味姜辛汤：茯苓20 g，炙甘草10 g，五味子10 g，干姜10 g，细辛10 g。2剂咳止。

分析：本病无外感病史，无外感寒邪表现，起病季节非寒冷之时；素无痰喘病史，虽不能称为饮家，但其卧下则咳，根据《素问·逆调论篇》

"夫不得卧，卧则喘者，是水气之客也"，可以推断卧下咳或喘息加重者，是水气上逆，因此用苓甘五味姜辛汤使水饮之邪从小便走[1]。

医案3：外寒里饮案。李某，女，60岁，2017年10月12日就诊。主诉：咳嗽近1个月。患者自述从2017年9月19日吹空调后感冒咳嗽至今，现症见：咳嗽而喘，有痰难咳出，胸部憋闷，咽红咽痒，大便头干，难排出，小便黄，纳、眠可，体形偏胖，舌质淡、苔白滑，脉浮滑。中医诊断：咳嗽，外寒里饮证化热。治以解表散寒、温肺化饮为法，方选厚朴麻黄汤加减，药物组成：炙麻黄6g，生石膏12g，炒杏仁10g，川厚朴15g，生姜6片，细辛3g，清半夏10g，五味子10g，小麦30g，仙鹤草30g，4剂，水煎服，每日1剂。2017年9月23日二诊：患者服药4剂后，胸部无憋闷感，咽已不痒，咳嗽减轻，仍有白痰，量少难咳，咽痛咽红，服药后胃中觉凉，白带较前增多，质稀色白，大便排出不爽，质不干，成形，小便不黄，纳、眠可，舌淡、苔薄白润，脉沉。上方加炙僵蚕6g、蝉蜕（后下）10g、干姜10g，4剂，水煎服，每日1剂。另嘱患者以适量麦冬、菊花、冰糖、龙眼肉、金银花代茶饮。4剂服尽后，患者诸症缓解而停药。

按语：患者体形偏胖、舌质淡苔白滑、脉滑均为痰湿之象；吹空调后感冒咳嗽，有外感风寒史，脉浮说明表证仍在，故诊断为外寒里饮证。患者外感风寒、饮邪上迫于肺，气机不利，则咳嗽而喘、胸部憋闷；未能及时解表，化热入里，故有痰难以咳出、咽红咽痒、小便黄；肺与大肠相表里，肺气不利，则大便干，难排出。治以解表散寒、温肺化饮之法，方选厚朴麻黄汤加减。方中炙麻黄解表寒，石膏清里热，二药合用，既辛凉解表，又可祛痰；炒杏仁、川厚朴宽中定喘，辅炙麻黄、石膏以祛痰；细辛、五味子温肺敛气，功具开合；"生姜发邪气，半夏消饮气"，生姜宣肺散寒，与清半夏相伍，既可共奏降逆散邪、燥湿化痰之效，又能解清半夏之毒；患者久咳，故用大量小麦、仙鹤草扶正，而无敛邪之弊。患者服药4剂后，胸部憋闷感已无，咳嗽亦减轻，但仍有少量白痰难以咳出，且咽痛咽红，

---

①房莉萍，丛鹏.小青龙汤与苓甘五味姜辛汤的临床辨治鉴别［J］.中医临床研究，2011，3（2）：19.

故加炙僵蚕、蝉蜕以利咽消肿；又因患者服药后觉胃中凉，白带色白质稀而量多，故加干姜10 g，以增强温胃散寒化饮之功。同时处以代茶饮方调理，药证相合，故4剂药尽诸症缓解[①]。

医案4：某女，79岁，2010年5月4日初诊。咳嗽咳痰3周，咳少许白色泡沫痰，以早晚明显，时自汗，口渴不欲饮，在当地输液及口服抗生素，症状未见改善，纳差，二便正常，舌质淡胖、苔薄白，脉弦，辅助检查：2010年3月合肥某医院钡剂提示胃窦炎、胃下垂。证属外有风寒，内停痰饮；治当解表散寒、温肺化饮；予小青龙汤化裁，疏方如下：麻黄5 g，白芍10 g，细辛3 g，干姜9 g，炙甘草9 g，桂枝12 g，五味子6 g，姜半夏20 g，茯苓10 g，党参10 g，炒白术10 g，枳实10 g，橘皮18 g，砂仁6 g。服3剂，咳嗽咳痰症状消失[②]。

医案5：刘锡九君咳嗽多日，音嗄，起居如常，体胖，脉息缓滑，舌有腻苔，盖痰饮病也。与二陈汤加白芥子六分，白术二钱，薏苡仁三钱，3服而瘳。[③]

医案6：暴寒外束，痰饮内聚，支塞于肺，肃降失司，气喘咳嗽大发，故日夜不能平卧，形寒怯冷，纳少泛恶，苔白腻，脉浮弦而滑。拟小青龙汤加减，疏解外邪，温化痰饮。

蜜炙麻黄四分，川桂枝八分，云苓在钱，姜半夏二钱，五味子四分，淡干姜四分，炙苏子二钱，光杏仁三钱，熟附片（先煎）一钱，鹅管石一钱，哮吼紫金丹（另吞，连服2天，2粒）。

医案7：昔肥今瘦为饮，仲景云，脉沉而弦，是为饮家，男子向老，下元先亏，气不收摄。则痰饮上泛，饮与气涌，斯为咳矣，今医见嗽，辄以清肺降气消痰，久而不效。更与滋阴，不明痰饮，皆属浊阴之化，滋则堆砌，助浊滞气，试述着枕咳呛一端，知身体卧着，上气不平，必下冲上逆。

①汤红珍，吕翠霞.吕翠霞活用"姜辛夏味"配伍治疗痰咳经验.[J].山东中医杂志，2020，39（6）：584–587.

②方华.小青龙汤加减治疗咳嗽33例［J］.中医药临床杂志，2014，26（4）：391.

③袁焯.从桂草堂医草［M］.上海：科技卫生出版社，1958：10.

其痰饮伏于至阴之界，肾脏络病无疑，形寒畏风，阳气微弱，而藩篱疏撤，仲景有要言不烦。曰，饮邪必用温药和之，更分外饮治脾，内饮治肾，不读圣经，焉知此理，桂苓甘术汤。

医案8：12月间，诊得阳微浊饮。上干为咳，不能卧。曾用小青龙汤，减去麻黄细辛，服后已得着枕而卧。想更医接用，不明治饮方法。交惊蛰阳气发泄，病势更炽，顷诊脉来濡弱无神，痰饮咳逆未已，谅非前法可效，宗仲景真武汤法。以熟附配生姜，通阳逐饮立法，真武汤去白术加人参。

医案9：冬温，阳不潜伏，伏饮上泛。仲景云，脉沉属饮，面色鲜明为饮，饮家咳甚，当治其饮，不当治咳，缘年高下焦根蒂已虚，因温暖气泄，不主收藏，饮邪上扰乘肺，肺气不降。一身之气交阻，熏灼不休，络血上涌，经云，不得卧。卧则喘甚痹塞，乃肺气之逆乱也，若以见病图病，昧于色诊候气，必致由咳变幻，腹肿胀满，渐不可挽，明眼医者，勿得忽为泛泛可也，兹就管见，略述大意，议开太阳，以使饮浊下趋，仍无碍于冬温，从仲景小青龙越脾合法。杏仁，茯苓，薏苡仁，炒半夏，桂枝木，石膏，白芍，炙草。

医案10：病起痰饮，渐为咳嗽外寒，遇劳倦即发，发必胸膈气胀，吐出稀涎浊沫，病退则痰浓，气降乃已。凡饮邪皆阴浊凝聚，两年之久。渐渐腹中痞闷妨食，肛门尻骨，坐则无恙，行动站立，时时气坠，若欲大便，显系肾虚不能收摄。惑于在前见痰治嗽，苟非辛解，即属寒降，乃致养成锢疾。肾气汤加紫衣胡桃，沉香汁[①]。

医案11：乙巳二月，季姓妇，咳喘倚息不得卧，恶寒发热，头疼身痛，胸闷不舒，心痛彻背，脉沉而滑，舌苔白腻。此风寒痰饮内外搏结，肺气不得下降而成肺胀也，乃用小青龙汤合瓜蒌薤白汤。麻黄、细辛各四分，干姜、五味子各五分，瓜蒌、薤白各三钱，甘草五分，余药各一钱五分，服后得汗，而寒热喘息俱平，惟身痛咳嗽未已，易方。以桂枝汤和营卫，加干姜、五味子各五分，细辛三分以治咳，1剂效，因贫不复延诊，遂

---

①秦伯未.清代名医医案精华叶天士医案［M］.上海：上海卫生出版社，1958：48-53.

渐愈[①]。

医案 12：《生生堂治验》云：一妇人，行年三十余，每咳嗽，辄小便涓滴下污裳，医或以为下部虚，或以为蓄血，万般换术数百日。先生诊之，其腹微满，心下急，按之则痛牵两乳及咽，至于咳不自禁，与之十枣汤，每夜五分，五六日而塞。《伤寒论今释》论：心下急，按之痛。此病肺实，气逆不降，不能摄水，所以咳则小便涓滴。肺气不降，不能通调，此是上实，不便失调也。十枣汤，泻肺实也。

医案 13：名医陈潮祖以苓桂术甘汤治疗慢性咳嗽的医案：王某，男，61 岁，2018 年 12 月 15 日初诊。主诉：咳嗽 50 余天。现病史：50 天前感冒后开始咳嗽，西医输液（诉输液时有心悸气短胸闷，具体不详）治疗 5 天，口服中药 7 剂（诉医生诊断为痰热）仍未能缓解，遂来门诊治疗。

现症：间歇性咳嗽，胸闷气短，干咳，痰少，咳白色涎痰（咳剧时有干呕），白天咳嗽剧烈，晚上不咳，口不渴，心下胀满，早上醒后胸口汗出，眠差，多梦，喝酒或吃炒货后咳嗽会明显加重，二便可，舌质淡红，舌体胖大，苔薄白腻，脉沉尺弱。既往史：既往有心肌肥厚、血尿酸增高、胃溃疡病史。

诊断：痰饮咳嗽。

病机：脾肾阳虚，痰饮内停。

治法：温阳化饮。

处方：苓桂术甘汤。桂枝 45 g，茯苓 60 g，白术 45 g，炙甘草 30 g，2 剂水煎服，6 碗水熬成 3 碗水，一次一碗（约 200 ml），每日 3 次，每日 1 剂。

患者当天服药两碗，次日反馈：咳嗽明显好转，胸闷气短几乎消失，早起也未见作呕咳嗽出痰涎。2 剂得瘥。拟肾气丸善后。

案中桂枝、茯苓量大，源《神农本草经》谓桂枝"主上气咳逆，结气喉痹，吐吸……"；茯苓"主胸胁逆气，忧恚，惊邪……"；白术、炙甘草主寒热邪气。四药温散平降，以彰"治病求本"之要。

---

①袁焯.丛桂草堂医草［M］.上海：科技卫生出版社，1958：9.

二、小儿咳喘①

小儿外感、小儿肺炎、小儿支气管炎和支气管哮喘等都可以出现咳喘。初期多辨证为风寒闭肺、风热闭肺或痰热蕴肺等，现行治疗多以疏风散热或苦寒直折其热，或用抗生素；加之儿童多食冷饮水果、夏季吹空调等，多致饮邪凝固为痰，病情迁延。根据多年临床验效和理论研究，小儿咳喘一定要注意饮邪致病，初期饮邪十居七八，有寒饮也有热饮。喻嘉言曰："饮因于湿，有热有寒。"《温病条辨》云："喘咳息促，吐稀涎，脉洪数，右大于左，喉哑，是为热饮。"尤在泾在注解五苓散中曰"热渴饮水，水入不能已其热，而热亦不能消其水，于是水与热结"但因"寒饮易知，热饮难晓"（程门雪语），故医者多仅见饮之寒而忽视饮之热，致病迁延。

分辨清楚寒饮、热饮非常重要。如疾病的初期，咳唾清稀，且肺部听诊多为水泡音，符合中医学"清稀者为饮"的认识，则为寒饮。但正如喻嘉言所云"究竟饮证，热湿酿成者多，寒湿酿成者少"，如寒饮初起，郁而化热，或与素体之热邪相结，发为热饮；如素有寒饮伏肺，复感外邪，入里与饮邪相加即成热饮；或小儿脾常不足，运化失司，水饮内聚，或平素饮食嗜食辛辣厚味，甚则投以温热补品，或将养过暖，或引饮过度，水饮不化，热饮互结，上凌肺府，热饮自生。热饮阻肺，肺失于宣肃，而成喘嗽。

痰饮随气升降，无处不到，若停于胸胁或上凌心肺，则可见咳喘频发，气短吐涎，舌苔白滑，脉沉滑或沉紧等症。小儿痰饮咳喘病，其病顽固，而根源在于宿饮留伏，滞塞胸膈，故化痰祛饮实为杜其哮喘发生的重要方法之一。

临证寒饮可用小青龙汤、苓甘五味姜辛汤等温化寒饮，而据热邪与饮邪之孰多孰少，将热饮证分为饮重于热证、热重于饮证和饮热并重证3种证型进行辨证治疗。具体言之，饮重于热证用小青龙加石膏汤出入，方中以干姜、细辛、桂枝、半夏温化水饮为主，佐生石膏辛寒清热；若大便干

---

①周琼，董继业.董幼祺运用苓桂术甘汤治疗小儿痰饮咳喘病经验［J］.浙江中医杂志，2021，56（8）：555-556.

者多加大黄以荡涤肠胃、引饮下行；热重于饮证者用越婢加半夏汤出入，方中重用麻黄、生石膏以清宣郁热，生姜、半夏散水饮，加淡竹叶清热利饮；饮热并重证者；用麻杏石甘合苓甘五味姜辛汤出入，方中麻杏石甘汤清宣肺热，苓甘五味姜辛汤温化寒饮。

医案 1：某男，5 岁 8 个月。2012 年 3 月 18 日初诊。主诉：患儿咳嗽咳痰 20 余日加重 2 天。在某医院住院予西药消炎药治疗 1 周无显效。现症：发热，体温 38.2℃，咳嗽，喉中痰鸣似吼，时流清涕，大便近日稀软，指纹色紫过气关。西医诊断为哮喘性支气管炎。听诊：双肺哮鸣音（＋）。辨为外感寒邪，痰饮阻肺，治宜宣肺散寒，温肺化饮，方以小青龙汤加味治疗。处方：麻黄 6 g，桂枝 8 g，白芍 8 g，细辛 3 g，干姜 6 g，五味子 6 g，法半夏 8 g，炙甘草 6 g，炒杏仁 6 g。5 剂。水煎服，每日 1 剂，分 4 次服，服后啜热粥发汗。二诊：服药后汗出热退，偶咳，喉中偶有痰鸣音，余症已释。听诊双肺呼吸音清。予苓甘五味姜辛汤 5 剂善后。

按语：小儿为稚阴稚阳之体，其病来去均急速，故当迅速截断病情，恢复常态，是为正治。小青龙汤原文："伤寒表不解，心下有水气，干呕，发热而咳，或渴，或利，或噎，或小便不利，少腹满，或喘者，小青龙汤主之"。"伤寒，心下有水气，咳而微喘，发热不渴。服汤已，渴者，此寒去欲解也，小青龙汤主之"。该患儿受风寒后即恶寒发热，此为太阳表证；咳嗽，喉中有痰，此为内有水饮之邪，水饮泛滥，干犯肺胃，致肺失宣降，胃气上逆，故治以麻黄发汗、平喘、利水，配桂枝则增强通阳宣散之功；白芍与桂枝配伍，调和营卫；干姜、细辛，散寒化饮；五味子敛肺止咳；半夏降逆化痰；加炒杏仁合成三拗汤以宣肺止咳化痰；甘草和中兼调和诸药。

医案 2：蒲辅周老中医治疗风寒夹饮型咳喘。症见高热不退，伴见呕吐而挟有痰、奶，无汗、下利等，在此蒲辅周老用射干麻黄汤加减：射干七分，麻黄五分，细辛三分，五味子 30 粒，干姜 3 分，紫菀 8 分，法半夏 1 钱，大枣 4 枚（按：观老先生用此方时一般都去款冬花不用，在此因下利故用干姜代生姜，可谓深得张仲景用药之心法）。如上药服后体温正常，微咳不喘，喉间痰量减少仍治之以益气化痰方法（请注意其选方用药）：

沙参 2 钱，麦冬 1 钱，五味子 20 粒，紫菀 8 分，法半夏 1 钱，枇杷叶 3 钱，生姜 2 片，大枣 2 枚。

医案 3：包某，男，3 岁。1964 年 2 月 29 日初诊。发热咳嗽气喘 1 天。检查：两肺布满水泡音。胸透：两肺纹理粗重模糊，并有小型斑点状浸润性阴影，两肺下部有轻度肺气肿。血白细胞总数 14.1×10^9/L，中性粒细胞 84%，淋巴细胞 16%。起病即邀余诊治，用麻杏石甘汤加桔梗、前胡、豆豉、葱白。服 2 剂未效，患儿仍高热，体温 39.6℃，咳喘气促，目如脱状，腹满膈煽，喉间痰声辘辘，鼻翼煽动，头汗出，时有烦躁，欲饮而不多，咳甚作呕，时吐涎沫，舌尖边红，苔白微腻，脉浮弦数。乃请先师蒲辅周诊，他认为肺气郁闭，热饮内蕴，治宜辛凉开泄，必佐化饮，用越婢加半夏汤化裁。处方：麻黄 5 g，生石膏 15 g，甘草 4 g，法半夏 6 g，前胡 4.5 g，炒苏子 4.5 g，茯苓 6 g，生姜 3 片，大枣 3 枚。2 剂。药后热退，痰少，咳喘基本已平，续予调理肺胃、清气化痰而愈。

体会：先师告余曰："医者，寒饮易晓，治饮宜温，主以苓桂术甘汤；外寒内饮，则用小青龙汤；热饮难知，患者热象既重，又兼夹饮，证属热重于饮，宜用越婢加半夏汤；若饮重于热，则当选用小青龙加石膏汤。"越婢加半夏汤与麻杏石甘汤君臣药虽同，皆用麻黄、生石膏，发泄透达肺之邪火，但其佐使药有异，因而作用有别。越婢加半夏汤有透发邪火，兼蠲饮之长。若热饮咳喘，目如脱状，主以越婢加半夏汤，其效甚速。因饮蕴于肺，邪有依附，邪火难清，麻杏石甘汤则无祛饮之功，故难取效。若病延日久，热灼其饮，更为胶结难解。可见运用麻黄剂必须从君、臣、佐、使药全面考虑，方可提高疗效。

医案 4：王某，男，9 岁，1994 年 10 月 22 日初诊。患儿素体肥胖，近日感冒发热 10 余日不退，咳嗽喘憋。经某医院用退热药及头孢类抗生素热不退，咳嗽气喘加重，痰清稀，泡沫状，呼吸痰鸣如水鸡声，两肺听诊有湿啰音。西医诊断为病毒性肺炎。曾口服安宫牛黄丸，静脉滴注双黄连，热仍不退。体温 38.5℃左右，舌润苔滑，脉数，稍久则指下无力。辨证为外感风寒，痰湿蕴肺，气闭不宣。宜加味射干麻黄汤辛温解表，宣肺化饮治疗。处方：射干 10 g，麻黄 10 g，细辛 5 g、生姜 10 g，五味子 10 g，款冬花 10 g，紫菀 10 g，半夏 10 g，桂枝 7 g，白前 5 g，甘草 5 g。水煎服，分 2 次服。二诊：服药 2 剂，汗出热退，体温 37.2℃，咳嗽气喘及喉中痰鸣音大减，唯舌尖红，口中干。此辛温有化热之象，宜上方加黄芩 5 g、麦冬 10 g。继服 3 剂。体温 36.7℃，咳嗽喘息基本消除，喉中尚有少许痰鸣音。继续调治而愈。

按语：对病毒性肺炎及肺感染一类疾病，必须分清风寒与风温，更应辨识里热或里寒，切忌一遇病毒类疾病即投金银花、连翘、桑叶、芦根、大青叶等所谓抗病毒之药，或安宫牛黄丸辛凉之剂，或黄芩、黄连、石膏清热之药。果系风热肺热，寒药、凉药，解表、清热，固当应用，若系风寒闭阻，肺气不宣，滥用安宫牛黄丸，羚羊角（代）、黄芩、黄连、石膏之类，必促使病情加重。此类肺炎临床表现除咳嗽气喘痰声辘辘之外，亦有发热恶寒，痰清稀泡沫，面色青，手足凉，腹胀便溏等证候，发热为表邪不解所致，并非里热，用加味射干麻黄汤辛温宣肺解表，和胃化痰，药后汗出发热即退，喘咳亦随之而除[1]。

咳喘稍平后，也要注意化饮，防止咳喘反复。董氏儿科第六代传人董幼祺指出，张仲景首创之"病痰饮者，当以温药和之"治则，历来被奉为治饮之圭臬，而苓桂术甘汤又是体现该治则的代表方剂。临床适应证可见哮喘稍平以后，痰鸣难愈，面色不华，舌苔薄白等症，正确使用常见效迅速。

医案 5：袁某，女，7 个月，2018 年 4 月 17 日初诊。患儿感邪以后，咳喘气促，经西医治疗数天后，现气促已瘥，但痰鸣不断已有 2 周，察其面色不华，肢末不温，大便欠调，舌淡红、苔薄白。治拟温阳化饮。处方：桂枝 2 g，茯苓、白术各 10 g，清甘草、陈皮各 3 g，淡附片（先煎）4 g，姜半夏 6 g，炙苏子 5 g。5 剂。每日 1 剂，每剂水煎 120 ml，分早、中、晚 3 次温服。2018 年 4 月 22 日二诊：药后患儿痰鸣已瘥，四肢转温，大便转调，纳谷一般，舌苔薄白。治疗再拟温化痰饮之法。处方：桂枝 2 g，

①张琪.张琪临床经验辑要［M］.北京：中国医药科技出版社，1998：186.

茯苓、炒白术、款冬花各 10 g，清甘草 3 g，淡干姜 1.2 g，姜半夏 6 g，炙苏子 5 g。5 剂。煎服法同前。药后患儿上症均和，纳可便调，舌苔薄白。

按语：中医儿科学认为，小儿"脾常不足"，脾气亏虚，运化无力，易于痰湿内聚。该患儿感邪咳喘，经治以后咳喘虽平，但喉中痰鸣辘辘，经久不化，且舌淡，面色不华，肢末不温，此脾阳不振，痰饮不化也，故治疗拟温阳健脾化饮之法。方中苓桂术甘汤合二陈汤温阳化饮，健脾燥湿化痰；加淡附片温经散寒，温补脾肾；少佐炙苏子降气化痰。5 剂以后，痰鸣已瘥，四肢转温，此阳气渐回，痰饮渐化。故再施原法，原方淡干姜易淡附片以温中散寒，加款冬花温肺化痰，药后患儿诸症均和。

医案 6：苓桂术甘汤治疗支气管哮喘。患儿潘某，男性，4 岁，于 2014 年 1 月 13 日就诊。患儿有"支气管哮喘"病史，反复发作，发作时门诊服用抗过敏西药控制。2 天前哮喘复发，喉间如水鸡声，凌晨 5 ~ 6 时尤重，服用西药后出现腹痛等不适，故停用。刻下：呼吸气急，凌晨 5 ~ 6 时尤重，咳嗽，咳痰（患儿不会吐痰而咽下），流少许清黄浊涕，纳食一般，舌质红，苔微腻，脉浮；中医诊为痰饮（外感风寒，饮邪郁而化热），治宜宣肺平喘，清热化饮。药用：茯苓 8 g，白术 5 g，桂枝 5 g，甘草 3 g，炙麻黄 5 g，细辛 2 g，五味子 5 g，白芍 7 g，法半夏 5 g，石膏 20 g，桑白皮 8 g，地骨皮 8 g，炙紫菀 8 g，服 1 剂隔日就诊，上症明显好转，诉纳差，加莱菔子 8 g，继服 1 剂。继续好转，舌红好转，苔薄，中部微腻，上方去细辛、地骨皮，加党参 8 g，服 4 剂而愈。1 个月后随访，尚未复发。

按语：本案患儿有多年"支气管哮喘"病史，纳食一般，属于素体阳虚饮停，郁而化热。今外寒引动内饮而哮喘予苓桂术甘汤加法半夏、炙紫菀温阳蠲饮，健脾化痰止咳；炙麻黄、细辛祛风宣肺散寒平喘；白芍养血以佐制麻黄、桂枝、细辛之温燥；五味子收敛肺气，石膏、桑白皮、地骨皮清肺泻热[1]。

医案 7：李某，男，5 岁。北京某所干部之子。病史：初生不久，即

①刘红芸，王晓良.苓桂术甘汤加减治疗痰饮病举隅［J］.中国中医急症，2014，23（8）：1574–1575.

患支气管炎。1~4岁时，曾先后在北京某中医院住院治疗。因缠绵不愈，身体益弱，经常感冒发热，咳嗽反复加重。1978年7月来诊，按太阴证痰饮咳嗽论治，两诊痊愈。

初诊：患儿咳嗽已一年多，频频发作。痰清稀，睡时可闻痰鸣声。食纳不佳，面萎黄，体瘦。舌质偏淡，苔白滑厚腻。触双手，肌肤微冷，此为手足太阴两脏同病，水饮久留不去，上干于肺，致常年痰咳不止。法宜温化水饮，降逆止咳。以小半夏加茯苓汤加味主之。处方：法半夏10 g，生姜10 g，茯苓12 g，紫菀6 g，款冬花3 g，甘草3 g。2剂。二诊：服上方2剂，咳嗽减，痰鸣消；但仍吐清稀痰，上方损益再服。处方：法半夏10 g，干姜6 g，茯苓12 g，甘草6 g。1979年5月24日追访，患儿家长说：经范老治愈，去冬今春再未复发。

辨证：患儿面萎黄、体瘦、食少、肢冷，舌质偏淡，皆脾为湿困，失其健运，化源衰少之证。而咳痰稀薄，苔白滑厚腻，又为痰湿内蕴，上干于肺之象。加以卧则痰鸣，显系寒饮上泛喉间，呼吸之气激发使然。正如张仲景所云"水在肺，吐涎沫""水在脾，少气身重"。可见，此例病根，首责于手足太阴皆为水湿所困，并互相连累，致使痰饮咳嗽更加胶着难愈。本例痰饮，投以小半夏加茯苓汤，为振奋阳气，治病务求其本之意。原方《金匮要略》用以主治痰饮咳嗽。方中法半夏、生姜化饮降逆；加茯苓以去水安神。加甘草者，以助脾气，并配干姜以温中；加紫菀、款冬花者，更增消痰下气之效。且小儿脏腑娇嫩，生机蓬勃，一旦病邪衰退，即不宜频频用药，故嘱其着重调理后天，扶正以祛余邪[1]。

医案8：名医陈潮祖医案。袁某，女，5岁，2018年12月15日初诊。主诉：咳嗽2个月。现症：干咳为主，阵发性咳嗽，咳则连续很久，半夜啼哭，纳呆，二便可，舌红苔薄白，脉缓。诊断：痰饮咳嗽。病机：中阳不运，痰饮内停。治法：温阳化饮。处方：苓桂术甘汤。桂枝20 g，茯苓30 g，白术20 g，炙甘草15 g，5剂水煎服，4碗水熬成2碗水，一次100 ml，每日3次。

①范中林.范中林六经辨证医案［M］.沈阳：辽宁科学技术出版社，1984.

2018年12月23日二诊。其母诉咳嗽已愈，胃口已开，不见夜啼。

按语：咳嗽者，失之肺肾；痰饮者，根于脾土。肺失宣肃，脾失运化，肾失温升，三阴阳衰，气不化水，遂痰饮作矣。痰饮壅阻，冲撞肺金，肺气上逆，遂咳嗽生焉。外感治疗不彻，表邪虽散，正气未调，三阴气化不利，水液聚而为痰。痰饮为病，最为多变。《金匮要略·痰饮咳嗽病脉证并治第十二》谓："水在心，心下坚筑，短气，恶水不欲饮。水在肺，吐涎沫，欲饮水。水在脾，少气身重。水在肝，胁下支满，嚏而痛。水在肾，心下悸。"

治痰饮咳嗽者，宜去其痰饮，复其升降，以苓桂术甘汤为痰饮咳嗽主方。方中桂枝、白术等量以温手足太阴，茯苓、炙甘草用药剂量比为2：1以去水气理脾气。

上案桂枝、茯苓量大，源于《神农本草经》谓桂枝"主上气咳逆，结气喉痹，吐吸……"；茯苓"主胸胁逆气，忧恚，惊邪……"；白术、炙甘草主寒热邪气。四药温散平降，以彰"治病求本"之要。

三、慢性阻塞性肺疾病（肺胀①）

慢性阻塞性肺疾病（chronic obstructive pulmonary disease，COPD），简称慢阻肺，是呼吸系统的常见多发病。近年来，其发病率及死亡率均呈明显上升趋势。中医学将慢阻肺归属于"肺胀""喘证"等范畴，病机为本虚标实，本虚以肺、脾、肾虚为主，标实以痰瘀为主。其中"痰饮"是重要的病理产物及致病因素之一，包括有形之痰饮与无形之痰饮两种表现形式，皆贯穿病程始终，亦是该病反复发作的关键因素。慢性支气管炎、哮喘等慢性肺系疾病，若长期治疗不当，疾病失治，痰饮潴留，肺气出纳失常，留于肺间，肺气郁滞，津液不归正化，或阴虚火旺，灼津为痰，痰饮潴留，伏于肺间。日久致虚，肺气虚损，肺卫不固则易致外邪侵袭，外侵之邪多以肺内痰饮为依附，二者胶结，使疾病缠绵难愈，而外邪引动伏痰是慢阻肺反复急性发作的重要原因。此外痰饮阻肺，进一步加重气机失调，影响血运，停而为瘀，痰瘀互结，相互影响，加重肺间痰饮，临床主要表现为

①徐杰，葛正行，刘晨珂.葛正行教授从痰饮论治肺胀经验撷菁［J］.亚太传统医药，2020，16（5）：90-91.

咳、痰、喘等症状。结合慢阻肺的病理性质，临床无论稳定期还是急性加重期均应重视治痰饮。稳定期患者虽以气虚为主，但津液失于调控最易聚而为痰，加之素有痰饮伏肺，故应在补虚基础上兼以化痰化饮，既可祛除痰饮以更好地补虚，又可预防外邪侵袭，减少慢阻肺急性加重次数及程度。急性加重期以标实为主，应着眼于有效治痰饮，使外邪无所依附，尽快缓解症状，防止痰蒙清窍等变证出现。

清代周学海《读医随笔》中载："曾闻有患痰饮者，久服附子，化为肿，是不用茯苓、猪苓之苦降淡渗以导邪，而专益其阳，阳气充旺，遂鼓激痰水四溢矣，即补而不泄之过也。"痰饮与水湿本为一体，皆为阴邪，当"以温药和之"，通阳以调理脏腑气化，调畅上、中、下三焦气机，促进津液运行。虽肺部痰饮位居上焦，但其性黏腻滞重，易趋下行，故可顺势引导给其以出路，加速痰湿的祛除。这亦是《素问·汤液醪醴论》所论"开鬼门，洁净府"的体现，"开鬼门"有发汗、通利大便之意，"洁净府"为利小便，"天气通于肺"，痰饮阻肺，失于肃降，"其魄独居"，理当洁之。利水渗湿药主归膀胱、小肠、肾、脾经，作用趋向下行，皆具有通利水道、渗泄水湿的功效。有研究表明，该类药物除发挥利水以消肿、通淋、退黄等作用外，亦可在方剂配伍中发挥祛痰、祛浊、清热等作用，既可化痰饮又可通利，尤宜用于慢阻肺的治疗，取其通利功效，一方面加强了有形之痰饮的祛除，另一方面尤适宜肺间无形之痰饮的导化。痰饮重浊易趋下行，稳定期则应配伍茯苓、车前草、猪苓等平和之品淡渗利湿；急性加重期配伍桑白皮、葶苈子、石韦等清热之品，泻肺利水、清化痰浊的同时导邪外出，可起到事半功倍之效。但若痰邪偏上者宜配伍桔梗等宣肺之品引而越之，促邪从口而出；偏表者宜配伍麻黄等发汗之品引而发之，使邪从表而解，临证辨证施治，不可一概而论[①]。

慢性阻塞性肺疾病中"饮"病从病性以水（寒）饮、饮邪郁热、风饮

①黄丽娜，高峰.从"使邪有出路"论利水渗湿药在慢性阻塞性肺疾病治疗中的应用［J］.中医杂志，2021，62（13）：1179-1181.

三种类型较为多见①。贵州省名中医葛正行教授将痰饮所致肺胀（慢性阻塞性肺痫疾）按病位分为痰饮阻肺、痰饮蕴脾、痰饮动肾三型。

按病性分型

（一）水（寒）饮

临床表现：咳喘伴喉辘辘有声，难以平卧甚至不能平卧倚息，短气，咳出痰多而稀黏，遇寒饮冷则易发咳喘，若呕吐较多黏涎则咳喘可减，脉多弦涩，舌淡或淡暗、苔滑。或伴见背冷，身恶寒，手足清冷，多涎唾，多无口渴，饮入不舒，少数欲得热饮，或常心悸，大便可间作溏薄，小便清。治宜温肺化饮平喘。方用苓桂术甘汤或茯苓杏仁甘草汤合小青龙汤加减。

医案1：男，65岁，1999年1月2日初诊。慢性支气管炎病史6年，每于冬季气温骤降时感寒复发。5日前因受寒而病作，症见咳嗽气喘，倚息不能平卧，短气胸满，咳唾大量清稀涎沫，发热、恶寒、无汗。经用抗生素等药物治疗，寒热症状基本解除，但肺饮诸症不见缓解，要求用中药治疗。查：舌淡而滑，脉弦滑，口唇紫暗，双肺可闻及哮鸣音，双肺底大量湿啰音，双下肢轻度肿胀。此乃寒饮壅肺，治宜温肺化饮，助心阳，利小便。方宗《金匮要略》茯苓桂枝五味甘草汤加干姜、细辛、半夏等。药用：半夏20g，干姜20g，细辛10g，桂枝30g，茯苓30g，五味子20g，杏仁20g，甘草20g，每日1剂，水煎分早、午、晚3次温服。3剂病大减，又服3剂，喘咳不作，痰涎全无，双肺干、湿啰音均消失。继服四君子汤15剂以善其后②。

医案2：《刘渡舟医案》载寒饮伏肺治疗案。张某，男，40岁。患气喘病多年，每当发作之时，自服"百喘朋"能缓解症状。此次犯病，发作严重，又来求取"百喘朋"。当问及为何不愿服用汤药时，才知道原先曾服中药无数，但未见效果。经过反复劝说后，同意服汤药一试。症见喘咳痰多，脉弦，舌苔水滑。观其面色黧黑，辨为寒饮内伏，上射于肺的小青龙汤证。

---

①石强，姚梅龄.慢性阻塞性肺疾病"痰""饮"分治说［J］.中医药通报，2021，20（2）：27-29.

②赵金忠.肺饮证治举隅［J］.山东中医杂志，2002，21（8）：507.

药用：麻黄9g，桂枝9g，干姜9g，细辛6g，五味子9g，半夏9g，白芍9g，炙甘草9g。2剂。服药后喘咳明显好转，转用茯苓桂枝杏仁甘草汤加干姜、五味子。又服3剂，喘咳得以基本控制。

按语：小青龙汤是张仲景用来治寒饮咳喘的一张名方。或伤寒表不解，心下有水气；或膈间有支饮，凡属寒饮内伏，上射于肺所致咳喘，皆有明显功效。本方合干姜、细辛及麻、桂于一体，辛烈走窜，虽然药力峻猛，但只要掌握好辨小青龙汤证的几个环节（见第八章治饮方剂第十四节大、小青龙汤），临床运用则效如桴鼓。

小青龙汤治疗重证寒饮咳喘，疗效卓著，屡用屡效。但此方辛烈峻猛，能伐阴动阳，下拔肾根，用药必须中病即止，不可久服。根据《金匮要略》中提出的"病痰饮者，当以温药和之"原则，用苓桂剂善后疗效理想。

（二）饮邪郁热

临床表现：咳喘伴喉辘辘有声，难以平卧，卧则咳喘明显，咳喘时常伴有面红，或兼见颜面汗出，或胸膈满闷，咳烦胸中痛或胸中懊侬，口苦黏，口渴不欲饮，咯吐或呕出痰涎不畅，所吐略黏稠，扯丝明显，可略带黄色，气味略有酸腐。大便秘结或不爽，舌红或暗红，苔黄白腻，脉弦或涩，偏数。治宜宣肺泻热化饮平喘；若外感风热，里有水饮，饮热俱重，饮热迫肺，方用越婢加半夏汤。外感风寒，里有水饮，寒饮挟热，饮热较重者，方用厚朴麻黄汤加减；外感风寒，里有水饮，饮邪郁热，里热不甚重者，方用小青龙汤加石膏，或麻杏苡甘汤合葶苈大枣泻肺汤。

医案1：李中梓医案。社友孙其芳令爱，久嗽而喘，凡顺气化痰，清金降火之剂，几予遍偿，绝不取效。一日喘甚烦躁，余视其目则胀出，鼻则鼓煽，脉则浮而且大，肺胀无疑矣。遂以越婢加半夏汤投之，一剂而减，再剂而愈。（《医宗必读》1975：357）

按语：饮热壅肺，当清热、蠲饮并用。清热，当用辛寒之药，以清而兼散也；蠲饮，尤选辛温之品，以化而兼越也。不尔，徒用发越，或清降，必使奸邪以伏，病难彻愈，慎之！慎之！

医案2：刘渡舟医案。王某，男，58岁。患肺气肿五年多，病情逐年加重。

现证：胸闷气短，喘息头晕，项背恶风，寸脉浮，舌质红苔白。辨为"肺风"挟饮之证。药用：麻黄 5 g，生姜 10 g，半夏 10 g，生石膏 15 g，大枣 7 枚，炙甘草 6 g。3 剂。服药 1 剂后得微汗出，则觉胸中之满顿开而呼吸随之畅利，3 剂后项背恶风亦消。又加石膏 25 g，服 3 剂，气喘已平。

按语：《素问·风论》说"风中五脏六腑之俞，亦为脏腑之风"，说明了脏腑之风，是风邪外袭，从脏腑所在背部的俞穴内传于里。肺的俞穴叫"肺俞"，位于后背第 3 胸椎下旁开 1.5 寸。风邪从肺俞内传于肺，则为肺风。《素问·风论》指出："肺风之状，多汗恶风。色胼然白，时咳，短气，昼日则差，暮则甚。"张仲景尊《黄帝内经》之义，指出："肺中风者，口燥而喘，身运而重，冒而肿胀。"由此可见，"肺风"证的临床表现应该有以下 4 个方面的症状：①多汗恶风；②咳喘短气；③头晕目眩；④肢体肿胀而重。从这些情况来看，本案似属"肺风"之例，但张仲景并没有提出治疗肺风的方剂。我们发现越婢加半夏汤所治的"肺胀"，与肺风的证候近似，所以可补肺风治疗之不足。

张锡纯先生在论述"太阳病小青龙汤证"时说"凡遇外感喘证可治以小青龙汤者，莫不投以小青龙汤。而临证细心品验，知外感痰喘之挟热者，其肺必胀，当仿《金匮》用小青龙加石膏，且必重加生石膏方效"，又云："平均小青龙之药性，当以热论。而外感痰喘之证又有热者十之八九，是以愚用小青龙汤三十余年，未尝一次不加生石膏。即愚所遇之证分毫不觉热，亦必加生石膏五六钱，使药性之凉热归于平均。若遇证之觉热，或脉象有热者，则必加生石膏两许或一两强……盖如此多用石膏，不唯治外感之热且以解方中药性之热也。为有石膏以监制麻黄，若遇脉之实者，仍宜用麻黄一钱。"

（三）风饮

临床表现：咳喘较明显，遇风则加重，多因咽痒或天突穴处痒而咳，口不渴，痰稀偏多而黏，脉浮弦常兼涩，舌淡红、苔白多滑。多伴有眼睑浮，鼻塞而卧则显著，清涕甚多而黏，鼻酸痒则嚏。或面浮，或汗出不彻，或左右侧卧交替时则鼻塞交替迅速，或泪多且以咳时显著，或小便欠利。

少数患者软腭上尚有较多透明小疱疹。治宜疏风化饮，宣肺平喘。方用小青龙汤加蝉蜕、金沸草，亦可合用防己茯苓汤。"风饮"一证，在传统中医典籍中鲜见，但经临床观察，"风饮"证在临床上日益增多，主要见于感冒、鼻衄、哮证、风团等疾病，在 COPD 中其发病率也呈上升趋势。究其原因，除了前述的津停成饮者增多之外，风邪在该病的发病过程中的地位日渐突出。此处之风，既指内风又指外风。因为本病多为外感引发，即外风引动在内之饮邪，形成风饮合邪；或内外风相引，再引动饮邪为患。该病多为慢性迁延性疾病，以本虚标实为主要病机特点，由于气血阴阳的亏虚，极易引起气血的逆乱与阴阳的动荡而产生"内风"。加之相当一部分的 COPD 患者，是由过敏性哮喘、咳嗽变异性哮喘等发展而来，其病因中的风邪、饮邪迁延不愈为患。所以 COPD 在发病过程中，外风和 / 或内风与内在之饮邪相合为患，"风饮"一证也就逐渐成为该病的常见证候类型之一。

医案肖某，女性，34 岁，湖南长沙市人，2012 年 12 月 7 日初诊。因受凉咳嗽 5 天，以夜间为主，伴有恶寒，头痛，咳出大量白色泡沫痰，喉痒但不痛，不汗出，无胸闷，不发热，无口苦、干，时有呕吐痰涎，纳差，夜寐差，月经正常，白带色白，平素较多，大小便正常，体胖，苔薄白略腻，脉浮滑。诊断为咳嗽，辨证为内饮为主，兼有外寒，治宜温化寒饮，解表散寒。选方小青龙汤合茯苓甘草汤与苓桂术甘汤：麻黄 5 g（先煎 10 分钟，去上沫），桂枝 10 g，白芍 10 g，干姜 5 g，细辛 3 g，法半夏 9 g，炙甘草 6 g，五味子 6 g，茯苓 20 g，白术 10 g，生姜 3 片。4 剂，每日 1 剂，水煎服，分 3 次温服，每次 150 ml。二诊，3 天后前来调理体质（妇科白带疾病），诉其咳嗽已愈[①]。

按语：本病例患者体胖，属痰湿体质，受寒后故外寒引动里饮，出现咳嗽，时有呕吐痰涎，纳差，此乃胃阳虚停饮之证；发病在冬季，感受风寒之邪，邪从皮毛而入，肺合皮毛，寒邪犯肺，影响肺的宣发功能，故而

---

①向忠军，李杰，瞿延晖，等.周衡教授运用小青龙汤治疗咳嗽病验案举隅［J］.湖南中医药大学学报，2015，35（2）：38-39，42.

咳嗽，喉痒；寒主收引，故恶寒，头痛；夜寐差，乃咳嗽甚不能入睡，苔薄白腻，脉浮滑亦是外寒里饮之佐证。因现在教科书中规定不能用大剂量细辛和半夏（细辛用量 1～3 g；半夏用量 3～10 g），故而取其小青龙汤合茯苓甘草汤与苓桂术甘汤以温阳化饮兼解表寒，可谓丝丝入扣，谨合病机，故而治病之效，立竿见影！

按病性分型

（一）痰饮阻肺型

肺主一身之气，司呼吸，通调水道以布散津液；肺为娇脏，不耐寒热，易受外邪侵袭，如《中医临证备要·咳嗽》所云："肺为娇脏，职司清肃，气逆则咳。"若肺失宣降，水津不得布散，津聚为痰，水停为饮。主要症状：咳嗽，咳大量清或白痰，质稀易咳，伴胸满喘促，或难得平卧，喉间痰鸣有声，恶寒，发热，舌质淡或淡紫，苔白稍厚，脉浮滑。治宜宣肺化痰利饮，方拟加味小青龙汤，药选桂枝、芍药、细辛、半夏、干姜、五味子、葶苈子、制紫菀、款冬花、瓜蒌壳、紫苏叶、甘草。若初感风寒，可加麻黄、荆芥、防风疏风散寒；若咳逆上气，可加苏子、莱菔子、旋覆花降气化痰；若唇甲青紫、舌紫有瘀，可加丹参、川芎、泽兰、地龙活血化瘀。

医案 1：患者，女，43 岁。患慢性喘息性支气管炎 20 余年，遇寒冷天气易发作，咳嗽喘憋，吐大量白色泡沫痰，自觉背心及胸前寒冷，发作严重时口唇发绀，心率加快，表证不明显。此肺胀也。选用苓甘五味姜辛汤合苓桂术甘汤加减治疗：茯苓 15 g，焦白术 15 g，桂枝 10 g，半夏 10 g，五味子 10 g，干姜 10 g，细辛 3 g，紫苏子 15 g，桃仁 10 g，红花 10 g，炙甘草 10 g。调理月余而愈。嘱其夏季三伏天"冬病夏治"穴位敷贴，连用 3 年来很少发作，并且体质明显好转，能经常从事农业劳动[①]。

医案 2：郭姓，年四十许，素有痰饮，每值严寒，病必举发，喘咳不卧，10 余年来。大为所苦。甲申冬，因感寒而病复作，背上觉冷者如掌大，喉间作水鸡声，寸口脉浮而紧。与小青龙汤，二剂即安，至冬乃灸肺俞、大椎、

①赵淑平.浅谈支饮证治［J］.基层医学论坛，2013，5（13）：1734-1735.

中脘等穴，以后不复发矣，凡饮邪深伏脏腑之俞，逢病发作，用灸法必能除根，惜人多不信，致延终身之疾，可慨也[①]。

（二）痰饮蕴脾型

脾主运化水液，湿邪困脾或脾虚失运，水液运化异常，不能泌别清浊，如《医宗必读》有言："脾土虚弱，清者难升，浊者难降，留中滞膈而为痰。"水液留潴聚而成痰饮，故有"脾为生痰之源"一说。主要症状：咳嗽、咳痰，胸满脘痞，纳差，肢软乏力，精神疲惫，呕吐清涎，大便溏，舌淡胖或胖大，苔白腻，脉濡滑。治宜健脾化痰，止咳利饮，方拟加味二陈汤。药选半夏、陈皮、茯苓、白术、桂枝、干姜、枳实、金荞麦、矮地茶、紫菀、款冬花、甘草。若苔腻甚者，可加苍术、厚朴燥湿化痰；若神疲著者，可加黄芪、党参补气健脾助化痰饮。

四川名医彭宪彰在《伤寒六十九论》中记载一肺胀（脾胃气虚，痰饮化燥）医案：向某，男58岁，干部，1961年8月3日初诊。主诉：咳嗽、气喘已4年，心累心跳与面足浮肿已4个月余。近4年以来，经常咳嗽，气喘，在外服中西药即缓解，但仍经常反复发作；近几个月咳喘较前加剧，并现心累心跳，面足浮肿，在外服中西药后，病情无其他变化，故来就诊。西医检查：二尖瓣心音整齐，心律规则，肺动脉瓣第一心音减弱，可闻轻度收缩期杂音，肺部可闻喘息音。西医诊断：肺源性心脏病。现症：面色晦暗有神，面目及四肢浮肿，经常恶风，出冷汗，每见风则咳，咳吐黏痰不利，心累心跳，气喘，胸痛，口渴不思饮，纳差，舌苔白、质正常，小便少、色微黄，大便正常，脉弦数。

临证思辨：此乃脾胃气虚，痰饮化燥，停留于肺，肺之宣降功能失常，致成肺胀与水肿也。《灵枢·营卫生会》说："人受气于谷。谷入于胃，以传与肺。五脏六腑，皆以受气。其清者为营，浊者为卫；营在脉中，卫在脉外。"叶天士《医案存真》治"格胀"一案说："夫脾主营，胃主卫。"汪切功《医方集解》"除痰之剂"于"二陈汤"注释说："脾虚不能健运，

---

① ［唐］心禅.珍本医书集成——得集［M］.上海：上海科学技术出版社，1986：18.

则生痰饮，稠者为痰，稀者为饮，水湿其本也，得火则结为痰，随气升降，在肺则咳……其变不可胜穷也。"今本证由于脾胃气虚，平时饮食所化之精津，凝结而不散布，则为痰饮，痰饮填塞肺中，故咳嗽，气喘，胸痛；痰饮郁久化热化燥，故咳吐黏痰不利；脾不能运化水湿，又不能散精归肺，加以肺中燥痰充斥，则肺之宣降功能失常，不能通调水道，下输膀胱，故小便少，而水湿泛滥，以致面目与四肢皆浮肿；痰饮为阴邪，痰饮化热化燥，故口渴不思饮；脾主化，胃主纳，脾胃气虚，二者之功能减弱，故纳食减少；五脏六腑，无以受其气，则行于脉中之营阴减少，心无营血以养，故心累心跳；行于脉外之卫气少，不能固表，故经常恶风，出冷汗，每见风则咳；内有痰饮，故舌苔白；痰饮郁久，化热化燥，故脉弦数。医者如见本证经常恶风，出冷汗，而作外感治，或用桂枝汤以调和营卫，则桂枝、生姜，更增肺中之热；如作风水治，或用越婢汤以清热散邪，则麻黄、石膏更伤其卫气。防己黄芪汤，虽能固表除湿，然黄芪、白术之温，皆于肺热有妨；防己之苦寒，又于中虚不利。因此，乃立甘淡实脾，甘寒清肺，佐以淡渗利湿法，用"四君子汤"合"苇茎汤"加减。即以"四君子汤"中之人参，换以南沙参，白术换以山药，山药与茯苓、甘草相配，即甘淡以实脾也；再用"苇茎汤"中之苇茎，即甘寒以清肺也，瓜蒌既能利痰，又能助山药、茯苓之补土；薏苡仁既能益脾，与茯苓相伍，则淡渗利湿之力较强；将桃仁换作杏仁者，盖杏仁润肺降气，能使肺清肃之令复原；再加入丝瓜络者，因丝瓜络清热化痰，能疏通经络而行血脉。此与前案俱标本兼治之法，惟其两案之病机有所不同，故立法、处方，则有所异也。

处方：四君子汤合苇茎汤加减。南沙参 15 g，山药 12 g，茯苓 12 g，甘草 3 g，苇茎 15 g，瓜蒌 18 g，薏苡仁 12 g，杏仁 10 g，丝瓜络 12 g。水煎服，2 剂。8 月 8 日复诊：患者服前方后，咳喘减轻，足肿亦减轻，小便增多，余症同前。原方再进 2 剂。8 月 11 日三诊：咳嗽与气喘更减轻，足已不肿，饮食增加，心悸与胸痛减轻，舌苔薄白，质正常，脉略数。原方 2 剂。8 月 21 日四诊：咳嗽与心累心跳甚轻，已不气喘与胸痛，二便正常，脉缓。原方去丝瓜络，再服 2 剂，嗣后随访患者两次，诸症全愈，未见复发。

余每遇肺胀之病，见有肺热夹痰，又有水湿泛溢，小便短少而现面目浮肿者，用"葶苈汤"随证加减治疗，有效之病案，已达10余例，此种同一类型之病，已不再举。

（三）痰饮动肾型

肾主水，统领一身阴阳，主蒸化津液，司开合，正如《景岳全书》所云："五脏所伤，穷必及肾。"病久及肾，命门之火衰，蒸化不利，水不化气，关门失司，水津聚留则生为痰饮。主要症状：喘逆气急，咳吐涎沫，腰膝酸软，怕冷，神疲，肢体浮肿，小便清长，或伴耳鸣，舌淡少华，苔少，脉沉细无力。治宜补肾化痰利饮，方拟加味金匮肾气汤。药选熟地黄、山药、山茱萸、桂枝、附子、茯苓、泽泻、白术、牡丹皮、葶苈子、杜仲、淫羊藿、地龙、蛤蚧、五味子、甘草。水肿较甚者，可加车前子、怀牛膝利尿消肿；喘急者，可加冬虫夏草、胡桃肉、沉香纳气平喘；伴头晕、口干者，可加麦冬、知母滋养肾阴。

医案1：患者邓某，男，67岁，2018年12月29日初诊。既往有慢性阻塞性肺气肿确诊史。主诉：反复咳嗽、气喘5余年，复发加重1个月余。本次因感寒诱发而加重，故求诊。刻下：咳嗽，咳吐大量白色痰涎，喘憋，气急，动则喘甚，胸胁满闷，难以平卧，双下肢浮肿，腰酸，小便量多频数，口唇青紫，怕冷，神疲乏力，眠差，舌淡紫、苔少，脉沉弦细。诊断：肺胀，痰饮动肾证。治则：补肾纳气，温化痰饮。方选：加味《金匮》肾气汤加减，药选：炮附子（先煎）9g，肉桂9g，熟地黄10g，山茱萸12g，五味子12g，地龙15g，淫羊藿15g，蛤蚧1对，杜仲9g，牛膝6g，丹参9g，煅龙骨30g，煅牡蛎30g，茯苓12g，白术12g，金荞麦30g，苏子15g，葶苈子15g，甘草6g。6剂，水煎服，每日3次。2019年1月4日二诊：诉咳喘明显缓解，痰量减少，下肢浮肿减轻，精神好转，怕冷减轻，纳、眠可，舌淡，苔白，脉沉细。守方去煅龙骨、煅牡蛎，加矮地茶15g，金荞麦减为15g。6剂，用法同前。2019年1月10日三诊：患者诉咳嗽、喘急明显减轻，日常一般活动不受限，小便可，舌淡红，苔薄白，脉沉细。守方不变，6剂，用法同前。后随访，患者诉上述症状未再复发。

按语：葛教授认为该老年患者病久肾亏，肾失温煦摄纳，水气蒸化不利，则见咳喘气急，肢肿尿多，故从肾论治，选方注重补肾敛气，化痰利饮。痰饮为有形之邪，留滞经络，阻遏气血，易生湿夹瘀，方中佐以化瘀利湿之品，使气血畅达以助化痰饮。葛教授擅从痰饮着手论治肺胀，紧扣痰饮与肺、脾、肾关联，巧用经方，据证加减，故可达药到病除之良效，临床应用多年，疗效颇佳。

医案 2：彭宪彰肺胀（脾肾气虚，水聚成痰）案。徐某，女，60 岁，1958 年 9 月 12 日初诊。

主诉：咳嗽气喘已 10 年余，腹胀足肿已 2 周。10 年以来，经常咳嗽气喘，每值感冒则病情加重，无论服中药或西药后，即逐渐好转，然竟不能获彻底治愈。1957 年 8 月 5 日在本院透视肺部，诊断为支气管炎、肺气肿。2 周前，忽两足浮肿，逐渐延及小腹肿胀，面、目、两手亦现微肿，小便短少，在外服中药，五皮饮加苍术、白术、槟榔、丑牛、葶苈子之类，以健脾行气利水，服数剂后，效仍不显，故特来就诊。西医检查：面、眼胞肿。心颤规则、无杂音，二尖瓣心音亢进。肺：两肺呼吸音低，散在中等湿啰音。腹：腹胀，似有皮下积水；下身浮肿，两下肢全呈明显凹陷性浮肿。小便未查。西医诊断：①慢性支气管炎；②肺源性心脏病。现症：面色微黑，少神，面目与两手微肿，下肢浮肿较甚，小腹胀，语音重浊，咳吐绿色稠痰，自觉气向上壅难受。头晕耳鸣，心悸，喉干，纳少、多食则胀，口苦、口渴饮温量少，大便干，小便少，舌苔白滑、质淡红，脉缓弱、两尺更弱。

临证思辨：此乃脾肾气虚，水不化气，津不散布而成痰，痰壅于肺，以致成咳而上气肺胀之证；肺、脾、肾三脏俱虚，久之，则肾不能化膀胱之气，脾不能利水，肺不能通调水道，以致成为水肿。《素问·水热穴论》说："肾者，至阴也；至阴者，盛水也。肺者，太阴也；少阴者，冬脉也。故其本在肾，其末在肺，皆积水也。"又说："肾者，胃之关也关门不利，故聚水而从其类也。"《素问·至真要大论》说："诸湿皆属于脾。"李中梓《医宗必读》说："可见诸经虽皆有肿胀，无不由于脾、肺、肾者。盖脾土主运行，肺金主气化，肾水主五液。凡五气所化之液，悉属于肾；五液所行之气，悉属于肺；转输二脏，以制水生金者，悉属于脾，故肿胀不外此三经也。"

本证由于平素脾肾气虚，肾气虚，则无以温养脾土；脾土虚，则无以散精归肺，是以津液凝聚而为痰。脾为生痰之源，肺为贮痰之器，痰贮于肺，故咳嗽吐稠痰；肺不肃降，故气向上逆；肾虚，故面色黑，头晕耳鸣；脾虚，故纳少，多食则胀；脾肾气虚，故精神萎靡；肺、脾、肾三脏俱虚，久则肾之开合失常，脾不能制水，肺不能通调水道，故小便短少，而水湿泛溢，面目及四肢皆肿，小腹亦胀；水气凌心，故心悸；水湿内停，津不上达，故喉干，口渴饮少；肾之阴精不足，水不涵木，则相火内炽，故口苦，吐绿色稠痰。至于舌苔白滑，乃水湿内停之象；舌质淡红，为脾肾气虚之征。脉缓主有胃气，亦主湿邪；脉弱主真气衰弱；右尺更弱者，乃命门气亏，真火衰微之象也；左尺更弱者，肾精亏损之征也。遂立温肾扶阳，化气行水法。用"肾气丸"加减，亦即"济生肾气丸"去熟地黄、山茱萸、肉桂，本王冰所谓"益火之源以消阴翳"也。方中用制附片以补命门之火，山药益肾强阴，兼补脾肺；牡丹皮泻伏火，并可监制附片之辛热；茯苓、泽泻利湿行水；不用肉桂者，因恐助相火之内炽；不用熟地黄、山茱萸者，因恐滋腻而碍湿；另加入车前子、牛膝者，因车前子利尿不伤阴；牛膝强肾，并引诸药下行也。"肾气丸"，本阳于阴之义，在育肾阴之"六味地黄丸"基础上加味组成，与本证之病机基本相符，故用此方随证加减。

处方：肾气丸（《金匮要略方论》方）加减改为汤剂。山药15 g，牡丹皮10 g，茯苓10 g，泽泻10 g，车前子10 g，牛膝10 g，制附片（另包、先煎半小时）10 g。水煎服，1剂。

9月14日复诊：患者服前方后，面及四肢肿已减轻，饮食增加，小便增多，余症同前。原方再服2剂。

9月17日三诊：面与两足微肿，咳喘、心悸均减轻，喉已不干，口已不渴、不苦，仍头晕耳鸣，舌苔白滑、质淡，脉缓弱。原方再加入枸杞子以滋肾益气、砂仁以行气调中、薏苡仁健脾渗湿、桑枝通经活络。处方：山药15 g，牡丹皮10 g，茯苓10 g，泽泻10 g，车前子10 g，牛膝10 g，制附片（另包，先半小时）10 g，枸杞子15 g，砂仁（后下）6 g，薏苡仁15 g，桑枝20 g。

水煎服，2剂。

9月21日四诊：面已不肿，腹已不胀，足微肿，头晕耳鸣与咳喘减轻，食欲更增，舌苔白、质淡，脉缓已较前有力，原方再服4剂。

10月17日去随访患者。据说，服前方中药后，除尚有少许咳嗽以外，其他诸症皆愈。嗣后又随访两次，身体皆较好，能做家庭一般工作。

余用"肾气丸"加减，治疗类似本案同型之肺胀而兼水肿者，有效病案尚有数例，兹不再举。

王旭高医案二则[①]如下。

秦，痰饮咳喘，脘中胀满，时或微痛。虽肺、胃、肾三经同病，而法当责重于脾。盖脾得运而气化，则痰饮有行动之机也。半夏、陈皮、泽泻、茯苓、杏仁、川朴、补故纸、干姜（五味子同研）、胡桃肉。渊按：痰饮病轻则治肺脾，重则治肾。数方皆治饮正轨。又痰饮停于心下，上则喘咳，下则脘胀。多由清阳失旷，痰浊内阻。转胸中之阳以安肺，运脾中之阳以和胃，咳喘与胀满当松。瓜蒌皮，茯苓，陈皮，薤白头，川厚朴，半夏（姜汁炒），干姜，泽泻，枳实（麸炒）。

单，痰饮久留，咳喘不已。痰多粘腻，脾肾两亏。脾虚则痰不化而食减，肾虚则阳气衰而水泛，以致腹满足肿面浮，病成溢饮。《金匮》云：病溢饮者，当发其汗，小青龙汤主之。然脉细阳衰，便难液涸，肾气久虚，何堪更投发泄耗阴伤阳之剂！拟进附子都气丸，裁去熟地者，以其痰多痞塞也。

淡苁蓉，枸杞子（青盐炒），茯苓，泽泻，半夏，五味子，制附子，牛膝炭，胡桃肉。

哮嗽多年，原属锢疾，往岁举发尚轻，此番发剧，胸满喘促，呼吸欠利，夜卧不堪着枕。药投温通苦降，闭开喘定，吐出稠痰而后即安。思病之频发膈间，必有窠囊，痰饮日聚其中，盈科后进，肺为华盖，位处上焦。司清肃之职。痰气上逆，阻肺之降，是以喘闭不通。务将所聚之痰，倾囊叶出。膈间空旷，始得安堵。无如窠囊之痰，如蜂子之穴于房中，莲子之嵌于蓬

———————
① ［清］王旭高.王旭高临证医案［M］.北京：人民卫生出版社，1987：122–133.

内，生长则易，剥落则难，不刈其根，患何由杜？考《金匮》分外饮治脾，内饮治肾，且曰：饮邪当以温药和之，议以早服肾气丸，温通肾阳，使饮邪不致上泛。晚用六君，变汤为散，默健坤元，冀其土能生金，兼可制水。夫痰即津液所化，使脾肾得强，则日入之饮食，但生津液而不生痰。痰既不生，疾自不作，上工治病，须求其本。平常守服丸散，疾发间用煎剂搜逐。譬诸宵小潜伏里，乘其行动犯窃，易于拘执，剿抚并行，渐可杜患[①]。

丁甘仁医案二则介绍如下。

孟左，秋冬咳嗽，春夏稍安，遇感则剧，甚则卧难着枕，是脾胃之阳早衰，致水液变化痰沫，随气射肺则咳，冲气逆上则喘，畏寒足冷，跗肿溺少，阳不潜藏，阴浊用事故也。古法外饮治脾，内饮治肾。今仿内饮论治，摄纳肾气，温化痰饮。若以降气泄气，取快一时，恐有暴喘厥脱之虞。

肉桂心（三分，大熟地四钱同捣），云茯苓（三钱），淮山药（三钱），熟附片（一钱），福泽泻（五钱），仙半夏（二钱），怀牛膝（二钱），甘杞子（三钱），浓杜仲（三钱），五味子（四分），补骨脂（五钱），核桃肉（二枚）[②]。

章左，咳呛有年，动则气喘，痰味咸而有黑花，脉尺部细弱，寸关濡滑而数。咸为肾味，肾虚水泛为痰；冲气逆肺，则咳呛而气喘也，恙根已深，非易图功。姑宜滋补肾阴，摄纳冲气，勿拘见咳而治肺也。

蛤蚧尾（一对，酒洗烘研为丸吞服），大生地（三钱），蛤粉（三钱，同炒），甘杞子（三钱），淮山药（三钱），茯苓（三钱），北沙参（三钱），川贝母（三钱），清炙草（五分），甜杏仁（去皮、尖，三钱），核桃肉（去紫衣，二枚）[②]。

四、支气管哮喘

支气管哮喘（简称哮喘）是一种以炎症细胞（如嗜酸性粒细胞、中性粒细胞、巨噬细胞、淋巴细胞等）浸润为主的慢性气道炎症性疾病。近年来，哮喘患病率呈逐年增长的趋势。尤其是在雾霾比较严重的区域或季节

---

① ［清］程文囿，程杏轩医案［M］.北京：中国医药科技出版社，2018：114-115.

② ［清］丁甘仁.丁甘仁医案［M］.上海：上海科学技术出版社，2001：131-153.

里，对哮喘患者构成严重威胁，使患者生存质量显著下降。无论是儿童还是成人，气道黏液高分泌引起的痰栓都是导致难治性哮喘的重要原因。中医学认为，哮喘属于哮证和喘证的范畴，"哮有夙根"，其病理关键在于痰，哮喘气道黏液高分泌状态与中医学中痰饮的特点相似。痰饮致哮，是古代医家对哮喘病因病机认识的核心学说。元代朱丹溪在《丹溪心法》中最早将哮喘作为专篇论述，并强调"哮喘专主于痰"。汉代张仲景的《金匮要略·肺痿肺痈咳嗽上气病脉证治第七》则描述了哮喘的典型症状"咳而上气，喉中水鸡声，射干麻黄汤主之"，并在《金匮要略·痰饮咳嗽病脉证并治第十二》中指出"膈上病痰，满喘咳吐，发则寒热，背痛腰疼，目泣自出，其人振振身瞤剧，必有伏饮"，这从理论上将哮病纳入了痰饮病的"伏饮"证。支气管哮喘急性发作期可出现气道黏液高分泌伴清除功能受损，导致气道黏液分泌量明显增加，进而致痰栓形成阻塞气道，这是支气管哮喘的重要病理特征，也是引起不可逆性呼吸道阻塞和难治性哮喘的重要原因，而这一特点与中医中"痰饮"的特点高度相似。中医学认为"伏痰"为哮之夙根，哮喘发作时为"伏痰"遇感引触，痰随气升，气因痰阻，互相搏结，壅塞气道，肺管狭窄，导致痰鸣如吼，气息喘促。明代秦景明在《症因脉治》中指出哮和喘的主要区别在于，哮是发作性疾病，"每发六七日，轻则三四日，或一月，或半月，起居失慎则旧病复发"，并认为哮病乃"痰饮留伏，结成窠臼"。黏液高分泌与中医痰饮的病机密切相关，而哮喘的核心问题在于痰饮内伏，痰饮作为津液代谢失常的产物贯穿整个病程的始终，抓住津液代谢的关键点，应用温阳化饮、调补脾肾的方法可达到治疗痰饮的目的[①]。

医案1：患者甲，女，34岁，2008年开始出现气喘，伴轻微咳嗽，咳白黏痰，量少，门诊诊断为支气管哮喘，予抗炎、解痉等治疗可缓解，但病情反复。上月因受凉后再次出现气促伴咳嗽、咳白黏痰，量少，轻微咽痒、鼻痒，无发热恶寒，于社区卫生站静脉滴注药物后，气促等症状未见缓解。

---

①赵文翰，许坚，符丽，等.支气管哮喘气道黏液高分泌从痰饮论治的探析［J］.中国中医急症，2021，30（2）：282-285.

症见：气促、咳嗽，咯白色稀痰，量少，纳、眠差，大便干结，小便正常。舌质淡、苔白滑，脉弦滑。查体：双肺叩诊呈清音，听诊两肺呼吸音粗，可闻及少许干啰音，未闻及湿啰音。中医诊断：哮证（寒饮伏肺证）；西医诊断：支气管哮喘。

按语：咳喘气促，痰白而黏，咽痒鼻痒，肺中有啰音，苔白而滑，左右脉弦滑，乃外为风寒而闭肺，肺之宣发肃降功能失调，水液代谢不常，化而为痰饮，聚合于肺，为外寒内饮之证，是典型的支饮，以温阳散寒化饮为主，予小青龙汤加减：麻黄10 g，苦杏仁8 g，白果10 g，桂枝15 g，白芍15 g，细辛10 g，北五味子10 g，法半夏10 g，紫菀15 g，款冬花15 g，干姜10 g，炙甘草6 g，瓜蒌皮15 g，瓜蒌仁15 g，柴胡10 g，枳壳10 g，蝉蜕6 g，生姜15 g。5剂后，患者无气喘，无咳嗽咳痰，无发热恶寒，无咯脓血痰，无胸闷胸痛。查体：双肺叩诊呈清音，听诊两肺呼吸音清，未闻及干、湿啰音。后随诊，病情控制平稳。

医案2：《丁甘仁医案》附痰饮、哮喘案[①]。屈左，痰饮咳嗽已有多年，加之遍体浮肿，大腹胀满，气喘不能平卧，腑行溏薄，谷食衰少，舌苔淡白，脉象沉细。此脾肾之阳式微，水饮泛滥横溢，上激于肺则喘，灌溉肌腠则肿，凝聚膜原则胀，阳气不到之处，即是水湿盘踞之所，阴霾弥漫，真阳埋没，羌势至此地步，已入危险一途。勉拟振动肾阳，以驱水湿，健运太阴，而化浊气，真武、肾气、五苓、五皮合黑锡丹，复方图治，冀望离照当空，浊阴消散，始有转机之幸。

熟附子块（二钱），生于术（三钱），连皮苓（四钱），川桂枝（八分），猪苓（二钱），泽泻（二钱），陈皮（一钱），大腹皮（二钱），水炙桑皮（二钱），淡姜皮（五分），炒补骨脂（五钱），陈葫芦瓢（四钱），黑锡丹（吞服，一钱），济生肾气丸（清晨另吞，三钱）。

二诊：前方已服五剂，气喘较平，小溲渐多，肿亦见消，而大腹胀满，纳谷不香，咳嗽夜盛，脉象沉弦，阳气有来复之渐，水湿有下行之势，既

---

① ［清］丁甘仁.丁甘仁医案［M］.上海：上海科学技术出版社，2001：131-153.

见效机，率由旧章。原方去黑锡丹，加冬瓜皮（二两），煎汤代水。

三诊：又服五剂，喘已平，遍体浮肿减其大半，腹胀满亦松，已有转机。惟纳谷不香，神疲肢倦，脉左弦右濡，舌虽干，不欲饮，肾少生生之气，脾胃运输无权，津液不能上潮，犹釜底无薪，锅盖无汽水也，勿可因舌干而改弦易辙，致反弃前功。仍守温肾阳以驱水湿，暖脾土而化浊阴。熟附块（五钱），连皮苓（四钱），生于术（三钱），川桂枝（六分），猪苓（二钱），福泽泻（五钱），陈皮（一钱），大腹皮（二钱），水炙桑皮（五钱），淡姜皮（五分），炒补骨脂（五钱），冬瓜子皮（各三钱），陈葫芦瓢（四钱），济生肾气丸（清晨吞服，三钱）。

四诊：喘平肿消，腹胀满亦去六七，而咳嗽时轻时剧，纳少形瘦，神疲倦怠，口干欲饮，舌转淡红，脉象左虚弦，右濡滑。脾肾亏而难复，水湿化而未尽也。今拟平补脾肾，顺气化痰。炒潞党参（五钱），连皮苓（四钱），生于术（三钱），陈广皮（一钱），仙半夏（二钱），炙远志（一钱），炙白苏子（五钱），旋复花（包，五钱），水炙桑皮（五钱），大腹皮（二钱），炒补骨脂（五钱），冬瓜子皮（各三钱），陈葫芦瓢（四钱），济生肾气丸（清晨吞服，三钱）。

五诊：喘平肿退，腹满亦消，惟咳嗽清晨较甚，形瘦神疲，纳谷不香，脉濡滑无力，脾肾亏虚，难以骤复，痰饮根株，亦不易除也。今以丸药缓图，而善其后。六君子丸每早服三钱，济生肾气丸午后服三钱。

医案3：李某，男，13岁。患支气管哮喘，发作时胸满，烦躁，咳痰黄稠，喉间痰鸣，口渴苔黄，脉浮数。此宿饮郁而化热，塞迫气道。治宜宣肺利气，清热化饮。曾用定喘汤，咳痰由黄转清，而哮喘未止。改用厚朴麻黄汤：麻黄 3 g，厚朴 10 g，杏仁 10 g，生石膏 10 g，法半夏 10 g，干姜 3 g，细辛 15 g，五味子 15 g，小麦 10 g。3 剂咳喘均止[1]。

医案4：《临证指南医案·哮》[2]中哮喘医案。

卜（十九），哮喘。当暴凉而发。诊脉左大右平。此新邪引动宿邪。

---

[1]余秋平，骆云龙.热饮证治法探讨［J］.国医论坛，2000，15（3）：17.

[2]清·叶天士《临证指南医案.哮》[M]

议逐伏邪饮气。小青龙法。

邹（七岁），宿哮肺病。久则气泄汗出。脾胃阳微。痰饮留着。有食入泛呕之状。夏三月。热伤正气。宜常进四君子汤以益气。不必攻逐痰饮。（气虚）。

人参，茯苓，白术，炙草。

医案5：《临证指南医案·痰饮》^①中痰饮医案。

张（二七），呛喘哮。坐不得卧。神迷如呆。气降则清。水寒饮邪。上冲膻中。用逐饮开浊法。（寒饮浊邪上冲膻中）

姜汁炒南星，姜汁炙白附子，茯苓，桂枝，炙草，石菖蒲。

潘（三八），远客路途。风寒外受。热气内蒸。痰饮日聚于脏之外。络脉之中。凡遇风冷。或曝烈日。或劳碌形体。心事不宁。扰动络中宿饮。饮泛气逆。咳嗽。气塞喉底胸膈。不思食物。着枕呛吐稠痰。

气降自愈。病名哮喘伏饮。治之得宜。除根不速。到老年岁。仍受其累耳。（哮喘伏饮）小青龙汤去细辛。

医案6：胡左，暴感寒凉，内停食滞，引动痰饮，互阻中上二焦，肺胃之气不得下降，哮喘喉有痰声，胸闷呕吐，不能纳谷，身热恶风，有汗不解，苔腻，脉弦滑，此留饮也。拟五苓、平胃，解肌达邪，和胃涤饮。川桂枝（五分），云猪苓（各三钱），福泽泻（五钱），陈皮（一钱），苍术（一钱），浓朴（二钱），半夏（五钱），枳实炭（一钱），白蔻仁（五分），炒麦芽（四钱），莱菔子（炒研，三钱），藿香梗（五钱），玉枢丹（开水磨冲服，四分）。

复诊：寒热解，哮喘平，呕吐亦减，而胸闷嗳气，不能纳谷，小溲短赤，腑气不行，苔薄腻，脉弦滑，宿食留饮，难以骤化，夜不能寐，胃不和则卧不安。胃以通为补，今拟通胃消滞，和中涤饮。陈广皮（一钱），仙半夏（二钱），枳实炭（一钱），浓朴（一钱），赤茯苓（三钱），泽泻（五钱），姜竹茹（五钱），莱菔子（炒研，三钱），生苡仁（四钱），炒谷麦芽（各

① ［清］叶天士.临证指南医案［M］.北京：中国中医药出版社，2008：218-219.

三钱）①。

医案 7：《吴鞠通医案·痰饮》②载医案。谢氏，二十五岁，癸亥二月二十二日，痰饮哮喘，咳嗽声重，有汗，六脉弦细，有七月之孕，与小青龙去麻辛主之。桂枝（五钱），半夏（五钱），干姜（三钱），白芍（三钱），小枳实（二钱），炙甘草（一钱），五味（一钱），广皮（钱半），甘澜水五杯，煮成两杯，二次服，渣再煮一杯服。二十二日，其人本渴，服桂姜热药当更渴，今渴反止者，饮也。恶寒未罢，仍用小青龙法，胸痹痛加薤白。按：饮为阴邪，以误服苦寒坚阴，不能速愈。桂枝（八钱），小枳实（二钱），薤白（三钱）干姜（五钱），制五味（一钱），川朴（三钱），半夏（六钱），焦白芍（四钱），广皮（二钱），炙甘草（二钱），甘澜水五杯，煮成两杯，分二次服，渣再煮二杯服。二十三日，胃不和则卧不安，亥子属水，故更重。胀也，痛也，皆阴病也，无非受苦寒药之累。桂枝（八钱），半夏（八钱），炙甘草（一钱），白芍（三钱，炒），干姜（五钱），薤白（三钱），生苡仁（五钱），川朴（三钱），杏泥（三钱），苦桔梗（三钱），五味子（钱半），茯苓块（五钱），甘澜水八杯，煮三杯，分三次服，渣再煮一杯服。二十四日，寒饮误服苦寒坚阴，大用辛温三帖，今日甫能转热，右脉始大，左脉仍弦细，咳嗽反重者，是温药启其封固也。再用温药兼滑痰，痰出自然松快。桂枝（五钱），生薏苡仁（五钱），薤白（三钱），杏泥（三钱），干姜（三钱），茯苓（五钱），栝蒌（二钱），小枳实（二钱），半夏（八钱），白芍（三钱，炒），川朴（三钱），制五味（钱半），甘澜水八杯，煮取三杯，三次服，渣再煮一杯服。二十五日，右脉已退，病势少减，但寒热汗多胸痹，恐成漏汗，则阳愈虚，饮更难愈。议桂枝加附子，去甘草，以肋胀故也。合栝蒌薤白汤意，通中上之清阳，护表阳为急。桂枝（六钱），大枣（二枚，去核），川朴（三钱），焦白芍（四钱），熟附子（二钱），小枳实（钱半），生姜（三片），薤白（三钱），甘澜水五杯，煮取两杯，渣再煮一杯，三次服，其第一次即啜稀热

① ［清］丁甘仁.丁甘仁医案［M］.上海：上海科学技术出版社，2001：131-153.

② ［清］吴瑭.吴鞠通医案［M］.北京：中国中医药出版社，2006：206-249.

粥半碗，令微汗佳，第二三次不必啜粥。二十六日，昨日用桂枝汤加附子，再加薤白法，漏汗已止，表之寒热已和，但咳甚，议与逐饮。桂枝（六钱），大枣（五枚，去核），半夏（五钱），茯苓块（六钱），生苡仁（五钱），葶苈子（二钱，炒研细），甘澜水八杯，取三杯，分三次服。

五、胸腔积液

胸腔积液(又称"胸水")，是因胸膜腔内液体生成过快或吸收过缓形成，可为胸膜原发，也可因其他疾病（如心功能不全、肾功能不全、恶性肿瘤、肺部感染等)继发。中医学认为，胸腔积液为水液代谢失常导致的病理产物，外感寒湿、饮食不当或劳欲所伤，均可致使肺、脾、肾功能失调，三焦气化失司，进而水饮停积。《金匮要略》云："饮后水流在胁下，咳唾引痛，谓之悬饮。"津液停聚胸胁化为悬饮，故多数现代医家将其归为"悬饮"范畴[①]。

恶性胸腔积液是肿瘤进入晚期的恶病质表现，是肿瘤患者的常见并发症之一和主要死亡原因。恶性胸腔积液可来源于原发胸膜的恶性肿瘤，或由胸膜因肺癌、其他部位恶性肿瘤侵犯所导致。由于胸膜内大量积液进行性的增加，使患者出现呼吸困难、胸部钝痛、干咳等症状，不仅给患者带来身体上的痛苦，也极大影响了患者的日常生活，若病情未能得到有效控制则会出现心肺衰竭而危及生命。晚期癌症特别是老年患者，正气内虚，脾阳不振，水湿不化，痰饮自来，临床表现多见喘息、胸闷、憋气、乏力、食欲不振、二便失调等，严重影响了患者的生活质量，病情凶险，有些学者称之为"癌性悬饮"。人体水液代谢的动态过程中任一环节出现差错均会导致"水谷津液不行，停聚而为痰饮"，即为饮证的基本病机，也是现代医家认为的津液代谢异常的总则，即无论是胸腔积液、腹水、心包积液，甚至水肿病都是痰饮范畴，其发生与肺、脾、肾关系密切。老年癌症患者并发胸腔积液，必以阳气虚损为主，"阳化气，阴成形"，阳气内虚、阴寒内盛是肿瘤发生、发展变化的根本原因。阳气好比人体内的太阳，阳气

①李慧娟，李慧.甘遂大枣散在顽固性胸腔积液中的应用［J］.北京中医药，2020，39（9）：972-974.

内虚久则体内一派"冰天雪地"之象，且肺、脾、肾的功能皆赖于阳气的温煦、气化等功能，阳虚则水液代谢异常，阴寒、水湿、郁滞内生，即癌性胸腔积液发生的重要病理机制，亦可通过评估阳气的盛衰预测恶性胸腔积液的预后及转归。中医治疗需辨证与辨病相结合，扶正祛邪、标本兼治是治疗恶性胸腔积液的基本法则。

医案 1：2006 年曾治疗 1 例肺癌伴肝硬化腹水、大量胸腔积液患者，取得了较好疗效。黄某，男，65 岁，已婚，退休工人，原籍天津，现住锦华小区。初诊日期：2006 年 10 月 21 日。主诉：咳嗽、喘息半年，加重伴痰中带血、不能平卧 1 个月。

患者半年前开始无明显原因出现咳嗽，有时伴喘息、呼吸困难，曾用西药消炎治疗（药名不详）效果不显。近 1 个月来上症逐渐加重，有时痰中带血，胸闷憋气，不能平卧及左侧卧位，卧则喘息咳嗽剧烈，只能右侧卧位。CT、腹部 B 超等检查提示：肺癌并纵隔转移，右侧胸腔积液（大量），肝硬化，腹水（大量）。曾在本市中心医院行放、化疗，效果不佳。患者家属要求服用中药治疗。患者自发病以来，无发热、恶寒，出汗不多，面部及四肢水肿，以双下肢为重，大便偏稀，每日 1～3 次，小便正常；纳差，食后脘腹胀满不适，口干不欲饮。

四诊所见：症见咳嗽，痰不多，为白黏痰，有时痰中带血；胸闷憋气，不能平卧及左侧卧位，卧则喘息咳嗽剧烈，须立即坐起，只能勉强右侧卧位。察其精神萎靡，面色晦暗，口唇、指甲淡白，舌胖齿痕、苔白腻；腹部膨隆，双下肢凹陷性浮肿，诊其脉沉细无力。检阅 CT 报告为右侧中心性肺癌并纵隔转移，右侧胸腔积液（大量）；腹部 B 超提示肝硬化腹水（大量）。

中医诊断：①悬饮；②咳血；③臌胀；④咳嗽。

辨证论治：此为脾肾阳虚，水逆犯肺所致，法当温补脾肾，化饮利水。方拟：理中汤、真武汤合四逆汤加减。处方：附子 60 g（先煎 1 小时），白芍 15，炙甘草 30 g，红参（另炖）15 g，炒白术 20 g，云苓 30 g，干姜 60 g，干姜炭 60 g。3 付，水煎服。

复诊：服用前方后，患者诉咳嗽减轻，未再咳血，已能平卧，余证仍在，此乃水逆减轻，脾甚仍虚，法当击鼓再进，上方附子加至80 g仍先煎，干姜加至80 g，余药不变，再进3剂。

三诊：病情续减轻，咳喘俱减，偶有咳血，血色暗，能胜任一般体力劳动。每次将附子用量加重20 g，先煎，数诊后附子量达200 g，干姜量达100 g，余药量不变，患者自我感觉良好，咳喘俱轻，饮食可，体力恢复正常。经CT检查：胸腔积液少量，肺部肿块缩小。2年后因肿瘤脑转移、恶性心律失常死亡。

按语：本病例患者咳喘俱重，痰中带血，卧则咳喘剧烈，伴大量腹水、下肢水肿等，西医诊断右侧中心性肺癌并纵隔转移，右侧胸腔积液（大量）；肝硬化腹水（大量）当属中医难治之沉疴。辨证中抓住脾肾阳虚水泛、凌心犯肺的病机主线，果断用大剂姜、附，视患者反应逐渐加量，最大每剂附子用至200 g，干姜用至100 g。终于取得较好的效果。

医案2：曹某，男，18岁，农民。10多天来咳嗽、气短，咳时牵胸胁疼痛，尤以左侧明显，只能向左侧卧，走路则喘，口干不欲多饮，食欲不振，二便尚调。舌苔薄、浅黄，脉象沉细数。西医检查：左胸叩诊实音，心浊音界消失。心脏有移，在胸骨右侧才可听到心音，未闻杂音。胸部X线透视：左侧渗出性胸膜炎、左胸腔积液，纵隔被迫右移。四诊合参，诊为悬饮。治以消饮逐水之法，用源堤归壑汤稍事加减。处方：全瓜蒌30 g，川花椒9 g，桑白皮12 g，葶苈子9 g，广橘红9 g，泽泻12 g，猪苓15 g，茯苓15 g，车前子（布包）12 g，杏仁9 g，枳壳9 g。水煎服，5剂。二诊时，诸症略减轻，上方去广橘红，加桂枝5 g、冬瓜皮30 g。15剂。服药后，小便显著增多，自云曾有一夜排尿一大盆，5剂药服完后，已不咳不喘，能平卧及向两侧卧，心脏听诊已复位。又服5剂，诸症消失，食欲增加，每日可吃500 g，已能干农活。仍投第二诊方，前后共服10剂。2个月后X线胸透：胸腔积液完全消失。以后追访，体健，正在干农活。

按语：一般来说，痰饮源于肾，动于脾，贮于肺，治疗痰饮要从肺、脾、肾入手。治肺是"导水必自高源"，治脾是"筑以防堤"，治肾是"使水归其壑"；所以要顺气、化湿、利水。对于水饮结积久者，还要兼用消饮破痰之剂攻之。前人有"治饮之法，顺气为先，分导次之，气顺则津液流通，痰饮运下，自小便而出"的经验。又有"及其结而成坚癖，则兼以消痰破饮之剂以攻之"的主张。《金匮要略》中虽有治悬饮的十枣汤，但因其药有毒性，攻力峻猛，不适于常服及体弱者。笔者根据多年临床经验，参《医醇賸义》之椒目瓜蒌汤方，加重其用量增减其药味，组拟成源堤归壑汤。方中用川花椒、瓜蒌、葶苈子、桑白皮，逐水消饮；以杏仁、枳壳、橘红，顺气、降逆、化痰；茯苓、冬瓜皮，利湿健脾；又以泽泻、猪苓、车前子，导水下行自小便而出。《金匮要略》中指出，治疗痰饮"当以温药和之"，故又加桂枝助阳化气以导利水饮从膀胱气化而出。实践证明，于方中加入桂枝后，患者的小便量明显增多。本方采用了"导水必自高源"的精神，从治肺（顺气、消痰饮）入手，结合利水（治肾）、化湿（治脾），并运用"以温药和之"的经验，屡用于临床，均取得了满意的效果[①]。

医案 3：王某，男，27 岁，1965 年 3 月 24 日初诊。患者有结核病史。1964 年春，曾有右胸侧腋下部剧痛发作，深呼吸时疼痛加剧，伴有低声咳嗽。经某市人民医院确诊为结核性干性胸膜炎。给予异烟肼配合镇痛药，治疗数月后诸症悉平。又继服异烟肼 3 个月停药。1965 年 3 月初，患者又感胸侧部疼痛，右背部亦有引痛，发热、咳嗽又作。近 1 周来，发热明显，兼见恶寒，肢冷，汗出，体虚肢乏，精神萎顿，食减，并略感呼吸急促。右胸侧位 X 线片显示有中等量以上胸腔积液，纵隔位置尚未见明显改变，诊断为结核性渗出性胸膜炎。该院医生建议抽胸腔积液并住院治疗。因限于条件，患者对频抽胸腔积液又有顾虑，遂请余氏疏为治。诊见面色微现青暗，右胸肋间隙饱满，叩诊：胸腔积液体征。肝上界未能叩出。呼吸 34 次 / 分，脉搏 102 次 / 分，体温 38.9℃。其脉双手弦数，舌体胖嫩、苔薄白微黄。病属悬饮，治当以逐饮为大法。方用破积导饮丸（《杂病源流犀烛》）加减：木香（打）4.5 g，槟榔 15 g，青皮、陈皮各 6 g，黑牵牛子、白牵牛子各 9 g，枳实、三棱、莪术、半夏、川楝子、防己、干姜各 9 g，神曲、茯苓各 15 g，

①焦树德.树德中医内科［M］.北京：人民卫生出版社，2005.

泽泻 12 g，甘草 9 g。每日 1 剂，水煎服。先连服 10 剂，休息 1 ~ 2 天后，继服 10 剂。4 月中旬二诊：用上方后，排尿量有明显增多，或泻稀便，量亦较多，体温于服药半个月左右退至正常，胸、背部疼痛明显减轻，咳嗽亦见好转，自觉呼吸较前爽利畅快。胃纳较差，有时仍感胸闷不适。脉象微弦，苔薄白。本着效不更方的原则，以上方去防己、川楝子，加谷芽、麦芽各 9 g，怀山药 12 g。再服 20 剂（服法同前）。5 月上旬三诊：服上方后，诸症续见减轻，偶有右胸部微痛发作。前天去医院做 X 线检查，仅遗留少量积液。投下药以善后：木香 18 g，槟榔 36 g，青皮、陈皮各 21 g，枳壳、三棱、莪术、半夏、神曲、麦芽、茯苓、干姜、泽泻各 30 g，黑牵牛子、白牵牛子各 36 g，甘草 24 g，巴豆（去油）15 粒。共研细末，水泛为丸如梧桐子大，每服 6 g，每日 2 次，温开水送服。后接患者来信云：服上述丸药 2 料后，诸症悉痊，体力亦渐恢复。经医院胸透复查，除胸膜显稍厚外，胸腔积液已全部吸收。后劝患者接服异烟肼 1 年，未见再发。

按语：本案为余瀛鳌治疗痰饮医案之一。悬饮一证，相当于渗出性胸膜炎，临床以结核性最为多见。汉代张仲景以十枣汤治之。但十枣汤、控涎丹辈药力峻猛有毒，用之不慎，可能造成流弊。清代沈金鳌《杂病源流犀浊》的破积导饮丸，主治"饮水成积，胸胁引痛，沥沥有声"，从证候分析，当属悬饮。此案用该方只是略作加减，而未变其法。初以汤剂治疗时，未用巴豆，是考虑患者胃气弱、食减，恐不胜药力。复诊调整处方时，加入健脾开胃之品，末以此方加减，水泛为丸治之。"丸者缓也"，症势轻缓，可改丸剂收功，方药组成大致与沈金鳌原方同，其中巴豆用量略减，在制法上强调"去油"，使其毒性大减。是故丸方虽有巴豆，而全方药性并不峻猛，对继续驱除胸腔积液，巩固疗效，实有裨益。此案可见余瀛鳌运用前人方剂，灵活变通之经验，颇有实用和借鉴意义[①]。

医案 4：刘某，女，24 岁。初诊：素患痰饮证，近因感受外邪而加重，在某医院拍 X 线片确诊为"自发性气胸"，住院月余，经穿刺抽气配合抗

---

①高新彦，韩丽萍，任艳芸.古今名医医案赏析［M］.北京：人民军医出版社，2003.

生素静脉滴注等疗法未效，转而求治于中医。患者呈慢性病容，症见胸脘满闷，呼吸困难，昼夜不得平卧，外形微肿，心悸失眠，小便不利，食纳不佳，时而作呕，精神疲惫，头晕痛，目眩，舌质淡，苔白厚腻，舌边有齿痕，脉弦细。辨为痰饮，证属脾虚湿盛，支饮阻肺，肺气不利。治宜健脾利水，泻肺逐饮，仿《金匮要略》之法，投以苓桂术甘汤合葶苈大枣泻肺汤加味：茯苓20 g，桂枝6 g，炙甘草6 g，白术12 g，葶苈子12 g，党参30 g，半夏10 g，陈皮9 g，大枣10枚。水煎服，10剂。二诊：服药后喘息稍平，睡眠转佳，饮食增进，但因贪食油腻食物过量，又致脘腹胀满，嗳腐吞酸，呕恶不思食，气短不得息，予前方加减治之：山药20 g，薏苡仁20 g，焦三仙（焦山楂、焦麦芽、焦神曲）30 g，茯苓20 g，莱菔子10 g，白术20 g，桂枝6 g，葶苈子15 g，半夏10 g，陈皮10 g，党参15 g，木香6 g，砂仁10 g，连翘10 g，大枣5枚。水煎服，8剂。服药后舌苔薄白，脉象和缓，诸症悉平，精神健旺。经X线透视检查，未见气胸病灶，左侧胸膜肥厚，其他尚可。嘱服香砂六君子丸1个月善后，随访1年，未见复发。

按语：本案患者素患痰饮，因感后触发，水停心下，水气凌心，故心悸气短，不得眠；支饮阻于胸膈，故肺气不利而呼吸困难，不能平卧；饮积于胃而胃失和降，故时作呕恶；脾虚湿滞，运化失司，故肢体微肿，食欲不佳，倦怠乏力，小便不利；清阳不升，湿浊上扰，故头晕痛而目眩。张仲景治痰饮主张"以温药和之"，今仿《金匮要略》中"夫短气有微饮，当从小便去之，苓桂术甘汤主之""支饮不得息，葶苈大枣泻肺汤主之"之法，故取苓桂术甘汤与葶苈大枣泻肺汤合香砂六君子汤，三方合用，具有温饮泻肺、健脾祛湿等功效，师古变通，复方妙用，故疗效甚佳[①]。

医案5：小青龙汤合葶苈大枣泻肺汤治疗悬饮[②]：朱某，女，50岁，2009年6月11日初诊。患者左上背近肩部疼痛半个月余，俯仰为甚，伴胸闷气短，偶有咳嗽，咳痰量少，质黏色白，口干思饮，纳可寐安，大便

①肖进顺.肖进顺医论与祖传方药［M］.北京：学苑出版社，2007.

②万文蓉，谢怡琳.小青龙汤合葶苈大枣泻肺汤治疗悬饮浅析［J］.浙江中医杂志，2011，46（3）：214.

正常,舌红、苔薄白,脉沉细。胸部 CT 平扫示左胸部中等量积液。西医诊断:胸膜炎伴胸腔积液。中医诊断:悬饮。证属阳虚水泛,肺失宣降。治当温阳宣肺化饮。方以小青龙汤合葶苈大枣泻肺汤加味。药用:葶苈子(包)30 g,大枣、青皮、陈皮、茯苓、桂枝、炒白术、白芍、法半夏各 10 g,麻黄 9 g,干姜、五味子、炙甘草各 6 g,细辛 3 g。7 剂,每日 1 剂,早、晚分服。服药后,自觉症状减轻。由于患者居外地,自行再服原方 1 周后,告之左上背近肩部疼痛明显好转,俯仰活动自如,胸闷气短等诸症均减。胸部 CT 平扫示:左胸部积液不明显。嘱其守方续服半个月,1 个月后来电告之上述症状均愈,当地医院胸部 CT 平扫示左胸部未见积液。

医案 6:急性渗出性胸膜炎 [①]。钟某,女性,20 岁,1994 年 6 月 7 日入院。患者缘于入院前 1 个月咳嗽,时有胸闷不适,继则伴右侧胸痛,偶有气促,在外地间断用药(不详),症状未见改善。在广州某院经 B 超、胸透、检查诊为右侧胸腔积液,要求入院治疗。入院时查体:体温 37.8℃,脉搏 84 次/分,呼吸 28 次/分,血压 12/8 kPa(1Pa=0.0075 mmHg)。神志清楚,体检合作。全身皮肤、黏膜无黄染及出血点,浅表淋巴结无肿大。头颅、五官(-)、气管居中,甲状腺不肿大,右胸略饱满(叩诊呈实音,语颤减弱),右肺中下叶区呼吸音消失,右肺呼吸音清晰、增粗,未闻及干、湿啰音。心率 84 次/分,心律齐,心音(-),心界不扩大。全腹平软,肝、脾未触及肿大,剑突下深压痛(±),未扪及肠型及包块,余(-)。入院后摄胸部后前位片示右侧第 3 肋下大片致密阴影,边缘近似一外高内低孤形线,提示大量胸腔积液。痰检找到抗酸杆菌。入院诊断:右侧渗出性胸膜炎(大量胸腔积液)。入院后常规使用抗结核药物治疗。因患者原有消化性溃疡病史,未使用肾上腺皮质激素。拒绝胸腔穿刺抽液,改用中药。患者形体消瘦,时感畏寒汗出,咳嗽,息短气促,胸胁痛疼,肋间胀满,口苦纳呆,舌红、苔薄白,脉弦滑。证属胸阳不展,水湿停滞胸肋的悬饮。治宜温阳逐水,宗控涎丹意化裁治之。处方:大戟 3 g,甘遂(后煎)

①骆晓萍.悬饮治验二则 [J].江西中医药,2001,32(6):32.

15 g，桂枝 6 g，茯苓 9 g，薤白 9 g，白术 9 g，白芥子 9 g。水煎温服，共服 12 剂。1994 年 6 月 17 日拍摄胸片，报告原右侧第 3 肋下大片致密阴影消失，提示右侧渗出性积液已吸收痊愈。

医案 7：包裹性胸膜炎。邱某，男性，52 岁，退体工人，1992 年 2 月 12 日入院。患者发热，咳嗽，胸痛 2 周入院。缘于入院前 2 周因受寒后出现发热，继则咳嗽，咳黄色黏稠痰，量中等，不咯血。伴左下胸痛，疼痛呈持续性，无放散。咳嗽剧烈时伴气促。入院时查体：体温 38.4℃，脉搏 102 次 / 分，心率 28 次 / 分，血压 16/11 kPa，全身皮肤黏膜无黄染及出血点，浅表淋巴结无肿大；头颅外观正常，眼、耳、鼻未见异常分泌物，颈软，气管居中，甲状腺不肿大。咽稍充血，双侧扁桃体不肿大，胸廓双侧对称，两肺呼吸音粗，未闻及干、湿啰音，左下肺区语颤减弱，叩诊呈浊音，心率 102 次 / 分，心律齐，心界不扩大，心音正常。全腹平软，肝、脾未触及肿大，未扪及肠型及包块，无压痛及反跳痛，肠鸣音正常，脊椎、四肢（-）神经系统正常。实验室检查：血红蛋白 300 g/L，白细胞 3.90 × 10^{12}/L，血细胞 22.4 × 10^9/L，中性粒细胞 84%，淋巴细胞 16%，二便常规正常，肝功能正常。红细胞沉降率 36 mm/h。X 线检查示：左肺中下野呈外高内低大片密度增高阴影。B超探查示左侧胸腔可见大量液性暗区，后方回声增强。入院诊断：左侧渗出性胸膜炎（胸腔积液）。入院后给予氨苄青霉素 4.0 g+5% 葡萄糖氯化钠溶液 500 ml 静脉滴注，每日 1 次，链霉素 0.75 g 肌内注射，每日 1 次。异烟肼 0.3 g+ 利福定 0.15 g，晨间 1 次顿服，泼尼松 10 mg 口服，每日 3 次。用药后 2 周后体温降至正常，咳嗽、胸闷等症状减轻，仍诉时有夜间盗汗，偶有耳鸣。查体：左肺区呼吸音减弱，语颤减弱，第 4 肋（左侧）间叩诊呈浊音。右腋前线第 6 肋间可闻及胸膜摩擦音。复查 X 线胸片示左中下野可见半月状致密阴影，内侧缘隐约可见，呈弧形，左肋膈角不清。双肺纹理增粗，右肋膈角清晰。考虑为包裹性积液。停用氨苄青霉素静脉滴注及链霉素肌内注射。改用卡那霉素 0.5 g 静脉滴注，每日 2 次。改泼尼松 5 mg 口服，每日 3 次。2 周后复查 X 线胸片仍示左肺中下野可见半月状致密阴影，未见明显吸收影像。患者自诉仍有右侧胸痛，咳嗽，晨起颜面部肿胀，尿少。除常规应用抗结核药物外，停用泼尼松口服及卡那霉素肌内注射，改服中药。患者罹病日久，面色不华，咳唾痰涎，胸胁满痛，舌红苔薄白，脉显沉弦，病属悬饮。拟葶苈大枣泻肺汤合苓桂术甘汤加味治之。处方：葶苈子9 g，苏子9 g，白芥子9 g，莱菔子12 g，桂枝6 g，茯苓9 g，白术9 g，甘草4.5 g。共服15剂。3月26日X线胸片示左肺下野中外带可见约4 cm×6 crn椭圆形密度增高影，边缘锐利清晰。与3月10日片比较，病灶有吸收、缩小改变。药证相符，续服15剂，症状消失，胸片阴转，痊愈出院。

按语：《金匮要略》曰："饮后水流在胁下，咳唾引痛，谓之悬饮。"又曰："留饮者，胁下痛引缺盆。"再曰："脉沉而弦者，悬饮内痛。"由此可见，悬饮的主症是咳嗽、胁痛。渗出性胸膜炎可属中医学"胸痛""悬饮"的范围。两胁之部乃阴阳气机升降之路，饮留于此，阻遏气机，升降失常。因此，呼、吸、咳、唾均可引起胁下疼痛。饮为阴邪，易伤阳气，脾为湿土，赖阳气以健运，饮邪伤人，土气先困，脾不健运，则肺气壅滞不能化水，水湿停聚而为患。究其原由皆因阳不化气之故。例6因原有消化性溃疡治疗史除常规应用抗结核药外，未用激素而加服中药，宗《金匮要略》"病痰饮者，当用温药和之"意，选《三因极一病证方论》控涎丹加薤白、白芥子、桂枝、茯苓、白术等组方，疗效颇佳。例7病程较久，虽经充分抗结核、抗炎及激素等综合治疗，终因病程迁延，胸膜增厚粘连，积液吸收不良而致包裹性积液。药物不易透过增厚的包裹壁，积液黏也不易被肥厚的包裹壁吸收，因而治疗较为棘手。以葶苈大枣泻肺汤合苓桂术甘汤治之，正如喻嘉言所云"离照当空，则阴凝自散"，温散分利并举，亦获显效。

医案8：厚朴麻黄汤治疗结核性胸膜炎、胸腔积液的医案。潘某，女，湘潭市人，88岁，2010年2月12日初诊。患者素有结核性胸膜炎、胸腔积液病史。1个月前感冒咳嗽，服药不愈，又连续输液1周，病情未得到控制。现咳嗽气喘，通宵达旦，不能平卧，咳则右胸部牵引疼痛，咳痰清稀如泡沫状，尿少，口干，舌微红、有津液，脉弦数。用厚朴麻黄汤加减：麻黄6 g，厚朴10 g，杏仁10 g，石膏30 g，半夏10 g，五味子10 g，干姜10 g，蜈蚣 1 条，全蝎 10 g，葶苈子 30 g，猪苓 10 g，车前子 30 g，大枣 10 枚。7 剂。

2 月 19 日二诊：服上方后，咳嗽、气喘、胸痛均有减轻，口干，睡眠差，大便干结，右胸部仍然胀，咳嗽，纳差，小便少，舌红，脉弦细。用小陷胸汤加减：瓜蒌皮 15 g，黄连 6 g，薤白 10 g，枳壳 10 g，天花粉 10 g，茯苓 30 g，泽泻 15 g，猪苓 10 g，车前子 30 g，西洋参 10 g，半边莲 30 g，酸枣仁 30 g，龙葵 30 g，瓜蒌仁 30 g，莱菔子 15 g。14 剂。

5 月 27 日三诊：三个多月前服上方后，病情基本缓解。前几天受寒，怕冷，阵热，咳嗽，气喘，右胸疼痛，下肢肿，小便少，大便结，舌红苔白，脉弦数。西医检查有胸腔积液，建议抽胸腔积液，患者希望先服中药。用柴苓汤加减：柴胡 10 g，黄芩 10 g，西洋参 10 g，半夏 10 g，炙甘草 10 g，生姜 10 g，大枣 10 枚，虎杖 30 g，桂枝 10 g，茯苓 30 g，泽泻 10 g，猪苓 10 g，杏仁 10 g，葶苈子 30 g，车前子 30 g，蜈蚣 1 条，全蝎 10 g。7 剂。

6 月 2 日四诊：服上方后，症状均有所减轻，患者原准备去医院抽胸腔积液，经检查后发现胸腔积液减少，决定暂时不抽。右胸微胀痛，偶尔咳嗽，行动则微喘，乏力，大便秘结，几天不解，寐差，舌红，脉细缓。当标本兼治，以治本为主，用参蛤散加减，为药丸缓图：蛤蚧 5 对，沉香 20 g，紫河车 120 g，西洋参 60 g，五灵脂 30 g，川贝母 30 g，水蛭 50 g，柏子仁 30 g，莪术 30 g，当归 60 g，熟地黄 60 g，芦荟 30 g，地龙 60 g，苏子 50 g，葶苈子 50 g，车前子 50 g。1 剂，为蜜丸，每天 2 次，每次 9 g，3 个月后随访，病情稳定，行动自如。

按语：感冒咳嗽，如果治疗不当，容易引发旧疾，特别是内有水饮之人，输液过度，往往加重病情。本案患者旧有胸腔积液史，连续输液数天后，不仅咳喘加剧，连带胸腔积液复发，胸部牵扯疼痛。一诊用厚朴麻黄汤，止咳、平喘，清解郁热，加葶苈子、车前子、猪苓降气利水，加蜈蚣、全蝎解痉、止痛。水消之后，气阴有所损伤，虚热显露，故二诊用小陷胸汤去半夏之燥，加天花粉养阴，西洋参益气，酸枣仁安神，枳壳、薤白理气止痛，瓜蒌仁通便，莱菔子消食，猪苓、茯苓、车前子、龙葵、半枝莲消水，病情得以缓解。三诊咳喘、胸痛又发。有寒热之证,故用柴胡汤调节气机;有胸腔积液、下肢肿,合用五苓散加葶苈子、车前子;有胸痛,合用止痉散,三方合一,使得病情缓解。然而,患者年高体弱,抵抗力下降,呼吸系统功能衰退,屡次因为受寒而诱发咳喘、胸痛、胸腔积液,倘若只是在发作时治标,终究不是办法,故四诊时,选择标本兼治,用参蛤散加减,以丸剂缓图,患者病情得以长期稳定,未再复发。

医案9:胸腔积液咳血——贾广田医案。患者男,84岁,1983年11月5日初诊。咳嗽、咯血2个月,经X线拍胸片、断层,确诊为左下肺癌。近1周来胸闷胁痛,呼吸困难,不能平卧,面目及双下肢重度浮肿。经X线胸片证实左胸腔大量积液,右胸腔少量积液。于左胸腔抽出血性胸腔积液500 ml,症状不见缓解,小便少,大便干,苔白腻,脉弦滑。证属痰饮停滞,予以十枣汤:芫花、甘遂、大戟各10 g,大枣500 g。先煮烂大枣,去皮核,加芫花、甘遂、大戟,上火再煮二开,每服1小匙,每半小时服1次。结果;服至4次时,大便连泄十余次,小便也连续不断,停止服药。第2天浮肿全消,能平卧入睡。4个月后死于肿瘤脑转移,胸腔积液、浮肿却未见复发[1]。

医案10:胸腔积液——门纯德医案。王某,女,35岁。患者发热盗汗、咳嗽、倚息不得卧、胸痛、头晕短气、彻夜不寐、身体瘦消、面容憔悴、神疲懒言、脉细数、舌质淡红,胸部X线检查示右肋上界呈弧形大片密度增高阴影。诊断为结核性胸膜炎、胸腔积液。余先以"十枣场"0.8 g,每日1次。2天后胸部X线查见积液明显减少,已能卧平,食亦增加,睡眠渐好。后以一捻金每次2袋,每日8次,结合抗疫药物治疗。证日渐好转,半个月后即出院回家抗痨治疗[2]。

医案11:觉罗,六十二岁,壬戌正月十三,酒客痰饮哮喘,脉弦紧数,急与小青龙去麻辛,加枳实橘皮汤不应。右胁痛甚,此悬饮也,故与治支饮之小青龙不应,应与十枣汤。以十枣大峻,降用控涎丹。甘遂五钱,大

①冯世伦,张长恩.解读张仲景医学[M].北京:人民军医出版社,2006:276-278.

②门纯德.名方广用[M].重庆:科学技术文献出版社重庆分社,1990:74-76.

载五钱，白芥子五钱，神曲糊丸梧子大，先服十三丸不知，渐加至二十一丸，以得快便下黑绿水为度，三服而水下喘止，继以和胃收功。

六、新型冠状病毒感染①

新型冠状病毒肺炎（coronavirus disease2019，COVID-19，简称新冠肺炎）具有传染性，严重影响人们的生命健康。老年人及合并慢性基础性疾病患者普遍易感，且易转为重症。新冠肺炎患者胸部 CT 检查早期表现为双侧胸膜下局限性玻璃密度影，可进展为双肺多发、弥漫性磨玻璃密度影伴实变，病变严重者可有"白肺"表现。双肺满布磨玻璃密度影为典型的"大白肺"表现，是重症新冠肺炎的影像学指标之一。部分新冠肺炎"大白肺"患者呼吸窘迫，经气管插管、呼吸机辅助呼吸、糖皮质激素及抗病毒、调节免疫等治疗后，可暂时脱离生命危险，但胸闷、气短、呼吸困难、头晕、目眩等症状仍不能有效缓解，严重影响患者生活质量。新冠肺炎"大白肺"属中医学"痰饮"范畴，与支饮、悬饮类似。著名的"清肺排毒汤"就是按照这个思路组方而成，该方由五苓散、射干麻黄汤、麻杏石甘汤和小柴胡汤合方，取得了显著的临床疗效。

医案1：患者，男，30岁，2020年1月20日初诊。主诉：咳嗽、发热5天。患者5天前出现咳嗽、发热症状，于天门市某医院行肺部 CT 扫描显示右下肺有 1 个 10 mm×10 mm 的结节，边缘呈玻璃样改变；核酸检测阳性。2020年1月25日病情进行性加重，呼吸困难，查血氧饱和度为80%，CT 扫描示双肺透亮度增加，可见多处斑片状密度增高影，边界模糊，遂于2020年1月27日转院治疗，经呼吸机辅助呼吸、糖皮质激素、抗病毒、调节免疫等治疗后病情缓解，血氧饱和度上升至90%，遂于2020年2月22日转至某医院继续治疗。2020年3月1日查肺 CT 示双肺内见多发条索状、片状高密度影，边界欠清。刻下症：干咳，无痰，活动后胸闷、气短，伴头晕，食欲尚可，大便溏稀，日行 3 次，舌淡胖，脉滑。西医诊断：新型冠状病毒肺炎（重型）。中医诊断：疫病（寒湿疫毒闭肺证）。治以温

---

①李兰英.从痰饮论治重症新型冠状病毒肺炎［J］.中国民间疗法，2021，29（11）：66-67.

阳化饮，活血通络。方以五苓散加丹参、地龙治疗。方药组成：茯苓 24 g，猪苓 24 g，白术 24 g，泽泻 30 g，桂枝 9 g，丹参 12 g，地龙 12 g，生姜 9 g。5 剂，水煎，每日 1 剂，分早、晚 2 次服用。2020 年 3 月 6 日查房，患者咳嗽、咳痰、胸闷、气短症状缓解，大便每日 2 次，大便质较前成形，时有头蒙，舌体淡胖，苔较前变薄，脉缓滑。予以苓桂术甘汤加味温阳化饮止咳。方药组成：茯苓 15 g，白术 15 g，桂枝 9 g，苦杏仁 9 g，桔梗 9 g，丹参 12 g，地龙 12 g，麻黄 6 g，芥子 6 g，生姜 9 g，甘草片 6 g。7 剂，煎服法如前。2020 年 3 月 9 日查肺部 CT 示双肺透亮度不均，可见多发条索状、片状高密度影，较前部分病灶缩小。2020 年 3 月 15 日查房，患者自述日常活动后气短、头晕症状消失，大便每日 1 次，质略稀。继续在原方基础上加党参片 15 g 治疗，7 剂，煎服法如前。2020 年 3 月 22 日查房，患者咳嗽、胸闷、气短、头晕症状完全消失，大便成形，每日 1 次，其血氧饱和度达 96% 以上，遂予以"益气除瘟颗粒"（应急）顾护正气。方药组成：黄芪 10 g，白术 10 g，防风 10 g，金银花 10 g，连翘 10 g，芦根 10 g。15 剂，每日 1 剂，温开水冲服，分早、晚 2 次服用。2020 年 4 月 10 日随访，患者自述无明显不适症状，肺部 CT 示双肺少量条索状影，核酸检测已转阴，遂建议患者请当地中医予以健脾补肺、化痰散结为治疗原则继续治疗。

新冠肺炎"大白肺"属中医学"痰饮"范畴。中医学认为"病痰饮者，当以温药和之"。五苓散、苓桂术甘汤均有温里之特性，应用后疗效显著。现代研究表明，苓桂术甘汤具有增强心肺功能、改善氧合指数、减轻肺水肿之功。本案初用五苓散，重用泽泻、猪苓，以利水渗湿为主，温通化气之力偏缓；后改用苓桂术甘汤，白术、桂枝、茯苓重用以温振中阳、健运脾湿达到化饮作用，配伍炙甘草甘温守中，温中化饮，健脾补虚。本案患者脾阳受损，痰饮难化，出现胸胁支满、短气喘咳、咳痰之症，治疗上用苓桂术甘汤更为妥帖。本案患者中医会诊时，已为重症新冠肺炎后期，外邪不甚，内饮仍在，患者体质虚弱，故用苓桂术甘汤、五苓散等方剂温阳化饮。诸症好转，正气待复，用益气除瘟颗粒健脾补肺，提高患者免疫力。针对重症新冠肺炎初期患者，山西援鄂医疗队抗疫医师李兰英认为采用小青龙汤治疗更佳。人体感受寒邪，遇肺之寒饮，外寒引动内饮，肺气上逆，则为咳喘；内饮阻滞气机则有胸膈满闷。重症新冠肺炎患者初期咳喘剧烈，无法平卧，为寒邪裹挟痰饮之象，且双肺多处渗出物堵塞小气道等影像学特征与痰饮阻肺病机特点相吻合。小青龙汤中麻黄、桂枝发汗散寒以解表邪，麻黄宣发肺气而平喘咳，桂枝化气行水以除饮。生姜、细辛温肺化饮，临床经验发现其可兼助麻、桂解表祛邪。纯用辛温发散，恐耗伤肺气，佐以五味子敛肺止咳、芍药和养营血；半夏燥湿化痰、和胃降逆，甘草益气和中，温化与敛肺相伍，散中有收，开中有合，将肺中饮邪从表化解。清代尤在泾在《金匮翼》中盛赞小青龙汤为"散寒蠲饮之神剂"。

医案2：王某，女，新西兰籍华人。因一直为其母治病有微信联系。2022年3月15日发来微信说自己患了新冠肺炎，希望得到远程治疗。该患者平素体质偏弱，4天前出现发热，体温37.6～37.8℃，伴有恶寒身痛，咽痛、严重时说不出话。第二天出现咳嗽、呛咳，咳白色泡沫痰。5天后两次PCR均为阳性，7天后不发热、咽喉痛，但是严重乏力，咳嗽，怕冷，纳差，大便干，呈球状，还有少量流清涕。舌淡胖有齿痕，有深裂纹，苔白厚腻。根据以上舌苔和症状，分析患者素体虚弱，外感风寒后失治，加之饮水过多，致外寒内饮。如果当时服用中药，当用小青龙汤。现在外感风寒症状基本消失，尚有寒饮伏肺，并湿滞脾胃，故用甘草干姜汤加减：干姜8g，炙甘草10g，太子参10g，生白术15g，砂仁6g，白蔻6g，苍术10g，六神曲12g，生大黄（后下）3g，芒硝（融化）3g，生姜2片，水煎服。服用当晚诉说咳嗽减少，也有食欲了，但是受凉还是流清涕，咳嗽加重。后来一直在这个方子基础上逐渐增加干姜量为12g，炙甘草15g，并增加枳壳10g、陈皮10g等，前后调理10余日痊愈。

·第二节 心脑血管疾病·

一、心悸

水饮是常见的病理产物，水饮一旦产生，便可随气流窜全身，水饮上逆于心，阻滞心阳，就会出现心悸。水饮上逆多与饮多或各种原因导致心脾肾阳虚有关。肾主水、脾主运化水湿，脾肾阳虚，不能蒸腾运化水湿，而停聚成饮，饮邪上迫，心阳被遏，则致心悸。《金匮要略·痰饮咳嗽病脉证并治第十二》指出饮多致悸："凡食少饮多，水停心下。甚者则悸，微者短气。"《伤寒明理论·悸》指出水饮停于心下致悸的机制，心主火而恶水，水既内停，心自不安，则为悸也。

张仲景在阐释心悸的病因病机时尤为重视水饮内停，其治疗因饮致悸的方剂很多，主要有苓桂剂、真武汤、半夏麻黄丸等。其中以苓桂术甘汤为首的苓桂剂又被称为"水剂"，具有温阳利水降冲的功效，多用于阳虚饮盛，饮停中焦之悸，症见眩晕、纳呆、乏力、心悸、呕恶、大便稀溏、小便不利等，舌质淡，舌体胖大，苔白或滑或腻，脉多沉弦或弦滑等。真武汤主要用于肾阳虚水泛，水气凌心之悸，症见心悸怔忡，头晕目眩，肌挛咽动、形寒怯冷，还可见下肢肿胀、小便不利，舌淡苔白，脉沉细微。半夏麻黄丸主要用于饮盛阳郁之悸，症见心悸、胸闷、咳喘、恶心、呃逆等，舌淡苔白，脉多弦滑或弦紧。

水饮凌心之心悸。苓桂术甘汤出自《伤寒论·辨太阳病脉证并治》"伤寒若吐、若下后，心下逆满，气上冲胸，起则头眩，脉沉紧，发汗则动经，身为振振摇者，茯苓桂枝白术甘草汤主之"，《金匮要略·痰饮咳嗽病脉证并治第十二》：心下有痰饮，胸胁支满，目眩，苓桂术甘汤主之。茯苓四两。桂枝、白术各三两，甘草二两。上四味，以水六升，煮取三升，分温三服，小便则利。功效：温阳健脾利水。主治：痰饮病中阳不足证，胸胁支满，目眩心悸，短气而咳，舌苔，脉弦滑或沉紧。其证是由于吐下后致脾虚水气上冲，从而出现头晕目眩；或饮停心下，胸胁支满，甚或背冷如手大、心下悸等症；或有微饮，出现短气。

"太阳病，小便利者，以饮水多，必心下悸；小便少者，必苦里急也。伤寒，厥而心下悸，宜先治水，当服茯苓甘草汤"。脾主运化水液，本证因太阳病后，脾胃运化水湿功能减退，饮水过多，水停中焦，上凌于心，则有心悸之变。《金匮要略·痰饮咳嗽病脉证并治第十二》曰："食少饮多，水停心下，甚者则悸。"临床症状：心悸眩晕，心下痞满，胸胁支满，恶心吐涎，或肠间沥沥有声，大便溏，舌质淡红，苔白腻，脉弦滑或濡治宜健脾化饮，通阳利水，方用茯苓甘草汤，方中茯苓健脾化饮，淡渗利水，桂枝辛温通阳化气，两药合用，一利一温，温阳化水，生姜温中散饮，甘草和中益气，四药相合，共收补土制水，饮去脾和，湿不变聚之功。

《金匮要略·痰饮咳嗽病脉证并治》第十二曰："心下悸者，半夏麻黄丸主之，和卒呕吐，心下痞，膈间有水，眩悸者，小半夏加茯苓汤主之。"半夏麻黄汤与小半夏加茯苓汤重在化中焦之水饮，使邪去则悸自消，两方同用半夏，显然易见逐化水邪，但半夏加麻黄重在宣肺中阳气以利胸膈之水邪，如清代周扬俊《金匮玉函经二注》曰："悸者，心中惕惕然动……夫心主脉，寒伤荣则脉不利，饮冷则水停，水停则中气不宣，脉不利。由是心火郁而致动，用麻黄以散荣中寒，半夏以散心下水耳。首论以脉弱为悸，而用此汤治者，其脉必不弱，非弦即紧，岂脉弱心气不足者，犹得用此药乎。"

《伤寒补正》曰："《伤寒论》心下悸用桂枝以宣心阳，用茯苓以利水邪。此用半夏、麻黄非故歧而二之也。盖水气凌心则心下悸，用桂枝者，助心中之火以敌水也；用麻黄者，通太阳之气以泄水也。彼用茯苓，是从脾利水以渗入膀胱，此用半夏，是从胃降水以抑其冲气，冲降则水随而降，方意各别。"

《伤寒论注》曰："徐彬曰，阴邪者，痰饮也，故以半夏主之，而合麻黄，老痰非麻黄不去也。"曹颖甫在《金匮发微》中说："太阳寒水内陷，水气凌心则心下悸，此非可漫以镇心之治治也。皮毛不开，则水气之在表者不去。浊阴失降，则水气之在里者不除。半夏麻黄丸，用半夏以去水，麻黄以发汗，不治悸悸当自定。"可见，半夏麻黄丸所治之心悸为实证而并非虚证，病机应为寒邪阻肺，肺失宣降，痰饮不化，停聚中焦，上不能通过肺气宣发，中不能通过脾胃运化，阻遏气机，阳气郁闭，胸阳不展，心神不宁。而小半夏加茯苓汤则用生姜加茯苓等，以祛胃中之水邪，加茯苓等，是为加强其利水作用。

"太阳病，发汗，汗出不解，其人仍发热，心下悸，头眩，身𤸷动，振振欲擗地者，真武汤主之。"肾主水，赖阳气以蒸腾，本证因少阴阳虚，阳不化水，水不化津，水寒泛滥，上凌于心，则发心下悸，若其人仍发热，为虚阳外越所致身跳动振振欲擗地，此乃虚阳不能温养筋脉肌肉，反受水寒之邪浸润所致。临床症状：心悸不宁，小便不利，肢体浮肿，四肢重痛，脘腹胀满，头眩振颤欲倒，舌质胖，苔白滑，脉沉细。治宜温肾健脾，化气利水，方用真武汤。方中附子辛热以壮肾阳，使水有所主；白术燥湿健脾，使水有所制；生姜宣散，佐附子助阳，是于主水中有散水之意；茯苓淡渗，佐白术健脾，是于制水中有利水之用；芍药既敛阴和营又制附子刚燥。诸药相合，温中有散，利中有化，肾脾双补，阴水得制，心悸自除。综合全方，有通阳化气行水之功，可治阳虚水泛之轻证。真武汤组方特点是附子辛热旨在温肾助阳，使水有所主，白术健脾燥湿使水有所制，茯苓等、生姜温散渗利，使水有所出路，诸药相配，温肾助阳、化气行水，治阳虚水泛之重证。

以下是刘渡舟老《伤寒论临证指要》中苓桂术甘汤治疗"水心病"医案。

医案1：山西大同王君，相见于山阴精神病院。其人面黑如煤。自诉：胸满短气，有时憋闷欲绝，不能登楼爬高坡，心悸时兼见期前收缩，西医诊断为冠心病。

余切其脉沉弦而结，舌苔水滑。肤面色黑是为水色；脉沉是为水脉；舌苔水滑，气不化津而为水候。今色、舌、脉皆反映水邪为患，则知胸满、短气等证，而为"水心病"无疑。治当温心胸之阳气，伐水寒之阴邪。乃用桂枝 12 g，茯苓 30 g，白术 10 g，炙甘草 10 g。此方服至 5 剂，胸满转舒，气息变长，揽镜自照，面黑变淡。患者服药见效，信心倍增，连服此方，服 50 余剂，这一严重之"水心病"，霍然而愈。

按语：同是水气病，本案患者脉象是沉弦，而有的是沉紧，有的是濡缓，有的是脉滑等，脉象各不相同。《难经》十难：一脉十变者，何谓也？然：五脏各有邪，刚柔相逢之意也。

医案2：北京李某，男，46 岁，患心悸气短，多在夜晚发作。所奇者左颈之大血管随心悸而憋痛不休。叠经中西治法而病不愈。切其脉沉弦，视其舌水滑欲滴。乃问之曰"心下有上冲之气否？"曰"病发时颇为明显"，而悸与胀亦从此时出也。余辨为"水心病"血气不利之重者。乃用桂枝15 g，炙草10 g，茯苓30 g，白术10 g，先令服7剂，左颈血管胀痛与心悸气冲良已。效不更方又服7剂而获全功。

根据日本医家龙野一雄对原方苓桂术甘汤的应用总结，此方可治心脏疾病：心脏瓣膜病、心功能不全、心源性喘息、神经性心悸亢进症（心动悸、贫血性浮肿）等。介绍以下几个医案。

医案3：浅田宗伯云："下总国小见川西云寺，脐下动悸，时时迫于心下，眩晕倒地，头上常重如石，上盛下虚，不能行走，遍求国内医中高手皆治而无效。来京城，求治于余，余与苓桂术甘汤，兼用妙香散，服之数旬，积年之疾，脱然而愈。"

医案4：矢数道明治阵发性心动过速云："33岁男子，数年前心脏肥大，但未衰竭。20年前进行野球比赛时，由于心情不佳，心动过速而倒下。以后胸部有重压感，呼吸气短，心动过速。脉结代，起立时眩晕，嗳气、尿频、多汗等。投与苓桂术甘汤加牡蛎12 g，病情逐渐好转，服药3个月恢复工作而停药。"

医案5：河野顺用此方的提纯剂治眩晕云："患者某女士，65岁，无工作，与老伴共度闲散生活，患者言，也许自己是乐天派，或过得闲散，身体逐渐肥胖。不但如此，还有一站起就头晕，心动悸，呼吸困难。胃部有振水音，腹部松软。给予苓桂术甘汤提纯剂30日的量，服20日来院称，有了疗效，喘气得到改善，未发生心动悸，想继续服用下去。共服2个月后，近于完全康复。又服1个月后，已不再来院，定是痊愈。"

以下是刘渡舟老用茯苓甘草汤治疗心悸的医案。

医案6：闫某，男，26岁，患心下筑筑然，动悸不安，腹诊有振水音与上腹部悸动。三五日间必发作一次腹泻，泻下如水，清冷无臭味，泻后心下之悸动减轻。问其饮食、小便，尚可。舌苔白滑少津，脉象弦。辨为胃中停饮不化，与气相搏的水悸病证。若胃中水饮，顺流而下，趋于肠道，则作腹泻，泻后胃饮稍减，故心悸动随之减轻，然去而旋生，转日又见悸动。

当温中化饮为治，疏方：茯苓 24 g，生姜 24 g，桂枝 10 g，炙甘草 6 g。药服三剂，小便增多，而心下之悸，明显减少。再进 3 剂，诸症得安，自此之后，未再发作。

按语：胃中停饮一证，临床可见有心下悸动，四肢不温，或见下利，舌苔水滑，脉象滑强弦。本案主证，主胃中停饮无疑，根据仲景治水之法，处以茯苓甘草汤，温胃化饮获效。本方是苓桂术甘汤，去白术加生姜而成，因生姜有健胃化饮行水之功，用于水饮停胃，与气相搏，阻碍气机与阳气所致的"厥而心下悸"之证，甚为切中，故生姜为本方治疗之主药，剂量一定要大，起码 15 g 以上，病重者也可改用生姜汁冲服。本证的特点是水饮停滞于中焦胃腑，而非下焦之不邪，故治疗总以温中暖胃、通气化饮为法。温胃化饮者，茯苓泻脾湿以升降，生姜温胃腑而降逆，桂枝疏木，以止冲悸，甘草补中。

此心下者，应不是胃中停饮，严格来说，是心下停饮，提纲言水渍入胃，是还没入胃，此是土湿胃逆，肺气布息之津液，因胃气不降，停于心下与胃之上口，积少成多，此如痰饮之理。水气阻滞，木气不达而郁冲，则见心下悸动。痰饮九，水停心下，甚者则悸，微者短气。痰饮十五，心下有痰饮，停于胃口。水停心下的意思，重要的是胃气不降。很多提纲有言心下，不是指胃，就是心下之位，刘渡舟老在小青龙汤医案下有写过。太阳坏病痞证论，人之心下虚空者，清阳升而浊阴降也。浊阴上逆者，则心下虚空之地，变为阴实而成痞也。胃降者，心下为虚空之地，胃不降者，则水气停于心下。胃降者，则心下水气消散也。小青龙汤，重用半夏降胃，本方重用生姜温胃，（如腹中按之有水声者，可能就是在胃，皆因胃气不降之故）五苓散证，是为水气。茯苓甘草证，也为水气。小青龙汤证，还是水气。十枣汤证，仍是水气。还有内伤的茯苓泽泻汤，也是水气。

医案 7：陈某，夏天抗旱，过劳之余，口中干渴殊甚，乃俯首水桶而暴饮，当时甚快，来日发现心下动悸殊甚，以致影响睡眠，屡次就医，服药无算，然病不除。经友人介绍，请余诊治，令其仰卧床上，以手按其心下，则跳动应手，如是用手振颤其上腹部，则水在胃中辘辘作响，声闻于外。余曰：

此振水音也，为胃中有水之证。问其小便尚利，脉弦而苔水滑。处方：茯苓 12 g，桂枝 10 g，生姜汁一大杯，炙甘草 6 g，嘱煎好药兑入姜汁服。服后便觉热辣气味直抵于胃，而胃中响动更甚。不多时觉腹痛欲泻，登厕泻出水液甚多，因则病减。又照方服 1 剂而悸不发矣。

按语：本条医案……是渴而暴饮之伤。暴饮不消，水停胃中，经脉郁滞，木气冲动，必心下动悸。太阳三十五，太阳病，小便利者，以饮水多，必心下悸。小便少者，必苦里急。痰饮九，水停心下，甚者则悸，微者短气。暴饮而不消，水停胃中，胃气不降，宗气上泄，所以跳动应手。胃气不降，夜则卫气失敛，故难以睡眠。胃气不降，积水不化，所以腹中作响。小便尚利，不为内伤。纯是暴饮而停积。茯苓甘草汤，泻其积水停水也。本方用生姜汁一大杯，甚是关键，此病不是内湿，所以茯苓为次，生姜汗为主，温胃寒以降逆，胃降则积水下泄。

以下是邓铁涛老真武汤治疗风湿性心脏病心悸医案。

医案 8：患者，女，40 岁，工人。因心悸、气促、水肿反复发作 10 余年，加重 1 周，于 1982 年 3 月 7 日入院。患者有风湿性关节炎病史，20 岁时发现有风湿性心脏病，30 岁孕产时开始出现心力衰竭，以后反复发作。7 天前因精神受刺激、失眠而症状加重。经外院用强心、利尿、扩张血管等治疗近 1 周而未完全缓解。目前患者自觉心悸不宁，胸前闷，喘促声怯，短气难续，面色苍白、晦暗，口唇、肢端轻度发绀，咳白色泡沫痰，小便频，下半身水肿，舌淡胖嫩、苔薄白，脉促沉细无力。X 线胸片：心脏向两侧扩大，搏动不规则，右侧胸腔中等量积液。心电图：快速心房颤动伴室内差异传导，左、右心室肥大，心肌劳损。超声心动图：二尖瓣狭窄与关闭不全，全心各房室均增大。中医诊断：心悸、水肿、喘证，兼患瘀痕、悬饮。中药曾用真武汤加减，每日 1 剂。

邓铁涛老认为，本病为心脾肾阳气欲脱，血瘀水饮交结难解，本虚标实，当标本同治而以固本为要。处方：高丽参注射液 2 ml 入 50% 葡萄糖液 40 ml 静脉注射，每日 1 次，或每日炖红参 10 g 服；另用熟附子（先煎）、茯苓、防己各 10 g，白芍、桂枝各 12 g，黄芪、丹参各 30 g，白术 20 g，炙甘草 10 g，生姜 3 片，每日 1 剂，上午水煎服，下午复渣再煎服；嘱暂停西药。服药 3 日后，加用复方丹参注射液 4 ml 肌内注射，每日 2 次。

用药 1 周后，患者小便量渐增至 2000 ml/d 以上，水肿消退大半，精神较好，每餐进一小碗稀饭，心悸气促、肝区痛等明显减轻，可在病房内走动。但夜晚失眠、梦多，自觉心烦，心率 90 次/分，心律不齐，右胸腔还有积液，舌淡红仍暗、苔少，脉仍细促。此乃胃气渐复，阳气能抵达四末，温化膀胱之佳象，但因利水过快，渐现心阴不足、心神不宁之象。遂按上方减温阳利水药，加入益气养阴安神之品。处方：党参、白术、白芍各 10 g，茯苓、酸枣仁、黄精各 20 g，麦冬 12 g，五味子 9 g，桂枝 8 g，丹参 30 g。每日 1 剂。另参须 16 g，每周炖服 2～3 次。并督导患者饮食、生活忌宜。患者出院后以此方加减服用，1 个月后随诊，心率在安静时减少至每分钟 80 余次，仍有心房颤动，水肿全消退。病情稳定，可从事较轻的家务劳动[1]。

医案 9：顾树华医案：倪某，女，42 岁，1979 年 9 月 14 日初诊。主诉：心悸近 2 个月，发热 20 余日。现病史：患者近来经常感冒，扁桃腺发炎，心悸。上个月经某医院诊断为病毒性心肌炎，住院治疗。心悸，气急，乏力，体温 38.2℃，经用多种抗生素静脉滴注 20 余日，仍发热不退，心力衰竭已两次报病危。后经某医生给服生脉散加清热解毒剂，体温不降，且心悸加重。患者要求出院，后延余诊治。症见：卧床欲寐，无神懒言，语音低微，心悸甚，气急眩晕，面浮足肿，汗出，体温 38℃，不思饮食。脉细微而结，舌淡、苔薄白。诊为心肾阳虚，虚阳外浮，水气凌心。宜温阳镇水，引火归原。予真武汤原方，2 剂（嘱每日 1 剂）。附片（久煎）60 g，茯苓、白术各 15 g，杭芍 12 g，生姜 3 片。

2 日后复诊：体温降至 36.8℃，精神好转，心悸减，汗少，已不眩晕，饮食渐进，脉沉细时结，舌淡苔薄白。以上方加肉桂、远志、砂仁，调理月余而控愈[2]。

①畅洪升.心血管疾病经方治验［M］.北京：中国医药科技出版社，2016：84-87.
②顾树华.真武汤的临床运用［J］.中医云南杂志，1990，11（6）：15-17.

何任老半夏麻黄丸治疗心悸医案：顾某，男，58岁，杭州市人。患者夙有慢性支气管炎，入冬以来，自感心前区悸动不宁，久不减轻，心电图检查尚属正常。脉滑苔白，宜蠲饮治之。姜半夏、生麻黄各30 g。上两味各研末和匀，装入胶囊中。每次服2丸，蜜糖冲水吞服，每日3次。胶丸服完后，心下悸动已瘥。又续配一方，以巩固之。

按语：本案辨证眼目为脉滑、苔白，为水饮内停之证，又心悸入冬而发，阳郁不宣。故用半夏麻黄丸，属方证相对，2剂而愈。

从半夏麻黄丸的组成来看，临床上应该比较适用于缓慢性心律失常，如病态窦房结综合征、房室传导阻滞、心动过缓等引起的心悸。文献有这方面的报道，可以参考使用。

《张聿青医案》痰饮[①]：钟（左），心下虚悸，脉细濡而右关滑，此由痰水聚于胸中，阴湿弥漫于下，则心阳浮越于上，长沙独得其旨，故玉函经中一则曰心下悸者为有水气，再则曰水停心下则心下悸。近医每以心营不足目之未知圣训耳。

制半夏（一钱五分），炒杏仁（三钱），云茯苓（四钱），橘皮（一钱五分），薤白头（三钱），瓜蒌仁（炒研三钱），生姜汁（二匙冲）。

二、胸痹

胸痹相当于现代医学的冠心病、肺源性心脏病等，为本虚标实之证，其中标实主要为血瘀、痰浊、寒凝、气滞等，而尤以血瘀、痰浊为主。全国名中医毛德西教授深究张仲景对胸痹心痛之病机的认识，他认为邪实以水饮为主，临证以此立论辨治胸痹心痛常获良效。临床从水饮论治胸痹心痛，当以温阳化饮为基础，兼以行气、活血、散寒、逐水等法。肺通调水道，脾运化水湿，肾蒸化水液，三焦为决渎之官、通调水道，故水饮的产生与肺、脾、肾三脏及三焦通调失常有关。毛德西根据水饮特点及胸痹心痛病机，临床以苓桂术甘汤为基础方加减。临床具体应用时可分温阳化饮、行气化

①张乃修.《张聿青医案》[M].北京：中国医药科技出版社，2014：95-102

饮、活血利水、散寒蠲饮、逐水祛饮等五法[①]。

（一）温阳化饮

《素问·阴阳应象大论》曰"阳化气，阴成形"，指出阳气具有蒸腾气化水湿的作用，阳虚则易水饮内停，这与胸痹心痛"阳微阴弦"的病机较为符合。对阳虚水停，轻者可以单纯苓桂术甘汤加减，重者常合真武汤治疗。真武汤为治疗少阴阳虚水泛的代表方，心为阳中之太阳，肾阳为一身阳气之根本，故真武汤证阳虚程度较苓桂术甘汤证为重，应以辛热之附子振奋心肾阳气。毛师认为，心肾阳虚火衰，非附子难以复原，但不可过量，以防阳气暴涨。《素问·生气通天论》言："阳气者，若天与日，失其所，则折寿而不彰，故天运当以日光明。"人之阳气充足，则如阳光普照，体内阴霾尽散。"气为阳之渐，阳为气之极"，附子、桂枝等温阳药物固然重要，但根据病情，临证治疗亦不可缺少人参等益气药物。

（二）行气化饮

气具有温煦、气化、推动等作用，脏腑气化功能失调会导致水饮内停，反之，水饮内停也会阻碍气机的流通，影响脏腑气机及功能发挥，正如唐容川所言："气与水本属一家，治气即是治水，治水即是治气。"胸痹心痛之气滞，主要涉及中、上二焦，毛师常以苓桂术甘汤合用柴胡疏肝散，或用紫苏叶、杏仁、厚朴、青皮、八月札、绿萼梅、佛手花、代代花、合欢花等加减治疗。临床善用花类药物，取其轻宣向上、清香外达作用，行气、理气，通调气机。花类药物药性温和，无伤正之弊。气机阻遏，脏腑功能低下，毛师又常少配人参、黄芪补气行气以化饮。

（三）活血利水

血水共行脉中，互为滋养，病变时亦互相影响。张仲景在《金匮要略·水气病脉证并治第十》中提出"血不利则为水"的观点，《血证论》进一步阐明"水病则累血""失血家往往水肿，瘀血化水，亦发水肿，是血病而兼水也""血与水本不相离""病血者未尝不病水，病水者未尝不病血"

---

①曾垂义，牛琳琳，毛德西.毛德西从水饮论治胸痹心痛经验［J］.中医杂志，2021，62（3）：209-212.

等观点，明确了水瘀互相影响、胶着致病的状态。瘀阻心脉是胸痹心痛的重要病机，瘀水互结当时常存在。毛师常以血府逐瘀汤、冠心 2 号方（丹参、赤芍、川芎、红花、降香）合苓桂术甘汤治疗瘀水互结，活血药以丹参、赤芍、川芎、红花、三七粉、苏木为主，瘀重者少伍三棱、莪术，或以水蛭颗粒剂冲服，并常用益母草、泽兰等兼有活血利水之效的药物。

（四）散寒蠲饮

水饮为阴寒之邪，遇温热得散，得寒则聚。气虚阳微，寒从内生，寒饮内停，导致胸满、咳嗽，甚或咳逆倚息不得卧，遇寒加重，怕冷等。胸阳不足兼有寒饮，治宜振奋阳气、散寒蠲饮兼顾，临证常合苓甘五味姜辛汤治疗。苓甘五味姜辛汤证由小青龙汤证转化而来，原为服小青龙汤后外寒得解，寒饮仍在，以此方散寒蠲饮。小青龙汤为外寒内饮代表方，尤在泾言："夫饮之为物，随气升降，无处不到，或壅于上，或积于中，或滞于下，各随其所之而为病，而其治法，虽各有加减，要不出小青龙之一法。"生姜、细辛、半夏、五味子为张仲景治疗寒饮内停胸膈常用药物，本为治疗寒饮咳嗽而设，毛师借用此法治疗胸痹心痛，有异曲同工之妙，现代的寒凝心脉证亦可以此论治。

（五）逐水祛饮

水饮停聚日久，上至胸胁、下至胃肠，胸闷、胸痛，喘息不得卧，一身面目浮肿，咳逆上气，腹满、腹胀，二便不利，为水饮内停之重症。毛师认为，胸痹、心痛出现上述症状，相当于胸痹、心痛合并心衰病，一般为本虚标实之证，单纯温阳利水难以奏效，急当攻逐水饮。苓桂术甘汤力量较弱，当合四逆汤温阳散寒，合人参益气固脱，合葶苈大枣泻肺汤、己椒苈黄丸泻肺平喘、逐饮行水。本证当标本兼顾，遵循祛邪不伤正、扶正不留邪原则，根据本虚标实轻重，用药各有侧重，且一旦水饮之邪祛除，则以扶正调养为主。

医案 1：某（二十）脉弦。色鲜明。吞酸胸痹。大便不爽。此痰饮凝沍。清阳失旷。气机不利。法当温通阳气为主。

薤白，杏仁，茯苓，半夏，浓朴，姜汁[①]。

医案2：胡（四六），脉沉而微。微则阳气不足。沉乃寒水阴凝。心痛怔忡。渐及两胁下坠。由阳衰不主营运。痰饮聚气欲阻。致痛之来。其心震之谓。亦如波撼岳阳之义。议用外台茯苓饮合桂苓方。

人参，茯苓，半夏，枳实，桂枝，姜汁。

医案3：某，脉弦右涩。面亮舌白。口干不喜饮。头重岑岑然。胸脘痹塞而痛。得嗳气稍舒。酒客谷少中虚。痰饮聚蓄。当此夏令。地气上升。饮邪挟气上阻清空。遂令前症之来。金匮云。脉弦为饮。色鲜明者为留饮。口干不欲饮水者。此为饮邪未去故也。况汗出。岂是风寒。春夏温邪。辛温发散为大禁。自云身体空飘。年已六旬又四。辛散再泄其阳。不亦左乎。

半夏，姜汁，川连，吴萸，茯苓，枳实，竹沥[②]。

医案4：乙巳二月，季姓妇，咳喘倚息不得卧。恶寒发热，头疼身痛，胸闷不舒，心痛彻背，脉沉而滑，舌苔白腻。此风寒痰饮内外搏结，肺气不得下降而成肺胀也。乃用小青龙汤合栝蒌薤白汤，麻黄、细辛、各四分，干姜、五味子各五分，栝蒌、薤白各三钱，甘草五分，余药各一钱五分，服后得汗，而寒热喘息俱平，惟身痛咳嗽未已。易方，以桂枝汤和营卫，加干姜、五味子各五分，细辛三分以治咳，一剂效，因贫不复延诊，遂渐愈。

医案5：《医学衷中参西录》记载一妇人，年四十许。胸中常觉满闷发热，或旬日，或夹辰之间，必大喘一两日。医者用清火理气之药，初服稍效，久服转增剧。后愚诊视，脉沉细几不可见。病家问系何病因？愚曰：此乃心肺阳虚，不能宣通脾胃，以致多生痰饮也。人之脾胃属土，若地舆然。心肺居临其上，正当太阳部位，其阳气宣通，若日丽中天暖光下照。而胃中所纳水谷，实借其阳气宣通之力，以运化精微而生气血，传送渣滓而为二便。清升浊降，痰饮何由而生？惟心肺阳虚，不能如离照当空，脾胃即不能借其宣通之力，以运化传送，于是饮食停滞胃口，若大雨之后，阴雾连旬，遍地污淖，不能干渗，则痰饮生矣。痰饮既生，日积月累，郁满上

---

① ［清］叶天士.临证指南医案［M］.北京：中国中医药出版社，2008：215-218.

② ［清］叶天士.临证指南医案［M］.北京：中国中医药出版社，2008：278-293.

焦则作闷，溃满肺窍则作喘，阻遏心肺阳气，不能四布则作热。医者不识病源，犹用凉药清之，勿怪其久而增剧也。遂为制此汤（理饮汤：于术四钱，干姜五钱，桂枝尖二钱，炙甘草二钱，茯苓花二钱，生杭芍二钱，桔红钱半，川厚朴钱半），服之一剂，心中热去，数剂后转觉凉甚。遂去白芍，连服二十余剂，胸次豁然，喘不再发。

医案6：冠心病案[①]。韦某，男，70岁。初诊日期：2005年10月9日。心前区憋闷、疼痛，伴心悸10余年，加重7天。患者自述于1993年初开始出现胸闷、心前区疼痛等症，经某医科大学附属医院检查，诊断为冠心病、高血压病。平时自服银杏叶片、复方丹参片等降压药，血压控制尚佳。7天前因劳累后自觉心前区憋闷疼痛，伴有心悸。心电图检查：心率55次/分，心肌供血不足。服前药后症状不解，遂寻求中医治疗。刻诊：胸闷，憋气作痛，呈阵发性；伴心悸气短，时汗自出；手足不温，下肢轻度浮肿；食欲、睡眠一般，大便干结；舌淡胖边有齿痕，苔水滑，脉沉缓无力。血压140/90 mmHg。

西医诊断：冠心病，高血压病。中医诊断：胸痹。辨证：阳虚水停，水气凌心，心阳受困，痹阻心脉。治法：温阳利水，佐以行气解郁。方以真武汤加味。处方：熟附子（先煎）15 g，生姜15 g，白术20 g，茯苓20 g，白芍20 g，全瓜蒌20 g，薤白20 g，桂枝10 g，炙甘草10 g，丹参15 g。每日1剂，水煎服。

10月14日二诊：心前区憋闷疼痛大有缓解，下肢水肿减轻，但觉气短乏力。上方加党参20 g、黄芪30 g。

10月21日三诊：诸症悉平。予金匮肾气丸以巩固疗效。

按语：本案属本虚标实证。本虚乃心肾阳虚，肾虚为主，标实为痰气交阻、痹阻心脉，治宜温补心肾、化痰利水、行气活血、缓急止痛。方中熟附子、桂枝温补心肾，白术、茯苓、生姜健脾利湿、通调三焦，瓜蒌、薤白宽胸理气、化痰散结，桂枝、丹参活血通脉，白芍、炙甘草缓急止痛。

---

①陈然，邓鑫.蓝青强运用真武汤治验举隅［J］.上海中医药杂志，2014，48（12）：11-13.

三、高血压病 [①]

高血压是临床上常见的慢性疾病，是脑卒中、心肌梗死和心力衰竭等心脑血管疾病的主要危险因素之一。近年来，中医学认为"痰饮"这一病理因素在高血压病发病因素中占有较高的比例。现代医学认为，形成和维持正常血压的因素有心脏的收缩力、循环中的血容量、动脉血管壁的顺应性、周围动脉的阻力及血液黏稠度等。任何因素发生变化，都会导致血压的变动。如心脏收缩力增强、血容量增加、动脉管壁弹性的减弱、血液黏稠度增加等都会使血压升高。从饮邪的性质上看，饮性偏阴寒，寒主收引，故而导致动脉血管的收缩，心脏的收缩力也随之增加。动脉硬化等疾病，其本质也为饮邪为患。过多的饮邪侵袭人体的血脉，聚而为痰，导致患者血清总胆固醇、甘油三酯低密度脂蛋白的含量明显高于正常人。这些病理因素致使动脉血管硬化，使得动脉血管壁的顺应性降低，从而导致血压的升高。高血压病患者不仅存在小动脉病变，而且也普遍存在全血黏度的增加。全血黏度的增加与瘀血密切相关，但追溯其根源还是水饮停聚导致的气机不利，使血液停聚而产生瘀血，血液黏稠度升高，最终导致血压升高。高血压病的发病机制中肾性水钠潴留与饮邪的停聚更是密切相关，各种原因引起的水钠潴留能够通过增加心排血量，通过全身血流的自身调节使得外周血管阻力和血压升高而将潴留的水钠排出，从这一机制可以得出水液代谢障碍是高血压病发病的关键环节。

近年来，我国高血压发病率呈现逐年升高的趋势，其发病年龄也趋近于年轻化。青年人患高血压病的原因很多，但主要与青年人过食生冷及油腻的不良饮食习惯，导致体内水饮过多，超过脾胃运化能力，脾的运化功能减退，水饮内停有关。特别是现代社会制冷设备的普及，冷饮水果也备受青年人的喜爱，这类生冷的食物，中医称之为"生冷瓜果"。长期进食生冷食物，易导致阳气虚衰，而难以温化体内的饮邪，导致饮邪内停。另外，现代人大量饮酒、吸烟，缺乏运动，也成为水饮内停的主要因素。酒为大

---

①江宏，钱林超，赵玉芹，等.高血压病从饮论治探讨［J］.四川中医，2016，34（5）：30-32.

辛大热之品，大量饮酒会使得血液中的儿茶酚胺水平升高、肾素 – 血管紧张素 – 醛固酮的作用加强，影响细胞膜的通透性和流动性，引起钠钾泵活动异常，细胞钙浓度增高，使得人体代谢水液的能力下降，加剧了水饮内停。综上所述，水饮内停在高血压病发病过程中是不可忽视的因素之一。

高血压水饮内停证多表现为血压升高，眩晕头痛，胸闷心悸，纳呆，腹胀，小便不利，下肢酸沉乏力，舌苔腻滑，脉沉弦等。"阳化气，阴成形"，阳气的温煦作用是水饮气化的先决条件。所以，一旦出现阳气的虚衰，阴寒内盛，则可出现饮邪的停聚。饮邪得温始开，得阳始运，如果能振奋人体的阳气则饮邪自除，正所谓"离照当空，阴霾四散"。故而治疗因饮邪内停而引起的高血压病，当以温化为主，正所谓"病痰饮者，当以温药和之"。一般可以选用《医学心悟》的半夏白术天麻汤和泽泻汤、苓桂术甘汤等。然饮邪的成因较繁，有因脾阳不足、水湿不运，心肾阳虚、水饮不化者；也有因血行不利、水饮停滞，肝失疏泄、气滞饮停者。而在饮邪形成过程中尚有凝聚成痰或饮热互结之遂变。因此在温化水饮的基础上，还需兼顾饮邪成因变化随证施治。

（一）脾阳不足、水湿不运

症见眩晕，小便不利，水肿腹胀，呕逆泄泻，渴不欲饮，舌淡胖边有齿印、苔腻滑，脉细。多由脾阳虚衰，脾失运化水不下输，津不上布所致。治宜健脾温阳、利湿化饮，以苓桂术甘汤合五苓散为主方治疗。基本药物：泽泻、桂枝、白术、甘草、茯苓、猪苓。方中泽泻甘淡性寒，直达膀胱，利水渗湿；茯苓、猪苓通调水道，下输膀胱，增强利水蠲饮之功；白术健脾益气，运化水湿；使以甘草培土制水，桂枝宣通阳气，蒸化三焦以行水，助膀胱气化；全方有利尿、降压的作用，治疗老年高血压水饮内停证尤宜。

（二）心肾阳虚、水饮不化

症见眩晕，耳鸣，腰膝酸软，心悸，畏寒肢冷，便溏或泄泻，舌淡胖边有齿印，脉弦细。多由心肾阳虚无以气化行水，水气泛滥，上凌于心，犯于清阳所致。治宜温阳利水。以真武汤为主方治疗。基本药物：附子、生姜、白术、茯苓、白芍。附子为君，辛，大热，温补命门之火，散下焦之寒，促进肾化气行水之功；白术、茯苓为臣，健脾利水、调通水道；白芍为佐，"利小便"而益阴，抑制附子的燥烈之性；生姜辛温，佐附子开水液下行之路。真武汤能通过补益肾阳、脾阳，达到制约饮邪的目的。

（三）血行不利、水饮停滞

症见心悸，气短，眩晕，呕吐，舌瘀暗、苔腻滑，脉弦。多由水饮停聚瘀血阻络所致。治宜利水祛瘀。以泽泻汤为主方加减进行治疗。泽泻汤出自《金匮要略·痰饮咳嗽病脉证并治第十二》"心下有支饮，其人苦冒眩，泽泻汤主之"，由泽泻、白术二药组成，泽泻利水渗湿，白术健脾制水。现代中医临床在泽泻汤的基础上加用活血祛痰的泽兰、石菖蒲，组成泽泻汤加味方，针对高血压病患者普遍存在的水浊内结、痰湿阻滞、瘀血阻络能够取得较好的效果。

（四）肝失疏泄、气滞饮停

症见头痛，眩晕，心烦易躁，肢体麻木，情绪不佳则眩晕加重，舌苔薄腻，脉弦。多因平素工作压力大、精神长期处于紧张烦恼状态，导致肝失疏泄，气机阻滞，终致气滞水停。津停则生饮聚痰，痰饮为浊阴之邪，阻滞经络，进而加速脏腑功能的损害。治宜疏肝理气，利饮化浊。以柴苓汤为主方加减进行治疗。柴苓汤由小柴胡汤和五苓散化裁而成，小柴胡汤为和解少阳代表方，能够使肝气条达，气机通畅，使经络之邪易除；五苓散能够使湿浊随小便而去，分解湿热，令湿去则热孤。

李思宁[1]以苓桂术甘汤加减治疗中老年单纯收缩期高血压，临床治疗30例，显效13例，有效13例，无效4例，总有效率为86.67%。

医案1：《经方杂谈》载一真武汤治疗高血压医案[2]：某女，70岁。有高血压病史十余年，不是本县人，住亲戚于本村，得方便诊疗。2001年9月14日，血压180/100 mmHg，近半个月以来，未服用降压药，心悸，头晕，脚轻，自言"脚下如踏棉，走路如驾云"，不欲饮食，下肢轻度浮肿，舌淡，苔白滑，脉沉细有力。单用真武汤：附子（先煎）10 g，川乌10 g，白芍10 g，

---

①李思宁.苓桂术甘汤治疗老年单纯收缩期高血压的疗效观察.湖北中医杂志，2007，29（7）：27.
②姜宗瑞.经方杂谈［M］.北京：学苑出版社，2009，262–263.

云苓 15 g，苍术 10 g，生姜 15 g。头煎、次煎混合后分 2 次温服，每日 1 剂。3 日后血压 160/90 mmHg，心悸、头晕减轻，继服 10 剂，诸症痊愈，血压 140/80 mmHg，停药。1 年后，再次串亲戚，测血压仍 140/80 mmHg。

按语：《伤寒论》真武汤有"振振欲擗地"一症，此为真武汤的主要适应证之一，"振振欲擗地"即乏力走路不稳的意思。此患者虽为无知村妇，其"脚下如踏棉，走路如驾云"的比喻，非常确切。所以说张仲景书源于实践，源于民间，切近临床。对于"振振欲擗地"，应结合临床，不拘文字，我们总不能待患者说出"振振欲擗地"，才考虑用真武汤。从此例来看，真武汤不仅能消除患者头晕、心悸、脚轻的症状，也能降低患者的血压，不仅有近期疗效；而且也有很好的远期疗效。其方证相应的功效，恐怕是任何西药所不能比的。且不说见高血压就肝阳上亢用龙胆泻肝汤的，如果按照理法方药的步骤，先辨为阳虚水泛，再立温阳利水的治法，那方药就不见得只有真武汤了，因符合温阳利水法的方药太多太多了，即便据法选方用药也能达到同样的效果，哪有方证相应来的直接、简洁！见患者"脚下如踏棉，走路如驾云"就应立刻想到真武汤。

医案 2：河南周瑞新医生以"真武汤治疗高血压疗效如神"为题发表一个医案。康某，女，30 岁，半年前不明原因出现血压升高，最高时达 170/105 mmHg，先后在省市多家三甲医院检查治疗效果不好，经人介绍来诊。精神萎靡、目光呆滞，不想说话，畏寒状，四肢冰凉，每日服用缬沙坦和普萘洛尔各 1 片，测血压 160/105 mmHg，脉沉细。辨证：少阴寒湿证。处方：真武汤。方药：制附片（先煎）15 g，白芍 45 g，茯苓 45 g，生白术 30 g，生姜 45 g。剂量：5 剂（每日 1 剂，水煎服）。煎服方法：水 1400 ml，开煮 30 分钟，分 3 次服。治疗效果：3 剂后诸症全无，测血压 130/80 mmHg，已停西药，嘱其继续服药 15 剂后随访血压一直未升高[1]。

医案 3：刘渡舟老医案。邓某，男，45 岁。患有高血压病史。近日来头痛剧烈，心悸，恶心、欲吐，严重时伴见头身汗出湿冷。舌苔白滑，脉

[1]参见河南周瑞新医生以"真武汤治疗高血压疗效如神"http://www.360doc.com/content/22/0523/23/31731640_1032843937.shtml。

弦缓无力。此为胃中水饮上凌。瘀阻血脉之象。茯苓 30 g，桂枝 10 g，生姜 15 g，炙甘草 6 g，牛膝 10 g，红花 6 g，茜草 6 g，半夏 15 g，陈皮 10 g。1 剂，药后血压下降，头痛止而诸症消退。

按语：茯苓甘草汤是由苓桂术甘汤去白术加生姜而成，所以又被称为"苓桂姜甘汤"。张仲景用本方治疗水饮停留于胃中，阻碍气机，郁遏清阳所致的"厥而心下悸"。生姜有很好的和胃散饮的作用，所以常被用来治疗饮气在胃所引起的各种病证。导致水饮停留胃中的原因大致有二：一是胃阳不足，不能行散水气而致饮停，这是内因；二是短时间内多饮暴饮，使得外来之水聚于胃中而不化，这是外因。虽然内外可以相因为病，但外来之饮往往是引发疾病的主要来源。为了防止外来之饮的损伤，《伤寒论》中曾指出："渴欲饮水者，少少与饮之，令胃气和则愈。"如若不然，因渴而暴饮，就会导致胃中停水的病变。所以，《金匮要略·痰饮咳嗽病脉证并治第十二》指出："凡食少饮多，水停心下，甚者则悸，微者短气"。水饮停于胃中，最突出的临床表现就是"心下悸"，此外，水饮邪气上冒清阳，还可出现头晕头痛、胸闷短气等症，也应引起临床家的注意。

医案 4：王某，男，65 岁。高血压 20 余年。刻诊：血压 180/85 mmHg，感头部昏蒙不适，唯有大便日两行质稀，余无异常。舌淡红嫩苔白厚腻水滑。脉沉滑。辨证：脾胃虚弱，痰饮蒙窍。拟泽泻汤加减。处方：泽泻 50 g，炒白术 20 g，茯苓 30 g，生姜 20 g，白芍 15 g，黑顺片（先煎）10 粒，7 剂。二诊：血压 150/80 mmHg，大便已正常。原方续进 4 剂。三诊：血压 145/85 mmHg，守方续服 14 剂，血压稳定。

研究发现，中医临床运用泽泻汤治疗高血压，与利尿剂降压有异曲同工之妙。与利尿剂不同的是，泽泻汤利尿效果不因其药物剂量增加而导致尿量增加。在临床运用时，泽泻汤不单独用于高血压的治疗，而多与其他方剂合用以利水化饮燥湿。

四、慢性心力衰竭[①]

慢性心力衰竭（chronic heart failure，CHF）是指持续存在的心力衰竭

---

①武跃华.慢性心力衰竭水饮证候的经方论治［J］.安徽中医药大学学报，2020，39（1）：4-6.

状态，其主要临床表现是"充血"，其次是周围组织灌注不足，以呼吸困难、水肿、乏力为主要特点，还可见到咳嗽、少尿、恶心、呕吐、食欲下降、上腹饱胀等。CHF 相当于中医学"心水""心咳""心痹"等范畴，痰饮贯穿心力衰竭的始终，是一个重要的病机。中医学认为，心力衰竭为本虚标实之证，其临床表现与中医学的水饮为患密切相关。水饮是机体津液输布、排泄障碍的病理产物，其证候表现与水饮停蓄的部位、波及的脏腑直接相关。CHF 的水饮证候表现极其复杂，是中医治疗的难点，水停心下则心悸、短气，停积胸膈则咳逆倚息、喘不得卧，干扰气机升降则呕哕、心下痞，留于肠间则腹满、食少，流于四肢则肢重水肿、少气乏力，水蓄于下则小便不利。

对于水停心下，上干于心而心悸者，主以小半夏加茯苓汤，此方具有散结、化饮、利水之功，可以导水下行而定悸，适宜于心下素有支饮而心悸，甚至悸、呕、痞、眩并见的患者。而微饮阻碍呼吸之短气，主以苓桂术甘汤，此方健脾利水，涤饮与扶阳并施，主治胸中有微饮的短气。对于心气（阳）虚而兼水气者，以茯苓桂枝甘草大枣汤或茯苓甘草汤为主，温通心阳、化饮利水而定悸。

临床上咳逆倚息、喘不得卧者，多见于感染诱发的慢性肺病合并心力衰竭或 CHF 急性发作，属中医学的"支饮"范畴，为水停胸膈，支乘心下所致。病机特点为外寒里饮，表里同病，可治以小青龙汤，外散寒邪，内蠲伏饮。然此类患者多为饮留胸中日久，饮邪郁久化热，复感外寒而表现为"寒包火"证。备选方剂有小青龙加石膏汤、越婢加半夏汤、厚朴麻黄汤，三方的主治差异主要在于兼症不同，近代名医陆渊雷《金匮要略今释》提到 3 首方剂施用的异同点："比而论之……厚朴麻黄汤，喘咳而上气胸闷；越婢加半夏汤，喘咳而睛突鼻煽；小青龙加石膏汤喘咳而表候剧，此其辨也。"临床中又可见邪实闭肺，胸中气急，喘不得卧，是水在肺之急证，当急则治其标，选葶苈大枣泻肺汤直泻肺水，此方治疗支饮不得息及喘不能卧，为临床峻攻饮邪在肺之主方。又有外邪已除，饮邪消除大半，而肺气虚寒，留饮复作，见咳嗽、胸满，可选苓甘五味姜辛汤，温肺散寒、蠲饮止咳，此方具有化饮而无辛散、祛邪而无伤正之弊的优点，可作为急性期缓解之后的善后方。

腹满、食少也是 CHF 的常见胃肠道症状，其病机为水饮滞留肠间，壅阻气机，导致腑气不能通降，则腹满、食少。而且肠间水饮多阻隔津液上承，所以此类患者多兼见口干、大便干结等。《金匮要略·痰饮咳嗽病脉证并治第十二》云："腹满，口舌干燥，此肠间有水气，己椒苈黄丸主之。"此方可以前后分消水饮，导邪下行，是治疗肠间饮聚成实，脉证俱实，亦或水热互结肠间的有效方剂。该方属攻下剂，不宜于脾虚停饮证。对于脾虚不运、水饮不化之胃不受纳的食少、纳呆，可参考《金匮要略·痰饮咳嗽病脉证并治第十二》附方"外台茯苓饮：治心胸中有停痰宿水……气满，不能食，消痰气，令能食。"本方消补兼施，既可健脾而杜绝水饮生成之源，还可以消饮行滞，也是水饮病后期脾胃气虚、饮邪未尽的调理要方。

CHF 时血流量重新分配，骨骼肌组织灌注不足表现为乏力、运动耐力明显下降，肾灌注减少出现少尿；体循环瘀血出现双下肢对称性水肿。中医理论认为，四肢为诸阳之本，水气潴留四肢皮肤，阳气不达四末则四肢沉重、水肿，少气乏力。下焦蓄水，膀胱气化不利则尿少、小便不利。引起上述表现的原因可以是脾气不足，津液转运失司，以及肾阳不足，水气不化，或阴阳两虚而膀胱气化不利。四肢由脾所主，脾气虚之四肢肿、少气乏力，当益气健脾，化气利水，可选用防己黄芪汤或防己茯苓汤。防己黄芪汤及防己茯苓汤，皆可以补气健脾，振奋卫阳，使水邪表里分消，兼见恶风、汗出之表虚证更为适用。下焦蓄水之小便不利，主以五苓散，其功专化气行水，是膀胱气化不行致小便不利的主方，且可通畅三焦水道运行之通路，主在上之癫眩、在中之烦渴、呕吐、心下痞，在下之脐下悸、小便不利的三焦水饮证候。若为水气内停，水热互结，郁热伤阴者，则治以猪苓汤。此方育阴润燥、清热利水，适宜于水气不利为主，热势较轻，阴虚亦不太甚，更兼咳而呕渴、心烦的水气上攻证。对于肾阳不足，水气不化而随气升降，或上下冲窜，或横溢旁流，当治以真武汤。此方温肾阳，利水气，无论水寒之气外攻于表或内盛于里，而见四肢沉重，或上凌于心的心悸，上干清阳的眩晕，或水停于上焦胸肺的咳喘不能卧，或停于中的呕吐、下利，或停于下的小便不利等阴寒兼有水气之证，皆可主以真武汤温寒以制水。又有阴阳两虚，膀胱气化不利者，治以肾气丸。此方滋阴补阳，温化肾气，主肾气不足，不能化气行水之水肿、小便不利，可以补阴之虚以生气，助阳之弱以化水，渗利水湿以护正。

以下是刘渡舟老治疗水气凌心（风心病，心力衰竭）医案。

医案1：孙某，男，53岁，1991年5月25日初诊。患者有风湿性心脏病病史。近因外感风寒，病情加重。心动悸、胸憋喘促，咳吐泡沫状白痰、量多，昼夜不能平卧，起则头眩。四末厥冷、腹胀、小便短少、腰以下肿、按之凹陷不起。食少呕恶、大便干结。视其口唇青紫、面色黧黑、舌白滑、脉结。西医诊为"风湿性心脏病，充血性心力衰竭，心功能Ⅳ级"。刘渡舟老辨为心、脾、肾三脏阳虚阴盛而水寒不化之证，治当温阳利水。方用真武汤加桂枝人参汤。附子（先煎）10 g，茯苓30 g，生姜10 g，白术10 g，白芍10 g，红人参6 g，泽泻20 g。服3剂后，小便增多、咳嗽锐减、心悸腿肿见轻。续用真武汤与苓桂术甘汤合方，温补心、脾、肾三脏，扶阳利水。附子（先煎）12 g，茯苓30 g，生姜10 g，白芍10 g，白术12 g，桂枝6 g，炙甘草10 g，党参15 g，泽泻15 g，干姜6 g。服上方10余剂，小便自利，浮肿消退，心悸、胸闷等症已除，夜能平卧。唯觉口渴，转方用"春泽汤"：党参15 g，桂枝15 g，茯苓30 g，猪苓20 g，泽泻20 g，白术10 g。从此而病愈。

按语：水为阴，其代谢过程必须经过肺、脾、肾三脏的气化功能，其中尤以肾气为关键。若肺失宣降，不能通条水道；脾失健运，不能运化水湿；肾失开合，不能化气行水，则可导致水湿内停而发为水气病。而三脏之中，因"肾主水""为胃之关"，关门不利，则聚水而成病。本案为脾肾阳衰阴盛，水气不化，水寒之邪由下而上，从内至外，由表及里，或上或下，浩浩乎泛滥成灾。若水气上凌于心，则见心悸动、胸憋闷；水随少阴经上射于肺，则咳嗽、痰多、不能平卧；水气上攻于胃，则呕吐食少；水饮上犯清窍，则头目眩晕；膀胱气化不利，则小便不畅。治疗之法：一要温补肾阳，二须利其水邪。真武汤功专扶阳消阴，祛寒镇水。方中附子辛热，下温肾阳，使水有所主；白术燥湿健脾，使水有所制；生姜宣散，佐附子以助阳，是主水之中而又有散寒之意；茯苓淡渗，佐白术以健脾，是制水之中而有利于水外出之功。妙义在于白芍，一举数用：一可敛阴和营，二可制附子之刚燥，三可利尿去水。《神农本草经》云：芍药能"利小便"而有行阴利水之功。本方对肺源性心脏病、风湿性心脏病续发心力衰竭的肢体浮肿、心悸、腹胀，都有可靠的疗效。

医案 2：郭某，男，70 岁，反复咳嗽、气喘、胸闷、心悸多年。患者一直有老年慢性支气管炎、肺气肿和肺源性心脏病，长期服用西药，症状也比较稳定。近两个月来因感冒高热以后，上述症状加重。2011 年 5 月 20 日，由其儿子搀扶着蹒跚来诊。症见：面色暗黑，胸闷，心悸，端坐呼吸，小便不利，下肢浮肿，口苦口干，舌暗紫、苔白厚腻，脉弦数。腹诊：整个腹部膨满，按之不虚，心下痞坚如硬板。这些症状和体征是很典型的木防己汤证，同时还有茯苓杏仁甘草汤证，其出自《金匮要略·胸痹心痛短气病脉证治第九》条文："胸痹，胸中气塞，短气，茯苓杏仁甘草汤主之，橘枳姜汤亦主之。"所以就给患者开方木防己汤合茯苓杏仁甘草汤去甘草。因为考虑到患者已经有水肿，甘草有储水作用，所以去掉甘草。方中药物用量：汉防己 15 g，桂枝 10 g，茯苓 20 g，杏仁 10 g，党参 20 g，生石膏 120 g。患者服用上方 7 剂后来复诊，告知：咳嗽、胸闷、心悸明显缓解；小便也通利了，下肢浮肿随之消退许多；大便溏软量多。但仍舌紫暗，苔白厚腻；腹部膨满稍有减轻，心下痞坚没有大改变。于是守前方不变，再服用 15 剂。三诊得知：所有症状和体征基本上消失了，就剩下心下痞坚。于是改用桂枝茯苓丸合肾气丸，服用 3 个月。自此，本病基本上被控制，3 年以来未复发。

我们再来学习一下赵锡武老中医治疗心力衰竭的经验：他认为，心力衰竭水肿为病虽然在水，但根本矛盾是由心功能不全所造成。"开鬼门""洁净府""去宛陈莝"（即治水三法）只是治水之标，故水消而复肿，所以必须以强心温肾利水之真武汤为主，辅以"治水三法"，心肾同治，方能水消而不复肿，以符合治病必求其本之意。

他提出：心藏神而舍脉，脉为血之府而诸血皆属于心，心欲动而神欲静，一动一静，则心脏一张一缩，不疾不迟，有一定之节律，一息四至谓之无过。血液之流行有恒一之方向，逆流则为病，故曰"神转不回，回而不转乃失其机"。其所以能如此者，由于心阳旺盛，心血充盈，否则血运失常回流障碍，血流瘀积，造成肿胀及腹水。且心力衰竭在临床上表现的脉和症，多见心肾两虚，宜选用强心扶阳、宣痹利水之真武汤为主方，主要取其壮火制水之意。根据临床实践，赵锡武认为，本方主要在于温阳强心之功效。此方虽属强心扶阳、利水导湿之剂，但单用本方治疗心力衰竭，不如佐以"治水三法"更好。

一是可配合"开鬼门"法的运用。鬼门，即汗孔，"开鬼门"即宣肺透表。此法可使肺气得宣，营卫因和，以求"上焦得通，溅然汗出"。其作用部位在肺，故以真武汤为主，配合越婢汤，肺热者配麻杏石甘汤等方。

医案3：邓某，女，48岁，1963年6月15日入院。患者入院时咳嗽吐白痰，心下痞满，气短心悸，颜面浮肿，尿少，唇轻度发绀，颈静脉怒张，心界向左稍扩大，心率100次/分，二尖瓣区可闻及Ⅱ级吹风样收缩期杂音。胸部叩诊高度回响，两肺满布细湿啰音。诊为慢性气管炎，阻塞性肺气肿，慢性肺源性心脏病，心力衰竭Ⅲ度。中医辨证：心肾阳虚，痰湿阻滞，肺气壅塞。宜温阳宣肺，豁痰利湿，用真武汤加"开鬼门"法治之。处方：附子（先煎）6 g，杭白芍9 g，白术9 g，茯苓12 g，甘草9 g，麻黄8 g，生石膏12 g，生姜9 g，杏仁9 g，白茅根30 g，车前子（包）15 g，大枣（擘）5枚。

上方服3剂后，患者尿量显著增加，下肢浮肿明显减退。5剂后，肿退、咳嗽减轻，故上方加入宽胸理气之品，厚朴6 g，陈皮6 g。6剂后，心率减慢，考虑还有胸闷、咳嗽、气短等症，上方去白茅根、厚朴、车前子，加入止咳降气之苏子9 g。再服5剂后咳嗽已止，仅微有气喘，心下稍有痞满，又予厚朴麻黄汤清肺泻热、豁痰平喘之剂。服药1周后，心率89次/分，诸症均除，出院返家。

二是可配合"洁净府"法的运用。净府，指膀胱。意在行水利尿，使水行肿消，作用在膀胱。若右心衰竭，腹水，严重小便不利，五苓散加车前子（包）15 g，沉香（后下）、肉桂（后下）各 9 g。此为真武汤加"洁净府"法。此法的变通方是消水圣愈汤。（药味：桂枝汤去芍药加麻黄，附子细辛汤加知母，亦可酌情加用防己等）

　　医案 4：张某，男，54 岁，1961 年 11 月入院。患者咳喘 5 年，近因感冒而咳喘、气短、不能平卧。入院时，患者息促不能平卧，痰多黏稠，肢肿尿少，心下痞满，腹胀不适，唇发绀，两肺中下闻及湿啰音，心率 100 次 / 分，律齐，心界略向左扩大。诊断为慢性气管炎，阻塞性肺气肿，慢性肺源性心脏病，心力衰竭Ⅲ度。中医辨证：心肾阳虚，痰湿阻滞。用温阳利水、蠲饮化湿之法，方以消水圣愈汤治之。处方：桂枝 9 g，甘草 9 g，麻黄 4.5 g，黑附片（先煎）9 g，知母 9 g，防己 12 g，生姜 9 g，杏仁 9 g，大枣（擘）6 枚。患者服后尿量增多，水肿渐消。住院第 13 天，水肿明显消退，腹水征转阴性，仅小腿微肿，体重由入院时的 71 kg 减至 59 kg，遂改用益气养心、清肺化痰之剂。处方：党参 15 g，麦冬 12 g，五味子 6 g，杏仁 9 g，甘草 9 g，生石膏 9 g，麻黄 15 g，小麦 30 g，远志 6 g，茯苓 12 g。3 剂后，咳喘虽减，但尿量明显减少，浮肿又显。因此继用消水圣愈汤加入茯苓 30 g，车前子（包）30 g。服后尿量明显增多而浮肿消退，咳喘亦减，精神食欲均好，心率 84 次 / 分，临床表现心力衰竭已得以控制。此后病情稳定出院。

　　三是可配合"去宛陈莝"法的运用。《黄帝内经》提出的"去宛陈莝"法，其意大致是日久为陈，瘀积为宛，腐浊为莝。"去宛陈莝"应为散瘕通络、活血化瘀之意。作用部位在脉。心力衰竭的发绀、肝大、静脉压增高等皆可提示有瘀血情形。心力衰竭、瘀血多伴有水肿，正是"血不利则为水"的现象。尤其《金匮要略·水气病脉证并治第十四》中的血分、水分概念，对赵锡武颇有启发。《金匮要略》所述血分一证，可以有两种情况。其一为血气虚少，其二为阴浊壅塞。临床观察到充血性心力衰竭表现的症状，可用阴浊壅塞去理解，如胸闷气憋、喘咳有余之象，以及肝脾大、心下痞满。

　　充血性心力衰竭的治疗需在真武汤强心扶阳的基础上佐以"去宛陈

莶"，治以桃红四物汤去生地黄加藕节、苏木等药。水、气、血三者关系密切，血可病水，水可病血。气得温而化，血得温而活，水得温而利。故在主方中加肉桂、沉香一类温阳化水药。此法只有在强心扶阳佐"洁净府"法时加入温阳化水药，方能证、法、方药三者丝丝相扣，取得疗效。其中值得特别提出的是兼有心肺阴虚征象，即肺虚少气、咳嗽自汗、心血亏耗、虚烦而悸者，当于上法中考虑配用生脉散。

医案5：游某，男，24岁，1964年4月29日入院。患者长期心悸气短，久治不愈。入院时，该患者唇发绀，巩膜黄染，咽红，颈静脉怒张，两肺底可闻及干、湿啰音。心界向左右明显扩大，心尖搏动弥散，可触及震颤，心尖区闻及Ⅲ级吹风样收缩期杂音及Ⅳ级隆隆样舒张期杂音，心律不齐，有期前收缩，心率69次/分。诊断：风湿性心脏病、二尖瓣狭窄伴关闭不全、心房颤动、心源性肝硬化、心力衰竭Ⅱ度。患者系心肾阳虚，而症见心悸、脉结代；因夹血瘀，可见舌唇紫暗；因胸阳不宣，肺失肃降，故胸闷气短胸痛。心脾阳虚，肾阳不足而现尿短，下肢浮肿，曾选用炙甘草汤、五苓散、真武汤、联珠饮、消水圣愈汤等配伍应用，病情未见好转。考虑到该患者心下痞硬，舌质暗红，面色黧黑少华，脉结代，小便少，认为本病实为心肾阳衰，兼有瘀血，故选用真武汤合"去宛陈莶"法施治。

处方：附子（先煎）9 g，杭白芍30 g，茯苓18 g，白术15 g，生姜9 g，肉桂（后下）6 g，沉香（后下）6 g，当归12 g，红花12 g，白茅根30 g，藕节10枚。

服5剂后，患者尿量增加，心力衰竭明显好转。其后因附子暂时缺药，病情出现波动，经继用原方，病情又日趋好转。出院时一般情况尚佳，活动后未见明显心悸，无咳喘，浮肿消失，能平卧，心力衰竭已得到控制。

上述3例医案是赵锡武单纯用中药控制心力衰竭的医案。3例医案均表现为心肾阳虚，故皆取真武汤为主方。医案1肺气壅塞明显，故兼用"开鬼门"法，加用麻杏甘石汤。医案2由于肢肿尿少较重，故直接用消水圣愈汤温阳利水，洁其净府。医案3瘀血指征明显，故兼用"去宛陈莶"法，加用当归、红花、藕节等。

根据傅亚龙报道：应用加减木防己汤治疗慢性充血性心力衰竭60例，木防己汤组具有更好地改善患者临床症状、降低慢性充血性心力衰竭患者增高的肾素–血管紧张素的作用。处方：木防己30 g，党参15 g，茯苓15 g，芒硝6 g，葶苈子30 g，水蛭6 g，麦冬10 g。水煎服，每日1剂[①]。

日本汉方医家矢数道明先生在其1974年10月《汉方の临床》记载了运用增损木防己（笔者按：即为木防己汤加苏子、白皮、生姜）治疗心脏扩大、心律不齐，伴见呼吸困难，食欲不振，腿肿，腹肿的经验[②]。某患者，男，73岁，男，初诊于1971年9月。1936年患呼吸系统病，常住院。1974年来院拍摄X线检查示心脏肥大，足浮肿，扩大到腹部浮肿，食欲不振，出现咳嗽，心悸和呼吸困难严重，心律不齐加剧，看起来行动非常困难，病态重。腹诊：心下部像喝进半盆水样坚硬，肝大，腹水和下肢浮肿严重，患者表情痛苦而不能忍耐。《金匮要略·痰饮咳嗽病脉证并治第十二》有"膈间支饮，其人喘满，心下痞坚"的记载，患者有咳嗽而让服增损木防己汤，并让其保持安静。经过10天，足肿完全消失，心下痞坚消了80%，呼吸困难和咳嗽均消失，食欲增加。以后继续服该方3个月，心脏病痊愈。

1989年《山西中医》载朱进忠曾用木防己汤治疗风湿性心脏病、心力衰竭患者的咳喘不能平卧，腹大，浮肿[③]。某患者，女，38岁。气短心悸数10年，喘咳气短不能平卧，全身浮肿，腹大如鼓2年，某院诊为风湿性心脏病、心力衰竭、心源性肝硬化，住院治疗一年多，虽然气短、心悸好转，但腹胀、浮肿、发绀不减，后以真武汤、实脾饮等加减治之，诸症非但不减，反见口渴加重。审其全身浮肿，腹胀如鼓，有青筋暴露，面颊、口唇、手足均紫暗而冷，呼吸困难，不能平卧，舌质紫暗，舌苔黄厚而干，脉虚大紧数而促或兼结涩。综合脉证，诊为水饮阻滞，心阳亏损，瘀血凝结，肺胃郁热之证。为拟木防己汤加味化饮散结，活血清热。处方：防己

①傅亚龙.加减木防己汤对慢性充血性心力衰竭患者紧素–血管张素的影响［J］.中国中西医结合杂志，2006（3）：166.

②熊兴江.木防己汤方证特征及其治疗重症心衰研究［J］.中医药杂志，2019，44（2），338–340.

③朱进忠.木防己汤的临床应用［J］.山西中医，1989（4），24–25.

10 g，桂枝 10 g，人参 10 g，生石膏 15 g，茯苓 10 g，杏仁 10 g，苍术 12 g，川牛膝 12 g。服药 4 剂，腹胀、浮肿、气短均改善，食纳增加，继服 30 剂，腹水消失，浮肿、发绀、气短等症亦大减，乃按上方继服 1 个月，诸症大部分消失。

中国中医科学院广安门医院熊兴江长期在 ICU 工作，对心力衰竭的特点和治疗有着非常丰富的经验。他认为[①]，木防己汤可用于以下几个方面：①急慢性心力衰竭、右心功能不全、全心衰竭、舒张功能不全心力衰竭等各种类型的心力衰竭；②肺部感染加重心力衰竭、慢性阻塞性肺疾病急性发作、肺源性心脏病急性加重等肺部疾病；③全心力衰竭导致的双侧大量胸腔积液，且运用常规利尿剂疗效不佳者；④将此方用于治疗痹证，包括痛风急性发作、风湿热、风湿性关节炎、类风湿关节炎；⑤风湿热及风湿性心脏病在以前发病率很高，推测本方在古代很可能用于风湿性心脏病伴心力衰竭的治疗。在症状方面，木防己汤可用于：①喘憋，胸闷，胸满，喘息不能平卧，呼吸困难，甚则端坐位；②心下、胃脘部位的胀满不适；③面色发黑、发暗、发紫，二尖瓣面容；④头面、四肢水肿；⑤口干，口渴，饮冷饮方舒，贪凉，不愿厚衣、厚被，畏热喜凉，烦躁；⑥神疲乏力，气短懒言，纳差，便秘，大便干结难解，甚至数日一行，下肢水肿伴有小便不利，小便量少，色黄，且对利尿剂反应较差，甚至出现利尿剂抵抗，对常规的利尿方案不敏感；⑦心率快，很难用西药控制；⑧真武汤治疗无效；⑨舌质暗红，舌干少津，舌苔黄，苍老苔，脉数，或沉紧。

五、眩晕[②]

秦景明在《症因脉治·内伤眩晕》中曰："饮食不节，水谷过多，胃强能纳，脾弱不能运化，停滞中院，有火则灼炼成痰，无火者凝结为饮，中州积聚。清阳之气窒塞不通，而为恶心眩晕矣。"眩晕是以头晕目暗、

---

①熊兴江.木防己汤方证特征及其治疗重症心衰研究［J］.中国中药杂志，2019，44（2），338-340

②刘萍，邱朝阳，霍青.张仲景痰饮眩晕证治探析［J］.中国中医基础医学杂志，2021，27（1）：28-31.

视物运转为主要表现的临床常见病证之一，现代医学中的高血压、椎-基底动脉供血不足、梅尼埃病、良性位置性眩晕等疾病皆可出现眩晕的症状。张仲景于《伤寒杂病论》中首倡从痰饮辨治眩晕，认为眩晕的病因与肺、脾、肾、三焦气化功能失常及外邪侵袭密切相关，病机有饮停上焦、饮停中焦、饮停下焦、饮停三焦及风湿外邪的不同，阳气虚弱与阴凝饮聚常相兼存在。

《伤寒论》及《金匮要略》中涉及水饮引起的晕眩有几种情况：一为心阳被伤，导致心下水气上泛。《伤寒论》第67条云："伤寒若吐、若下后，心下逆满，气上冲胸，起则头眩，脉沉紧，发汗则动经，身为振振摇者，茯苓桂枝白术甘草汤主之。"其心下水气上泛主要是源于心阳被伤，不足以镇制，治疗以通阳化气利水为主。二为心下有支饮。《金匮要略·痰饮咳嗽病脉证并治第十二》曰："心下有支饮，其人苦冒眩，泽泻汤主之。"其心下支饮上泛源于脾土不固，水饮泛滥，治疗以健脾土泻水饮为主。三为膈间有水。《金匮要略·痰饮咳嗽病脉证并治第十二》曰："卒呕吐，心下痞，膈间有水，眩悸者，小半夏加茯苓汤主之。"其膈间有水上泛乃心下水饮阻隔导致，治疗以散心下水饮为主。四为肾气所伤导致水邪泛滥。《伤寒论》第82条曰："太阳病发汗，汗出不解，其人仍发热，心下悸，头眩，身瞤动，振振欲擗地者，真武汤主之。"其水邪泛滥源于肾气不足，治疗以强肾气利水为主。

治疗上应辨明病变部位及寒热虚实，据其不同病机分别采用宣肺化饮、温肺化饮、健脾利水、和胃降逆、温肾利水等方法治疗痰饮眩晕。

（一）宣肺化饮——小青龙汤

张仲景未明确提出肺中风之眩晕的治疗，然小青龙汤主治"伤寒表不解，心下有水气"，病机为外有寒邪闭表，胃脘水饮内留，与肺中风之眩晕的病机正中相合，故推测可用小青龙汤治疗。小青龙汤以温热药为主，佐以少量甘寒益阴之品，功在温散寒饮而无伤阴之弊。方中麻黄、桂枝、炙甘草在表辛以发汗散风寒，在里温以助阳化水饮；干姜、细辛、半夏温化内停之寒饮，降逆祛水；白芍可利小便，使水从小便而去；五味子祛水镇咳，收敛逆气。此方虽解表化饮兼顾，但以温化药物为主，且配伍酸甘药物制约发汗，谨慎运用汗法以防变证迭生。

（二）温肺化饮——甘草干姜汤

《金匮要略》中记载：肺痿吐涎沫而不咳者，其人不渴，必遗尿，小便数，所以然者，以上虚不能制下故也。此为肺中冷，必眩，多涎唾，甘草干姜汤以温之。甘草干姜汤用于治疗中焦阳虚、寒饮射肺之眩晕。本病以寒饮为重，虚象不明显，故方中用炮干姜温化寒饮，炙甘草温中补气，二者配伍还可温养脾土以防水饮内生。甘草干姜汤虽"取理中之半，主理中之意"，寒饮停肺源于中焦阳虚，中焦得运，寒饮得化，肺气渐复，则眩晕自除。

（三）健脾利水——苓桂术甘汤、泽泻汤

《金匮要略·痰饮咳嗽病脉证并治第十二》曰"心下有支饮，其人苦冒眩，泽泻汤主之"和"心下有痰饮，胸胁支满，目眩，苓桂术甘汤主之"。又如《伤寒论·辨太阳病脉证并治》曰："伤寒，若吐、若下后，心下逆满，气上冲胸，起则头眩，脉沉紧，发汗则动经，身为振振摇者，茯苓桂枝白术甘草汤主之。"

苓桂术甘汤所治之眩晕为脾虚水停之证，不伴恶心呕吐。方中茯苓淡渗利湿；桂枝温阳化水，降气平冲；白术燥湿健脾，与茯苓、甘草合用补益脾气，培土以制水。陈修园《金匮要略浅注》谓"温能化气，甘能健脾，燥能胜湿，淡能利水"，故全方标本兼治，具有健脾利水之效。此证痰饮眩晕伴有气上冲胸的症状，水饮与气机上冲较甚，故桂枝用量加至3两以增强平冲降逆之功。泽泻汤证治与苓桂术甘汤略有不同，其人眩晕较重，病机以水饮实邪为主，而脾虚不甚明显。泽泻祛水力量最强，故以泽泻利水祛饮，引浊阴下行；白术一味健脾助运，防止水饮再生。《医方考》云："泽泻咸而淡……咸者直能润下而兼渗利。"泽泻利小便而饮水下行，正合《医学正传》"利水不从小便，非其立也"之意。

（四）和胃降逆——小半夏加茯苓汤

小半夏汤降逆散水、和胃止呕，用于治疗支饮呕吐，用于药后呕吐、心下水停等证未愈，又出现眩晕、心悸的症状，此由病重药轻、水饮结聚较甚，且已呈上冲之势引起，故加茯苓 3 两，一则配半夏、生姜健脾和胃，二则淡渗利水助散饮邪，三则宁心安神以平心悸，可见张仲景用药之考究。

（五）温肾利水——真武汤

肾虚水泛之眩晕用真武汤治疗。附子可起少阴之沉寒，复气机之畅行，蒸化水饮，张锡纯称之为"果有真寒，无所不治"的强势之药。《黄帝内经》曰"诸湿肿满皆属于脾"，故以白术苦温健脾、温补中焦以治水；茯苓健脾淡渗利湿，二药配合附子化气利水。水饮上逆，配伍生姜发散肺胃水气，并能温经散寒；芍药通经利水，同时可制约附子、生姜辛燥伤阴之性。此方虽以温振肾阳为主，但仍不忘健运脾胃，脾胃健则水有所制，可增强化气行水之功。

赵慧等对张仲景辨治痰饮眩晕经方的运用情况进行分析，发现苓桂术甘汤、泽泻汤、真武汤、五苓散在现代临床实践中被广泛运用，总结见表 10，以供临床参考[①]。

表 10　四首经方治疗痰饮眩晕的运用情况表

方名	西医诊断	证型	主要症状	加味用药
苓桂术甘汤	梅尼埃病 高血压	脾虚水停 脾肾阳虚	头重、乏力、耳鸣、呕吐、头痛	半夏、陈皮、生姜、泽泻、干姜、龙骨
泽泻汤	高血压 脑积水	痰饮中阻 风挟痰饮	胸闷、心悸、头重、小便清长	茯苓、半夏、陈皮、天麻、钩藤、菊花
真武汤	高血压 椎-基底动脉供血不足	脾肾阳虚 肾虚水泛	肢冷、乏力、心悸、恶心、腰酸、短气	泽泻、桂枝、半夏、生黄芪、川牛膝、干姜
五苓散	梅尼埃病 高血压	阳虚饮停 脾虚水停	恶习、呕吐、胸闷、耳鸣	半夏、生姜、陈皮、竹茹、钩藤、菊花

医案 1：苓桂术甘汤治疗颈椎病、椎-基底动脉供血不足。罗某，女，

①赵慧.张仲景痰饮眩晕辨治规律及现代运用研究［D］.北京：北京中医药大学，2014.

68 岁。于 2013 年 11 月 8 日就诊。既往有颈椎病、椎－基底动脉供血不足病史。近日突发头昏沉，轻微视物旋转，恶心欲吐，无耳鸣，纳差，二便调，平素怕冷，舌质淡红、苔水滑，脉滑。中医诊为眩晕（痰饮阻滞），治宜温阳蠲饮，健脾开胃。药用：茯苓 15 g，桂枝 10 g，白术 15 g，甘草 6 g，法半夏 10 g，陈皮 8 g，生姜 l0 g，砂仁（后下）6 g，天麻 15 g，石菖蒲 10 g。服 3 剂后复诊，上症大减，效不更方，守方 3 剂后临床症状基本消失。

按语：患者有颈椎病、椎基底动脉供血不足病史。此次突发头昏沉，视物旋转，恶心欲吐，平素怕冷。舌质淡红、苔水滑，脉滑等脉证表现，一派脾虚水停、痰饮内阻的征象。脾虚中阳不运，痰饮之邪上蒙清窍，变生眩晕，故以苓桂术甘汤加陈皮、法半夏等温阳健脾化痰，石菖蒲升阳豁痰开窍，砂仁、生姜和胃，天麻平肝定眩治其标。全方共奏温阳健脾、化痰定眩之功效。[①]

医案 2：病人，78 岁，2010 年 1 月 12 日初诊。患者间断眩晕 10 余年，加重 1 年，规律服用苯磺酸、左旋氨氯地平、替米沙坦，小量氢氯噻嗪。近 1 年血压居高不下。就诊时血压 180/100 mmHg。伴下肢浮肿，面色晦暗，神疲倦怠，四肢乏力沉重，尿少不畅，尿蛋白（++），肾功能正常。舌胖、苔白腻，脉弦大无力。该病治疗难点在于患者病情缠绵，服用多种降压药物但血压控制不理想，眩晕反复发作。但剖析其病情乃由脾肾阳虚，气机运化失健，痰饮内停，水湿不化，上犯清窍所致。其辨证要点：下肢浮肿，面色晦暗，神疲倦怠，四肢乏力沉重，尿少不畅，尿蛋白（++）。辨证为脾肾阳虚，痰饮内停。特别指出的是，该患者脉虽弦大，但中空无力，仍为阳虚之象。故以真武汤温振肾阳，健脾利湿。服 7 剂后患者头晕好转。但血压仍高，后方又加泽泻加强利湿作用。服药 2 个月，患者血压维持在140/80 mmHg，下肢浮肿减轻，尿蛋白阴性。

按语：笔者在临床中观察，发现高血压性眩晕患者属于痰饮辨证者并不少于肝火、肝阳上亢者。临证必须谨慎诊察，具体分析。《伤寒论》和《金

①刘红芸，王晓良.苓桂术甘汤加减治疗痰饮病举隅［J］.中国中医急症，2014，23（8）：1574–1575.

匮要略》中记载了不少关于痰饮病眩晕的条文，如"心下有痰饮，胸胁支满，目眩，苓桂术甘汤主之""太阳病，发汗，汗出不解，其人仍发热，心下悸，头眩，身𥆧动，振振欲擗地者，真武汤主之"等，《金匮要略》也提出了关于痰饮的治疗，"病痰饮者，当以温药和之"。以上论述为高血压性眩晕从痰饮论治提供了理论依据，故临床应用才能效如桴鼓 ①。

医案3：名医江尔逊深研眩晕发病病机，将小柴胡汤、二陈汤和泽泻汤合方成"柴陈泽泻汤"，治疗眩晕效如桴鼓。以下是一个眩晕17年又曾受铅中毒治愈的病例。徐某，女，28岁，1986年2月17日初诊。患者8岁时因不慎落水，着凉受惊，卧病月余，体质渐差。11岁即患眩晕，发时头昏目眩，耳鸣，呕恶，每年发作五六次。迁延至20岁时，一游医令服铅粉18 g（1日吞服6 g）治疗眩晕，导致急性铅中毒。经某大学附属医院排铅治疗4个月，铅中毒的主要症状消失，但眩晕明显加重。患者经常头昏目眩，甚至感觉天旋地转，不敢睁眼，眼球胀痛，视物有飘动感，耳鸣耳闭塞，手足振颤，干呕心烦。西医诊断：内耳眩晕病。曾经省市多家医院中西医治疗。中药曾用过平肝潜阳、息风止痉、滋养肝肾、健脾化痰、虫类药搜剔通络等法，服药达数百剂，均无显效，经常无法坚持工作。刻诊：症如上述，舌红苔薄白，脉沉细。借鉴江尔逊老中医论治眩晕的独到经验，拟诊为脾肾亏虚，风火痰上扰，试投"柴陈泽泻汤"加味：柴胡10 g，黄芩6 g，法半夏10 g，党参15 g，茯苓12 g，陈皮10 g，甘草3 g，白术10 g，泽泻30 g，钩藤（后下）12 g，菊花10 g，天麻（轧细吞服）10 g，生姜10 g，白芍12 g，生牡蛎30 g。效果：服3剂，头昏目眩、眼球胀痛、干呕、心烦明显减轻；守方服25剂，诸症基本消失。曾随访2年，唯诉情怀不畅时感觉头昏，或轻微眩晕，而照服本方二三剂，便可息止。

历来眩晕病机有"无风不作眩""无火不作眩""无痰不作眩""无虚不作眩"等论说，江老认为虽各具至理，但未免失之偏颇；而"少阳相火上炎，痰饮上逆"一语，可以推衍出真性眩晕的综合病因病机——风、

①赵琳.应用经方从痰饮论治高血压性眩晕［J］.中国民间疗法，2011，19（8）：41.

火、痰、虚。少阳相火与厥阴风木为表里，风助火势，火助风威，总是相因为患；而痰饮上逆多缘于脾肾亏虚。历代深谙此理者当首推陈修园。不过，陈修园论眩晕，乃是以风为中心，而以火、虚、痰串解之，颇能阐幽发微，切中肯綮。他说，"风非外来之风，指厥阴风木而言"，木旺则生风；且因厥阴风木"与少阳相火同居，厥阴气逆，则风生而火发"；虚者，"风生必挟木势而克土"，又"肾为肝母，肾主藏精，精虚则脑海空而头重"，即子盗气；痰者，"土病则聚液成痰"。这就是说，风火痰为眩晕之标，脾肾虚为眩晕之本。所以陈修园总结说，"其言虚者，言其病根；其言实者，言其病象：理本一贯"（《医学从众录》）。江老认为，陈修园的论说十分微妙，若移来阐释真性眩晕的病因病机，比较准确。但江老强调指出，眩晕的发作，并非风、火、痰、虚四者各自单独为患，而是综合为患。

医案 4：这是一个小青龙汤加减治疗梅尼埃病的医案。姜某，女，28 岁，工人，2002 年 1 月 6 日初诊。眩晕反复发作 3 年余，冬季则甚。前天眩晕又作，伴视物旋转，闭目则舒，胸闷，时而呕吐清稀痰涎，平素形寒怕冷。察形体肥胖，舌质淡、苔白厚而润，脉滑。西医诊断：梅尼埃病。中医辨证：寒饮内停，上蒙清窍。方拟小青龙汤加减：桂枝 10 g，白芍 12 g，干姜 10 g，细辛、五味子各 6 g，法半夏 12 g，香附 10 g，白术 10 g，生甘草 3 g。3 剂，水煎服，每日 1 剂。二诊：诸症明显好转，尚有头晕，舌质淡、苔白，脉滑。继上方加减再进 3 剂而愈。半年多未复发。

按语：患者平素形寒怕冷，可见是阳虚体质。形体肥胖，肥人多生痰饮。阳虚不化水饮，痰饮上蒙清窍，故见遇寒则眩晕；寒饮中阻则胸闷、呕吐清稀痰涎；舌质淡，苔白厚而润，脉滑均为寒饮内停之象。故以小青龙汤加减温化寒饮，药中病机，诸症自除。

医案 5：李某，男，64 岁，农民。1982 年 9 月 8 日入院。头晕目眩、呕吐，间常发作已 3 年，每次历时六七天，病情呈进行性加重，此次起病于 9 月 2 日，无明显诱因，只是近几天来觉神倦纳呆，2 日上午劳动时，突感头晕目眩，恶心呕吐，呕吐出胃内容物和清稀痰涎。起病第 2 天进院治疗，用氯丙嗪、维生素、葡萄糖等镇静、镇吐和支持疗法，未见显效，眩晕及呕吐渐加重，不敢张目站立，乃改用中药治疗。查体温、血压正常，神志清楚，精神萎靡，面色无华，大便2天未解（亦未进食），小便清，舌淡、苔薄白，脉沉缓。诊为眩晕病，脾胃阳虚型。

病机为水湿不运，升降失常。方选甘草干姜汤加味：炙甘草20 g，炮干姜12 g，姜半夏6 g，生大黄3 g。服完1剂后，呕止眩晕减，当晚续进第2剂，药后眩晕止，能进食，能独自下床活动，第2天带原方1剂出院。

按语：笔者根据自己的体会，认为此类眩晕主要是由阴寒内盛，水不化气，影响人体正常气机升降所致。甘草干姜汤之所以能治眩晕，作用在于温阳补中，促进气化，临床上苓桂术甘汤、真武汤都能治眩晕，道理也在此。所以只要能抓住温阳这一治则，其余可加减变化。不过应注意肺、脾、肾三脏，偏于脾肺者，以甘草干姜汤为主方，酌加宣肺化痰、健脾降逆之品；偏于肾者，可以本方加入桂附之属，亦可用真武汤为主方治之[1]。

医案6：昆，四十二岁，正月二十六日，饮家眩冒，用白术泽泻汤法，脉洪滑而沉。

白术（一两），泽泻（二两），半夏（一两），茯苓块（一两），小枳实（三钱）。

甘澜水八碗，煮取三碗，渣再煮一碗，分四次服。一帖服三日。二十六日，于前方内加竹茹六钱，姜汁每杯冲三小匙。

二月初十日，脉沉微数。于术（一两），泽泻（二两），半夏（一两），茯苓块（一两），竹茹（一两）。丸方：半夏（八两），天麻（八两），泽泻（八两），白术（六两），云苓（六两），共为细末，神曲姜汁糊丸，如梧子大，每服三钱，日再服，重则三服。（《吴鞠通医案》）

医案7：《经方实验录》医案。病家素有眩冒，冬令必发。管（右住南阳桥花场九月一日）咳吐沫，业经多年，时眩冒，冒则呕吐，大便燥，小溲少，咳则胸满，此为支饮，宜泽泻汤：泽泻一两三钱，生白术六钱。此管妇年三十余，其夫在上海大场蒔花为业。妇素有痰饮病，自少已然。

①何崇湘.甘草干姜汤治疗眩晕病［J］.新中医，1983（10）：22.

每届冬令必发，剧时头眩，不能平卧。按：师与本汤，妇服之一剂，既觉小溲畅行，而咳嗽大平。续服五剂，其冬竟得安度。明年春，天转寒，病又发。师仍与本方，泽泻加至二两，白术加至一两，又加苍术以助之，病愈。至其年冬，又发。宿疾之难除根，有如是者！

六、头痛①

宋代陈言《三因极一病证方论·头痛证治》阐述水饮之邪是头痛之因。明代王肯堂《证治准绳·头痛》曰"因痰饮而痛者，亦头昏重而痛，愦愦欲吐"，进一步描述出痰饮所致头痛的症状。《症因脉治·头痛论》记载有痰饮头痛的症、因、脉、治，"或积痰留饮……而成内伤头痛"，描述此类头痛脉多滑大，并给出治疗方药，具有重要临床指导意义。《金匮翼》云："头痛之因，非止一端，有风、有寒、有湿、有热、有兼气。……有痰饮者，其病在脾，东垣所谓太阴痰厥，头痛眼黑，呕吐闷乱，亦湿胜也。"

刘高红等认为，临床可从"温脾肾而化水饮""开太阳以祛水饮""温肝经而降水饮""祛瘀血以逐水饮"四个方面分析论治水饮头痛②。

（一）温脾肾而化水饮

水饮的形成，是由于人体阳气不足，气化不利，水液停聚而致，肾为先天之本，脾胃为后天之本，人身阳气，以脾肾为根本。饮为阴邪，具有遇寒则聚，遇阳则行，得温则化的特性。《素问·至真要大论》云："诸病水液，澄澈清冷，皆属于寒"。水饮本质属寒，"寒者热之"，理当温化。饮邪最易伤人阳气，阳被伤则寒饮难以运行，反之，阳气不虚，温运正常则饮亦自除。《金匮要略》关于治疗水饮有这样的描述："若短气，有微饮，当从小便去之，苓桂术甘汤主之，肾气丸亦主之。"《金匮要略心典》解释道："苓、桂、术、甘，益土气以行水。肾气丸，养阳气以化阴。"尤怡认为脾阳虚水停用苓桂术甘汤温脾阳化水饮，肾阳不足，水饮内停，予肾气丸温肾利水。需要指出的是，人体水液的代谢离不开肺脏宣发肃降、通调水道的作用，"肺主行水""肺为水之上源"，所以在治疗水饮头痛时，

---

①刘高红，顾锡镇.从水饮论治头痛［J］.山东中医杂志，2018，37（1）：4-6.

②刘高红，顾锡镇.从水饮论治头痛［J］.山东中医杂志，2018，37（1）：4-6.

尤其要注意畅达肺气，麻黄宣肺，杏仁降气，二者配伍，能有效宣降肺气以行水，故张仲景《金匮要略》中治疗水饮诸方如越婢汤、麻黄杏仁甘草石膏汤、杏子汤，多用麻黄和杏仁配伍。

（二）开太阳以祛水饮

太阴、太阳主开，阳明、厥阴主合。太阳主开，司气化而具开阳气、运行水液等作用。太阳失开，则气化失司，阳气外达太过或不及都将影响水液的运行，最终影响水液运行输布而导致水饮聚变。如果太阳开达不及，水饮内生，则需用温阳补火的方法来帮助开太阳以去水饮。清代叶天士《临证指南医案》多用小青龙汤开太阳，使上泛之饮下趋，浊阴之邪自不逆冲。方中麻黄、桂枝开太阳经气，细辛温通经络，半夏、干姜辛开，通阳而去浊，芍药、五味子酸收，防止开达太过。其医案中记载一患者头中冷痛，治以开太阳、祛水饮之法，以桂枝、姜汁开太阳，半夏、茯苓降浊阴，干薤白、瓜蒌皮通胸中之阳。太阳经气开达，阳气流行，则水饮得化。

（三）温肝经而降水饮

肝主疏泄，调畅气机，气能行水，气行则水行，通畅水道，促进津液的正常输布。若寒滞肝脉，肝脏失于疏泄，气机不畅，影响津液的输布，导致水液停滞，饮邪内停。另外，肝功能失调，肝病传脾，导致脾运不及，水饮内生，浊饮上蒙清窍为患而发作头痛。此类头痛宜温肝经、降饮逆，用吴茱萸汤。方中君药吴茱萸味辛、苦，性温，入肝、胃经，温中下气止痛；臣以生姜，味辛性温，入肺、胃、脾经，用于散寒、止呕、去饮，发散浊邪；佐以人参，味甘、微苦，性温，入脾、肺经，大补元气，温暖中焦，以助吴茱萸温阳化浊之力；大枣味甘性温，入脾、胃经，作为使药，功在调和诸药，补脾和胃。诸药共用，温肝暖胃，建中化饮，肝温饮降而头痛止。

太阴之为病，里虚寒是也。水饮盛，复有三焦证之分。畏寒肢冷，抑郁寡欢，口淡不渴，或口干不欲饮（《经方法钥》）；太阴病，上焦证。嗌干，食不入而苦呕，吞酢而吐涎沫，胸背引痛，头面肿或眩痛脑鸣（《经方法钥》）；太阴病，久寒，胸胁逆满，不得食，干呕吐涎沫，头痛者，此上焦虚寒，《千金》吴茱萸汤主之（《经方法钥》）。《千金》吴茱萸汤为治疗太阴上焦寒饮的典型基本方，吴茱萸、小麦、半夏各一升，甘草、人参、桂心各二两，生姜八两，大枣二十枚。上八味，以酒五升，水三升，煮取 3 升，分 3 次服。方中：君药为吴茱萸，祛寒力强，善行于上焦，止头痛，呕逆。臣药：半夏祛寒饮结聚，降逆止吐；桂枝利关节，温筋通脉；生姜温阳解表，降逆止呕，与桂枝一同兼顾外感风邪。佐药为浮小麦、甘草、大枣，安神，护胃养津。使药为党参（代替人参），养胃气，补津液，沟通阴阳。

（四）祛瘀血以逐水饮

津液是血液化生的组成部分，"津血同源"，而水和津液又属同一物质。血液循行于脉中，水和津液布散于脉外，二者相互影响。如血行不畅，血中津液外渗，留于组织间，成为病理之水；脉外水液过多，组织水肿，又可压迫脉管，致使血行受阻，甚则瘀滞成瘀。脑为元神之府，清灵之窍，贵在通利，瘀血水浊互结于脑内，阻塞脑络，致邪害空窍，脑络不通，不通则痛。而对于水瘀互结之头痛，须血水并治，活血以利水，如唐容川在《血证论》中所云："须知痰水之壅，由瘀血使然，但去瘀血则痰水自消。"以通窍活血汤治疗，"治头面四肢、周身血管血瘀之症"。方中桃仁破血行滞而润燥，红花活血祛瘀以止痛，川芎、赤芍活血祛瘀，麝香开窍醒脑、活血通经，老葱、黄酒引药上达脑窍，共奏活血通窍之功。可酌加泽泻、泽兰活血利水，益母草、白茅根祛瘀利水，水瘀并治。若其人素体真气虚弱，或病久羸弱，或攻伐太过致虚，在治疗水饮的同时，宜酌加益气之品，如张锡纯在《医学衷中参西录·治痰饮方》中理饮汤条下指出："饮虽开通，而气分若不足者，酌加生黄芪数钱。"生黄芪味甘性温，归脾、肺经，具有益气健脾、利水消肿的功效，既可益气，亦能利水，一药而两擅长，故可用于水饮头痛而兼见气虚者。亦可宗李东垣之法，合用四君子汤。若素体阳盛，水饮日久，郁而化热；或患者平素嗜酒，饮与热聚；或持续服用温燥之药，饮从热化而伤阴，导致阴虚，佐以生地黄、沙参、天冬、石斛等养阴而不滋腻之品，使阴养而不助水饮生成。

医案 1：朱某，女，28 岁，2017 年 8 月 13 日初诊。头痛病史 5 年余。患者头痛，以头顶及左侧为主，时有牵掣和跳动感，影响日常工作，疼痛剧烈时服用止痛片缓解，近日发作频繁，服用止痛片后出现恶心呕吐。刻下症见：面色暗黄，头痛发作时伴恶心，手足畏寒，口干欲饮，纳差，平素喜食生冷瓜果，舌质红、苔白腻，脉沉弦。患者面色暗黄，手足畏寒，脉沉弦，苔白腻，考虑为里寒饮停之证，口干、舌红为寒饮郁久化热之象，考虑为太阴阳明合病，予吴茱萸汤加石膏。处方：吴茱萸10 g，党参、生姜、大枣各15 g，生石膏45 g。7剂，每日1剂，水煎服。服药后疼痛明显减轻，已不用止痛片，并自觉胃口较前舒适，继服7剂而愈。随访3个月，头痛未发。

按语：太阴病为里寒证，太阴病头痛多兼水饮，其特点是喜温喜热，食寒饮冷则头痛加重，疼痛剧烈且病程日久。其代表方剂为苓桂剂、理中汤、茯苓饮、真武汤、吴茱萸汤。其中吴茱萸汤治疗太阴病头痛最为常用，此方证条文散见于"阳明病篇""少阴病篇""厥阴病篇"，虽冠于阳明病、少阴病名，但以方测证，其病机为肝胃虚寒，浊阴上逆，是为里寒证，当属太阴病。本案用吴茱萸汤散寒化饮，又加生石膏清饮邪之郁热、寒热并用使清阳升、浊阴降而痛止。医家多以巅顶痛为吴茱萸汤辨证眼目，根据临床体会，凡寒饮上冲重者用吴茱萸汤多有效，不必拘于头痛部位。"干呕、吐涎沫、头痛者，吴茱萸汤主之"，论中也未明指头痛部位[①]。

医案2：胡希恕头痛医案。薛某，女，26岁，左偏头痛六七年，在当地（长春）屡治无效，且近一年发作频繁，经朋友介绍找胡老诊治。近症：几乎每日发作头痛，多在左太阳穴以上，但时轻时重，严重时，痛作皆恶心、呕吐、或腹泻，须卧床四五日不动，痛剧烈时面部亦痛，又经常感头晕，苔白根腻，脉沉细，胡老予小半夏合苓桂术甘吴茱萸汤3剂症消。头痛日久，但仍表现为太阳太阴合病，故治宜温中解表，又因痰饮上逆明显，故以苓桂术甘汤合吴茱萸汤温中降逆，再因痰饮盛而呕吐明显，故合用小半夏汤化饮降逆。

医案3：张某，男，46岁，干部，2002年4月15日初诊。3天前头痛、

---

①许文斌，于建春，贾玉洁，杨崔领.运用经方合方治疗头痛医案4则［J］.新中医，2018，50（9）：233-234.

胸闷、呕吐，经村诊所治疗（药物不详）疗效不佳，现仍感头痛昏蒙，胸脘满闷，呕吐痰涎。观其形体肥胖，舌淡、苔白腻，脉滑。证属脾失健运，痰饮中阻，清阳不升。治宜健脾祛湿，温中化饮，升清降浊。方选泽泻汤加味：泽泻 30 g，白术 18 g，茯苓 10 g，半夏 9 g，橘红 9 g，厚朴 10 g，藁本 10 g，干姜 6 g，甘草 6 g。7 剂，每日 1 剂，水煎服。二诊时诸症大减，效不更方，继用上方 2 周而愈。随访 3 年，未见复发。

按语：头为"诸阳之会""清阳之府"。本例患者素体肥胖，加之饮食不节，嗜酒肥甘，脾失健运，痰湿内生，痰饮中阻，上蒙清窍，阻遏清阳，清阳不展，故头痛昏蒙；痰阻胸膈，故胸脘满闷；痰浊上逆，则呕吐痰涎；舌淡、苔白腻，脉滑均为痰浊内停之证。治宜健脾祛湿，温中化饮，升清降浊。重用泽泻利水消饮，导浊阴下行；白术健脾制水，培土以断饮邪之源。加茯苓以增强健脾祛湿之功；半夏燥湿化痰；橘红、厚朴理气化痰，使气顺痰消；干姜温中化饮，和胃止呕；藁本除湿止痛，又能引药直达病所，以止头痛；甘草调和诸药。全方相伍，能达到健脾祛湿、温中化饮、浊阴得降、清阳得升，头痛自止[①]。

医案 4：张某，男，37 岁，农民，2002 年 9 月 15 日初诊。患者 2 年来常觉头部昏痛，额部感冷，伴神疲乏力、四肢沉困、食少纳差、胸膈满闷、时吐涎沫，舌淡、苔白腻，脉滑。证属脾虚湿困，痰浊中阻，上犯清窍。拟方：茯苓 30 g，桂枝 15 g，白术 20 g，炙甘草 10 g，姜半夏 10 g，陈皮 10 g，生姜 10 g。10 剂，每日 1 剂，水煎，早、晚 2 次分服。

9 月 25 日复诊：述连服上方后，头痛愈半，精神好转，心胸舒畅，纳谷知香。按原方加川芎 15 g，继服 10 剂，头痛悉除，额冷转温。后用六君子汤 5 剂，以资巩固。

按语：头痛之症，病因颇多，治法各异。本例证属脾胃气虚，湿邪中阻，致清阳不升，浊阴不降，因作头痛。《素问·玉机真脏论》云："脾不及，令人九窍不通。"故治以苓桂术甘汤温运中焦为主，加二陈除痰化饮为辅，

---

①雷新中.泽泻汤临床应用举隅［J］.河南中医，2006，26（11）：15.

如此脾土健运，痰饮消除，清升浊降，九窍通利，头痛自愈[1]。

医案5：黄某，女，60岁，2019年10月16日初诊。头痛数年，近期胃中不适、心下痞胀、呕逆反酸、腹冷胸闷、时口苦头晕，舌淡红、苔薄白，脉左弦而右细，此太阴病、痰饮病治当温中化痰止痛、逐风邪开腠理、畅表里达三焦，处以吴茱萸汤加减：吴茱萸（洗）30 g，生晒参9 g，党参9 g，生姜36 g，姜半夏15 g，花椒12 g，防风9 g，羌活9 g，共14剂，水煎服，每日1剂，早、晚分温服。

2019年10月30日复诊：头痛头晕未作，心下痞胀、腹冷呕逆大减，但仍偶作，脉左弦减右细滑，治当温中散寒以除余邪、补虚益气通利五脏。续以前法，处以厚姜半甘参汤合吴茱萸汤增损：厚朴40 g，生姜40 g，姜半夏15 g，炒甘草10 g，生晒参5 g，党参5 g，花椒10 g，吴茱萸（洗）25 g。共10剂，水煎服，每日1剂，早、晚分温服。并嘱其勿食生冷，以防复发。[2]

医案6：1982年《河南中医》载医案[3]。沙某，女，19岁，知青。患者于1974年下乡，在新郑农村劳动期间，曾多次出汗后用冷水洗头，以致头痛绵绵不休，久治不愈，于1976年9月回郑求治。主诉：自幼体弱，食欲欠佳，下乡期间，食欲尚无增进，然通过体力劳动，体力似有增加，仍瘦弱面黄，肢困乏力，舌淡苔白，脉弱无力，头痛如裹。证属脾虚湿遏所致之头痛。素体脾虚，又受外湿，欲用发散之品以止其痛，但湿尚存，加之脾虚不运，湿何能祛，痛焉能止？故法当健脾祛湿，拟泽泻汤加川芎、甘草以治之，症情单纯，不须多味，防其抵牾。处以：泽泻15 g，白术15 g，川芎9 g，甘草3 g。3剂，水煎服。二诊：头痛已减，嘱其再进3剂。病愈。

七、癫痫

癫痫是一种由脑部神经元异常放电引起的脑部疾病，因其在大脑中的部位不同而有不同表现，可以是运动、感觉、精神或自主神经的，伴或不伴有意识的改变。癫痫是神经内科常见病之一，发病率逐年增高，对患者

[1]高向阳.苓桂术甘汤加味治验举隅［J］.国医论坛，2008，23（5）：9.

[2]徐凤凯，陈晓.吴茱萸汤证治探析［J］.浙江中医药大学学报，2020，44（11）：1140-1142.

[3]赵安业，罗华云，赵体浩.赵清理临证心得选［J］.河南中医，1982（2）：25-28.

身心危害极大。西医学认为，癫痫病因可分为原发性与继发性，其发病机制与离子通道、神经突触的传递与连接、神经血管单元、神经胶质细胞、免疫及炎症因子、分子遗传机制等因素相关，但仍不明确，其治疗主要是控制临床症状，包括药物治疗、手术治疗、免疫及基因治疗、心理及饮食等疗法。癫痫属中医学"痫证"范畴，在古代称为"癫疾""痫证"，首载于《五十二病方》。中医学认为，癫痫涉及的病理因素有水饮、风、痰、火、惊、虚、瘀等几个方面。根据《伤寒杂病论》的记载，水饮可引发吐涎沫、头眩、身瞤动、四肢聂聂动、胸闷、心悸等类似癫痫发作的表现，甚至直接诱发癫痫发作，因此可以认为水饮与癫痫关系密切，是癫痫发作的重要病因之一。癫痫发作前及发作时的表现，与水饮上冲致病所呈现的证候有很多的相同之处，可知癫痫的发作与水饮上冲有一定的内在联系，因此可以认为水饮上冲是导致大脑神经元异常放电的一个重要诱因[①]。

《金匮要略》中"病者苦水……胸中痛，气上冲咽，状如炙肉，当微咳喘"，也提到水饮能够上冲，且能引发感觉异常。水饮能够诱发癫痫发作的重要原因，正在于水饮具有上冲的特点，从而诱发大脑异常放电。癫痫发作时，患者多出现口吐涎沫的表现，而水饮亦可出现这种表现，如"干呕，吐逆，吐涎沫，半夏干姜散主之""假令瘦人脐下有悸，吐涎沫而癫眩，此水也，五苓散主之"。从上述诸多条文可以看出，水饮有上冲之势，上冲犯胃，可见干呕、吐涎沫；上冲至巅，可见头目眩晕。对于"吐涎沫而癫眩"中"癫"字，一说是头部疾病，一说是癫痫，二者皆通，若作癫痫讲，则此条开创了从水饮论治癫痫的先河。《金匮要略》提示了用五苓散治疗癫痫的可能性，奠定了从水饮论治癫痫的理论基础，后世医家从水饮治疗癫痫亦取得显著疗效，对水饮上冲导致的癫痫，采用温阳化饮、降逆平冲法也有很好的治疗作用，值得继续探索，应用于临床。

刘渡舟治一癫痫患者，发作前有一股气从小腹往上冲逆，至胃则呕，至心胸则烦乱不安，上至头则晕厥不知人事，脉沉滑。辨为水饮上冲，用

---

①刘冲冲，孙江燕，袁斯远，等.从"水饮"论治癫痫的机制探讨［J］.环球中医药，2019，12（6）：862-866.

五苓散治疗而愈，此案可证水饮能致癫痫，因此，水饮当属癫痫病因之一①。

山东近代著名医家李克绍教授医案：女，年约五旬。患者经常跌倒抽搐，昏不知人，重时每月发作数次，西医诊断为癫痫，多方治疗无效。望其舌上有一层白砂样干厚苔。触诊胃部，痞硬微痛。问诊知食欲不佳，口干欲饮，此系水饮结于中脘。但患者迫切要求治疗癫痫，并不以胃病为重。处方：茯苓9g，白术9g，白芍9g，炙甘草9g，枳实9g，僵蚕9g，蜈蚣1条，全蝎6g，水煎服。患者1年诊病，自称上方连服数剂后，癫痫未再发作，当时胃痛也痊愈。

按语：关于此案的辨治思路，李克绍教授曾做如下分析："癫痫虽然是脑病，但是脑部的这一兴奋灶，必须通过刺激才能引起疾病发作，而引起刺激的因素有很多。本患者胃脘有停痰宿水，可能就是癫痫发作的诱因，如果消除了这些诱因，就有可能避免癫痫发作。"就本案来看，李老认为患者心下的痰饮才是导致神经元异常放电的根本所在（诱因）②。

古代医案：《回春录》痫证③。

邵竹鱼给谏令郎之子旅，久患痰多，胸膈满闷，连年发痫，药之罔效。孟英脉之曰：气分偏虚，痰饮阻其清阳之旋运，宜法"天之健"以为方，则大气自强，而流行不息，胸次乃廓然如太空矣。与六君（子汤）去甘草，加黄、桂枝、薤白、蒌仁、石菖蒲、蒺藜、旋复，服之满闷渐舒，痫亦不发矣。

胡希恕医案：王某，男，46岁。初诊：1966年3月8日。癫痫发作3年，原发无定时，经服西药曾一度好转，近年来发作较频，大约每半月左右发作一次，发则四肢抽搐、口吐白沫、不省人事，在当地治疗无效，由新疆来京求治。近期发作已一周，自感咽干、胃脘微胀，有时头晕、耳鸣，别无明显不适，苔白，脉弦细。证属饮踞少阳，治以和解化饮，与小柴胡

①刘冲冲，孙江燕，董笑克，等.从少阳论治癫痫的机制探讨[J].中华中医药杂志，2019，34（9）：4227-4230.

②于长雷，曲夷.从脾胃辨治癫痫医案[J].山东中医杂志，2015，34（2）：141.

③［清］王孟英.回春录新诠[M].长沙：湖南科学技术出版社，1982：162.

合苓桂术甘汤加生石膏：柴胡四钱，半夏四钱，党参三钱，黄芩三钱，生姜三钱，苍术三钱，茯苓三钱，桂枝三钱，大枣四枚，炙甘草二钱，生石膏一两五钱。

结果：上药服 6 剂，头晕、胃脘微胀好转，癫痫未见发作。上方生石膏减为一两，停服西药，继服两周仍未见发作。嘱回家继服药，有病情变化再来信，但未见来信。

· 第三节　消化系统疾病 ·

一、噎膈

噎膈是以吞咽食物哽噎不顺，饮食难下，或纳而复出为主要表现的疾病。现代医学所认识的食管癌及食管癌的前因性疾病，如胃食管反流、食管炎、消化性溃疡所致的食管良性狭窄、贲门失弛缓症等，若临床上表现出吞咽食物哽噎不顺、饮食难下、食入即吐的"噎膈症状"，也将其归属于噎膈病范畴加以论治。朱丹溪还以病变部位在上和下明确地将噎与膈区分开来，其云"在上近咽之下，水饮可行，食物难入，间或可食，入亦不多，名之曰噎。其槁在下，与胃为近，良久复出，名之曰膈，亦名翻胃。"

噎膈的病名见于宋代严用和《济生方》,关于其证候的描述则早见于《黄帝内经》，如谓"饮食不下，膈塞不通……"（《灵枢·四时气》）。"气为上膈者，食饮入而还出"（《灵枢·上膈》）等，即是对本病证候的描述。噎膈和痰饮的关系早在秦汉时期的《素问·阴阳别论》有云"三阳结谓之膈"，指出本病与津液有关。《医宗必读》曰："悲思忧患，则脾胃受伤，血液渐耗，郁气生痰，痰则塞而不通，气则上而不下，妨碍道路，饮食难进，噎膈所由成也。"其详细指出了噎膈是痰气交阻于食管之故。古人已明确指出食管癌的首要症状"噎膈"与"痰"有关。而从临床上看，食管癌患者多有素食肥甘或酗酒、吸烟等，这种嗜好正是导致痰浊蕴结的原因。《临证指南医案·噎膈反胃》云："酒湿厚味，酿痰阻气，遂令胃失下行为顺之旨，脘窄不能纳物。""噎膈证……或恣意饮酒以致阳气内结，阴血内枯而成"。阳结无以化津,则津聚成痰饮。痰属阴性,其性黏滞缠绵,贯穿整个食管癌病程的始终,易留伏遏阻于食管,是噎膈病情缠绵难解的原因。痰留着不去,阻碍气机,痰气交阻,故噎膈患者早期就可见到吞咽不适、胸膈痞闷等症。痰停留食管恒久不化,积为陈痰或顽痰,则病情反复,逐渐恶化,吞咽困难、梗阻呕恶日益明显。痰性易动,随气升降,遍布全身,或结于皮下,或结于脏器,或皮里膜外,形成痰核、流痰、痞块等。《丹溪心法》指出,"痰之为物,随气升降,无处不到","凡人身上中下有块者多是痰"。这在中晚期食管癌中表现尤为明显。淋巴结转移是中晚期食管癌的主要转移途径,表现为多个淋巴结肿大,压迫局部神经、血管、淋巴管,引起疼痛、出血和声音嘶哑。食管癌患者常频繁呕吐涎沫,其涎沫更是中医"痰饮"的外在表现。

《医学衷中参西录》"论胃病噎膈治法及反胃治法"中说:按噎膈之证,有因痰饮而成者,其胃口之间生有痰囊(即喻氏《寓意草》中所谓窠囊)……;清代尤怡在《金匮翼》中曰"噎膈之病有虚有实。实者或痰或血,附着胃脘,与气相搏……",可见痰饮瘀血是噎膈病的关键致病因素。

巴雷特食管(Barrett esophagus,BE)是指食管下段的复层鳞状上皮被化生的单层柱状上皮所替代的一种病理现象,可伴肠化或无肠化,其中伴肠上皮化生者属于食管腺癌的癌前病变。经内镜检查和食管黏膜活检,不难确诊。临床上胃食管反流病常伴发巴雷特食管,且发病率近年呈逐渐上升趋势,是食管腺癌的主要癌前病变。现代医学的临床疗效令人不甚满意,因此,对本病的中医研究,具有深远的意义。中医学中无巴雷特食管之称,对其无系统的论述。临床表现各异,常见胸脘痞满、灼热隐痛、泛酸、嘈杂、恶心呕吐等。其病位虽在食管,病与脾、胃密切相关。刘敏教授[①]在临证中运用苓桂术甘汤合小半夏汤从痰饮论治本病,获效满意。

刘敏认为本病病因有伤于饮食、情绪不遂、脾胃虚弱、外邪犯胃等。

---

①李靖靖,苏丽萍,刘敏.刘敏教授应用经方从痰饮论治Barrett食管[J].健康必读,2019(3):92.

如《医学正传·胃脘痛》曰："致病之由，多由纵恣口腹，喜好辛酸，恣饮热酒……复餐寒冷生冷，朝伤暮损，日积月深……故胃脘疼痛。"《临证指南医案·胃脘痛》云："胃痛久而屡发，必有凝痰聚瘀。"上述因素导致胃失和降，气机不畅，脾胃升降失职，水湿内停，痰饮由生，成为病理产物，又成为致病因素。停积为有形的积块，而产生本病。痰饮之邪上达头面，下行两腿，内凌心、肺、脾、肾，外注肌肤等可出现各种症状。中阳素虚，脏气不足是发病内在的病理基础，湿浊水饮是其病理产物。巴雷特食管属本虚标实之证，以脾胃虚弱为本，痰饮内停为标。因痰饮随气升降，无处不到，其见症复杂，表现多端。刘敏教授临证擅用经方，并强调方药的原剂量及相互之间的配伍比例。循"病痰饮者，当以温药和之……"的古训，选用苓桂术甘汤合小半夏汤，健脾、温中、化痰饮。同时，遵"坚则软之""结者散之"，药用白花蛇舌草、皂刺、莪术、生薏苡仁等药物，除有活血化瘀或健脾化湿之效外，还有抗癌防癌作用，而且非常适合本病的病机特点。基础方：茯苓 12 g，桂枝 9 g，白术 6 g，炙甘草 6 g，清半夏 9 g，生姜 6 g，白花蛇舌草 15 g，皂刺 15 g。痰饮病治疗用药比较灵活，变化较多，但终不外温阳，配以逐饮、化痰、健脾等治水湿之法。临证根据偏实、偏虚、偏气滞、偏寒湿等变换方药，如畏寒作痛者，加高良姜、荜澄茄等；脾虚便溏者，加炒白术、炒白扁豆等；消导助运，加木香、砂仁、焦三仙（焦山楂、焦麦芽、焦神曲）等；大便秘结者，加瓜蒌、酒大黄等导滞通便。

医案 1：膈噎[①]。膈噎之病，得之七情、六淫，遂有火热炎上之化，多升少降，津液不布，积而为痰，为饮，为呕吐。必须外避六淫，内节七情，饮食自养，滋血生津，以润肠胃，则金无畏火之炎，肾有生水之渐，气清血和，则脾健运而食消磨，传送送行矣！治者例用辛香燥热，痰饮被劫，时暂得快，七情、饮食不节，其症复作，前药再行，积成其热，血液俱耗，胃脘干槁，大便秘少若羊矢，则难治矣。尝治番胃未至于胃脘干槁者，一少年，食后

---

① ［明］戴思恭.推求师意［M］.北京：中国中医药出版社，2021：20-21.

必吐出数口，却不尽出，膈上时作声，面色如平人。病不在脾胃而在膈间，问其得病之由，乃因大怒未止辄吃曲，即有此症，想其怒甚则死血菀于上，积在膈间，碍气升降，津液因聚为痰为饮，与血相抟而动，故作声也。用二陈汤加香附、韭汁、莱菔子，服二日，以瓜蒂散、败酱吐之，再一日又吐，痰中见血一盏，次日复吐见血一钟而愈。

医案2：李士材治邑宰张孟端夫人，忧怒之余，得食辄噎，膈中隐隐痛，李曰，脉紧且滑。痰在上脘，用二陈加姜汁、竹沥，曰半夏燥乎，李曰，湿痰满中，非此不治。遂用四剂，病尚不减，改大半夏汤，服四帖，胸痛乃止，又四帖而噎亦减，服二十剂而安。

医案3：食管癌痰多流涎，用经方疗效神奇。刘某，男，78岁，关林人。食管癌扩张术后，痰涎极多，张口即流口水。大便不利，10月1日来诊，舌红，有瘀斑，水滑苔，脉弦。分析：张口即流口水，痰多，水滑苔，肝胃有寒、水饮不化；大便不利，肠腑不通；舌有瘀斑，瘀血停留。治则：温肝健胃，祛痰化饮，兼以通腑化瘀。处方：吴茱萸8g，党参15g，甘草15g，干姜8g，陈皮10g，半夏15g，茯苓20g，白术15g，大黄8g，大枣6枚。5剂。上方服完，患者于10月7日复诊，反映，诸症大轻，方又开7剂善后。

按语：脾为生痰之源，四君二陈健脾除湿，以绝生痰之源；张口即流口水，符合"吐涎沫"之吴茱萸汤的特异方证；大便不利，舌有瘀斑，大黄同煎，既通腑，又化瘀。合证合方，因方证对应，方机相合，故取捷效。

医案4：当代抗癌名医王三虎教授用小青龙汤治疗食管癌的案例，依据就是小青龙汤主证"心下有水气……"和"若噎者，去麻黄加附子"。可以说他领会了《伤寒论》的精神，抓住了小青龙汤的病机精髓。小青龙汤的主证是心下有水气，所以咳痰清稀如水。而食管癌有一个症状就是咳吐白色的痰液，由于食管癌肿块造成食管的梗阻，口腔食管分泌物无法咽下，也会被咳出，类似白色泡沫样痰液，这是选小青龙汤的依据。因为没有表证，所以去麻黄，因为噎，加附子破癥坚积聚。方为小青龙汤加减：桂枝、白芍、干姜、细辛、五味子、半夏、附子、山慈菇、威灵仙。方中小青龙调气化饮，山慈菇和威灵仙直取其病。威灵仙，《本草正义》言"以走窜消克为能事，积食停痰、血凝气滞，诸实宜之"，历代医家皆以之为祛风湿、止痹痛之良药。其消骨鲠之能亦是常人皆知，古人谓其味咸，能软坚散结；经现代药理研究学，知其煎液能使咽及食管平滑肌松弛，蠕动增强，实具利膈之能。山慈菇化痰，含有秋水仙碱，抗炎，治肿瘤，已有好多研究成果，但易导致肝损伤，用五味子可以拮抗保肝。

王三虎教授食管癌的医案：一位医生的父亲是食管癌患者，已经连水都咽不下去了，王三虎辨证的结果就是小青龙汤证，加威灵仙 30 g，缓解食管痉挛。再加芍药甘草汤，还有壁虎 12 g，冬凌草 30 g，患者因为一点水都喝不下，所以又加了药性剧烈的硇砂 1 g，冲服。让患者一点一点喝，结果第 2 天患者家属早上就反映已经能喝下去药了。

一位女性食管癌患者，大肉已脱，根据她的舌象开方小青龙汤，同时还有大半夏汤，即半夏、生姜、人参，结果这位患者也就逐步能吃下去饭了。

中医里一般认为，属于阳虚型的食管癌，我们用小青龙汤治疗，因为小青龙条文下面有一个加减法：若噎者，云麻黄加附子。小青龙汤的主治是心下有水气。食管癌有个症状就是咳吐白色的痰液，由于食管癌肿块造成食管梗阻，口腔食管分泌物无法咽下，也会被咳出，类似白色泡沫样痰液，这也是选用小青龙汤的依据。因为没有表证，所以去麻黄，因为噎，加附子破癥坚积聚。方为小青龙汤加减：桂枝，白芍，干姜，细辛，五味子，半夏，附子，山慈菇，威灵仙。方中小青龙调气化滞，山慈菇和威灵仙直取其病。威灵仙《本草正义》言："以走窜消克为能事，积食停痰、血凝气滞，诸实宜之。"历代皆以之为祛风湿、止痹痛良药。其消骨鲠之能亦是常人皆知，古人谓其味咸，能软坚散结；经现代药理研究，如其煎液能使咽及食管平滑肌松弛，蠕动增强，实具利膈之能。山慈菇化痰，含有秋水碱，抗炎，治肿瘤，但容易致肝损伤，所以用五味子正好可以保肝。

半个月后复诊，药后呃逆、呕吐已基本消失，仅时有泛吐黏液，能进半流食。服药 4 剂后，患者自感食管内似有物突然脱落堕下，此后进食顿觉上下通畅，毫无阻碍，亦无任何不适感觉。原方服 14 剂，水煎服，每日 2 次，患者食量增加，泛吐黏液减少。即嘱停大半夏汤，续服小青龙汤加减。

同年 11 月再诊诉已能进稀饭 2 碗，无梗阻感。考虑癥积已散，改以益气养阴固本为主。1991 年患者复查食管钡剂检查示钡剂通过顺利，食管黏膜规则，管壁扩张良好，未见占位性病变。随访至 1997 年，患者仍存活，且身体健康，肿瘤无复发转移迹象。

整个诊疗过程中，秉承攻补兼施的肿瘤治疗原则，首诊辨证为癥积阻于谷道而成噎膈，胃气上逆，水谷难入，化源将绝，急宜消癌散结，益脾和胃，降气止呃之法，后随症调整，益气和胃，胃气得生则存活多年。

从以上案例可见，小青龙汤的主要功能在于发心下水气上逆，而食管肿瘤如果属于水气上逆而造成噎膈反胃、积块内藏的类型，可以参照以上方法作为治疗的思路。而不是照搬照抄，将小青龙汤作为治疗食管肿瘤的专病专药，这样显然有失辨证施治的科学精神。

医案 5：刘敏教授治疗巴雷特食管胃多发息肉的验案：张某，男，49 岁，2017 年 1 月 5 日初诊。因上腹满硬反复发作 2 年，经多方中西医治疗，未见明显好转，前来就诊。2016 年 11 月 23 日做胃镜示巴雷特食管胃多发息肉慢性非萎缩性胃炎。病理诊断：（胃体）胃底腺息肉，（食管）被覆柱状上皮黏膜组织慢性炎，上皮再生性改变，结合临床活检部位符合巴雷特食管。刻下见：上腹满硬，恶心，嗳气，夜间反酸水，纳可，二便常。舌淡、苔薄白，脉滑。辨证当是痰饮停于脾胃，脾胃升降失常之痞满。治宜温阳健脾，化痰逐饮，选苓桂术甘汤合小半夏汤加减。处方：茯苓 15 g，桂枝 12 g，白术 9 g，炙甘草 6 g，清半夏 9 g，生姜 9 g，白花蛇舌草 20 g，皂刺 15 g，枳实 6 g，厚朴 9 g。方中加厚朴、枳实下气除满，并增强温阳健脾、化痰逐饮之功效。并嘱其少食辛辣、生冷、腐败变质食物，忌浓茶、烟酒、咖啡。2017 年 1 月 19 日二诊：28 剂后上腹满硬明显减轻，偶有嗳气，胃鸣，无恶心，泛酸水，纳可，二便常。舌淡、苔薄黄，脉滑。加泽泻 15 g 利水渗湿泻热。2017 年 2 月 16 日三诊：28 剂后诸症减轻，偶有反酸胃灼热，无上腹满硬，无嗳气，纳可，二便常。舌淡、苔薄黄，脉滑。减泽泻，加黄连 6 g、吴茱萸 1 g 泻火，疏肝和胃以制酸。28 剂后诸症消除。2017 年 12 月 20 日复查胃镜示食管炎（LA–B）慢性非萎缩性胃炎胃多发息肉。

按语：巴雷特食管在男性中多见，发生食管腺癌概率也大于女性。BE患者发生食管腺癌的风险为普通人群的 30 ~ 50 倍。中医从痰饮角度辨证巴雷特食管，主要抓住调节脾胃两脏。《金匮要略方论本义》云："誓痰生于胃寒，饮存于脾湿。温药者，补胃阳，燥脾土，兼擅其长之剂也。"刘敏教授选用苓桂术甘汤合小半夏汤温阳蠲饮，健脾利水，振奋阳气，确中病机，药到病自除。临床加用白花蛇舌草、皂刺、莪术、生薏苡仁等活血化瘀或健脾化湿，以抗癌防癌。《素问·至真要大论》曰："谨守病机，各司其属，有者求之，无者求之，盛者责之，虚者责之，必先五胜，疏其血气，令其条达，而致和平，此之谓也。"以调理气机升降为契机，共同起到健脾和胃、平调寒热、升清降浊的作用。"脾阳左升，胃阴右降……气化循环，所以无病"，因此重新建立机体气化功能的循环运转，扶助中阳，恢复脾胃气机的升降，有可能是治愈巴雷特食管、阻止或逆转巴雷特食管发展为食管腺癌的关键所在。同时脾为生痰之源，健运脾脏，能够从源头上断绝痰饮的生成，使治疗效果得以巩固。

医案 6：大半夏汤出于《金匮要略·呕吐哕下利病脉证并治第十七》，原文："胃反呕吐者，大半夏汤主之。"原方是半夏 10 ~ 15 g。汤剂水煎频服。该方为胃中虚寒，气逆冲上以致朝食暮吐之反胃证而设，能安中补虚，降逆润燥。方中半夏降逆止呕，人参、白蜜补虚益气，安中和胃。笔者用该方治疗噎膈病，每获良效，现举验案 1 例。储某，女，58岁，1999 年 5 月 24 日初诊。近半年来每 3 ~ 5 天进食时偶发噎，噎甚时，不能进食。先后服药数十剂，均无效验，逐渐加重，继觉吞咽有梗阻感，咽物时胸骨有轻微疼痛，有时有发噎必吐出所食之食物并夹有泡沫黏液，形体消瘦，舌质淡白，少苔。拟法半夏 10 g，生晒参 8 g，蜂蜜 50 g。日服3 次，连服 15 日，服药 5 日后，进食顺利，未曾发噎，服药半个月后，食欲渐旺，面色红润，尔后，每以前方隔三隔五进服，持续年余，体重增加，康复如初。

医案 7：张聿青医案。许（左）天气温和，头晕辄剧，曾经见红，知系火风。甘凉频进，以胃药治肝，火风虽得稍杀，而脾阳为之暗损，旋运不及，遂致胃中之水湿停留，胃脘痞阻，甚则呕吐。脉象沉弦。停饮之兆，久恐延膈。

制南星，赤白苓，淡干姜，制半夏，煨天麻，川雅连，白蒺藜，炒枳壳，竹茹（姜汁炒），白金丸（三分先服）。

薛（左）腹中漉漉，饮象也，口吐涎沫。良以胃气虚寒，津液不能约束，其来也渐，则其愈也难。拟以丸药缓调。

陈半六君丸，每晨服三钱，益智仁一钱，生姜三片，煎汤送下。

河南中医学院司富春等就《备急千金要方》《太平圣惠方》《普济方》记载的有关噎膈的方药进行了整理分析，共统计方剂 378 首，药物 169 味，用药 2900 频次。其中排在前 3 位的是半夏、木香、陈皮[①]。另外，杜业勤等对清代（1616—1911 年）医家治疗噎膈的内服方剂进行聚类分析，共得到治疗噎膈方剂 178 首，涉及药物 220 种，出现药物总频次 1317 次。出现频率 > 1.5%（频次 > 20 次）的药物依次为半夏、茯苓、陈皮、生姜、甘草、人参、麦冬、当归、白术、旋覆花、甜杏仁、竹茹、干姜、枇杷叶。可见半夏居于治"噎"用药的首位。提示在治疗噎膈的用药方面，尤其重视"化痰饮"作用的药物，半夏必须要用，而且必须重用[②]。

二、呕吐恶心

呕吐由胃失和降、气逆于上所致。恶心，《丹溪心法》云："恶心者，无声无物，心中欲吐不吐，欲呕不呕……宜用生姜，盖能开胃豁痰也。"临床上，恶心、呕吐常多伴见，恶心为呕吐的前驱症状。《金匮要略·呕吐哕下利病脉证并治第十七》中谈到了多种呕吐的病症，并根据伴随症状的不同给予不同的处方进行治疗，如小半夏汤、大半夏汤等，其中多以半夏为君药。而半夏长于治痰，可见痰饮与呕吐的发病关系密切。后世医家也认为，痰饮在呕吐的发病中具有重要作用。《丹溪心法》指出"呕者……有痰膈中焦食不得下者……有胃中有火与痰而呕者"。且认为治疗当"以

---

①司富春，陈玉龙，徐晓宇，等.古代中医文献对食管癌的认识［J］.河南中医，2005（6）：77-79.

②杜业勤，刘晶，王庆全，等.清代医家治疗壹膈高频药聚类分析［J］.中医杂志，2010，54（8）：759-760.

半夏、橘皮、生姜为主"。《证治汇补·呕吐》云:"有胃中有痰,恶心头眩,中脘躁扰,食入即吐者。"由此可见,痰饮是导致呕吐恶心的重要因素,临床治疗上多以仲景小半夏汤加减[①]。

水饮阻隔中焦气机之呕吐,有单纯水饮为患或兼夹其他病机者,此时病机不同,选方有别。常用方剂有小半夏加茯苓汤、大半夏汤、半夏干姜散。对于单纯水饮为患者,可选小半夏加茯苓汤,其不仅导水定悸,且辛能散结,苦能降泄,无论呕吐、心下痞并能治之。大半夏汤可以扶正润燥,治疗胃虚有寒失于腐熟,肠中燥结,腑气不能通降之呕。又有中阳不足,寒饮内盛者,可选半夏干姜散,重在温中散寒以化饮。此外,临床可见"似呕不呕,似哕不哕之"证,而没有呕吐、哕逆表现,乃寒饮抟结胸中日久,气机受阻,可选生姜半夏汤,即小半夏汤而生姜用汁者,此方降逆之力少,而散结之力多,可舒展胸中气机。对于阳气亏虚,膈上寒饮之干呕或呕吐之意,可选四逆汤,取其可以逐阴回阳而止呕之意。此外,还可选通脉四逆汤或白通汤,以通达内外、宣通上下。另外,还有橘皮汤、橘皮竹茹汤也是治疗呕哕的临床常用方剂。二方药味简洁,是临床上用于降逆止哕的祖剂,共同点是重用生姜化饮,不同之处在于橘皮汤治胃寒气逆之哕逆,橘皮竹茹汤治胃气虚而挟热之哕逆。

医案1:民国名医陈伯涛用小半夏汤合苓桂术甘汤加减治痰饮中阻呕吐案:吴某,女,46岁。慢性肥厚性胃炎,胃液潴留病史2年余。胃脘隐痛,时有恶心,呕吐清水痰涎,晨起为甚,面色少华,舌淡红、苔薄腻,脉弦。曾服复方胃友及中药疏肝和胃剂等,疗效不显。再之痰饮阻中,胃失和降,拟方化饮和胃降逆。用药:法半夏,云茯苓,鲜生姜,大枣,炙甘草,广陈皮。药进10剂,胃痛、泛恶均明显好转,腻苔渐化。守上方共进25剂,诸症悉除。复查胃镜未见胃液潴留[②]。

医案2:王某,男,46岁。患者两年来饮食稍有不节即发呕吐,5天

①汪龙德,杨博,张晶,等.脾胃病从痰饮论治探源及经验[J].中医研究,2021,34(4):75-78.

②顾庆华,陈伯涛治胃炎特色[J].江苏中医,1990(8):3-4.

前因饮食不节引起胃部疼痛，呕吐清水痰涎，日 7～8 次，头晕目眩，腹中肠鸣辘辘，大便 3 日未行，小便短少，畏寒肢冷，食后必吐，舌淡、苔白厚腻，脉濡细。经查胃镜示胃小弯溃疡伴幽门不完全梗阻；血常规示红细胞、白细胞及中性粒细胞均正常。中医诊断：痰饮呕吐，证属寒中脾胃，痰饮上逆；治宜温中散寒，降逆化痰。方用《外台》茯苓饮加减：制半夏 15 g，党参 12 g，苍术 12 g，茯苓 15 g，枳实 12 g，陈皮 10 g，生姜 10 g，干姜 10 g，延胡索 10 g。5 剂，水煎服，日 1 剂。二诊：胃脘痛止，不复吐矣，头晕减轻。守原方调治 7 日，大便得畅，舌苔渐化，胃气渐和，并嘱其注意饮食起居，尔后证情日渐好转，恢复正常上班。

按语："其人素盛今瘦，水走肠间，沥沥有声，为之痰饮"。该患者两年以来饮食稍有不节则呕，当知其脾胃素弱，胃气以降为顺，胃气不和，水饮停留则胃气上逆作呕；明代秦景明《症因脉治》认为："胸前饱闷恶心呕吐，膈下漉漉水声，眩悸不止，头额作痛，此痰饮眩晕之症也"，"脾为生痰之源"，脾胃受损，运化失司，水谷转化为水湿，痰浊水饮阻遏清阳升发则头晕目眩。《金匮要略》有言"诸呕吐，谷不得下者，小半夏汤主之"，徐景藩教授认为，小半夏汤为治疗呕吐的通用方。半夏性味辛温，《主治秘要》云其"燥胃湿，化痰，益脾胃气，消肿散结，除胸中痰涎"。生姜被誉之为"呕家圣药"，仲景治呕吐每以其为主要药物，二药合用，参小半夏汤之意，诸种呕吐用之皆验。茯苓一味镇悸利水，与小半夏汤一起，参半夏加茯苓汤之意，主治痰饮上逆、胸脘痞闷、呕吐、眩晕、心悸等症。李东垣认为引起弦晕的病邪是中焦脾胃虚弱所致虚痰，故主张补土治眩用《外台》茯苓饮。方中党参、茯苓、白术健脾气，除痰湿，使得中焦健运，生痰无源；"然纯用补脾脏之品，恒多障于胃气之降，致生胀满，是补脾者宜以降胃之药佐之"，此方中枳实、陈皮调气降胃，使得中气自为升降，恢复气机升降有序的生理状态[①]。

医案 3：黄某，女，36 岁。1978 年 6 月 19 日会诊。患者 1978 年 3

────────────────
①闫敏娜.外台茯苓饮临证举隅［J］.光明中医，2017，32（3）：431-433.

月 16 日在某县医院行输卵管结扎术，术前月经未净，术中手术室较冷，术后当晚即频频呕吐，饮水更吐，口渴，吃饭有时亦吐，伴低热，小便较短。在县医院行输液、止呕及中药治疗近 1 个月，呕吐有增无减，乃转至某省级医院妇产科进一步检查治疗，入院后再做多种检查，未发现实质性病变，胃镜已除外胃癌，骨髓象除外血液病，神经科会诊诊断为神经性呕吐。经中西药治疗，病情仍不减，口渴欲饮，频频呕吐，饮水更吐，发热 37.5 ~ 38℃，小便略短，无尿频尿急，小便无灼热，尿检亦无异常。曾服旋覆代赭、香砂六君、丁蔻理中汤等降逆止呕方剂，并配合输液等对症处理，病不见好转。当时伍老在该院带教，乃邀其会诊。诊时病情如前，苔白，脉浮。

辨证为下焦停饮呕吐，用五苓散治疗：猪苓 10 g，茯苓 10 g，泽泻 10 g，白术 10 g，桂枝 10 g。3 剂，每日 1 剂。服 1 剂呕吐大减，服完 3 剂，呕吐、发热均除，带上药 5 剂出院。

按语：仲景云："渴欲饮水，水入则吐者，名曰水逆，五苓散主之。"又云："脉浮，小便不利，微热消渴者，宜利小便发汗，五苓散主之。"本证呕吐经久，饮水后更甚，伴低热，小便不利，脉浮，故诊断为下焦停饮呕吐，用五苓散化气利水，水去则呕吐亦除，故取得了较好的疗效[1]。

医案 4：《临证指南医案》呕吐[2]。

徐（四六），气冲偏左。厥逆欲呕。呕尽方适。伏饮在于肝络。辛以通之。

吴萸（泡淡八分），半夏（三钱），茯苓块（三钱），淡干姜（一钱），代赭石（三钱），旋复花（二钱）。

王，诊脉右濡左弦。舌白不饥。瘀血上吐下泻。胃阳大伤。药饵下咽则涌。前医用大半夏汤不应。询知所吐皆系酸水痰沫。议以理阳方法。

人参，茯苓，川椒，干姜。

潘（十八），食后吐出水液。及不化米粒。二便自通。并不渴饮。五年不愈。宜理胃阳。用仲景法。

---

①伍建光.伍炳彩治疗饮证医案四则［J］.江西中医药，2005，12（12）：5.

②［清］叶天士.临证指南医案［M］.北京：中国中医药出版社，2008：185-196.

熟附子，半夏，姜汁，白粳米。

又泄浊阴。劫水饮。以安胃阳。服四日腹胀吐水已减。知阳腑之阳。非通不阖。再宗仲景法。

真武汤加人参。

某，郁热阻饮痹呕。有年最虑噎膈。

半夏，金斛，姜汁，茯苓，杏仁，广皮白。

徐评：所录诸方。属蓄饮者四五。属反胃者二三。反胃自有主治之法。蓄饮亦有成方可用。乃全不分别。惟以治肝胃之药参错成方。又用人参及姜附者七八。皆与反胃蓄饮相反。则呕吐一症。此老全未梦见也。患诸病者。亦大不幸矣。

医案 5：《吴鞠通医案》呕吐[①]。

金，六十八岁，癸酉三月二十日，旧有痰饮，或发呕吐，仍系痰饮见证，医者不识，乃用苦寒坚阴，无怪乎无可存之物矣。议食入则吐，是无火例。

淡吴萸（五钱），生苡仁（六钱），干姜（五钱），姜汁（每次冲三匙），半夏（八钱），广皮（三钱）。

五水杯，煮取二杯，分二次服，渣再煮一杯，服一帖。

二十三日　前方业已见效，但脉迟紧，与通养胃阳。

淡吴萸（三钱），生姜（五片），苡仁（三钱），人参（钱半），茯苓（二钱），半夏（三钱）。

不拘帖。

医案 6：《张聿青医案》呕吐[②]。

陶（左），胃有停饮，不时呕吐。水为阴类，非阳气旋运，不能消化。拟半夏茯苓汤苓桂术甘汤两方出入。

制半夏（三钱），上广皮（一钱），川桂枝（四分），公丁香（三分），广藿香（三钱），淡干姜（四分），白蔻仁（七分后入），白茯苓（五钱）。

左中脘作痛，甚则呕吐。脉象沉弦。此水饮停聚胃府。当缓以攻之。

---

①［清］吴瑭.吴鞠通医案［M］.北京：人民卫生出版社，1985：286-288.

②［清］张乃修.张聿青医案［M］.北京：中国医药科技出版社，140-143.

二陈去甘草、制香附、延胡索、白蒺藜、高良姜、瓦楞子（醋炒）、红芽大戟（八分）、白蔻仁（一钱三分）、公丁香（一钱）、黑白丑（各一钱五味研末为丸）。

三、痞满

痞满是以自觉心下痞塞，胸膈胀满，触之无形，按之柔软，压之无痛为主要症状的病证。痞者，痞塞不开也；满者，胀满不行也。现代医学中的慢性浅表性胃炎、萎缩性胃炎及功能性消化不良、胃神经官能症、胃下垂、胆囊炎、慢性肝病等疾病均可出现痞满。痞满容易反复发作，病情时轻时重，病程漫长，临床治疗上具有一定的复杂性。

水饮内停也是导致痞满的病机之一，患者因外感寒湿、饮食生冷、脾胃虚弱导致运化功能失常，水湿内停，化为水饮，水饮阻滞脾胃气机升降而致痞满。

医案1：女，48岁。主诉：胃胀1年。患者近1年来胃胀，多在进食后出现，有时呕吐、嗳气、口苦或口甜，诊断为慢性胃炎，经治疗未获好转。刻诊：胃胀，嗳气，纳差，口干不欲饮，颈部活动不适，背部针扎感，腰部凉，大便2～3日1次，时干时稀，小便少，夜尿2～3次。舌淡苔白，脉沉弦细数无力。体征：上腹无压痛。西医诊断：慢性胃炎。中医诊断：痞满。辨证：胃虚饮停，气郁气逆，饮郁化热兼太阳表证。方选《外台》茯苓饮合五苓散加半夏。处方：茯苓12g，苍术18g，泽泻18g，猪苓10g，党参10g，枳实10g，陈皮30g，清半夏15g，桂枝10g，生姜15g。7剂，每日1剂，水煎，分3次温服。二诊：患者胃胀、口干、颈背部不适明显减轻，纳食增加，嗳气减少。继服7剂，基本痊愈。

按语：患者首诊时胃胀，嗳气，纳差，舌淡苔白，脉细无力，属太阴虚寒，系胃气亏虚、气郁气逆之征。大便不爽，小便少，夜尿频，腰部凉，脉沉弦，是里有停饮之象。在太阴病兼里饮前提下，结合胃胀、纳差，判属《外台》茯苓饮证。颈部活动不适，背部针扎感，考虑表证，联系数脉，系表阳证，即太阳病。里饮兼见数脉，提示饮郁化热。口干不欲饮，系水饮内停、津不上承所致。表邪里饮兼郁热，并见口干、小便不利，属太阳阳明太阴合病之五苓散证。两证复合，则予两方合而治之，起到健胃利饮、理气降逆、解表清热之功。增入清半夏温中化饮，以提高疗效。二诊方证未移，前方续进，药尽诸症皆平。值得指出的是，患者虽以痞满来诊，但病机核心是表邪里饮，治疗必须解表利饮同时进行。若单解其表，则易激动里饮，变证百出。若单利其饮，则表邪因势入里，相互胶结而难解，无异于闭门留寇，遗患无穷。因此唯有解表、利饮两相兼顾，方可收表解里和之效[①]。

医案2：患者胃脘部疼痛伴胀满不适5年，伴恶心、呕吐清水痰涎半年余。刻诊见：胃脘部疼痛伴胀满不适，恶心、呕吐清水痰涎，偶有反酸，喜温喜按，遇冷加重，嗳气，头晕，心悸，形体消瘦，面色㿠白，疲乏无力，口干，大便略稀，偶有肠鸣，纳差，眠差，舌质淡红，苔白根部腻，脉沉弱，予《外台》茯苓饮加减。处方：茯苓20g，党参10g，炒白术20g，枳实20g，陈皮15g，生姜4片，炒酸枣仁25g，甘草10g。7剂，水煎服。1周后患者于门诊复诊，自述服药后恶心及呕吐感减轻，胃脘部畏寒感有所缓解，头晕及心悸均有所减轻，排便有所改善。上方加入木香10g，陈皮用量加至20g，以加强其理气止痛之功效。继续服用7剂，水煎服。三诊：服药后胃脘部疼痛伴胀满不适减轻，但仍有反酸，眠差，纳呆，余均有缓解。舌质淡，苔根部略腻。故调整处方，继续应用《外台》茯苓饮加减：茯苓20g，党参10g，炒白术20g，枳实20g，陈皮20g，生姜4片，木香5g，海螵蛸10g，焦三仙15g，炒酸枣仁25g，甘草10g。7剂，水煎服[②]。

医案3：《孙文垣医案》载医案。沈大参玉阳老先生，中焦有食积痰饮而作痞滞，以故大便了而不了，间或作胀。予脉之，两寸短弱，关滑，两尺沉滑有力。予曰：脾胃经有湿痰，蕴而为热，但清其中宫，使清阳升，浊阴降，而气血自旺，此不补之补也。以二陈汤加枳实、酒连、酒芩、滑石、姜黄、木香、干葛、山楂，两剂而愈。

---

①丁红平.冯世纶应用外台茯苓饮临床经验［J］.山东中医杂志，2016，35（11）：981-982.

②刘斯琦，贾秋颖.《外台》茯苓饮治疗慢性胃炎（痰饮停胃证）的经验总结［J］.现代养生，2018（24）：162-163.

医案 4：胡坷氏 [①] 运用小青龙汤加味治疗痞满。李某，女，46 岁，2013 年 3 月 13 日初诊。患者反复胃脘痞满 3 年，近半个月复发。患者自 2010 年出现胃脘痞满，嗳气，食后加重。胃镜检查诊断为慢性非萎缩性胃炎，服用西药抑酸、促胃动力等药，症状可以减轻，但稍饮食肥甘生冷、外感受凉则易复发。间断服用中药治疗，方药如柴胡疏肝散、香砂六君子汤、半夏泻心汤等，疗效不甚明显。半个月前因气候变化受凉而痞满复发。有慢性支气管炎病史 10 余年，发作则痰多清稀。刻下症见：胃脘痞满，餐后益甚，胃纳不馨，嗳气不畅，口不干渴，咳吐痰涎清稀量多，咳剧则胃中泛吐清涎，大便溏薄，时夹涕状白色黏冻，腹中肠鸣，小便偏少。舌偏淡胖，边有齿痕，苔白润泽，脉浮弦滑，上腹扪之稍有紧硬感，按之不痛。辨为外寒里饮，治宜温化水饮、和中消痞。予以小青龙汤加味：麻黄 10 g，桂枝 10 g，干姜 15 g，细辛 10 g，白芍 10 g，法半夏 10 g，五味子 6 g，炙甘草 6 g，厚朴 15 g，杏仁 10 g，5 剂。2013 年 3 月 18 日复诊：诉胃脘痞满明显减轻，咳嗽减，泛吐清涎改善，舌脉同前，效不更方，上方再予 5 剂。2013 年 3 月 22 日三诊：诉胃脘痞满好转，纳食正常，咳嗽较前明显改善，大便尚成形，无白色黏冻，舌质淡红、苔薄白，脉弦。改干姜 10 g，细辛 6 g，继服 5 剂，胃脘痞满及诸症若失。

医案 5：滑伯仁医案。苦胸中痞满。惯惯若怔忡状。头目昏痛。欲吐不吐。忽忽善忘。时一臂偏痹。脉之。关以上溜而滑。按之沉而有力。曰。积饮滞痰。横于胸膈。盖得之浓味醇酒。肥腻炙爆。蓄热而生湿。湿聚而痰涎宿饮皆上甚也。王冰云。上甚不已。吐而夺之。但冬月降沉之令。未可行此法。乃候至春日晴朗。以药探吐之。大吐异色痰如胶饴者三四升。一二日更吐之。三四次则胸中洞爽矣。

本案为胸中痞满，考虑积饮滞痰，以药探吐，突出老痰病即痊愈，取"其上者，因而越之"之意。极具临床参考价值。

医案 6：赵某，女，24 岁，成都市某小学教师。初诊：1980 后 8 月 17 日。

①黄丽，胡坷.胡坷运用小青龙汤加味治疗痞满经验［J］.实用中西医结合临床，2016，16（6）：51–53.

自述半年多来心下痞满，嗳气食臭，腹胀肠鸣，大便稀溏，日行 3 ~ 4 次，舌苔白腻，脉沉弦。病属水饮食滞停积胃脘，中焦痞塞，升降失常。治宜和胃消痞、宣散水气，予生姜泻心汤加味。生姜 18 g，大枣 8 枚，黄芩 10 g，黄连 10 g，党参 10 g，法半夏 10 g，炙甘草 10 g，干姜 6 g，枳壳 10 g，神曲 12 g，服 6 剂后病愈①。

医案 7：下述清末名医张聿青治痞满的医案记录比较详细，始终贯穿着温阳化饮。

虞（左）水饮停留，控之不出，攻之不行，刻下食入倒饱，中脘痞胀，作酸，欲吐不吐，小溲短少，便不畅行。脉象濡软。良由久病脾胃气虚，不能运旋，水谷之气，不能变化，清浊不克分渗。用介宾先生五君子煎，以补脾胃而振中阳，参分化清浊，以观动静。

吉林参（一钱），云茯苓（四钱），炙甘草（七分），炒于术（二钱），淡干姜（七分），来复丹（一钱五分药汤送下）。

二诊：温运脾胃，而厘清浊痛胀不退，欲吐不吐，胸中有窒闷莫名之状，大便不行，小溲涩少。脉沉细微数，舌红前半少苔。停饮日聚于上，胃液日耗于下，攻之不行，执是之故。木为水子，用刚体柔，营液既虚，则木失涵养，横暴之气，挟痰攻冲。脾胃皆受其困。再养营液，参苦辛酸以制强肝，冀其气平而痰饮默化。

干苁蓉（三钱），炒萸肉（二钱），制半夏（一钱五分），甘杞子（三钱），茯苓（三钱），白芍（土炒二钱），安胃丸（三钱分二次服）。

三诊：痰饮结聚于上，肝气纵横于下，以手探吐，痰出略舒，而仍腹满作胀。经谓浊气在上，则生胀。又谓在上者因而越之。姑再遵此立方。

炒于术（二钱），陈皮（二钱），石菖蒲（一钱五分），川朴（二钱），生熟草（各三分），广藿梗（四钱）。

六味研末，每服三钱。甜瓜蒂一两，赤小豆一两，二味微炒黄色，研细，另服三钱。均开水调送下。

①马光烈.宋鹭冰60年疑难杂证治验录［M］.北京：中国中医药出版社，2016.

四诊：肝气挟饮内阻，吐出痰涎甚多。所有痰涎，当从涌出，而胸膈仍然不舒，噫出腐气。脉象濡弱。良由屡次挖之使呕，胃中之气阴安得不亏，谷气不能变化，酿为腐气。未可漫投消导，用金匮大半夏汤，以通补阳明，而推扬谷气，参重以镇逆，咸以软痞。

吉林参（八分），代赭石（四钱），蜜炙干姜（三分），炙甘草（五分），制半夏（二钱），旋复花（三钱包），炒木瓜皮（一钱五分），橘白（一钱），南枣（三枚），白蜜（一钱五分入煎）。（《张聿青医案》）

医案8：仰纳谷作吐，与涎沫同出，此胃阳不化，痰饮内聚之病；而气升偏左，兼挟肝气之证。用温化法，稍佐和肝。

野于术，淡干姜，川桂枝，炙甘草，云茯苓，法半夏，新会皮，炒枳实，牛膝炭，吴萸，（川连煎汁，炒）灶心土（煎汤，澄清，代水，温服，冲姜汁三滴）。

二诊：前与温化法，呕吐稍定，而涎沫之上泛者仍多。胃中湿饮凝聚，不得通降，则上逆而为反胃。所难治者，肝脉不平。脘左隐痛，每当甚时，即有哕气上出，此必痰瘀阻滞，郁久化热，有内痈之虑。燥则助热，凉则助湿，颇难着手。姑予疏浊和胃，先通其壅。旋覆花（新绛同包），半夏，橘白，归须（去油，乳香研末拌炒），茯苓，苡仁，桃仁，杏仁，紫丹参，丹皮，郁金，忍冬藤，竹茹。（《柳宝诒医案——痰饮案》）

四、慢性腹泻[①]

慢性腹泻可归于中医学"泄泻""久泻"等范畴。因其起病缓、病程长，或腹泻失治误治，迁延不愈，久病之后，脾、肾阳气受损，更易加重腹泻。《素问·经脉别论》有云："饮入于胃，游溢精气，上输于脾，脾气散精，上归于肺，通调水道，下输膀胱，水精四布，五经并行。"由此可知，人体内正常水液代谢途径与脾气升发、肺脏布散、肾脏开合功能关系密切，中间任何一脏功能失司都会导致水液代谢失常，形成痰饮、湿邪。经曰"清气在下，则生飧泻"，《景岳全书·泄泻》亦云"泄泻之本，无不由于脾胃"。

①刘婉琼，李享，娄颜，等.从"病痰饮者，当以温药和之"论述赵荣莱治疗慢性腹泻经验［J］.环球中医药，2019，12（12）：1901–1903.

脾主运化，主升清降浊，脾气虚弱，运化失司，则水液停聚，化为痰湿。"无湿不成泻"，湿性趋下，留于肠府，发为泄泻。

《金匮要略·痰饮咳嗽病脉证并治第十二》有云"其人素盛今瘦，水走肠间，沥沥有声，谓之痰饮"，并有留饮利的论述。其原文第18条曰："病者脉伏，其人欲自利，利反快，虽利，心下续坚满，此为留饮欲去故也，甘遂半夏汤主之。"此条为水饮内停于胃，下走大肠。由于水饮久留心下，闭郁血脉，阳气不通，所以病者脉伏。因其正气未虚，有逐饮外出之力，故其人欲自利，利后反觉爽快，此为留饮有欲去之势。但虽然下利，留饮未能去尽，去者虽去，而新饮仍然日积，故其人心下继续痞坚胀满。此类腹泻，多无明显诱因，晨起即便，大便稀溏，可挟有黏液或痰涎样物，腹中满痛拒按，泻后稍感轻松，口干不欲饮。舌质白腻，脉象沉伏兼滑象。此时，当因势利导，攻逐水饮，以绝病根。主方用甘遂半夏汤，方中甘遂攻逐留饮，驱水从大便而去，佐以半夏散结除痰，降浊下行，芍药和阴散结，甘草护液调中，白蜜缓中解毒，共奏开破利导而不伤正之功。

后世医家多将"痰饮之邪"与肺系疾病相联系，然而亦有不少医家认为"痰饮"与脾胃关系紧密。《医门法律·痰饮门》中对于痰饮立论精辟，提出"痰饮者，未有不从胃者起矣"，可见脾胃乃聚湿生痰之根源，脾胃虚弱，气血无力运行，气机壅滞，则亦聚湿生痰，水停为饮。《诸病源候论》中对于痰饮留于胃肠可见症状，描述为"痰饮者……饮邪留于胃肠……症见饮食减少，肠鸣便溏，心下痞闷，呕吐涎沫等。又名流饮，今之胃肠道疾病似为是证。"

由此可见，痰饮之于胃肠疾病，多可见纳差、痞满、呕吐、肠鸣、腹泻等症状。而慢性腹泻以其典型的长期泄泻、肠鸣等消化道症状，或可从狭义痰饮范畴进行论治。医家沈明宗及部分现代学者认为，"温药和之"的治疗大法，正是针对于狭义痰饮。

医案1：患者，女，41岁。腹泻、腹痛反复发作5年，加重10天，于2017年6月8日就诊于我院。患者3年前出现大便溏稀，每日3～5次，便前腹痛，便后缓解，伴腹胀，口服蒙脱石散剂后症状好转，后每食生冷时上述症状反复发作。10天前，患者大便次数增多，每日6～7次，便溏，不伴脓血、黏液，腹痛即泻，泻后痛止，肠鸣音亢进，腹胀不适，四肢不温，畏寒怕冷，纳差，夜眠一般，小便清长，平素喜热饮，舌质淡，舌体胖大，边有齿痕，苔水滑，脉细滑；查血常规、大便常规、甲状腺功能及电子肠镜均未见明显异常。西医诊断为肠易激综合征（腹泻型）。中医辨病为泄泻，证属寒饮内停，脾阳亏虚，治宜温化寒饮，补益脾阳。方选小青龙汤加减。处方：麻黄20 g，桂枝20 g，姜半夏12 g，细辛10 g，醋五味子9 g，干姜20 g，白芍9 g，茯苓20 g，泽泻20 g，车前子15 g，淡附片（先煎）6 g，炙甘草9 g。7剂，水煎服，每日1剂，早、晚分服，嘱其忌食生冷。

6月16日二诊：服7剂后，大便次数明显减少，每日1～3次，质松软，偶感腹痛，腹胀，乏力，纳食增加，舌质淡，苔白，脉细，上方去麻黄、车前子、泽泻，加生姜5片、党参15 g。10剂，用法同前。

7月1日三诊：患者大便质软成形，每日1～2次，不伴腹痛，乏力大减，纳食可，腹胀好转，但进食后加重，畏寒怕冷及四肢不温症状较前缓解，守上方，加厚朴、枳实各10 g，再服10剂，诸症缓解。

按语：患者中年女性，泄泻、腹痛三载，寒饮内伏久矣，每食生冷，则引动内饮，寒饮下滞肠间，肠道失其传导，则便溏、大便次数增多；寒饮阻滞气机升降，则腹痛肠鸣；寒饮为阴邪，耗损阳气，故畏寒怕冷、四肢不温；寒饮得温则化，故喜热饮；阳虚蒸腾气化水液失司，故小便清长舌质淡；舌体胖大、边有齿痕，苔水滑，脉细滑均为寒饮内停之象，故用小青龙汤温化寒饮，然水饮困脾久矣，耗伤脾阳，治当兼顾脾阳，加淡附片补火助阳，兼逐风寒湿邪"泄泻不利小便，非其治也"，加用泽泻、车前子、茯苓使水饮之邪从小便利，并解水湿困脾之忧。诸药配伍，共奏温阳化饮、补益脾阳之效[①]。

医案2：李某，男，32岁，2000年5月7日初诊。患者自诉1周前偶感风寒后，即现发热恶寒，咳嗽，痰色清稀白黏，流清涕。曾在某院求治，

①赵弥彰，刘光伟.小青龙汤治疗寒饮内停型肠易激综合征医案2则［J］.中国中医药现代远程教育，2018，16（5）：86−87+105.

诊断为"感冒"，予疏风散寒解表之剂口服，诸症虽减，但腹泻频作，泻下清稀，腹部隐痛，手足不温，食欲不振。经检查诊断为急性胃肠炎，察患者舌淡苔白滑，脉沉滑。脉症合参，此乃寒邪犯肺，留滞不去，下迫大肠，传导太过所致。当以疏风散寒，通调水道为治。方取小青龙汤加味：麻黄5 g，炙甘草、桂枝、干姜各6 g，五味子、白芍各9 g，半夏、车前子各10 g，细辛3 g，白术、茯苓各12 g。患者服药2剂后腹痛消失，腹泻减轻，食欲增进，继服2剂，诸症悉除。

按语：肺为水之上源，风寒袭肺，宣降失常，通调失司，水液不能下输膀胱，流注肠道而发为泄泻。小青龙汤温肺散寒，使肺气宣畅，水道通调，水液下走膀胱，大肠传导正常。加茯苓、车前子、白术等利水渗湿以助其功，故感冒愈而腹泻止[①]。

医案3：杨某，女，50岁，2007年8月就诊。主诉：大便不成形；因近来精神受到刺激，遂出现情绪不宁，心慌，失眠，咽喉不适有异物感，胃脘痞堵，头痛背重，悲伤欲哭。诊断为郁证，给予甘麦大枣合逍遥散及半夏厚朴汤加减治疗后，郁证相关诸症悉除，唯大便依然稀烂不成形。至11月2日续诊时，因思患者自8月份以来经过将近2个月的调治，脏燥、肝郁基本已愈，但治疗原则与方药却未做相应调整，本指望前方中大剂量苓、术（各30 g）能够起到止泻作用，但显然事与愿违。再仔细询问病情，发现患者除大便不正常外，尚有肠鸣、眩晕，始恍然此胃肠间有饮邪焉。更方以己椒苈黄丸合苓桂术甘汤加减：防己10 g，椒目6 g，葶苈子6 g，桂枝12 g，茯苓15 g，白术12 g，泽泻15 g，车前子15 g，炮姜12 g。7剂。11月13日：服药至第4剂即大便正常，肠鸣止。上方略做加减，再予7剂以巩固疗效。痰饮常同时并见，本案既有稠痰梗喉（梅核气），又有稀饮留肠（大便稀烂），乃得之于肝郁气滞，聚津成饮，炼饮为痰。之前虽有半夏厚朴汤化痰，却无药除饮，故止泻无效。11月着重化饮，大便始得以正常化。在整个治疗过程中，虽然均有用苓术健脾止泻，但只有在11月当与化饮药同用时才发挥了止泻的作用，尽管所用苓术的分量只有先前的

---

①胡献国.小青龙汤新用三则［J］.湖北中医学院学报，2003，5（4）：74.

半量或以下。于此可见，饮邪致泻是存在的，健脾止泻并不能代替化饮止泻，两者同中有异。其中三味，颇值把玩。

医案 4: 通因通用治池泻。高某，男，32 岁，律师，1998 年 3 月 28 日初诊。以腹中隐痛、肠鸣腹泻的复发作 2 年余为主诉。患者近 2 年来常以紧张疲劳为诱因而出现阵发性腹痛，脐周不适，肠鸣辘辘，泻下黏液稀便，日四至十余次不等。曾反复查大便常规，做大便培养及乙状结肠镜检，均未见异常。行全消化道 X 线钡剂造影后，拟诊为小肠功能紊乱。近因工作繁忙，1 个多月来上述症状复发，自服西药复方苯乙哌啶片及中成药健脾丸 1 周，病情未见好转。后又求诊于某中医院消化科，服中药 10 余剂而症情如故，遂邀余诊。刻诊：面色晦黄，形体略瘦，腹中挛痛或脐周不适时作，肠鸣辘辘有声，泻下黏液夹沫样稀便，日 4 ~ 6 次，泻后肠鸣止，但须臾又起。脘腹满闷饱胀，口干苦而不思饮，溲赤量少，食不多。苔白腻，脉沉滑略弦。诊断为泄泻，证属痰饮化热停于肠间，日久困脾，运化失健。根据中医标本缓急之法则，先予清热泻浊、分消痰饮之法，仿《金匮要略》己椒苈黄丸之意。处方：防己 12 g，椒目 6 g，甜葶苈子 10 g，土炒大黄（久煎）6 g，川朴 6 g，云苓 10 g。水煎服。1 剂下后，患者来述腹泻加重，便下大量稀黏之物，恐症状加重，未敢再服，此乃肠中痰饮去矣。嘱患者勿虑，继服。又 3 剂后肠鸣腹泻大减，小溲增多，口干苦及脘腹满胀消失。胃肠饮热，十之八九，遂改用参苓白术散化湿而治本，服药 12 剂痼疾告愈，至今未发[①]。

按语：《金匮要略》己椒苈黄丸本为肠间痰饮而设。"其人素盛今瘦，水走肠间，沥沥有声，谓之痰饮"，要点在"肠间沥沥有声"本案患者肠功能紊乱，肠蠕动快，肠管中水气多，则肠鸣亢进，是故"沥沥有声。然己椒苈黄证为便秘，本证无便结反泻下，是热结轻而痰饮重之故，痰饮下驱，故泻下黏液稀便。观前医处方，均为健脾祛湿之品却无任何效果，是因肠中痰饮非健脾法湿之品力所能及；又痰饮下去，则脾运不健，药非脾运而不达病所，故其罔效。己椒苈黄丸中防己、椒目辛宣苦泄，导痰从小便而去，用甜葶苈子较苦葶苈子势缓，降气逐饮而不伤胃，唯方中大黄需土炒后久

---

①段峻英.反治法临床运用举隅［J］.光明中医，2004，19（4）：55.

煎，方可折其寒下之力而增健脾益胃之功，加云苓甘淡渗湿，健脾止泻，川朴下气除满，燥湿消胀。诸药合用，使肠间痰饮渐去，诸症大减。但攻逐之品恐伤正气，不可久用，邪去十之八九则当立止，故改用参苓白术散方以健脾祛湿而图治本。

医案5：患者，女，56岁，退休职工，腹泻20余年。病初大便每日3～4次，不以为然，后逐渐加重至每日6～7次，虽经多方治疗，每日登厕仍4～5次。刻诊：稀便4次/日，晨起为甚，大便无脓血及黏液，伴肠鸣，胸脘痞闷，面色少华，舌淡苔白腻，舌边齿痕显露，脉沉细。辨证属脾肾阳虚，施以温肾健脾、升阳除湿剂治疗15天，疗效不显，后细审其证：脉细更带弦象，尺脉滑，伴乏力，胸闷气短（午后为重），夜尿4～5次。因痰饮可见弦脉，滑为有余。据此辨证符合留饮致邪特点，予甘遂半夏汤。处方：白芍15g，半夏10g，炙甘草10g，甘遂末3g。用法：前三味加水15ml（兑入蜂蜜150g及甘遂末搅匀，再用文火煮沸，嘱空腹顿服，待腹泻后少啜稀粥以复胃气。数日后患者来诊，自诉服药后肠鸣、腹痛、腹泻10余次，随后3天，患者大便2～3次/日，基本成形。望诊：舌边仍现齿痕。问患者服药方法，得知其忽略"空腹"二字，考虑饮邪未尽除，宜再攻之，但恐峻下伤正，故议先补后攻，予以参苓白术散。服用3天后，患者自诉大便次数增加，且杂有涕状物，嘱患者停用参苓白术散，经用甘遂半夏汤（用量及方法同前），患者服药后腹泻七、八次安然无恙，软便12次/日。随访2年至今未复发[①]。

医案6：患者，女，56岁，退休职工，腹泻20余年。病初大便每日3～4次，不以为然，后逐渐加重至每日6～7次，虽经多方治疗，每日登厕仍4～5次。刻诊：稀便每日4次，晨起为甚，大便无脓血及黏液，伴肠鸣，胸脘痞闷，面色少华，舌淡苔白腻，舌边齿痕显露，脉沉细，辨证属脾肾阳虚，施以温肾健脾，升阳除湿之剂治疗15天，疗效不显，后细审其证：脉细更带弦象，尺脉滑，伴乏力，胸闷气短（午后为重），夜尿4～5次，因痰饮可见弦脉，滑为有余。据此辨证符合留饮致泻特点，予甘遂半夏汤。

①刘超.甘遂半夏汤治疗痰饮久泻1例［J］.中国社区医师，2010，12（27）：150.

处方：白芍 15 g，半夏 10 g，炙甘草 10 g，甘遂末 3 g。用法：前三味加水煎取 150 ml，兑入蜂蜜 150 g 及甘遂末搅匀，再用文火煮沸，嘱空腹顿服，待腹泻后少啜稀粥以复胃气。数日后患者来诊，自诉服药后肠鸣腹痛、腹泻十余次，随后 3 天患者大便每日 2～3 次，基本成形。望诊：舌边仍现齿痕，问患者服药方法，得知其忽略"空腹"二字，考虑饮邪未尽除，宜再攻之，但恐峻下伤正，故议先补后攻，予以参苓白术散。服用 3 天后，患者自诉大便次数增加，且杂有涕状物，嘱患者停用参苓白术散，径用甘遂半夏汤（用量及方法同前），患者服药后腹泻 7～8 次安然无恙，每日软便 1～2 次。随访 2 年至今未复发。

按语：本例为久泻患者，屡治乏效，综观其脉证，当属体内有留饮客于肠胃，非张仲景峻剂无以摧其窠穴，两用甘遂半夏汤而邪去病除，其间误补病势反而加重。从中可以领悟出：一部分久泻患者多虚中挟实，邪积不去则正气难复，治疗应遵"陈莝去而肠胃洁"之古训，正如甘遂半夏汤该方论中所说"病饮之人，欲自下利，利后通快，此为所留之饮，欲自去而愈故也。若虽利，利反不快，心下续有坚满，乃所留之饮盘结不欲去也。宜甘遂半夏汤"。饮为阴邪，当寅卯阳气升发之时，则气动饮行，而作下利，随其实而攻之，则效如桴鼓。本方应用范围相当广泛，可治疗消化系统的肝硬化腹水、肠结核、结核性腹膜炎、慢性肠炎，循环系统的心包积液，泌尿系统的慢性肾炎水肿。现代药理学研究证实，本方能通过刺激胃肠道黏膜使肠蠕动增强而具有明显的泻下作用；对革兰氏阴性、阳性菌中的多种细菌有效；并对某些病毒、真菌及有些致病性原虫也有抑制作用。方中"甘遂峻下留饮，反佐甘草以激之，水结未有不破者，因自下利，故又佐芍药以约束之，防胜后穷追不止也……"方论言简意赅，读后使人顿消"甘草反甘遂"之定见，只要辨证细致精当，放胆投用，可收奇效。若能深悟张仲景此方暗蕴之神思，将其运用于指导治疗其他难症顽疾，定有惊喜收获。

五、嘈杂 反酸

嘈杂的定义及临床表现：中医学谓嘈杂为胃中空虚，似饥非饥，似辣非辣，似痛非痛，莫可名状，时作时止的病症，可单独出现，又常与胃痛、吐酸并见。临证时对嘈杂的认定主要依靠患者的自觉症状，多为胸骨后至上腹部的不适感觉，非胀非痛，可饥饿时明显，亦可于进食后加重，常与泛酸，嗳气，恶心，呃逆，胃脘胀痛等症状并见。

反酸属于中医"吞酸""吐酸"范畴，可单独出现，也可与其他消化系统症状兼见。正常情况下，食管和胃连接处的下食管括约肌压力比胃内压高，构成压力屏障，可防止胃内容物反流，当食管、胃、十二指肠发生炎症、糜烂、溃疡等病变时，食管、胃、十二指肠功能障碍，胃酸分泌增多，下食管括约肌松弛，胃逆蠕动增强，胃酸反流至口腔。历代医家对于反酸成因看法不一，或为寒，或为热，或为寒热错杂。明代张介宾《类经图翼》云"有饮食不化而吞酸反胃者，有痞满膈塞而水泛为痰者，皆中焦之阳虚也。"

中医学对于嘈杂有丰富的记载。《素问·至真要大论》云步阳之胜，热客于胃，烦心心痛，目赤，欲呕，呕酸善饥"，联系上下文可知，此句中所说的"烦心"，实指嘈杂"。嘈杂病症始见于宋代，陈无择在《三因极一病证方论》中曰："人之有痰饮病者……症状非一……为呕，为泻，晕眩，嘈烦"。而"嘈杂"一证的正式提出首见于元代《丹溪心法·嘈杂》，其云：嘈杂是痰因火动，治痰为先"。朱丹溪在确立嘈杂之谓的同时初步阐发了其病因病机和治则。明代诸医家则详细描述了嘈杂的证候特点，如虞传《医学正传》曰："夫嘈杂之为证也，似饥不饥，似痛不痛，而有懊恼不自宁之状者是也。其证或兼嗳气，或兼痞满，或兼恶心，渐至胃脘作痛。"明代张景岳较为详细地描述了嘈杂的临床表现："其为病也，则腹中空空，若无一物，似饥非饥，似辣非辣，似痛非痛，而胸痛懊恼，莫可名状。或得食而暂止，或食已而复嘈，或兼恶心，或渐见胃脘作痛。"清代医家对嘈杂的症状特点又有补充：潘楫《医灯续焰》曰"其发也，如饥之欲食，甚则烦佛杂乱，与吞酸、吐酸、十呕、胃痛等疾，皆为噎膈反胃之渐"；何梦瑶《医碥》曰"其证似饥，急欲得食，心中扰扰不宁，如酸如辣，似慌张"。

对于病因病机的认识，历代医家各有所侧重，概括来说，主要集中在以下几个方面，即痰饮、火热、土虚、木乘阴虚血少、虫等。朱丹溪认为嘈杂发病主要是由痰所致，并可分为"痰饮火动、食郁有热、湿痰气郁"等。陈自明也认为"夫心胸嘈杂，妇人多有此证。原疾之由，多是痰也"。后世众医家对此阐发较多，如龚廷贤明确指出："夫嘈杂之为症也……实痰火之为患也。"李用粹《证治汇补》云："（丹溪）病因恣食无节，蓄积痰饮，滞于中宫，故为嘈杂，此嘈杂之属于痰也"。张璐也认为嘈杂的病变中可出现痰饮，其在《张氏医通》中曰："谷之精微不行，浊液攒聚，为痰为饮。"《寿世保元》云：夫胃为水谷之海，无物不受，若夫湿面鱼腥，水果生冷，以及烹饪不调，粘滑难化等物恣食无节，朝伤暮损，而成清痰稠饮，滞于中宫，故为嘈杂、嗳气吞酸痞满，甚则为翻胃膈噎，即此之由也。……治法以南星、半夏、橘红之类，以消其痰；芩、连、栀子、石膏、知母之类，以降其火。苍术、白术、芍药之类，以健脾行湿，壮其本元。脾为生痰之源，嘈杂病变部位在脾胃，又伴胸前及胃脘闷胀感及恶心等，均支持痰饮这一病因要素。

历代医家对于反酸的成因看法不一，或为寒，或为热，或为寒热错杂。明代张介宾《类经图翼》云："有饮食不化而吞酸反胃者，有痞满隔塞而水泛为痰者，皆中焦之阳虚也。"刘敏教授[①]认为，脾胃同居中焦，赖阳气以运化万物，其运化功能健旺，就能防止水液在机体不止当停滞。过食生冷，损伤脾阳；或暴饮暴食，胃纳过多，食滞胃脘；或素体脾虚，或过用寒凉药物，导致中焦虚寒，脾失健运，饮食痰涎不能输化，俱化为水，胃气不降，酸水随胃气上逆，可见中焦虚寒为反酸的常见病因。故温中化饮为中焦阳虚型反酸的基本治疗原则。运用苓桂术甘汤治疗反酸取得良好疗效。

医案1：患者，潘某，男，74岁。患者近日反酸，胃灼热，胃纳正常，口渴，小便多，大便溏软，每日3次。胃镜检查提示反流性食管（LA-B）。患者舌淡红，舌体胖大，苔白，脉弦滑。四诊合参：患者脾胃虚弱，中阳不振，

---

①李文靖，刘敏.刘敏运用苓桂术甘汤治疗反酸医案［J］.世界最新医学信息文摘，2019，19（34）：316.

水饮内停，随胃气上逆则反酸，郁而化热，湿热下注，则大便多且便溏软。舌淡胖大、脉弦滑均为水湿不运、水饮内停之征，利去一分湿，伤其一分阴，纯以滋阴则碍湿热之泄，故拟方苓桂术甘汤温中阳化饮，猪苓汤清下焦湿热又不伤阴。处方：茯苓15g，桂枝12g，白术15g，炙甘草12g，干姜9g，五味子9g，猪苓12g，泽泻18g，滑石15g，阿胶9g。每日1剂，每日2次，免煎颗粒冲服，服用4周后反酸、胃灼热症状消失，大便每日1次。

医案2：患者，石某，女，50岁。患者反酸、嗳气半个月余，近日自觉舌体肿大，口唇红肿，咽干，心悸，平素出汗多，喜食冷饮，二便调，眠安；舌淡红，苔白，舌体胖大，脉滑。四诊合参：患者平素贪凉喜冷饮，损伤脾胃，中阳虚寒，津液聚而成饮，饮食郁积，湿热中生，随气上逆则嗳气，反酸；湿热郁伏脾胃，脾开窍于口，唇为脾之外候，故见口唇红肿诸症。拟方苓桂术甘汤和泻黄散治疗。处方：茯苓15g，桂枝12g，白术9g，炙甘草9g，大枣6g，藿香21g，防风40g，炒栀子6g，生石膏15g。每日1剂，每日2次，免煎颗粒冲服。服药2周后反酸、嗳气改善，舌体肿胀感消失，心悸减轻。

医案3：患者，郭某，女，23岁。平素饮食不规律，半个月以来经常反酸，胃灼热，胃纳一般，食后饱胀感，心下逆满，心情低落，二便可。舌淡，苔白，舌体胖大，脉和缓。四诊合参：患者饮食不节，胃脘膜胀，脾气不运，积滞中焦，肝气不舒，木郁熏蒸湿土，曲直作酸，拟方苓桂术甘汤和左金丸治疗：茯苓15g，桂枝9g，白术9g，炙甘草9g，黄连6g，吴茱萸1g。每日1剂，每日2次，免煎颗粒冲服。患者服药4周后反酸、胃灼热均有明显改善。

医案4：王旭高临证医案——鼓胀水肿门医案。惠湿伤脾肾之阳，先腰痛而后足肿，脘中作痛，口泛酸水。用甘姜苓术汤合五苓散加味：甘草，干姜，茯苓，白术，猪苓，泽泻，肉桂，半夏，陈皮，通草，五加皮。

渊按：泛酸一证，《黄帝内经》言热，东垣言寒，究竟辛通药最效。

又前用辛温通阳，甘淡祛湿，脘痛，足肿，呕酸等症皆除，惟跗肿未退。

减其制以调之。苓桂味甘汤。

六、腹水

肝硬化是一种由多种致病因素持续或反复损害肝脏，引起肝细胞变性、坏死、再生和大量纤维组织增生的结果，腹水的出现，常提示肝硬化已属晚期。活动性肝硬化时，常常出现腹水。腹水形成的机制是一个十分复杂的过程，因为这是由多种病理因素、多种脏器、多个环节互相作用的结果。肝硬化引起的腹水，属非炎性漏出液，外观颜色常为淡黄色，清晰或微混浊，属浆液性，一般不凝固，比重常 < 1.017，浆膜黏蛋白定性试验阴性，蛋白定量常低于 3 g，主要为白蛋白。葡萄糖定量约与血液的含量相等。每立方毫米所含细胞数常少于100个，以内皮细胞为主。细菌学检查无致病菌存在。

本病属于中医学"臌胀"的范畴，在各家方书中有许多不同的名称，如"水蛊""蛊胀""蜘蛛蛊""单腹蛊"等。臌胀是因肝、脾、肾功能失调，终至气滞血瘀，水停腹中。本虚标实，虚实交错，是本病的特点，治疗宜攻补兼施。

比较严重的情况是癌性腹水，其是因恶性肿瘤导致壁腹膜发生弥漫性病变，从而引起腹腔内液体异常增多的现象，是恶性肿瘤晚期常见并发症，可引起腹胀、腹痛、乏力、纳差、呼吸困难、活动受限、循环障碍及多器官功能衰竭等临床表现。目前西医治疗本病手段丰富，但疗效欠佳。《素问·腹中论》中云：有病心腹满，旦食则不能暮食，此为何病？岐伯对曰：名为臌胀。臌胀病与水液代谢密切相关，是因脏腑运化津液功能失常导致水饮停聚腹中，因此又属痰饮病范畴。恶性肿瘤患者或因瘤体阻碍气血运行，或因病久耗伤人体正气，或因放化疗损及人体阳气，至晚期皆呈现出阳虚之象。阳虚则阴无以化，水为阴，气化不利，积聚腹中，而形成癌性腹水，即为痰饮病。《金匮要略·痰饮咳嗽病脉证并治第十二》篇中提出，"病痰饮者，当以温药和之"，意寓痰饮乃水饮之邪结聚一处，寒水之气阻碍气机为患，其病因病机与癌性腹水一致，治当温阳以治本，化饮以除标。癌性腹水属阴，为有形之邪，可波及五脏，停聚局部，并流溢四处，轻则阻遏阳气，重则伤人阳气，具有遇寒则凝、遇阳则行、得温则化的特性。

故应温补阳气，使阳能运化，则饮邪自除。具体可针对不同情况，通过温肾阳、脾阳、膀胱、心阳，兼以利水之法，在改善癌症患者阳气亏虚的同时，缓解腹水症状。另外，在本病的治疗中常用到攻逐利水方，此时须佐扶助正气之品，避免峻药过耗正气，为后续治疗奠定基础，这亦是谨守"温药和之"原则的体现。

陈潮祖认为，己椒苈黄丸可逐水涤饮、前后分消，治疗肝硬化腹水甚效。己椒苈黄丸出自《金匮要略》，由防己、椒目、葶苈子、大黄组成。用法：上四味为末，蜜丸如梧桐子大，食后服 1 丸，日三服。稍增，口中有津液，渴者，加芒硝 15 g（每次可服 3 ~ 6 g，如果改丸为汤，当减其量）。主治饮邪内结，腹满，口舌干燥者。证析：腹满，是本方主症；饮邪内结，是此证病机。腹满为腹水所致，与一般气滞作胀有所不同。若欲鉴别腹腔是否有水，可令患者侧卧，以手叩腹，卧侧如呈浊音即是。少阳三焦为水液运行通道，属于肝系组成部分。水液升降出入，即需肺、脾、肾三脏协同配合，也需肝疏泄调节。今因肺卫宣降失常，肝疏泄失职，三焦水道失调，水液渗入肠间，故腹胀满；水津不能上承，故口舌干燥。若再深入研究肝脏疏泄何以失常，则因血瘀肝脏，逐渐硬化，以致津因血阻，渗入腹腔，呈为腹满。本方方义：体现逐水涤饮，前后分消之法则。方用防己、椒目导引前阴，令清者从小便而出；葶苈子、大黄推饮于后窍，令浊者从大便而下，前后分消则水饮去而腹满可除。唯因肝血瘀阻病根难拔，所以只可暂时取效，难免复发。此方葶苈子泻肺于上，大黄荡涤于下，防己、椒目疏通三焦，曾治数例肝硬化腹水获效。张仲景谓"肠间有水气"，对水停部位描述准确；谓腹满而不曰肿胀，对症状描述也很准确。方中大黄有活血行瘀作用，可祛肝血瘀阻，使肾系血液流通，借此可以改善肝肾功能。观其每服不过 1 丸，却有缓图之意。

应用时随证加入大腹皮、槟榔、金钱草、夏枯草之类含钾药物，可免利水失钾而致昏。亦可加入麻黄、细辛开泄腠理，成为发汗、利水、泻下三法合用的结构。

己椒苈黄丸治疗臌胀，有多位学者进行报道。

王学平报道：应用己椒苈黄丸配合滋补肝脾肾方药，制成鼓胀Ⅰ号方、Ⅱ号方，先补后攻再补，治疗肝硬化腹水收效满意。鼓胀Ⅰ号方系己椒苈黄加五苓散加减，加蟋蟀以攻坚决壅，分利水湿。服药后腹水多在 7 ~ 14 天消退。服本方快利后又再以Ⅱ号方（由黄芪、白术、茯苓、山药、黄精、女贞子等组成）进一步巩固[①]。

李先德报道：应用己椒苈黄丸合黄体酮治疗肝硬化腹水取得较好疗效。处方：汉防己 30 g，葶苈子 30 g，白术 30 g，川椒目 8 g，大黄 6 g，紫参 20 g，大腹皮 20 g，炙鳖甲（先煎）20 g。每日 1 剂，至腹水消退。黄体酮 40 mg，肌内注射，每日 1 次，腹水消退后改为每周 2 次，继之 1 周 1 次，共 3 周[②]。

陈华奇等报道：应用己椒苈黄丸治疗肝硬化腹水取得较好疗效。方法：自制己椒苈黄丸蜜丸如梧桐子大，白汤送服，每日 3 次，每次 1 丸，10 天为 1 个疗程[③]。

樊方桂报道：应用己椒苈黄丸加味治疗因血吸虫病引起的肝硬化腹水 36 例，显效 12 例，好转 18 例，无效 6 例。处方：防己 12 g，椒目 9 g，葶苈子 6 g，大黄 9 g。食欲不振者，加茯苓 12 g、怀山药 12 g、薏苡仁 12 g；胸腹痞闷者，加槟榔 10 g；脘腹坚满痛如针刺者，加三棱 9 g、莪术 9 g、丹参 15 g、鳖甲 12 g；面色萎黄，四肢无力者，加党参 12 g、白术 12 g；形寒肢冷，小便清长者，加附片 6 g；午后低热，口干心烦者，加知母 10 g、黄柏 6 g。药物按其比例称取重量，共研细末，蜜炼为丸，每日服 3 次，每次服 9 ~ 12 g，温开水送服，2 个月为 1 个疗程[④]。

以下介绍几个用十枣汤治疗腹水的医案。

医案 1：血吸虫腹水——陈永昌医案。高某，女，30 岁有河水接触史。9 年前曾患腹水，经中医治疗，服药 30 余剂，腹水消失。翌年生一孩。平

①王学平.鼓胀Ⅰ、Ⅱ号治疗肝硬化腹水65例临床观察［J］.河南中医，1991，11（6）：27-28.

②李先德.己椒苈黄丸合黄体酮治疗肝硬化腹水27例［J］.铁道医学，1993（4）：210.

③陈华奇，王雪振，孙合申，等.己椒苈黄丸治疗肝硬化腹水1例［J］.安徽中医学院学报，1994（3）：56.

④樊方桂.己椒苈黄丸加味治疗血吸虫病肝硬化腹水36例［J］.湖南中医杂志，1994（2）：35.

日尚能参加轻微劳动。4年前又出现腹水，大便带血，月经不调，时有寒热，咳嗽，精神倦息，劳动力丧失。入院检查：体温36℃，脉搏100次/分，呼吸18次/分，血压116/80 mmHg。形体消瘦，两肺呼吸音粗糙，并闻及啰音。心脏正常。肝大11 cm，腹围96.5 cm，大便化验：血吸虫虫卵阳性。治疗经过：第一疗程，入院后第2天上午9时开始给服十枣丸，下午2时40分服瞿麦合剂一剂。腹痛腹泻9次，无呕吐。连服5天，均无呕吐，但腹痛，大便下血。第6天停服，大便下血即止。第二疗程，服药剂量、时间同前。患者住院共18天。服药中呕吐不甚，其他反应较轻，大便排出物平均每天为2360 g。出院时较入院时腹围减小12 cm，肝脏减小6 cm，大便化验血吸虫仍阳性。追踪观察，体征好转，已能参加劳动[①]。

医案2：肝硬化腹水——门纯德医案。席某，男，71岁，农民。腹胀腹痛、便秘、尿少，视其腹部胀大、下肢肿硬、阴囊浮肿，医院诊断为肝硬化腹水，患者已7日无大便，遂以"十枣汤"0.8 g，一日2次，以救其急。患者服后，便通溲增，3个月后，腹水、阴囊及下肢肿胀消失，后以胃苍汤交替一贯煎调治，病渐好转，亦能干些轻活[②]。

医案3：肝硬化腹水——何久任医案。王某，男，45岁，1982年1月5日诊。患者1978年3月曾患急性黄疸型肝炎，住院治疗2个月后痊愈出院。6个月前出现右上腹时隐痛，脘腹及两胁撑胀，知饥不能食，食后脘中胀闷加剧，经用保肝药物治疗，病情加重。经检查后诊断为肝硬化腹水。其中ALT 50U/L，补体结合试验（CFT）（+++），黄疸指数40 μmol/L，尿胆红素（+）。1月9日，患者出现早期肝性脑病征象，神志淡漠，语言对答迟钝，黄疸加重，腹膨如鼓，按之坚满，纳呆脘闷，小便短少，大便干结3日未解，舌质红，苔黄腻，脉弦滑。揆度脉证，显系湿热蕴结，湿阻中宫，扰乱心神。治宜利湿逐水，清热开窍。方用茵陈五苓散合十枣汤化裁：茵陈60 g，茯苓、猪苓、泽泻各30 g，白术、陈皮各10 g，大戟、甘遂各5 g，大枣5枚，石菖蒲30 g。每日1剂，水煎200 ml，分2次服完。服上药2

---

①高德.伤寒论方医案选编［M］.长沙：湖南科学技术出版社，1981：119-121.

②门纯德.名方广用［M］.重庆：科学技术出版社重庆分社，1990：74-76.

剂后，大便呈稀薄状，每日 3 ~ 4 次，小便每日 800 ~ 1000 ml，神志转清，腹围缩减至 31 cm（服药前为 108 cm），上方去甘遂、大戟、大枣，加大黄 1 g，赤小豆 30 g。续服 5 剂，皮肤、巩膜黄染明显减轻，神志如常，饮食增进，上方去大黄，加黄芪 15 g、党参 12 g，再服 15 剂。1982 年 2 月 3 日复查肝功能：黄疸指数 10 μmol/L，ALT 30U/L，CFT（+）。后以君子汤调理 2 个月，诸症悉除，肝功能检查正常。随访 7 个月，病情稳定[①]。

医案 4：这是郭小平发表的一个医案[②]：刘某，女，49 岁，商洛市人，于 2011 年 6 月 16 日以"腹胀、尿少 10 天，加重并气短 2 天"为主诉，以"乙型肝炎肝硬化失代偿期，并胸腔积液、腹水之诊断"来诊。患者自述 10 天前因劳累而感腹胀、尿少；未重视，2 天前上述症状加重，并感气短，不能平卧，双下肢凹陷性浮肿，素畏寒肢冷，乏力纳差、便溏，到当地医院诊治，诊断为肝硬化。查体：神清，精神差，形体肥胖，面色㿠白，眼睑浮肿，唇淡，气短呈端坐呼吸，腹胀大如鼓，腹水征（+++），皮肤苍白，脉络显，叩之呈浊，双下肢凹陷性水肿（++）。舌淡，舌体胖大边有齿痕，脉沉细。

辅助检查：①查血：HBV-M（1.4.5）+；HBV-DNA=3.67×10^5；肝功能 AST/ALT=438/326，A/g=26/42，TBIL=21.3。②B 超：肝光点增粗增强，门静脉 15 mm；脾大，脾静脉 10 mm；大量腹水，胆囊壁毛糙。③胸透示：右侧中量胸腔积液。

中医诊断：臌胀（阳虚水泛）。西医诊断：乙型肝炎肝硬化失代偿期（并胸腔积液、腹水）。

西医治疗：①抗病毒选 ADF10 mg，1 次/日；②白蛋白 10 g，每周 2 次。

中医治疗：温阳利水，方选真武汤合五苓散化裁。附片（开水先煎）30 g，生白术 90 g，猪、茯苓各 30 g，泽泻 21 g，防己 30 g，车前子 18 g，大腹皮 30 g，桂枝 10 g，椒目 15 g，桑白皮 30 g，葶苈子 30 g，生姜 18 g，

---

① 杨德民.何久仁老中医治肝病急重症医案举隅［J］.国医论坛，1991（2）：20.

② 参见肝硬化治疗胸、腹水1例.http：//www.360doc.com/content/21/0313/04/11682556_966794946. shtml.

5 剂，水煎服。

2011 年 6 月 21 日二诊：腹胀明显减轻，腹水征（+），尿量增多，腿肿亦减，气短减轻不明显，双下肢凹陷性水肿（+），舌淡，舌体胖大，边有齿痕，脉沉细。上方大腹皮、车前子、防己、生白术减半，加牵牛 10 g、甘遂末 1 g 冲服。共 12 剂。

2011 年 7 月 3 日三诊：腹胀气短已消失，畏寒肢冷，乏力纳差、便溏已缓解，腹水征（－），胸片示右侧胸腔积液已消失，肝功能已基本正常，A/ g=32/40。改治法为益气健脾，活血化瘀，方选四君子汤＋附片 24 g、丹参 30 g、桃仁 15 g、制鳖甲（先煎）24 g。共 12 剂，调其后。

按语：①病本脾肾阳虚，水泛射肺。经云"肺移寒于肾为涌水"，水为至阴，其标在肺，其本在肾，其制在脾，肾者主水，胃之关也，为至阴之舍。气不化精而化水，水不归经，则逆而上泛，阴气太盛，则关门不利，水气结而不通，则肌肤为之浮肿。脾者，戊己中央土也，专司运化，脾虚土不制水，则寒水侮脾欺土，土无堤防，水气泛滥，滔滔扬溢，故腹胀，全身肿胀。肺者，庚辛西方金也，主宣发、肃降，通调水道，肺失肃降，则水射于肺，故喘促气短。②一诊为阳虚水泛，故用真武汤加五苓散。以附片大辛大热为君，禀天地真火之气，其性走而不守，动而不息，以此壮肾中之阳，消阴翳而伐邪水，盖离照当空，阴翳自散也。臣以生白术除湿燥脾，量大专于利水；猪苓利水药中性之最利者，茯苓兼健脾，防己得土中之阳，而感乎秋燥之令以生，专司消腰以下肿，佐以辛热之椒目，禀南方之阳，受西方之阴，治寒水射肺之喘咳，故入脾而理湿，入肾而壮命门火。二诊水肿衰其大半，但胸腔积液症减不显，气短仍存，故大腹皮、车前子、防己、生白术减半，而加甘遂乃泄水之圣药；甘遂，其味苦，其气寒而有毒，善逐水。利水道谷道，破癥坚积聚如神，退面目浮肿，祛胃中水结，尤能利水。此物逐水湿而功缓，牵牛逐水湿而功速，二味相配，则缓者不缓，而速者不速矣。然而甘遂亦不可轻用，甘遂只能利真湿之病，不能利假湿之症。水自下而侵上者，湿之真者也，水自上而侵下者，湿之假者也。三诊水已消，急标已去，缓固其本。故选四君子汤益气健脾，附片温补肾阳。丹参、桃仁、制鳖甲活血化瘀，软坚散结，缓图奇功。

·第四节 代谢性疾病·

一、单纯性肥胖

单纯性肥胖是指体内脂肪堆积过多和/或分布异常，以肥胖为主要症状，无明显代谢障碍及内分泌紊乱的慢性病。肥胖不仅有碍美观、降低生活质量，还被证明与高血压、冠心病、肿瘤等多种疾病的发生有关。中医古籍中虽然未直接提及"肥胖"，但从其病症推之，当属"肥人""膏人""肥满"等范畴。如《灵枢·逆顺肥瘦》云："愿闻人之白黑、肥瘦、小长，各有数乎？岐伯曰：年质壮大，血气充盈，肤革坚固，因加以邪，刺此者，深而留之，此肥人也。广肩腋项，肉薄厚皮而黄色，唇临临然，其血黑以浊，其气涩以迟。"此述对肥胖的外在表现做了细致生动的描述。指出了肥胖患者的特点：一是体形肥胖，广肩、广腋、广项；二是多脂、厚皮、肌肉反少；三是血液较常人有所改变，认为血液黏稠，血气运行缓慢。不仅如此，《灵枢》还对肥胖还做了膏、脂、肉的分型，如《灵枢·卫气失常》说"人有肥、有膏、有肉"，并且做了鉴别诊断，指出"别此奈何？伯高曰："腘肉坚，皮满者，肥。腘肉不坚，皮肉不相离者，肉"。

中医学认为，痰湿水饮与肥胖的发病密切相关，是肥胖形成的病理基础。《素问·奇病论》中就有"喜食甘美而多肥"的记载。《素问·通评虚实论》提到"肥贵人，则膏粱之疾也"。如朱丹溪在《丹溪心法》中云"肥人多痰饮""肥白人多痰"；张璐在《张氏医通》中有"肥人多湿痰""肥人素多痰饮湿热结聚""膏粱过厚之人，每多痰"等论述。痰湿水饮不仅是津液失运的病理产物，又是多种疾病的致病因素。"百病多由痰作祟"，痰饮易阻滞气机，阻碍津液的正常运行代谢。痰湿水饮内生，分布于人体肌肤、腠理、脏腑等组织器官，久而久之则发为肥胖，对此治疗当以祛湿为基本。化湿用于因脾运不健，聚湿而成之肥胖。症见脉濡，或沉细，腹满，舌腻。代表方如二术四苓汤、泽泻汤、防己黄芪汤等。祛痰用于痰浊肥胖，轻者代表方如二陈汤、平陈汤、三子养亲汤，重者代表方如控涎丹。兼痰饮者，可依痰饮门治法。利水有微利与推逐之分。此类患者多有水病见症，如浮肿、少尿、腹胀等。微利代表方如五皮饮、导水茯苓汤、小分清饮之类，推逐代表方如舟车丸、十枣汤之类。通腑以轻泻为主，多用于嗜食肥甘厚味所致之肥胖。常用方如小承气汤、调胃承气汤。清代宫廷医案中也有用一味大黄长期服用，通腑去病轻身的经验。消导用于因饮食自倍而致之肥胖。一般消肉积用山楂，消面积用神曲，消食积用谷芽或麦芽，合而成方则叫三仙饮，对营养性肥胖有一定效果。常用方如保和丸之类，疏利用于肥胖兼有肝郁气滞或血瘀等症。患者兼有胁痛、急躁、眩晕、倦怠、腹胀等表现，甚者可出现黄疸，常用方如温胆汤、疏肝饮（柴胡、郁金、姜黄、薄荷）、消胀散（砂仁、莱菔子）。脾失健运肥胖以健脾补肾为正治法，健脾即可化湿、利水、消导、祛痰，常用方剂如异功散、枳术丸、五苓散、参苓白术散等。温阳用于肥胖兼见自汗、气短，动则气喘、乏力、腰痛、劳倦、畏寒等气虚阳虚者。此时气虚不可再行气，肾虚不可复利水，当施以温剂，如济生肾气丸、甘草附子汤、苓桂术甘汤等。

喻松仁等基于文献分析肥胖痰湿证方药规律，发现治疗肥胖痰湿证的高频药物中茯苓、泽泻、半夏、苍术、薏苡仁均以祛湿为第一功效①。

从饮邪的病理特性角度来理解，饮为阴邪，轻则阻遏阳气，重则伤人阳气，质地清稀，易于停留人体局部；病机要点责之于脾；饮邪"得温则行，得寒则聚"。饮为阴邪，遇寒则聚，遇阳则行，得温则化。同时阴邪最易伤人阳气，阳气被伤则寒饮难于运行。反之，阳气不虚，温运正常，饮亦自除。所以，治疗痰饮应该按照《金匮要略》"病痰饮者当以温药和之"的治则，需借助于"温药"以振奋阳气，开发腠理，通调水道。阳气振奋，既可温化饮邪，又可绝痰饮滋生之源。开发腠理，通调水道是疏通祛邪之要，使饮邪能从表从下分消而去。"温药"是指甘温、苦温、辛温之品。甘温药物，能补、能和、能缓，以补脾肾之阳气，针对"本虚"之脾肾阳

---

①喻松仁，姚琦，周丽，等.基于文献分析的肥胖痰湿证方药规律研究［J］.光明中医，2020，35（6）：795-800.

不化气,以达到温阳化饮的目的。苦温药物,能燥湿、助阳化湿,以燥脾土,针对脾湿饮盛,可达到燥湿化饮、得温则行的目的。辛温药物,能行、能散,以发越阳气、开腠理、通水道,即通过发汗、利水作用的药物,针对"标实",给饮邪以出路,达到行散水湿的目的。而"和之"取其平和、调和之意,就是指用温药不可太过,亦非燥之、补之,即不可过于刚燥,以免伤正,不可专事温补,以防碍邪,而应以"和"为原则,在温补之中酌加行、消、开、导之品,遵《金匮要略方论本义》"言和之,则不可专事温补,即有行消之品"之意。行者,行其气也;消者,消其痰也;开者,开其阳也;导者,导饮邪从大小便出也。以达到温补助阳、行水蠲饮之治疗目的。

　　具体治法:①温阳化饮法。对于脾肾阳虚者,当分轻重,轻者选用泽泻汤以利水补脾;选用苓桂术甘汤以温阳蠲饮,健脾利水。下焦饮逆者,当选五苓散以化气利水;饮积胃脘者,当选小半夏汤以温胃散饮;饮邪较甚,眩悸者,当选小半夏加茯苓汤以导引下行;肾气虚,气化不行者,当选肾气丸以温肾蠲饮,化气利水。②表里双解法。对于内饮外寒的支饮、溢饮,当选小青龙汤以化饮解表;外寒内饮兼郁热的溢饮,当选大青龙汤以发汗清热除饮。③疏导肠胃法。对于狭义痰饮停聚成实者,当选己椒苈黄丸以前后分消,攻坚逐饮;支饮腹满者,当选厚朴大黄汤以疏导肠胃,荡涤实邪。④泻水逐饮法。对于支饮不得息者,当选葶苈大枣泻肺汤以泻肺逐饮;狭义痰饮之留饮欲去者,当选甘遂半夏汤以急则治标,因势利导;胸胁积饮。⑤扶正祛饮法。对于支饮痞坚,虚实错杂证,虚者当选木防己汤以补虚清热,通阳利水;实者当选木防己汤去石膏加茯苓芒硝汤以行水散结,消坚补虚。可以说,以上五法对痰饮型肥胖治疗有一定的指导作用。

　　医案1:患者,钱某,女,41岁,2019年5月20日初诊。主诉体形肥胖18年,患者18年前产后体重仍居高不下且逐年递增,曾间断口服减肥药(具体不详),效果不佳。现症:体形肥胖,乏力,困倦,气短,偶胸闷,怕冷,易汗出,胃胀,性急,食欲欠佳,睡眠一般,二便可。舌淡胖,有齿痕,苔剥脱,脉沉细无力。体格检查:身高162 cm,体重99.5 kg,BMI 37.9 kg/m²,腰围:109 cm。理化检查:LDL-C 4.06 mmol/L。中医诊断:肥胖症,脾虚痰湿证。

治疗以健脾化痰、温阳疏肝为则。处置：①中药汤剂。淫羊藿20 g，人参5 g，肉苁蓉10 g，干姜5 g，熟地黄20 g，桂枝10 g，炒白术15 g，陈皮15 g，半夏10 g，茯苓10 g，生薏苡仁30 g，泽泻10 g，制红曲5 g，柴胡10 g。共10剂，1剂水煎取汁300 ml，每次150 ml，2次/日，早饭前、晚饭后口服。②饮食。嘱比原来习惯摄入的能量低300～500 kcal/d（1 cal=4.18 J），禁食高糖、油炸等高热量食物。③运动。每周至少5次30分钟以上的有氧运动，如游泳、慢跑及快走等。④心理健康教育等指导。2019年6月11日二诊：患者自述乏力减轻，体力增加，怕冷、胃胀、睡眠好转。体格检查：体重95 kg，BMI 36.26 kg/m^2，腰围105 cm。上方加荷叶10 g、生山楂10 g，继服10剂，余不变。2019年6月25日三诊：患者诸症较前明显好转，体格检查：体重91.5 kg，BMI34.92 kg/m^2，腰围102 cm，上方加荔枝核10 g，继服10剂，余不变。3个月后随访患者，患者停药后，通过饮食运动控制，体重82.2 kg，BMI 31.37 kg/mm^2，腰围97 cm，LDL–C 3.76 mmol/L，效果显著。

按语：患者为中年女性，以体形肥胖、食少、乏力、困倦为主要表现，且伴有怕冷、易汗出、胃胀、性急等症状。何泽教授认为这是由于患者脾肾阳虚，使"阳化气"功能不足，机体失去了阳的温煦推动作用，气的升降出入运动失常，不能推动津液运行，使津液不能正常输布和排泄，且肥胖易致患者情绪低落而使肝气郁结，气血疏泄无力，三焦水道不畅，导致"阴成形"太过，生成水饮、痰浊等病理产物。治疗应宣通和温补阳气，温化人体阴翳，以此达到减肥的目的。故予淫羊藿、肉苁蓉补肾阳；干姜健运脾阳；人参、炒白术健脾益气；在温阳化气的同时，佐以熟地黄使"阳得阴助，而生化无穷"；"病痰饮者当以温药和之"，故以辛温桂枝通阳化饮；半夏、陈皮行气燥湿，可使补而不滞；茯苓、泽泻、生薏苡仁健脾渗湿，纳运得健，水湿可去；荷叶、生山楂、制红曲化浊降脂；柴胡疏肝解郁，升举阳气。全方宗温阳抑阴之法，奏化痰温阳、疏肝健脾之功，使阳气周流运行全身，气血条达，经络畅通。阳气充足，阴属病邪无停留之机。[①]

---

①周美彤，何泽.化痰温阳疏肝法治疗单纯性肥胖验案［J］.中西医结合心血管病电子杂志，2020，8（20）：159.

医案 2：陈老治肥胖、鼾症医案[①]：王某，49 岁，晚上呼噜声响彻四周，家人深受其苦。2006 年 8 月 10 日初诊：体重 80$^+$ kg，中等高度，患者经常感身体困重，舌淡红苔白，舌边齿印明显，脉沉细。辨证：痰饮壅滞证。治法：通调三焦，温阳化气。真武汤合胃苓汤加减：茯苓 20 g，白术 20 g，白芍 15 g，制附子（先煎）20 g，生姜 15 g，桂枝 15 g，泽泻 15 g，猪苓 15 g，苍术 15 g，炙甘草 10 g，陈皮 15 g，厚朴 15 g，大枣 10 枚。服 5 剂，2 日 1 剂，每日 3 次，温服。

2006 年 8 月 22 日复诊：不仅呼噜声小一大半，体重也减轻 10$^+$ kg，走路也轻盈了不少，感叹中医的神奇。嘱咐患者按原方继续服药 1 周，原方加菖蒲 10 g，合六君子汤收尾，症状完全消失。

此案患者的主要问题在于肥胖与鼾症，鼾症现代称为睡眠呼吸暂停低通气综合征（OSAHS），临床表现为夜间睡眠打鼾，有呼吸暂停或低通气，睡眠周期紊乱，或自觉胸闷、憋气，白天嗜睡、乏力。患者常有肥胖、头痛、夜尿增多等症状，甚至出现智力和记忆力减退以及性功能障碍等并有进行性体重增加。由于呼吸暂停或低通气引起反复发作的夜间低氧和 / 或高碳酸血症，可导致高血压、冠心病、糖尿病和脑血管疾病等并发症，甚至出现夜间猝死。肥胖与打鼾之间其实是相互影响的，现代医学大量临床统计资料表明，OSAHS（鼾症）患者绝大多数存在超重和肥胖。一项中医体质调查研究也显示 OSAHS（鼾症）患者以痰湿体质、阳虚体质者居多。目前现代医学对于肥胖和鼾症缺乏有效药物，手术及器械辅助通气等其他治疗方法效果尚不理想，本病容易反复[②]。

首先对于肥胖，陈老认为现在患者病理性肥胖更多见的形成原因是下焦阳气虚衰，下焦阳虚，则气化不力，既不能化谷精为肾精，又不能化水津为水气，导致"脂"凝液聚，浊阴堆积，形成肥胖。因为现代人目前的生活方式与古人相比发生了巨大转变，现代人的工作压力骤然增大，长期

---

①参见陈老治肥胖、鼾症案.http://www.360doc.com/content/21/0221/10/73806776_963146636.shtml.

②付桂玲.睡眠呼吸暂停综合征患者中医体质特征的临床研究［D］.北京：中国中医科学院，2008.

过度疲劳及生活起居无常，对于几千年来习惯了日出而作、日落而息的身体而言是前所未有的巨变，使得现代人普遍表现得更容易出现阳不入阴、元阳亏损虚耗之象，故而更易见下焦阳气虚衰所致肥胖。

当然肥胖的形成，除下焦阳虚外，中焦阳气亢盛，也是重要病理因素之一种。中焦为气血生化之源，中焦阳亢，则消谷善饥，食量倍于常人。食多则水谷精微摄入呈正比增加，倘若体力消耗少，则极易形成营卫堆积，发为肥胖。前者属虚，后者属实。其临床表现为：阳气虚衰者纳呆口淡，精神委顿，腰膝无力，肢冷便溏，舌胖苔润，脉沉细无力。中焦阳气亢盛者多食易饥，两目有神，舌红面赤，二便正常，六脉盛实。由舌、脉所表现出的症状是最重要的辨证依据。治实当以清阳明实热为主，以白虎汤合增液承气汤为主方，既釜底抽薪，又凉血抑脾。治虚当以真武汤为主方，既温阳促进气化，又利水排浊。

其实鼾症与肥胖的核心病机是一致的，都是三焦气化不利，均多为本虚标实之证。《诸病源候论》曰："鼾眠者，眠里喉咽间有声也。人喉咙，气上下也，气血若调，虽寤寐不妨宣畅；气有不和，则冲击喉咽而作声也。其有肥人眠作声者，但肥人气血沉浓，迫隘喉间，涩而不利，亦作声。"此段描述了鼾眠的定义和发病机制。简而言之，人在睡眠中由于各种原因出现气机不利，故表现为打鼾。上焦阳气不足，津液失于温化输布，聚而成痰，痰浊上壅阻塞气道喉间，气机升降失常，故而发作鼾症。有些鼾症持续时间较久，气机阻滞较重，血运不畅而致瘀血，从而痰瘀互结，常可见面色晦暗，口唇发绀，舌质暗紫等血瘀之征。中焦阳气不足，脾虚而运化失权，湿浊内停不运，除了壅滞气道而发鼾症，也会更加影响气机升降运行，导致清窍失养，浊阴堆积，从而白天思睡，头重昏蒙，疲倦乏力，肥胖加重。另外，脾主肌肉，脾虚则肌肉痿软无力，因此鼻咽部肌肉不能维持气道张力，导致气道狭窄受阻，以致鼾眠等症状，加之平素夜眠不定时，阳气无法入阴，更加加重了阳气的耗损，而出现乏力嗜卧的症状。而上、中焦阳气之不足，其根源为下焦肾阳不足，肾阳虚衰则阳气无法升发，心火无法滋养，肺金无法肃降，脾胃中焦气机失调，停而留滞，三焦气化不利。

这也是鼾症可能导致伴见的一系列严重并发症的原因。

故陈老以真武汤合胃苓汤, 温阳化气、通调三焦、化痰祛湿、排废泄浊、推陈致新、标本兼治, 有神奇之疗效。

此案中陈老除了用真武汤以外, 还合了胃苓汤一方, 胃苓汤由平胃散合五苓散组成, 乃朱丹溪为寒湿困脾、肾失气化、水液失调导致的脘痞腹胀, 食少便溏, 肢休重痛, 或水泻, 或水肿, 舌淡、苔白、脉濡者而设。陈老曾详细论述了掌握此方的四大见症、五个要义, 使后学者更能一目了然地把握此方的临床运用。四类见症: ①水泻, 大便清稀如水, 一日数行; ②水泛为肿, 下肢尤甚; ③湿阻中焦, 脘痞腹胀, 食少便溏; ④湿滞体表, 肢体重痛。

陈老指出, 胃苓汤证之治疗精要在于燥湿运脾与化气行水并举, 促使脾肾功能恢复, 水液运行无阻, 诸症可以向愈。故此方以平胃散与五苓散两方相合而成。平胃散是治寒湿困脾的主方, 体现燥湿化浊法则, 用于脘痞腹胀、食少便溏、肢体重痛等症, 颇为合拍。五苓散是治肾系气化失常的主方, 体现化气行水法则, 用于吐、泻、水肿等症亦合符节。两方相合, 能收燥湿运脾、化气行水功效, 体现了脾肾同治的配方法度。

陈老还强调研究此方, 应把握以下五要义。

要义一: 就病机而言, 所治各证的基本病理都是脾肾功能障碍或衰弱, 引起水液失调。

要义二: 就治法而言, 体现了燥湿运脾、化气行水法则, 能够兼顾脾肾两脏。

要义三: 就方剂结构而言, 有健脾燥湿的二术, 醒脾化湿的陈皮、厚朴, 温阳化气的桂枝, 淡渗利湿的茯苓、泽泽, 反映了较为完善的配方法度。

要义四: 就选药而言, 所用陈皮、厚朴既可醒脾化湿, 又可疏畅气机, 照顾到了湿阻其气、气机不畅的病理改变; 所用桂枝, 既可助肾化气, 又可温通血脉, 照顾到了津碍其血, 血运不利的病理改变, 反映了以除湿行津为主, 兼调气血的用药法则。

要义五: 此方用治水泻, 因有淡渗利水的苓、泽, 体现了利小便以实大便的分利法。

二、高脂血症[①]

高脂血症是指体内脂质代谢紊乱，血液中一种或多种脂质成分异常增高而引发一系列临床病理变化的病症。现代医学之脂质代谢类似于中医有关"膏""脂"的概念。膏脂，在古典医籍中已有记载，如《灵枢·卫气失常论》"人有肥，有膏，有肉""脂者，其血清，气滑少"。清代张志聪云："中焦之气，蒸津液化其精微……溢于外则皮肉膏肥，余于内则膏肓丰满。"由此可见，膏脂本为人体内之精微物质，可濡养脏腑、肌肉、筋骨。但膏脂如精血津液一样，运行障碍，则会停积于体内而引发一系列病症。浊饮溢于脉中所致疾病类似于高脂血症。患者形体肥胖肿重，但按之凹陷不起，此为饮邪洋溢的辨证要点；头重如裹、肢麻身重、呕吐痰涎、口淡食少、肢体困倦等症状为脾失健运、运化无权所致；头痛眩晕、胸闷气憋等，或为饮邪上泛心胸，或为气滞血瘀。另外，对于一些体瘦患者，虽无四肢肿重的特点，但血中脂质含量高于正常，也为中阳不足，不能将水谷转化为精微物质之故，亦可运用"温阳化饮"法。

医案1：赵绍琴老中医治疗高脂血症医案。沈某，男，51岁。形伟体丰，体重逾90 kg，体检时发现血脂极高，服西药降脂效果欠佳，于1990年12月前来就诊。观其面色潮红，油光发亮，舌红苔黄垢厚，脉象弦滑且数，按之有力。血生化检验甘油三酯高达18.86 mmol/L。辨为痰湿瘀阻，久之恐有中风之虑，治以涤痰活血化瘀之法，用三子养亲汤加味：苏子10 g，莱菔子10 g，白芥子6 g，冬瓜子10 g，皂角子6 g，赤芍10 g，丹参10 g，茜草10 g，水煎服，每日1剂。

半个月后复查，甘油三酯降为12.64 mmol/L，患者信心大增，继服前方加柴胡6 g，川楝子6 g，焦三仙各10 g，1个月后复查甘油三酯降为7.56 mmol/L，嘱其坚持控制饮食，加强锻炼以善其后。

按语：高血脂症，古无此名，故中药治疗无成法可依。赵师据其形体

---

①杨林，谢天，李凯，等.从《金匮要略》溢饮理论探讨温阳化饮法治疗高脂血症［J］.亚太传统医药，2016，12（19）：80-81.

肥胖、舌滑苔腻，断为痰湿瘀阻，借用治疗痰喘的三子养亲汤，加冬瓜子、皂角子名曰五子涤痰汤，以涤痰消腻。临床应用可随证加减，或配赤芍、丹参、茜草以活血化瘀，或配柴胡、黄芩、川楝子以泻肝热，或配焦三仙、水红花子、大黄以疏调三焦，对于高血脂症、单纯性肥胖等患者均有较好的治疗效果。

医案2：张镜人老中医治疗高脂血症医案。陈某，女，61岁。初诊：1981年7月8日。主诉：胸闷，胁痛伴高血脂2年余。病史：患者于近2年来自感胸闷乏力，喜叹息，右胁胀痛不适，胃纳一般。查血脂：胆固醇8.41 mmol/L，甘油三酯7.39 mmol/L，β脂蛋白30.26 mmol/L。肝功能：TTT10.9 U；TFT（+）。肾功能：尿素氮22 mmol/L。心电图示窦房阻滞、文氏现象。形体较胖，体重65 kg。舌脉：苔薄腻，舌质略暗，脉细弦滑。诊断：高脂血症，冠心病（西医）。痰饮（中医）。治法：除湿化痰，理气通络。方药：党参9 g，丹参9 g，白术9 g，茯苓9 g，水炙甘草3 g，制半夏6 g，炒陈皮6 g，广木香3 g，生香附9 g，炒枳壳9 g，泽泻15 g，芒硝粉（冲）5 g炒，六曲9 g。共14剂。

7月22日二诊：服药后胸闷见减，右胁胀痛亦轻，胃及二便正常，脉细滑，苔薄腻，上法再进。处方：上方加荷叶9 g。14剂。

随访：坚持服药4个月余，自觉症状消失，寐、食均安。11月30日普查：胆固醇5.17 mmol/L，甘油三酯2.13 mmol/L，β脂蛋白19.91 mmol/L。肝、肾功能已在正常范围。心电图检查亦有所好转。体重减轻为62 kg。以后停药观察数月后复查血脂仍较平衡，未见明显回升。

按语：高脂血症及肥胖是冠心病等的危险因素。本病内因脾胃虚弱，气机失调，外因嗜食肥甘，摄入过多，互为因果，运化功能失司，于是痰湿瘀浊内停，脂质沉积乃成。现宗"痰之化无不在脾"之旨，立足于健脾理气，除湿化痰，脾运得健，痰浊自蠲。以香砂六君子丸及指迷茯苓丸为主，少佐丹参活血通滞，在临床上取得了较好效果。而且由于从本图治，改善脂质代谢，因此作用比较稳定。（《张镜人医案》）

医案3：张先生，男，52岁，2013年10月21日初诊。突发性右耳耳聋，伴耳鸣，眠差，入睡困难，多梦。大便 3 ～ 4 日一行，舌质暗红而润，苔黄腻，脉弦。平素嗜酒，喜食膏粱厚味，起居无常。西医诊治：高脂血症，血清总胆固醇 8.9 mmol/L；2 型糖尿病，空腹血糖 6.0 mmol/L，餐后 2 小时血糖 9.4 mmol/L，长效胰岛素 20 U，皮下注射，每日 1 次。中医辨证：痰饮上扰。治法：温阳化饮，平肝息风。处方：茯苓 30 g，肉桂 6 g，白术 40 g，炙甘草 10 g，天麻 20 g，陈皮 30 g，法半夏 20 g，白晒参 10 g，炒酸枣仁 40 g，川芎 20 g，蝉蜕 15 g，菌灵芝 30 g，灵磁石 30 g，生龙骨、生牡蛎各 30 g，黄连 18 g，柴胡 15 g，黄芩 20 g。2 天 1 剂，水煎服，共服 3 剂。嘱勿食辛辣燥烈之品，少食肥甘厚味等，适量运动，劳逸结合，养成规律作息习惯。复诊：诸症改善，其后随证加减，调理月余，血清总胆固醇恢复为 6.0 mmol/L，趋于正常值。

按语：患者血脂偏高，乃浊饮之邪溢于血脉；突发性耳聋，伴耳鸣，为痰饮上犯、蒙蔽耳窍所致；舌苔黄腻为痰饮之征，结合脉象，自当辨为"痰饮"。方用苓桂术甘汤合半夏白术天麻汤加减。方中白术、茯苓、肉桂、炙甘草取苓桂术甘汤之意以"温阳化饮"，痰饮之浊邪去则血脂自降。肉桂与桂枝均味甘、性温，可散寒止痛，温通经脉，但桂枝善走表，开发腠理，肉桂善温里寒，则以肉桂易桂枝入位深之血脉。另外，蝉蜕、菌灵芝、灵磁石合用可对症治疗耳鸣、耳聋，黄连、肉桂交通心肾以养心安神，炒酸枣仁安神助睡眠；由于耳为少阳经循行所过，加柴胡、黄芩疏利少阳胆经。诸药合用，温化浊饮，自能使病去人安。

医案 4：刘某，女，56 岁，2011 年 3 月 31 日初诊。因脂肪肝、高脂血症就诊。症见：上腹胀满，多汗，手指麻木，口干，便溏，纳、眠可，小便调，舌淡、苔白腻，脉弦濡。查血生化：胆固醇 7.46 mmol/L，甘油三酯 12.56 mmol/L，高密度脂蛋白 0.49 mmol/L，低密度脂蛋白 5.31 mmol/L。B 超：脂肪肝。处方：黄芪 30 g，桂枝 15 g，白术 15 g，泽泻 30 g，茯苓 15 g，猪苓 15 g，川芎 15 g，香附 15 g，五味子 30 g，白芍 20 g，茵陈 15 g，山楂 15 g，姜黄 20 g，乌梅 20 g，甘草 4 g。7 剂，水煎服，3 次 / 日，7 天后复诊，诉腹胀减轻，手指麻木感消失，口干，便溏，效不更方，再进 14 剂。14 天后复诊，腹胀消失，仍觉口干，便溏。复查血生化：胆固醇 5.74 mmol/L，甘油三酯 7.09 mmol/L，高密度脂蛋白 0.91 mmol/L，低密度脂蛋白 3.52 mmol/L。上方去白芍、茯苓、猪苓、川芎，加荷叶 20 g、丹参 15 g、麦冬 15 g、红花 15 g，连服 14 剂，以巩固疗效 [1]。

三、水肿

中医学认为，水肿属于水液代谢失调病证，与肺、脾、肾、三焦等脏腑失调有关，并将其划入中医"水气病"范畴。《金匮要略》对水气病的论述也较详细，书中所述的水气病与现代医学所述的水肿病甚为相似。《金匮要略》将水气病分为风水、皮水、正水、石水、黄汗 5 种类型，而又以皮水、正水最为多见。《金匮要略》中水气病的治疗原则是将身体以腰为界，分为两部分，并分别采用不同的治疗方法，腰部以下浮肿，应当使用通利小便法；腰部以上浮肿，应当使用发汗法；而当水湿之邪较重，壅盛机体时则采用攻逐水饮法祛除饮邪。如《金匮要略·痰饮咳嗽病脉证并治第十二》中大、小青龙汤的发汗法，以及甘遂半夏汤、十枣汤等的攻逐饮邪法。水肿病的临床症状多表现为双下肢水肿或全身浮肿，其基本病机多为脾肾阳气虚衰所致，治疗上多选用温补脾肾之阳的方法，代表方剂如五苓散和真武汤，并配合临床辨证对方剂进行加减 [2]。

医案 1：患者，女，80 岁，2013 年 7 月 15 日初诊。小腿、足、手、面、阴部、腹部及全身水肿，患者感觉身上挂着水袋，按之凹陷 2 个月余。全身皮肤白嫩，即使是夏季也不容易出汗，且腰腿疼痛。脉沉濡、舌淡红、苔薄白。大便每日 1 次，饮食尚可。中医诊断：溢饮；西医诊断：肾炎，全身性水肿。治宜辛凉发汗，利尿活血。处方：连翘 8 g，益母草 10 g，赤芍 10 g，清半夏 10 g，浙贝母 10 g，瓜蒌 18 g，牡丹皮 10 g，冬瓜皮 6 g，白鲜皮 10 g，白芍 15 g，紫苏子 10 g，生山药 15 g，白茅根 10 g。7 剂，水煎服，

①刘殊宇，张进进，康晓燕.谢春光教授治疗高脂血症医案两则［J］.现代中医药，2012，32（01）：5-6.

②贾思静，章甜，龙奉玺，等.《金匮要略》有关津液代谢证治在现代肿瘤中的运用［J］.亚太传统医药，2021，17（4）：174-176.

早、晚分服。2013 年 8 月 5 日二诊：药后微微汗出，全身水肿基本上痊愈。大便每日 2 次。脉沉濡减，舌淡红、苔薄白。考虑邪气虽去，但仍有余邪，宜攻补兼施。处方：连翘 8 g，益母草 10 g，赤芍 10 g，清半夏 10 g，白芍 15 g，生白术 10 g，生甘草 10 g，牡丹皮 10 g，白鲜皮 10 g，冬瓜皮 6 g，瓜蒌 18 g，浙贝母 10 g，桔梗 10 g，紫苏子 10 g，石菖蒲 10 g，山药 15 g。7 剂，水煎服，早、晚分服。2014 年 1 月 16 日随访：服药后已经痊愈，未再反复。患者皮肤白嫩、全身性水肿、不容易出汗、腰腿疼痛，与《素问·脉要精微论》"色泽""易入肌皮肠胃之外"和《金匮要略·痰饮咳嗽病脉证并治第十二》"当汗出而不汗出""身体痛重"所描述的症状基本一致。但是，此患者并没有寒象，所以不采用《金匮要略》所立的辛温发汗法，而运用以连翘为主的辛凉发汗法。连翘具有"疏散风热，清热解毒"的作用，《医学衷中参西录》云："其发汗之力甚柔和，又绵长"。现代药理学研究显示，100% 连翘注射液 0.25 g/kg 静脉注射，对麻醉犬有显著而肯定的利尿作用；连翘所含的齐墩果酸有轻微的利尿强心作用。此病例以连翘辛凉发汗为主，治疗溢饮取得了满意的效果。方中连翘辛凉发汗，宣发肺气，使肺气得宣，津液得下；浙贝母、瓜蒌、紫苏子、清半夏，降肺化痰，使肺气肃降，津液下行；白茅根、冬瓜皮、白芍利小便，使水液由小便而出；生山药补脾以运化水湿；赤芍、牡丹皮、益母草活血以利水行；白鲜皮清热利湿，以助水行。服药后患者微微汗出、大便次数增加、水肿消退，证明了体内不正常的水液由皮肤汗液和小便而出。邪气虽去，但余邪未尽，此时正气已虚，宜攻补兼施，所以增加了生白术、生甘草以补脾运湿，脾脏健运，水饮自除。纵观整个诊疗过程，以连翘辛凉法发汗为主，浙贝母、瓜蒌、紫苏子、清半夏、白鲜皮降肺利水，生山药、生白术、生甘草补脾运水，白茅根、冬瓜皮、白芍调肾利尿，牡丹皮、赤芍、益母草活血以利水行，从而达到以辛凉发汗为主，对肺、脾、肾等脏腑进行综合调理的目的。溢饮属于急危重症，在临床的诊疗过程中，应当辨证论治，可以运用辛凉发汗的方法，不可以拘泥于《金匮要略》"病溢饮者，当发其汗，大青龙汤主之，小青龙汤亦主之"辛温发汗的成见。同时，组方用药的过程中要综合考虑肺、脾、肾、三焦等脏腑功能在治疗溢饮中发挥的作用[1]。

医案2：患者，男，15岁。初诊：2003年初春发病，咳嗽、喘，未能就医，继之发生头晕，面部及下肢水肿，虽经多方医治，多用五皮饮之类效果不佳。

现症：水肿延及腹部，阴囊肿大如小茶壶，肿处按之凹陷，其色光亮，咳嗽加重，心下及胸膈内满痛，日夜倚息，不能平卧，小便色白不畅利，脉沉弦而数，舌质红而润，根部薄白苔。患者素嗜干食。处方：大戟、芫花、甘遂各2g共研细末，枣肉为丸。每天分3次服，以大枣煎汤送下。同时，予以白术10g，茯苓15g，半夏8g，商陆7g，海藻10g，贝母10g。水煎服。以十枣汤之力而迅速逐其水，且以术、苓助脾胃之转输。服后便泻下，稀水涎液甚多，小便亦通利，肿消大半。又守原方继服3剂，肿全消，咳嗽等症亦除。后乃以四君子汤数剂，调理月余而愈。2005年春患者父亲介绍其亲戚来笔者处诊治，询问患者病情未见复发[2]。

医案3：丁某，男，43岁。患肝硬化腹水已月余，于1975年9月15日到吉安某医院诊治，医生见其腹大如瓮，身体比较壮实，口稍渴，大便结，给予十枣汤原方3剂，水煎服。药后，大便每日泻3～4次，患者自觉腹大未减，反而肛门脱垂，医生欲用补中益气汤治其脱肛，但又虑其腹大腹胀，怕药后腹胀加剧。适逢伍老在该院开门办学，遂带患者来求会诊。伍老见患者舌苔微黄，腹大，口舌干燥，小便短少，脉弦，诊为饮停肠间，郁久化热，以己椒苈黄丸加味：汉防己10g，椒目10g，葶苈子10g，生大黄6g，商陆6g，茯苓皮10g，大腹皮10g，赤小豆10g，秦艽10g，防风6g。连服5剂，小便转长，腹大腹胀大减，口渴亦减，脱肛也愈。守方再服10剂，腹水全除。

按语：《金匮要·痰饮咳嗽病脉证并治第十二》云："腹满口舌干燥，此肠间有水气，己椒苈黄丸主之。"本案患者症状与条文所述基本相似，故用己椒苈黄丸加味，效如桴鼓。对于己椒苈黄丸条，大部分注家均言药

①张金卫.辛凉发汗法治疗溢饮［J］.河南中医，2015，35（12）：3065-3066.
②陈宗勇.支饮证治验1例［J］.中国民间疗法，2006，14（4）：51.

后病从二便出，前后分消，但从本案可看出，主要是病从小便出①。

　　医案4：李某，63岁，农村妇女。每年冬季因由不慎外遇诱发剧烈性咳嗽一次，少则十多天，多达1个月余，去冬一次风雪天远道串亲，旧恙照例复发。正如《金匮要略》所言："饮阴邪、阴性迟，故百日或一年犯之故耳。"翌日，咳嗽呈阵发性发作，呼之气短，厉声痰出，咯有稠痰，昼轻夜重，矢气频作，胸府及脘腹均有胀满，患者难以入睡，每晚必俯卧稍安，但躺卧离奇，低头曲腿，前低后高而形卧，方能片刻缓解咳嗽和胀满的困扰，如此，也只能勉强在半醒的病痛中呻吟，时有起卧不宁，高枕缓息。先后服用多种抗生素和十几种止咳化痰剂，毫无寸功，口酸食减，体重下降，历时月余，患者痛苦不堪。某乡医以肺胀癖阻论治，施药：5%葡萄糖250 ml 2瓶，分别配用氨苄青霉素10支，地塞米松2支，利巴韦林2支和丹香注射液8支，一日1次，疗程10天，共输液20余瓶兼服葶苈泻肺之剂，咳嗽渐止，咳痰逐无，卧睡较安，病强其大半。现症，患者自觉脐上部和少腹部有不适感，两小腿肌肉浮肿明显，按之凹陷不起，矢气仍频作，察舌苔腻，诊脉象沉滑，证与脉合参，饮邪留滞于胃肠，阻碍气机不利所致。余喜读伤寒，求教于仲师，尊《金匮要略》"腹满、口舌干燥，已椒苈黄丸主之"之教诲，遂处方：防己6 g，椒目6 g，葶苈子6 g，大黄3 g，茯苓10 g，厚朴6 g，轻剂为末频服，1剂后，唯矢气不自觉发作，但不影响正常生活，余症悉除，病起霍然，效如桴鼓。虽矢气小恙余邪每天不规律起作二十余次，持续两个月余，矢响有声，无臭气，气出觉舒，《黄帝内经》曰"五脏之久咳，乃移于六腑、小肠咳状，咳而矢气，气与咳俱矣"，乃气机不利，故用导引行气之法。方投导气汤：木香6 g，小茴香6 g，川楝子6 g，吴茱萸5 g。2剂，煎服。方中木香通调诸气，小茴香善暖下焦寒气，吴茱萸燥湿散郁，川楝子导引小肠湿浊从小便而出。诸药合用，调畅气机、温通经络，气道和，行引导气，经脉通，1剂锐减，2剂痊愈。

　　金匮集注云：稠浊者为痰，阴邪盛，凉药治之；清稀者为饮，阴气盛，温药和之。此证为痰饮作祟，既有痰邪，又有饮患，互为因果，乡医专修西医，不晓痰饮证的机理，常规保守抗炎，痰证除；咳嗽咳痰顿止，留滞饮患、旋惑束手。伶听仲师训教，病痰饮者，当以温药和之，遵古不泥古。此证痰祛留饮，在这里不能株守温药和之来束缚自己手足，一方之中八法备也，在于活变耳。饮邪滞溜于肠胃，需前后分消为上，己、椒导饮于前，清者从小便而去，苈、黄推饮于后，浊者从大便而下，前后分消，则腹满减水饮行，脾气转津液生。综观己椒苈黄丸属峻药剂，仲师匠心，另立法门，暗示人以巧会，却频服缓投之，给人以启迪，同病异治亦和法之变法矣，加茯苓淡渗利水饮，用厚朴行气消胀满，其效尤速，提高疗效[1]。

医案5：内分泌失调水肿[2]。患者，女，42岁，郑州人，2013年8月5日初诊。有多年内分泌失调水肿病史，曾多次检查，均未发现明显器质性病变，多次治疗未能有效消除水肿，诊为内分泌失调水肿，近因水肿加重前来诊治。刻诊：手背、足踝、足背肿胀，握手紧硬，足部重着，口淡不渴，舌质淡红，苔薄黄腻，脉沉。西医诊断：内分泌失调水肿；中医诊断：水肿，辨为痰水蕴结证。治当涤饮逐痰，利水消肿，给予十枣汤与猪苓汤合方加味。处方：大戟1g，甘遂1g，芫花1g，猪苓10g，茯苓10g，泽泻10g，滑石10g，阿胶珠10g，海藻20g，大枣10枚，生甘草10g。6剂，每天1剂，水煎服，每日分3次服。2013年9月2日二诊：水肿减轻，以前方6剂。2013年8月19日三诊：握手紧硬好转，予前方6剂。2013年8月26日四诊：肿胀较前又有减轻，予前方6剂。2013年9月2日五诊：手背肿胀消除，足踝，足背仍有轻度肿胀，予前方6剂。2013年9月9日六诊：诸症基本消除，以前方治疗12剂。随访1年，一切尚好。

用方提示：根据肿胀、重着辨为痰湿，再根据舌质淡红、苔薄黄腻辨为痰热，以此辨为痰水蕴结证方以十枣汤攻逐水饮；以猪苓汤利水清热，兼防利水伤阴，加海藻软坚散结消肿，生甘草益气和中。方药相互为用，以奏其效。

---

①孙孟强，胡润森.张仲景痰饮证治之我见［J］.黑龙江中医药，2005，5（4）：30.

②王付.十枣汤方证思考与探索［J］.中华中医药杂志，2016，31（10）：4084-4086.

医案 6：双侧小腿静脉血栓。患者，女，52 岁，郑州人，2013 年 7 月
1 日初诊。有 3 年双侧小腿静脉血栓病史。3 年前原因不明出现双侧下肢肿
胀沉重，经检查诊断为下肢静脉血栓，数经住院治疗，病情未能得到有效
控制，为求进一步治疗前来诊治。刻诊：双侧下肢肿胀沉重疼痛，活动后
加重，大便干结，下肢冰凉，口渴欲饮热水，舌质暗红夹瘀紫、苔黄厚腻，
脉沉弱涩。西医诊断：双侧小腿静脉血栓。中医诊断：水肿。辨为水饮内结，
阳虚瘀阻证，治当攻逐水饮，温阳散寒，活血化瘀，给予十枣汤、茯苓四
逆汤与桂枝茯苓丸合方。处方：甘遂 5 g，芫花 5 g，大戟 5 g，大枣 12 枚，
茯苓 24 g，生附子（先煎）10 g，干姜 10 g，红参 6 g，桂枝 12 g，桃仁 12 g，
牡丹皮 12 g，白芍 12 g，炙甘草 12 g。6 剂，每日 1 剂，水煎服，每日分 3
次服。2013 年 7 月 8 日二诊：大便通畅，下肢肿胀略有减轻，以前方减甘
遂为 4 g，大戟为 4 g，芫花为 4 g，6 剂。2013 年 7 月 15 日三诊：下肢冷
凉好转，以前方减生附子（先煎）为 5 g，干姜 5 g，6 剂。2013 年 7 月 22
日四诊：下肢肿胀较前又有减轻，以前方减甘遂为 3 g，大戟为 3 g，芫花
为 3 g，6 剂。2013 年 7 月 29 日五诊：病情基本稳定，未有明显不适，以
前方又治疗 80 余剂。之后，下肢静脉血栓症状消失，又以前方变汤剂为散剂，
每次 3 g，每日分 3 次服，又巩固治疗半年。随访 1 年，一切尚好。

用方提示：根据下肢肿胀沉重辨为水饮，再根据下肢冰凉辨为寒，因
舌质暗红夹瘀紫、脉沉涩辨为瘀热，又因口渴欲饮热水、苔黄辨为寒夹热，
以此辨为水饮内结，阳虚瘀阻证。方以十枣汤攻逐水饮；以茯苓四逆汤加
大用量温阳散寒，益气利水；以桂枝茯苓丸活血破瘀。方药相互为用，以
奏其效。

医案 7：叶某，女，45 岁，1999 年 6 月 5 日初诊。患者双下肢水肿 2
年，伴畏寒，肢冷，心悸，头晕，食欲减退，胃脘胀满，夜寐不宁，小便
短少，大便溏薄。曾在某院诊断为病态窦房结综合征，予中西药物治疗年余，
诸症仍作。察患者舌淡苔白滑，脉沉细迟、此乃风寒外束、水饮内停之象。
当以温肺散寒，健脾除湿为治。方取小青龙汤化裁：白芍、五味子、法半
夏各 10 g，麻黄、细辛、甘草、干姜各 5 g，桂枝、泽泻、白术各 20 g。

患者服药 7 剂后，尿量增多，水肿减轻，食欲增进，胃脘胀满感消失。药即对症，效不更方，续进 7 剂，水肿消失，诸症悉除，心率上升至 68 次/分。乃改汤作丸，续服 6 个月。随访至今，病情稳定。

按语：肺主宣发，通调水道。风寒外袭，肺气失宣，水道通调失常，水饮内停，故见是症。小青龙汤温肺散寒，通调水道；倍桂枝，温通心阳，化气利湿；加泽泻、白术，健脾利湿。诸药合用，温心阳，暖脾阳，理肺气，调水道，故水肿消失而心率复常[1]。

医案 8：水肿（慢性心功能不全）。黄某，女，86 岁，1988 年 5 月 10 日初诊。主诉：下肢浮肿反复发作近 1 年，加重 10 天。缘患者素体尚健，身材肥胖。近几年来逐渐出现神情呆滞、健忘、语无伦次等老年性痴呆症状。每天只是食和睡，基本没有活动，身体越来越胖，体重近 100 kg。近年来家属发现患者双下肢出现浮肿，初起为踝关节以下，逐渐发展到双下肢胫前以下，呈凹陷性。因患者难于前往医院诊查，家庭医生经查血压、小便等未见异常，拟诊为老年性慢性心力衰竭。给予维生素及利尿剂治疗，水肿消退几天，旋即又复肿如故。刻诊：身体肥胖，神情呆滞，答非所问，双下肢胫前以下凹陷性浮肿，皮肤发亮，疲乏懒言，手足重坠，口淡多痰，时时吐痰涎，大小便尚调，舌淡红，苔白滑，脉沉细。据证诊为水肿（阴水），证属脾肾阳，水湿内停。治宜温肾化气，健脾利水。处方：熟附子（先煎）15 g，党参、茯苓各 30 g，白术、泽泻、白芍、浙贝母各 12 g，桂枝、生姜各 12 g，甘草 6 g。每日 1 剂，水煎服，共 3 剂。5 月 13 日复诊：服上方后水肿等症稍减，小便增多，仍照原方再服 10 剂，水肿消退。后每逢肢肿复发均以本方稍作加减治疗而收功。

按语：本例患者乃耄耋之年，五脏六腑气血阴阳皆不足。据症而论，尤以脾肾阳虚为主。脾肾为后先天之本，脾肾阳虚则水不运化而为肿为饮为痰，治之当温补脾肾，化气利水。方中熟附子温肾壮阳以消阴翳；党参、白术、茯苓、甘草乃为四君子汤，健脾补中运水湿；少佐桂枝、生姜辛甘

①胡献国.小青龙汤新用三则［J］.湖北中医学院学报，2003，5（4）：74.

化阳以助附子温阳化气利水；泽泻利水而不伤阴；浙贝母化痰涩；白芍之用既可利小便，又可敛阴液并防附、桂之辛燥伤阴。本方实为苓桂术甘合真武汤加味。诸药合用，振奋中阳，鼓舞肾气，使脾可制水，肾可主水，则水肿自可消退①。

医案 9：吴某，女，63 岁，2001 年 3 月 5 日初诊。既往有"慢性肺源性心脏病"病史。2 周前因气温骤降而咳喘加重，时咳吐白色泡沫痰，气紧，1 周前出现面目浮肿，手背及膝以下肿，按之凹陷。询知：口干苦，大便秘结，小便少，舌质红，舌体胖，边有齿痕，苔白水滑，脉浮滑。处方：小青龙汤合石膏汤加味：麻黄 10 g，桂枝 10 g，细辛 5 g，法半夏 15 g，干姜 10 g，白芍 15 g，五味子 10 g，石膏 20 g，白术 20 g，炙甘草 10 g，泽泻 30 g。3 剂而肿消，再进 2 剂，咳喘悉止，二便亦正常。

侍诊心得：本案系患者素有停饮，因受凉而外寒引动内饮，内外相引，发为咳喘。饮邪阻肺，肺气不降反升，故见咳喘；肺与大肠相表里，肺气的肃降正常，有助于大肠传导功能的发挥，肺气闭郁，肃降失常，不能布津，则会使大肠传导失司，津液不能下达，肠道气机阻滞，遂大便秘结；饮邪外溢于头面四肢，则见溢饮之水肿；水饮外溢于肌表，不能正常到达膀胱，膀胱气化失常，不能化津行水，而见小便少。口干为津液不能正常敷布所致，口苦乃饮郁化热的表现，其病机根本仍是肺寒里饮。故治疗当以小青龙汤温肺散饮，宣肺平喘。

诚如《金匮要略》所云："病溢饮者，当发其汗，大青龙汤主之，小青龙汤亦主之。"小青龙汤中有甘草麻黄汤，长于治疗水气病，以麻黄发汗宣肺利水，甘草和中缓急。加石膏作用有二：一可解其郁热；二者石膏配麻黄乃发越水气之有效配伍，与越婢汤之用法相同。再加白术、泽泻合桂枝温阳化气行水，既可治疗小便不利，又可淡渗利水，使水从小便去。诸药相伍，则"发汗、利小便"二法兼备，治肺治水兼顾，则喘平肿消。

按语：通过配伍化裁，小青龙汤可灵活用于咳喘的多种证型及兼见症，

---

① 黎国昌.苓桂术甘汤新用［J］.新中医，1995，（9）：57-58.

其辨证眼目是咳喘，吐白色泡沫痰，苔白水滑，其病机是寒饮壅肺，肺气闭郁，故患者一般在上述见症基础上兼见气紧、胸闷等。临证运用，即使有热象或有微汗，通过调整麻、桂等辛温药的剂量，以及加辛凉宣肺之品，亦不会有过汗亡阳或温燥伤津之弊，其中的白芍、甘草相伍，本就可以益阴养营，再合五味子的酸敛，其实止汗之功皆备，因此很多方剂中将小青龙汤局限于外感伤寒无汗方可使用，太过局限。对于经方的解释及应用，应当通过临床效果来检验。陈老认为小青龙汤中诸药有散有收，有泄有补，气津兼顾，开合相宜，配伍精当，应用于咳喘，效果不可忽视。尤其病程长之咳喘，一般肺气闭郁较重，非若小青龙之宣肺良剂，效不可达[①]。

医案 10：刘渡舟老医案。患者，32 岁。两手臂肿胀，沉重疼痛，难于抬举。询问得知，冬天用冷水洗衣物后，自觉寒气刺骨，从此便手臂肿痛，沉重酸楚无力，诊脉时颇觉费力。但形体盛壮，脉来浮弦，舌红绛，苔白。此为水寒之邪郁遏阳气，致津液不得流畅，形成气滞水凝的"溢饮"证。虽经多次治疗，但没有用发汗之法，所以缠绵不愈。处方：麻黄、杏仁、生姜各 10 g，桂枝、生石膏、甘草各 6 g，大枣 10 枚。服药 1 剂，得汗出而解。

按语：溢饮是头面、四肢或全身浮肿的疾病。《金匮要略·痰饮咳嗽病脉证并治第十二》曰："饮水流行，归于四肢，当汗出而不汗出，身体疼痛，谓之溢饮。"临床见体表和四肢肿胀，身体痛重，支节烦疼；或兼咳喘、胸闷、乏力。其病机为脾失健运，肾失开合，致水液代谢失常，饮邪内停，泛滥于肌肤和四肢，阻碍气血运行而为肿为痛。有人认为，本病相当于西医学所说的内分泌失调水肿。中医治水肿之法，"开鬼门，洁净府"，溢饮病位在肌表，"开鬼门"可也。

本案虽病起于感受水寒之邪，郁遏卫阳，致津液不得流畅，形成气滞水凝的"溢饮"证。其人"手臂肿痛，沉重酸楚无力"。脉浮，苔白，邪仍在表，舌质红绛为里已有热，其人体壮，屡治无效，又从未施汗法，故 1 剂大青龙汤，"得汗出而解"[②]。

---

① 贾波，沈涛.陈潮祖医案精解［M］.北京：人民卫生出版社，2010.

② 侯泽民，张蕴馥，张鲜.刘渡舟伤寒临证带教录［M］.北京：北京科学技术出版社，2012.

四、糖尿病

糖尿病属于中医学"消渴病""脾瘅"等范畴，糖尿病多从上消、中消、下消的三消进行辨证论治。目前，西医学对于糖尿病的认识为胰岛素的相对或绝对不足，导致血糖利用障碍，导致血糖升高。"三多一少"就是血糖升高导致的，糖尿病的并发症也是血糖升高或波动的结果。血糖在糖尿病的诊断治疗上是重要的关键点。从中医学角度理解，生理性血糖即水谷精微。如果水谷之精气不能发散输布，则停于中焦或血脉，形成痰饮水湿等病理产物，这就是病理性血糖。糖尿病的中医基本病机：水谷精微的输布失常，痰饮水湿内生。类似地还有血脂，生理性的是正常充养机体的水谷精微，不能正常输布或食入过多则形成痰饮水湿。因此，糖尿病患者多合并血脂升高，又有"代谢综合征"这个概念的提出[①]。

需要注意的是，现代糖尿病多是2型糖尿病，很少有"三多一少"症状，不能与过去的"消渴"画等号，更不能用古代上、中、下消的辨证指导治疗。

如下列医案举隅就是胶泥于消渴阴虚之见，固执养阴之治，膈间支饮，津不敷布，久治不效。幸朱进忠老中医按痰饮论治始获痊愈。

医案1：国某，男，57岁。口渴多饮多食，日渐消瘦7年多。诊为糖尿病。先用西药治疗半年，症状明显好转，尿糖亦由（++++）降至（+），但出院之后不久，症复如前，尿糖亦很快由（+）增至（++++），配合中药养阴生津之剂治之，开始时症状有所改善，但2个月后，症状又复如初。其后遍请名医，前后6年余，症状一直不见缓解。最近1年多来，非但糖尿病不见改善，而且视力逐渐下降，并曾突然失明两次，经眼科检查，诊断为早期白内障、眼底出血。近5个月来，又逐渐发现两腿麻木疼痛，行动不便。经神经科检查诊断为末梢神经炎。为此不得不再住院1年余，但至今诸症不但未见改善，反而日渐严重。最近1个多月以来，双下肢几乎不能活动，且发现纳呆食减，恶心呕吐，经过检查诊断为糖尿病酮中毒。基于住院治疗越来越重，一怒之下，停止服用任何药物，其后又在家属的

————————
①张晓雷.从痰饮水湿论治糖尿病［J］.中国中医药现代远程教育，2019，17（20）：65-67.

劝说下，邀请中医治疗。

细审其症见口渴喜饮，饮水稍多即吐，脘痞纳呆，下肢麻疼痛瘫痪，视物模糊，舌苔黄白，脉弦紧而数。综合脉证，思之：口渴喜饮，饮多则吐，水逆证也。脉弦紧者寒也，结也，数者，热也。紧数相搏，寒饮停聚凝结化热也。症脉相参，为寒饮结滞，郁而化热，津液不得敷布也。治宜苦辛并用，化饮散结。

处方：防己10 g，桂枝10 g，人参10 g，生石膏15 g，茯苓10 g，牡蛎6 g。服药3剂，诸症稍减。此时某医生及家属云：中药力缓，中药只能改善症状，不能解决根本问题，如果不用西药将会不堪设想。但患者不听劝告，仍只服中药。继服上药20剂，两下肢疼痛麻木瘫痪竟消失，且恶心呕吐亦解。加玄参10 g，服药2个月，药进60剂，诸症消失，唯因白内障视力仍较差。

医案2：张某，男，29岁。口渴多饮，疲乏无力，日渐消瘦1年多。诊断为糖尿病。先以西药治疗半年多无效，后又配合中药养阴生津、人参白虎等不但症状不减，反而日渐感到胃脘痞满。细审其证，除口渴喜饮，消食易饥，胃脘痞满外，并见消瘦乏力，皮肤干燥，面色微赤，舌苔白，脉弦紧。综合脉证，思之：脉弦紧者，寒也，结也，饮也。合之于症，乃寒饮结于中焦膈间，郁久化热也。治宜苦辛通降，斡旋气机，化饮生津。处方：防己10 g，桂枝10 g，人参10 g，生石膏12 g，茯苓10 g，芒硝3 g。服药12剂，口渴多饮大减，精神倍增，体重亦增9 kg，尿糖由（++++）降至（±）。

某医云：患者本未叙述有大便秘结，而先生却加芒硝者何也？答曰：芒硝非仅能软坚通便，亦且能软坚散结祛痰，此仲景之法也。《金匮要略》之于"实者三日复发，复与不愈者，宜木防己汤去石膏加茯苓芒硝汤主之"的用芒硝于治痰饮病，就在于此也。

中国中医科学院广安门医院鲍艳举老师对糖尿病阴证经常用到五苓散与真武汤。鲍老师认为真武汤证特点就是有"肿胀，水肿，怕冷明显"，而"小便有问题，伴有寒象，有水饮"则可以用五苓散。

医案3：林某，男，56岁。主诉：夜尿频数2个月。2个月前，患者因劳累后出现小便频数，量多，入夜尤甚，5～6次/晚，伴下肢疲乏无力，腰膝酸软。患者就诊于某医院，行尿常规检查未见异常，服用中药汤剂及中成药，疗效欠佳，患者经人介绍前来诊治。既往患者患糖尿病6年余，曾间断治疗，血糖控制不佳，口干口渴症状时轻时重，空腹血糖为6～10 mmol/L，餐后血糖为9～11 mmol/L，症状基本稳定。刻下症见：夜尿频数，5～6次/晚，口干不欲饮，无口苦，无眼干耳鸣，无头痛，周身疲乏无力，腰膝酸软，偶有头晕，寐差，大便调。舌淡红，苔薄白水滑，脉沉细。辨证分析：夜尿频数，口干不欲饮，周身疲乏无力，腰膝酸软，舌淡红，苔薄白水滑，脉沉细，考虑水饮内停之证。水饮上冲头脑清窍，故可见头晕，寐差。考虑五苓散加减温阳化饮。处方：猪苓15 g，茯苓45 g，泽泻30 g，桂枝10 g，苍术10 g。煎服指导：7剂，水煎服，日1剂。忌食辛辣、生冷水果。

结果：患者服完7剂后，夜尿频数较前好转，2～3次/晚，体力增，腰膝酸软、头晕好转，眠可。上方继续服用2周，小便正常，无其他明显不适，患者血糖平稳，空腹血糖5～7 mmol/L，餐后血糖8～10 mmol/L。遂停药。

医案4：张某，女，59岁。主诉：双下肢水肿3个月余。患者既往有糖尿病病史6年，规律服用降血糖药，血糖控制不详。3个月前，患者无明显诱因出现双下肢水肿，疲乏无力，就诊于某医院内分泌科，行尿常规及24小时尿蛋白均未见异常。患者口服降血糖药，血糖控制不佳，空腹血糖为6～11 mmol/L，餐后血糖为10～13 mmol/L。经人介绍前来诊治。刻下症见：双下肢浮肿，按之凹陷不起，周身恶寒，腰及双下肢怕冷明显，无口干口苦，无渴欲饮水，纳可，眠可，二便调。辨证分析：四肢浮肿，双下肢浮肿，按之凹陷不起，周身怕冷，为典型的寒象。舌淡苔薄，水滑苔，齿痕舌，为典型的寒饮和阳虚征象。考虑患者为典型的阳虚水泛证，可予真武汤温阳化饮、利水消肿，予以真武汤。处方：苍术20 g，附子（先煎）15 g，白芍30 g，茯苓45 g，生姜10 g。煎服指导：7剂，水煎服，日1剂。忌食辛辣、生冷水果。

结果：患者服完7剂后，体力增加，双下肢浮肿较前好转，周身恶寒、腰部怕冷较前好转，患者服用上方有效，后将上方逐渐增加黑顺片30 g，调理 1 个月，腰酸、畏寒怕冷等症状大减，空腹血糖 5 ~ 7 mmol/L，餐后血糖 7 ~ 9 mmol/L，遂停药观察。

北京市中医医院马家驹老师长期跟随经方家冯世纶教授等学习临证，认为糖尿病乃痰饮内停，阳虚水泛，里虚寒证等表现是太阴病，需用温化水饮之法，代表方有真武汤、五苓散等。

医案 5：郑某，女，46 岁，糖尿病病史 13 年。西医诊断：2 型糖尿病，糖尿病视网膜病变，周围神经病变，脂肪肝，双下肢动脉硬化，深静脉瓣膜功能不全。辅助检查：糖化血红蛋白 11.4%。刻下：全身轻度浮肿，双下肢凹陷性水肿，口中渴，不欲饮水，纳稍差，腹胀，小便量偏少，便秘，大便干结如球，两三日一行，舌淡苔薄白，脉沉细。辨证分析：口中渴，纳差，腹胀，便秘，舌淡，脉沉细，辨为里虚寒的太阴病。阳气不振，津液运化失常导致水饮内停，水饮代谢失常不能濡润肠道导致大便秘结、小便不利。治法是温阳利水，处方以真武汤、五苓散加减：生白术 30 g，茯苓 15 g，白芍 15 g，炮附子（先煎）10 g，生姜 15 g，泽泻 15 g，桂枝 10 g，厚朴 10 g，陈皮 20 g。煎服指导：4 剂，水煎服，日 1 剂。

结果：二诊患者诉服药第 3 天大便一日三行，痛快异常。以此法加减继服，后患者口中觉干，可饮水，纳香，同时小便次数、量均较前明显增加，双下肢水肿消失，后大便每日一行。服药后，不但二便通利，而且服药前后胰岛素用量、饮食并未变化，患者的七次血糖水平较服药前明显减低，甚至出现低血糖的情况。

医案 6：谢某，男，72 岁。患者有糖尿病病史 4 年，因"恶心呕吐 2 天"，于 2012 年 3 月 2 日入院。完善检查排除脑血管意外等导致的呕吐，诊断为糖尿病胃轻瘫。患者于 3 月 3 日查房时恶心、呕吐 2 次胃内容物，不能进食，前 1 天解烂便 7 次，舌淡暗，苔薄白，脉沉弦细。处方：茯苓 100 g，桂枝、法半夏、熟附子（先煎）15 g，干姜、紫苏叶各 10 g，生姜 20 g，陈皮 5 g。水煎服。患者服 1 剂后呕吐和腹泻止，住院期间未再出现呕吐和腹泻。

按语：糖尿病胃轻瘫为糖尿病常见并发症，以老年患者居多。胃轻瘫多表现为恶心欲呕或恶心呕吐、食欲减退，严重者表现为胃潴留。糖尿病肠病表现为顽固性便秘或腹泻，或腹泻与便秘交替。病机多为脾胃阳虚，水饮内停。笔者从痰饮角度论治，以苓桂术甘汤合小半夏汤、附子理中汤加减治疗，常能取得较好的疗效。苓桂术甘汤合小半夏加茯苓汤温化水饮。其中茯苓的用量较大，恶心呕吐症状明显时一般都会用50 g以上，因为茯苓的健脾利水作用较好，而且安全性较高。所含附子理中汤温中健脾补肾以治本。临床中，笔者以此法治疗糖尿病胃轻瘫常收到满意的疗效，大部分患者服药1～2剂即可解决严重的恶心呕吐症状[1]。

己椒苈黄丸应用一则——彭坚医案[2]。

彭坚教授治疗一个中年糖尿病患者，用了各种西药，血糖始终降不下来。患者表现的症状主要是胃肠不适，胃脘饱胀，咕噜作响，大便时干时稀，舌苔薄黄。彭坚教授用半夏泻心汤、调中益气汤、乌梅丸等，先后治了几个月，不见大效，血糖仍然居高不下，但始终不敢贸然去芩、连，因为考虑到黄连有降血糖的作用。此时几乎黔驴技穷了，却偶然一次切脉时，发现虽然时值夏天，但患者整条手肘都是冷的，这不正是《伤寒论》中的"四逆"证吗？腹中咕噜作响，即肠鸣音亢进，不正是《金匮要略》中的"水饮"证"水走肠间，沥沥有声"吗？舌苔薄黄只是有热的假象。改用大剂量四逆汤合己椒苈黄丸，取效了，血糖也开始下降了。

·第五节　风湿免疫性疾病·

一、干燥综合征[3]

干燥综合征（Sjögren's syndrome，SS），是一种以侵犯外分泌腺为主的慢性炎症性自身免疫病，临床主要表现为唾液腺、泪腺受损导致的口干、

①蓝柳贵，陈本坚，王丘平.经方在糖尿病并发症中的运用举隅[J].新中医，2013，45（5）：187-188.

②参见己椒苈黄丸应用一则——彭坚医案.http://www.360doc.com/content/23/0210/17/30515284_1067052326.shtml.

③姜萍，范永升.从《金匮要略》痰饮水气病探讨干燥综合征辨治规律[J].中华中医药杂志，2019，34（11）：5178-5180.

双目干涩等,严重者可出现内脏器官损伤。本病归属于中医学"燥证""燥痹"等范畴。《灵枢·厥气》言:"上焦开发,宣五谷味,熏肤,充身,泽毛,若雾露之溉,是谓气……腠理发泄,汗出溱溱,是谓津……泄泽补益脑髓,皮肤润泽,是谓液。"可见,气化能行,津液得布,则官窍得养,皮肤润泽;若气化不利,津液不布,或致水饮内停,津布受阻,则四肢百骸失于濡养,口干、眼干、肤干等燥象丛生。因水饮阻滞,又兼脏腑气化不利,且久多累及气血为患,故此燥象多缠绵难愈,如《金匮要略》"夫水病人……其人消渴""小便不利者,有水气,其人苦渴""腹满,口舌干燥,此肠间有水气""消渴""苦渴""口舌干燥",均形容严重口渴而难以缓解,与现代医学之 SS 极为相似。全国名中医范永升教授根据长期临床经验,认为脏腑气化不利,水饮内停,津液敷布障碍也是本病不可忽视的重要病机。

医案 1:患者,女,66 岁,2018 年 3 月 2 日初诊。口干、眼干 7 年,前医以滋阴润燥等药物治疗无效。现症:口干燥难忍,但不欲饮,饮水亦不解渴,多喜热饮,食干物须用水送服,双目干涩无泪,视物模糊,伴消瘦,体倦乏力,汗出较甚,有龋齿,便溏,舌淡暗,苔薄腻,脉沉细。辅助检查:抗核抗体 1:1000,抗 SSA(+),抗 SSB(+),红细胞沉降率 37 mm/h。角膜荧光染色(+),Schirmer 试验左右均为 2 mm/5 min。西医诊断:干燥综合征。中医诊断:燥痹。辨证:中阳不运,气化失司,水阻津布。拟益气温阳化湿为治,以苓桂术甘汤合小半夏加茯苓汤加减:生黄芪 30 g,茯苓 15 g,蜜桂枝 9 g,麸白术 15 g,炙甘草 9 g,姜半夏 6 g,干姜 5 g,炒防风 9 g,厚朴花 9 g,佩兰 9 g,薏苡仁 10 g,桔梗 5 g。共 14 剂,水煎,分早、晚两次温服,每日 1 剂。2018 年 3 月 16 日二诊:口干、眼干症状明显缓解,仍不思水,现痰多,睡眠差,舌淡暗红,苔腻,脉沉细。治当通阳化饮安神,易方:茯苓 30 g,桂枝 6 g,炒白术 18 g,炙甘草 9 g,姜半夏 9 g,秫米 30 g,淮小麦 30 g,大枣 9 g,首乌藤 30 g,天花粉 30 g,焦神曲 15 g,丹参 30 g。14 剂,煎服法同前。

按语:此患者病程已久,初诊见口干不欲饮、多喜热饮、体倦乏力、汗出、便溏、舌苔薄腻,知此非阴津亏耗,乃阳气亏虚,失于气化,水停中焦，津液布散受阻，官窍失养；水饮内阻，脾失健运日久，故见消瘦、脉沉细。治用苓桂术甘汤合小半夏加茯苓汤，复中阳以司气化，培土气以制水饮，加生黄芪、薏苡仁、厚朴花、佩兰、炒防风益气化湿醒脾，桔梗提壶揭盖而开水之上源，复津行之路。二诊：口眼干燥缓解，兼见痰多眠差，可见阳气已复，气化能行，而水饮未去，且有凝结之势，故加茯苓、半夏之量而减干姜、桂枝；另加秫米、淮小麦、大枣、首乌藤养血安神；丹参、神曲活血健脾，理气消积，以防水停引发气血之变。

医案2：王丽平教授治干燥综合征医案①。温某，女，71岁，2013年11月11日初诊。患者主因口干、眼干涩2年来诊。现病史：患者于2年前无明显诱因逐渐出现口干、眼干涩、阴道干涩，口服药物无改善，就诊于北京某医院经下唇腺病理及免疫指标检测确诊为干燥综合征，经治疗后症状改善不明显，特求中医治疗来诊。症见口干、咽干，无唾液，眼干涩，阴道干涩，纳可，眠欠安，大便干、小便频。舌质淡暗、质润略见水滑，舌上可见细小裂纹，无苔，脉细滑。既往：冠心病病史。西医诊断：干燥综合征。中医辨证：阴虚内热。治宜滋阴清热。初诊以阴虚立法，予以滋阴清热药物治疗后，患者症状无明显变化。11月18日二诊：对患者进行仔细问诊，患者虽有口干但饮水不多，偶有怕冷之状，舌淡暗、质润而略见水滑，脉为细滑之脉。于是转变思路，考虑为脾虚津液不能上承，故以健脾温阳通经为主，滋阴清热为辅。方药：茯苓30 g，桂枝12 g，白术12 g，甘草12 g，石斛30 g，知母12 g。7剂，水煎服，每日1剂，分早、晚两次温服。针灸：引气归元、腹四关、阴都、肓俞、气穴、鱼际、水泉、内庭、行间、太白。梅花针叩刺眼周。11月25日三诊：患者口干及眼干症状较前均有缓解，舌质暗淡，苔少而干，仍有咽干，考虑肾阴不足兼有内热，予上方加玄参12 g、黄柏9 g，7剂，水煎服，每日1剂，分早、晚两次温服。继续上述治疗1个月，患者症状缓解明显，治疗至今病情缓解且稳定。

按语：干燥综合征（SS）是以累及外分泌腺体为主的慢性炎症性自身

---

①张树源，王丽平.王丽平教授应用苓桂术甘汤为主配合腹针临证经验［J］.世界中西医结合杂志，2014，9（12）：1274–1277.

免疫病，临床除有涎腺和泪腺受损，功能下降而出现口干、眼干外，尚有其他外分泌腺及腺体外器官的受累而出现多系统损害的症状，如累及呼吸系统、消化系统、肾脏、皮肤、阴道等。干燥综合征属中医学"燥证"范围，临证多以阴虚，津伤立论，但临床也有从阳虚立论者，燥证的关键为津液不足，《素问·经脉别论》云："饮入于胃，游溢精气，上输于脾，脾气散精，上归于肺，通调水道，下输膀胱，水精四布，五经并行。"津液通过脾胃的转输来布化到全身，脾胃在津液代谢中起着至关重要的作用，脾胃水精四布的动力就是脾气脾阳的推动。

本患者考虑为饮停中焦，影响到上焦及下焦津液的布化，特别是肺、肾两脏。肺阴不足，口干，咳痰量少，肝肾阴亏故见眼干涩、阴道干涩。阴虚燥热固然是患者的表现，但是阴液亏乏的根本确是脾胃亏虚后动力的不足，津液无法上承、四布濡养脏腑。以苓桂术甘汤通阳化气、温化水饮，以助三焦气化，加用石斛、知母养肺肾之阴，清肺肾之虚火。复诊随症加减效果明显。针刺治疗以腹四关健脾调畅气机，以肾经三穴三焦同取滋阴，配合肺、脾、肾三经荥、郄清热。

王丽平教授认为，本病辨证思维转变的关键在于对舌诊的重视，舌最能体现患者胃气盛衰，用舌诊来区分病邪的性质，依舌象以定治则遣方药。本病看似阴虚实则阳气不足，抓住舌水滑、质淡暗表现，从水饮内停而论治，从中焦入手，脾阳一振，血脉一通，津液得化，水精四布，上达口咽，下输膀胱，故而患者症状得以缓解。

医案3：苏某，女，59岁，1996年3月7日初诊。1年前因感冒发热加之心情急躁而口舌生疮，口腔黏膜与舌体溃疡共5处，反复不愈。口干，咀嚼艰难，双目干燥酸涩，多饮多尿，饮水虽多但干燥之症毫无缓解，心慌少寐，大便时溏，皮肤干燥，面色少华。舌红无苔且有裂痕，脉象细数。化验血糖、尿糖均属正常，在某医院检查排除尿崩症，被诊为干燥综合征。中医辨证：脾肾阳虚，三焦气化失常；心火偏亢，水火不济。治宜温阳化气，交通心肾。方用五苓散合交泰丸加减：桂枝、白术、焦栀子、甘草各10 g，茯苓15 g，猪苓、泽泻各12 g，肉桂3 g，黄连6 g，生石膏、炒酸枣仁各30g。7剂，水煎服。3月15日二诊：药后口舌溃疡愈合，口眼干燥症状明显减轻，尿次、尿量明显减少。嘱其继续服用金匮肾气丸和归脾丸以善其后。诸症基本减少。乃于上方中加入乌梅10g、砂仁8g，连服10剂，诸症基本消失。

本病当属中医学"燥证"范畴，《黄帝内经》"燥胜则干"，刘完素"诸涩枯涸，干颈皴揭，皆属于燥"等论述与干燥综合征的病因病机、发病特点极为相似。在治疗方面，因其干燥少津，故"燥者濡之"是其一般的治疗方法，但燥有内外之分，温、凉之别，临床还当根据具体情况而详加审证，不可一概而论。从中医学宝库中发掘治疗该病的有效方药是近年来许多学者努力的方向，仲景方在本病的治疗中尤有独到之处。五苓散在《伤寒论》中主要用于太阳膀胱蓄水证，在《金匮要略》中主要用于水饮内停之头眩与消渴，具有化气利水之功，可用于本病气机不畅，水津内停，津液敷布失常者。因阳气不足，阳不能化气，气不能布津，津液不能输化，则诸燥发作，法当温阳化气，气行津复，燥证可除。

二、口干、口渴

Fiehl（2001）提出口干燥症患者约占人群的10%，并且随年龄的增长而增加。30% ~ 50%的中老年人患有不同程度的口干症，其中以40 ~ 70岁人群发病率最高，女性更年期患者为最多见，据统计，男女比例为1∶9。引起口干的原因很多，包括生理因素、慢性疾病、药物因素等。

《伤寒论》中虽无"口干"一词，但对口渴的描述很多，除太阴病无渴，或渴不欲饮外，其他经皆有论渴。《伤寒论》认为，口干的病机主要是津液输布失常或阴津亏损，津液输布失常主要与肺、脾、肾、二焦、少阳、肝等有关。其中，津液输布失常者以小青龙汤散寒温肺化饮，五苓散化气布津，真武汤温阳利水，小柴胡汤疏理少阳气机，柴胡桂枝干姜汤和少阳、温阳开结，茵陈蒿汤清热祛湿，大陷胸汤急下、泻热逐水，使津液气化布散功能恢复，津液自布。而《金匮要略》中有治疗口渴的十二种方法。

1. 益气生津，清热止渴法 此法适用于肺胃热盛，津气两伤之口渴证。方用白虎加人参汤。《金匮要略·痉湿暍病脉证第二》第26条指出："太阳中热者，喝是也。汗出恶寒，身热而渴，白虎加人参汤主之。"

2. 温补肾阳，化气止渴法　此法适用于肾阳虚衰，气化失司之口渴证。方用肾气丸。《金匮要略·消渴小便不利淋病脉证并治第十三》第 3 条曰："男子消渴，小便反多，以饮一斗，小便一斗，肾气丸主之。"

3. 咸寒润下，生津止渴法　此法适用于阴虚燥热，渴欲饮水不止之证。方用文蛤散。《金匮要略·消渴小便不利淋病脉证并治第十三》第 6 条云："渴欲饮水不止者，文蛤散主之。"

4. 调和营卫，祛湿止渴法　此法适用于水湿侵犯经脉，阻碍营卫的运行，气不化津之口渴证。方用芪芍桂酒汤。《金匮要略·水气病脉证并治第十四》第 28 条云："黄汗之为病，身体肿，发热汗出而渴……宜芪芍桂酒汤主之。"

5. 行气活血，通阳止渴法　此法适用于肝郁气滞血瘀之口渴证。方用旋覆花汤。《金匮要略·五脏风寒积聚病脉证并治第十一》第 7 条云："肝着，其人常欲蹈其胸上，先未苦时，但欲热饮，旋覆花汤主之。"

6. 益气补脾，温肺止渴法　此法适用于虚寒性肺痿，咳唾涎沫不止，咽燥而渴之证。方用《千金》生姜甘草汤。《金匮要略·肺痿肺痈咳嗽上气病脉证治》云："《千金》生姜甘草汤：治肺痿，咳唾涎沫不止，咽燥而渴。"

7. 化气利水，润燥止渴法　此法适用于下寒上燥之口渴证。方用瓜蒌瞿麦丸。《金匮要略·消渴小便不利淋病脉证并治第十三》第 10 条曰："小便不利者，有水气，其人苦渴，瓜蒌瞿麦丸主之。

8. 利尿发汗止渴法　此法适用于气不化津，膀胱蓄水之口渴证。方用五苓散。《金匮要略·消渴小便不利淋病脉证并治第十三》第 4 条云："脉浮，小便不利，微热消渴者，宜利小便发汗，五苓散主之。"第 5 条云："渴欲饮水，水入即吐者，名曰水逆，五苓散主之。"

9. 利水化饮止渴法　此法适用于胃有停饮，中阳受阻，津不上承之口渴证。方用茯苓泽泻汤。《金匮要略·呕吐哕下利病脉证并治第十七》第 18 条云："胃反，吐而渴欲饮水者，茯苓泽泻汤主之。

10. 育阴利水止渴法　此法适用于水热互结，郁热伤阴之口渴证。方用猪苓汤。《金匮要略·消渴小便不利淋病脉证并治第十三》第 13 条云："脉浮发热，渴欲饮水，小便不利者，猪苓汤主之。"

11. 内外兼治止渴法　此法适用于百合病日久，阴虚内热较甚之口渴证。内服百合地黄汤，外用百合洗方。《金匮要略·百合狐惑阴阳毒病证治第三》第 6 条云："百合病一月不解，变成渴者，百合洗方主之。"

12. 饮食调养止渴法　此法适用于胃中津液受伤之口渴证。可用大麦粥或煮饼等。《金匮要略·妇人妊娠病脉证并治第十二》第 10 条白术散方后注云："若呕已后渴者，大麦粥服之。"

《伤寒论》中的小青龙汤、真武汤、五苓散、柴胡桂枝干姜汤和大陷胸汤，《金匮要略》治渴十二法中的等 2、6、8、9、10 条口渴均与水液代谢失常有关，可见，从饮辨治口干口渴非常重要。

医案 1：患者，男，53 岁，2019 年 8 月 28 日初诊。患者因"口干 3 个月"就诊。症见：口干，口淡无味，饮食喜热恶冷，大便每日 1 次，不成形。舌体胖大，边有齿痕，舌质淡红，苔薄白微腻，脉细涩。中医诊断：口干。证型：脾胃虚寒，水饮内停。治则：温中化饮，补气健脾。予理中汤合苓桂术甘汤：党参 30 g，干姜 30 g，炙甘草 15 g，炒白术 30 g，桂枝 30 g，茯苓 30 g。4 剂。9 月 4 日二诊：患者诉口干已缓解，大便已成形，仍觉口淡无味。效不更方。

讨论：口干是患者自觉口中干燥，不一定有饮水要求。口渴则多指口干而渴欲饮水的感觉。口渴与否是体内津液的盛衰和输布情况正常与否的反映。口不渴提示津液未伤。从患者的舌脉象和相兼症状不难看出，口干是由脾胃虚寒、水饮内停所致，脾胃失于健运则津液不能正常运行，停聚而为水饮，阳气虚弱则气化不利，津液不能上承则口干，水饮内停故饮水后缓解不明显，阳气失于固化则大便不成形。脾胃虚寒则口淡无味，"脾气通于口，脾和则口能知五谷味矣"。舌体胖大、有齿痕、舌质淡为脾胃虚寒之象，苔薄白而腻为水饮之征，细脉为水饮阻滞气机，脾胃虚弱所致，涩为水饮之候。从标本的角度看，本为脾胃虚寒，水饮内停为标。治疗当标本兼顾，温中化饮，补气健脾。由此可知，陈老选用理中汤合苓桂术甘汤之妙，标本兼顾，用药精简。理中汤和苓桂术甘汤分别出自张仲景的《伤寒论》和《金匮要略》，书中原文并未见用于口干之症，此处运用是经方运用的扩展。理中汤以参、术、草补虚，姜温中治寒。苓桂术甘汤以苓、术治痰饮，桂枝通阳化气开经络助行痰饮，甘草合桂枝辛甘发散，甘草合苓、术益土制水。在实际临床中，治疗口干之症我们很难最先想到理中汤合苓桂术甘汤，这也正是中医的根本（辨证论治）所在。方以载道，活法在人。临床用方，方随证变。陈老善用经方，经方合用是我辈学习的榜样。在临床中如何进行症状鉴别、证候鉴别和疾病鉴别以准确地辨证是我们跟师学习不可避免的问题。此案正体现陈老辨证中善于鉴别的学术思想，值得细细品味①。

医案 2：阙某，53 岁，女，已婚，职员，龙岩人。初诊（2017 年 5 月 19 日）：患者因口干、口涩 2 个月余来诊。刻下：口干、口涩、不欲饮，神疲纳呆，四肢不温，面色晦暗，指甲干枯色暗，瘼一般，大、小便尚调，舌淡胖大，边有齿痕，脉沉细。诊断：口干。辨证：阳虚气滞证。处方：黑顺片（先煎）30 g，白芍 20 g，白术 30 g，生姜 30 g，茯苓 50 g，桂枝 30 g，干姜 10 g，大枣 15 g，炙甘草 10 g，共 7 剂。

2017 年 5 月 26 日二诊：患者诉药后口干、口涩、神疲纳呆较前改善，但口干欲饮温，面色仍较晦暗，指甲干枯色暗，近日颈项部不适，予守前方，酌加行气、升阳解肌之品，处方：黑顺片（先煎）30 g，白芍 20 g，生姜 30 g，茯苓 50 g，桂枝 30 g，大枣 15 g，炙甘草 10 g，干姜 30 g，生白术 60 g，枳实 20 g，红参 10 g，葛根 30 g，麻黄 10 g。共 7 剂。1 周后电话随访，患者诉指甲尚干枯色暗，余症皆好转。

按语：患者为中老年女性，已过七七之年，肾阳渐衰，加之平素饮食不节，损伤脾阳，寒湿内生，阻滞中焦，气机升降失常，津液不能上承，故口干、口涩、不欲饮；脾阳不足，运化失常，故神疲纳呆；脾主四肢肌肉，脾阳不足，温煦失职，故见四肢不温；脾虚则气血生化无源，加之气

①参见罗详飞：《陈学忠老师运用理中汤合苓桂术甘汤治疗口干医案》http://www.360doc.com/content/22/0411/20/755614_106048037.shtml。

血运行不畅，瘀血、寒湿内停，故见面色晦暗、指甲干枯色暗；舌淡胖大，边有齿痕，脉沉细亦为阳虚之征象。《黄帝内经》云："正气存内，邪不可干；邪之所凑，其气必虚。"故治疗予附子汤加减温阳散寒，酌加桂枝、干姜可温中健脾；二诊患者寒湿内盛，气机阻滞，加用红参以增温阳之效，枳术丸可健脾行气，气机调畅则水道通调；患者颈项部不适，考虑乃因寒湿内生，水液代谢失调，清阳不升，若再受风寒外袭，寒主收引凝滞，则易筋脉失养发为颈项部酸痛，故酌加葛根、麻黄升阳解肌。

章师指导意见：患者口干与四肢不温、舌淡胖、脉沉细并见，当属少阴病范畴。正如《伤寒论》第 323 条所言："伤寒二三日，脉沉者，急温之，宜四逆汤。"其口干者非因津液不足，而系少阴中见寒水之气不化所致，故治以温阳为其首要任务，药后阳回则水化，水气自能上承，而口干得除[①]。

医案 3：王某，男，51 岁，1999 年 10 月 26 日初诊。主诉大烦渴不解 3 年。3 年前，不明原因口渴多饮，心胸烦闷，但无多食、消瘦等症，因能忍受，故未诊治。其后病渐有加，以致每日饮水 6.8 L 以上，多次到医院查血糖、尿糖、甲状腺激素等，均无异常。西医疑为神经性口渴，治之无效。因除渴欲饮水数升、心烦懊恼、小便相应增多外，余无所苦，所以前医或谓其热盛伤津而用白虎加人参汤，或谓其肺不布津而用清燥救肺汤，或谓其肾阳虚衰而用金匮肾气丸，亦有学者认为是瘀血阻滞而用血府逐瘀汤者，然皆如投妖石，病情日渐加重，最多时饮水达 9L 余，外出远门必背一 5L 塑料水壶，十分痛苦。仔细询问病情，方知其昼夜皆渴，小便清长，夜尿恒多，时感肢体肿胀，舌淡红，苔白润，尺脉弱涩。证属肾阳虚弱，气不化津，津不上承，且阳虚不化，肾水亦亏，心火失济而偏亢。治当温补肾阳，化气升津，佐以清降心火。真武汤加黄连、葛根主之：制附子（先煎）、葛根各 30 g，茯苓 20 g，白术 15 g，白芍、生姜各 10 g，黄连 5 g。3 剂，嘱以水 2500 ml 煎熬 30 分钟，以药代水，不时饮之。11 月 1 日二诊，烦渴引

---

①参见章浩军：《附子汤加减治口干医案》http://zhjpc.lyszyyc.com/articledetail? id=519.

饮减轻十之二三，舌面较前津润，并无面赤火升之弊。方药对证，继投前方5剂。三诊时，口渴大减，心烦、肢体肿胀已除，夜尿1次。前方去黄连加党参30 g助其气化，5剂。半个月后来诊，诉口渴除，兼症全失。停药观察3个月，未见复发[1]。

按语：大烦渴不解，原因很多，有属热盛伤津，然必伴小便黄少、肢体干瘦、舌红苔燥、脉象滑数等；有属阴液亏损者，多伴有口干渴饮、五心烦热、腰膝酸软的症状。此例患者则不然，肢体肿胀，舌淡苔润，尺脉弱涩，小便清长，夜尿恒多。《伤寒论·辨少阴病脉证并治》云："小便色白者，以下焦虚有寒，不能制水，故令色白也。"本例患者即属阳虚不化，津不上承，故用真武汤取效。

医案4：患者，男，46岁，初诊。患者于去年8月，因乘凉饮冷引起腹部疼痛、呕吐、腹泻，伴恶寒、发热、全身酸楚不适等症，诊为急性胃肠炎。予抗感染、补液及肌内注射消旋山莨菪碱注射液治疗，药后诸症除。但同时出现口渴喜饮，一日饮水在5000～6000 ml，精神、食欲、睡眠等均正常，曾先后服用清热生津、益气养阴、健脾升津及活血化瘀等中药无效。刻诊：口渴喜热饮，无发热、恶寒，无汗出，小便清长，大便正常，纳食及体重正常，舌质红，苔白润，脉浮紧。查空腹血糖5.6 mmol/L，尿糖（-）。辨证：内伤湿冷，肺气失宣。治宜散寒化饮，宣肺布津。选仲景大青龙汤加味。药物组成：生麻黄8 g，桂枝10 g，杏仁10 g，生石膏20 g，甘草6 g，大枣4枚，生姜3片，天花粉10 g。2剂。每日1剂，水煎服。服后患者微微汗出，口渴减。2剂尽口渴除，诸症愈。随访至今未复发。

按语：《素问·经脉别论》谓："饮入于胃，游溢精气，上输于脾，脾气散精，上归于肺，通调水道，输膀胱，水津四布，五经并行。"其明确指出了肺在津液运行中的作用。本例患者属风寒闭肺，致肺气郁闭，津液不能正常布散，故口渴、无汗、脉象浮紧选用大青龙汤宣肺散寒，津液得布而愈[2]。

---

① 毛春，黄九龄. 古方今用举隅［J］. 四川中医，2001，19（5）：78.

② 参见麻黄汤加减治口渴医案、配方.http://www.ys991.com/zhongyi/cy/79684.html.

下述医案虽是痰饮闭经，但正是抓住了"肠间有水气，腹满甚、口干舌燥"才取得好的疗效。

医案 5：付某，女，35 岁，素体健壮，因怒气而逐渐食少，形瘦腹大，闭经，腹内辘辘有声，对坐即能听到，自言腹满甚，口干舌燥，舌淡苔薄白，脉沉细而弦，询知闭经，已延医数人，有按瘀血论治者，有从血亏论治者，有从气血两虚论治者。今脉症合参，证属痰饮阻经，当用己椒苈黄丸。处方：防己 10 g，川椒目 15 g，炒葶苈子 10 g，大黄 10 g。水煎 2 剂，服药后当晚泻下痰液水一瓷脸盆余。泻后感乏力，但腹中舒适，有饥饿感，脉象弦也减，此为药已中病，隔天再服 1 剂，嗣后又泻下痰饮一次，量约前次的一半，遂觉周身舒适，饮食增加，宗"衰其大半而止"之旨，嘱停药之后，饮食调养。月后随访，经月已通，康复如前。

按语：本病腹满，口干舌燥，腹内辘辘有声，对坐即能听到，此提纲主证。肠间水气，阻遏中气，升降不行，故腹满，口干，腹内有声。前医皆误治闭经，而失肠间水气。从本案看，此可以先用汤攻下，把肠内积聚瘀浊，壅满亢实先泻下，泻下之后，再用丸药缓攻也行。腹大壅满之亢实者，可以先用汤下，此案也没有固化教条的非用丸药，经验值得学习。

肠间水气，本案形瘦腹大之征象，与血结大黄丸证形瘦腹大之征象比较接近，临证一定注意，皆是邪结成实，实则实治。己椒苈黄丸破肠结之饮，运肠腑之瘀滞；大黄丸破干血之结，缓急而建中。大黄丸不欲食，己椒苈黄丸，胃气不降，当也不欲食，不能食。本医案患者形瘦腹大，腹内辘辘有声，是己椒苈黄丸证。但合其闭经之证，容易误导，又近大黄甘遂汤证，水与血结，少腹满，注意区别。不知此为肠间水气，误从闭经治之。前医数人，皆治其闭经，而不知水结。本条闭经之证，肠间水气，是为病根。胃肠为腑，而主容受，痰结气滞，不能运行，则水气不化，壅满于肠，故见腹大腹胀满也。有的患者，大便也能拉出来，乃是水气不去，但仍腹大满，口舌干燥，渴不欲饮，或燥渴多饮。

医案 6：刘俊士医案。刘某，女，37 岁，1985 年 5 月 14 日来诊。主诉咽喉阻塞感已半年，口干，舌燥，但手心不热，不盗汗，大便秘结，2 ~ 3

天一次。平素有胃痛，胃镜检查有慢性胃炎。HBsAg 阳性。舌红，脉细弦。证属水热互结于咽喉，阴虚梅核气，治宜清热利水。予猪苓汤加味：猪苓 15 g，茯苓 15 g，泽泻 12 g，滑石 30 g，阿胶 10 g，甘草 9 g，苏梗 3 g，厚朴花 6 g，乌药 9 g，山药 15 g，旱莲草 30 g，乌梅 9 g，半夏 3 g，麦冬 9 g。3 剂。

1985 年 12 月 19 日二诊：因他病来诊，谓上次服上方 3 剂后，咽喉阻塞、胃病均已痊愈，半年来未见复发[①]。

这是运用猪苓汤治疗口干口渴的医案，在《伤寒论》中，有以下原文。①《伤寒论》第 223 条，若脉浮，发热，渴欲饮水，小便不利者，猪苓汤主之。猪苓汤方：猪苓（去皮，甘平）、茯苓（甘平）、阿胶（甘平）、滑石（碎，甘寒）、泽泻（甘咸寒）各一两，右五味，以水四升，先煮四味，取二升，去滓，内下阿胶烊消，温服七合，日三服。②《伤寒论》第 224 条，阳明病，汗出多而渴者，不可与猪苓汤。以汗多胃中燥，猪苓汤复利其小便故也。③《伤寒论》第 319 条，少阴病，下利六七日，咳而呕渴，心烦不得眠者，猪苓汤主之。

本方用于少阴阴虚，水热互结证。少阴为心、肾两脏，肾主水，若肾阴虚，一方面使肾气不充，失于主水之功，可致水液内停，另一方面，肾阴虚不能上济心火，心火亢盛，又可产生内热。邪热与水相互搏结，形成水热互结的病理结果。水热互结，泛滋中焦，下渗于肠，则下利；上攻于肺则咳；中犯于胃则呕；膀胱气化不行，则小便不利。阴虚火旺，心肾不交，则不寐。猪苓汤用猪苓、茯苓、泽泻利水，阿胶滋阴，滑石清热。凡阴虚水热互结之证，用之皆效。

三、风湿病

风湿病是风湿性疾病的简称，是主要影响骨、关节、肌肉、周围软组织以及神经等一类疾病的总称，是一种难治性内科杂病，为临床常见病、多发病，缠绵难愈，对患者的工作和生存质量造成了极大影响。本病包括

---

①刘俊士.古妙方验案精选［M］，北京：人民军医出版社，1992：204.

骨关节炎、类风湿关节炎、强直性脊柱炎、系统性红斑狼疮、风湿性心脏病、银屑病、痛风等，前述的"干燥综合征"也属于风湿病范畴。

风湿病在中医的病名为"痹证"。《素问·评热病论》曰："不与风寒湿气合，故不为痹。"《素问·痹论》曰："风、寒、湿三气杂至，合而为痹也。其风气胜者为行痹，寒气胜者为痛痹，湿气胜者为着痹也。"正气不足是风湿病发生的内因，而风寒湿是风湿病发病的外因。内因为本，外因为标，内外相互联系，相互作用，致使风湿病的发生。临床上一般根据风寒湿痹分型采用祛风除湿、散寒除湿、补益肝肾、舒筋活络等法治疗。痹证日久入络则加虫类药以搜剔经络。

温成平教授是国家中医药管理局中医痹病学（风湿病学）重点学科带头人，国家中医药管理局免疫风湿病重点学科带头人。温教授从事中医风湿病临床研究20余年，是中医风湿免疫病的专家。风湿病作为一种难治病，在辨证论治方面一直没有较为统一的观点。温教授认为"饮"的形成与风湿病发病密切相关[①]。

温教授认为，脾主运化不仅指脾能转运、化生水谷精微，还应包括对人体中食物糟粕、水饮浊毒的转运、排泄。脾虚则不能正常发挥运化的功能，影响水谷精微化生，脾乃后天之本，久而久之，正气越发不足，无力抗邪，易受风、寒、湿等邪气的侵扰。另外，脾运化失司，水饮内生，无法正常转运、排泄。"饮"在体内大量积聚，阻滞脾胃升降。肝主筋，主要调节全身的筋膜，包括肌腱、韧带，保持骨、关节、肌肉、脏腑等器官组织的运动与伸缩功能。肝阴血充足，全身关节、肌肉、脏腑等功能正常。另外，肝疏泄正常，表现为气机调畅，气血和调，经脉通利，脏腑功能协调，血与津液能正常运行与输布。肝疏泄失常，致肝阴不足，影响肝主筋功能，再遇风、寒、湿等外邪，则可出现关节不利等症状。肝疏泄失常，也可导致肝脾不和，气机不畅，气血津液阻滞，形成"饮"。肾为先天之木，元气之根，受五脏六腑之精藏，主骨生髓，能够促进骨髓、脊髓的产生，从而促进骨骼的发育。

---

①徐晨婷，闫改军，温成平.温成平从"饮"论治风湿病经验［J］.中医学报，2018，33（10）1930-1933.

从临床上看，肾精的充盛能够维持强健的骨骼。《素问·逆调论》曰："肾（精）不生则髓不能满，故寒甚至骨也。"另外，肾为水脏，若肾阳充足，温阳化气，温煦五脏；若肾阳不足，蒸化无力，水液停聚，形成"饮"。故古人常曰："饮犯上逆，皆系下元虚损。"同时，风、寒、湿等外邪侵袭人体，寒凝成"饮"，湿聚化"饮"，充斥经络，阻滞气机，脾运化功能失调，机体水液代谢失常，导致"饮"的产生更甚。"饮"既是一种病理产物，同时又是致病因素。"饮"邪阻滞，其性属阴，易伤阳气，使得气血运行不畅，经脉气血不通不荣，造成关节疼痛、屈伸不利，甚则关节变形等症状。"饮"留于肌肤关节，就表现出肌肤皮疹、关节肿痛等症状；"饮"留于血脉，则会出现血管炎、脉管炎等病症；"饮"留于内脏，则出现肺间质性病变、肾功能不全等疾病。由此可见，祛除"饮"邪是治疗风湿病的关键。

因此，温教授在临床治疗风湿病过程中，常根据患者疾病的不同阶段以及个体差异进行辨证治疗，以"化饮温阳"思想作为指导，化"饮"为先，重在宣痹通络，调畅气机，酌情考虑温阳药配伍，意在温阳散寒，温补五脏，标本兼治。

以下医案是伤寒大家胡希恕先生用桂枝附子汤、白术附子汤、甘草附子汤融合在一起，创立了桂枝加茯苓白术附子汤治疗风湿痹病的案例，非常具有启发性。

医案1：颈椎骨质增生。王某，48岁，1965年10月20日初诊。两肩痛，曾经用针灸、拔罐、烤电等治疗均无效。于1965年6月在某医院确诊为颈椎第六节骨质增生。现两臂麻木、痛，右手颤不能写字，肢软无力，头不能后仰，右手指知觉迟钝。脉沉细，苔白。与下方：桂枝三钱，白芍三钱，生姜三钱，大枣三枚，苍术三钱，茯苓四钱，附子二钱，炙甘草二钱。1965年10月27日二诊：服上方6剂。白天微觉轻松。原方增附子为三钱。1965年11月3日三诊：臂痛已，头可后仰，两臂麻木未除。原方增附子为三钱半；1965年11月10日四诊：右手尚麻，但已能写字，脉沉实。上方继服3剂。1965年11月29日五诊：麻木减，余症尽除。原方增附子为四钱，将息之。

按语：从上述案例可知，胡希恕先生一诊时候，桂枝汤用量基本按原方原量，加苍术三钱，附子用二钱，脉沉细加茯苓四两，与苍术、甘草合而有四君子汤，以其补气作用增强行气化水之力。二诊时看到症状改善，加附子用量至四钱（12～20 g）以适应附子毒性。本证仅有肢体疼痛麻木状，脉沉细苔白，无其他症状，所以并未加其他药物。从诊断时间看，当服 30 余剂，1 个月治愈。

医案 2：肩疼痛抬手臂困难四五个月。西某，女，69 岁，1965 年 9 月 20 日初诊。右肩疼痛，抬手举臂困难已四五个月，经针灸治疗无效，饮食不香，大便干，二三日一行。用中药益气活血、通络止痛无效。脉弦滑数。予桂枝汤加苍术、附子、大黄：桂枝三钱，白芍三钱，炙甘草二钱，生姜三钱，大枣四枚，苍术五钱，川附子二钱，大黄二钱五分。3 剂，隔日 1 剂。1965 年 9 月 27 日二诊：服药后痛减，但因停药又作。仍进原方。1965 年 9 月 29 日三诊：服药后痛又减，已能忍受，大便日二三行，口干不思饮，纳差。苔黄舌红，脉弦滑数。仍进原方。1965 年 10 月 4 日四诊：服药后饮食增，大便好，疼痛减。仍以原方将息，大黄减为二钱。

按语：胡希恕先生常把桂枝汤加苍术、附子、大黄用于治骨质增生，此处大黄用量较多，是因为尚有"大便干"之症。胡希恕先生的煎服法一般也是一方煎两次，"隔日 1 剂"之法，为久病缓图之意。大黄，值得注意。加大黄的依据什么呢？这也是根据仲景书而来，凡是偏痛，原文是指胁下偏痛，如果脉紧弦，寒也，应该以温药下之（《金匮要略·腹满寒疝宿食病脉证第十》的大黄附子汤证）。"温药下之"用附子、细辛、大黄，笔者根据此条悟出这一规律。古人说凡是沉寒，皆偏重一侧，用附子、大黄这类药才能祛除，这是中医辨证的看法。

骨质增生并不是沉寒之疾，但是若也是一侧痛，须用附子、细辛时，就必须配合大黄才有效，尤其是关节痛。此仅为笔者一家之言，望与读者探讨。例如上述的桂枝加术附汤证，患者一侧痛，加上大黄 6 g，效果很好，治好过很多这样的患者。

医案 3：两腿股膝胯痛，右腿不得屈伸。祁某，男。突发两腿股膝至胯疼痛，右腿尤重，不得屈伸，行路难。肢冷，身恶寒，食欲差。针灸无效。与桂枝汤加茯苓、苍术、附子，再加细辛一钱半通行经络，连服 10 余剂，弃杖而行。

医案 4：雷诺综合征。于某，男，35 岁，10 月 31 日初诊。先身发冷，继右手指发黑，复变白，挛痛。手痛时足不痛，足痛时手不痛，时伴右侧偏头痛，失眠，滑精。舌赤，脉沉弱。与桂枝汤加茯苓、苍术、附子、大黄、桃仁、红花（桂枝茯苓丸：桂枝、茯苓、白芍、牡丹皮、桃仁）。二诊：与桂枝汤加桃仁、茯苓、牡丹皮。12 月 21 日三诊：基本痊愈。上方加减将息之。

按语：该案西医诊为雷诺综合征。此方足痛手不痛，手痛足不痛，可见疼痛为游走性，为体内木郁生风，所以加桂枝茯苓丸加红花化瘀血而风行自灭，半侧痛加大黄。

中医临床以辨证为主，虽然有时也须辨病，但勿为病名所囿而限于主观。对雷诺综合征，胡希恕先生讲课时提到他曾用过黄芪桂枝五物汤。

医案 5：患者，女，32 岁。全身关节肿痛，有畸形，多年卧床不起。现无热、汗出、恶风，投桂枝汤加黄芪、茯苓、苍术、附子，即合桂枝茯苓丸。间或单用桂枝汤加黄芪。开始亦曾用桂枝芍药知母汤。先后服药 20 余剂，可扶杖而行。

从上案例可见：胡希恕先生用桂枝汤加苍术、附子、茯苓，相当于成为桂枝加附子汤、白术附子汤、甘草附子汤的合方，同时加入茯苓之后，又具有四君子汤（人参、茯苓、白术、甘草）、茯苓桂枝白术甘草汤方义，应用十分广泛。

或在此基础上加活血化瘀之桂枝茯苓丸；或一侧痛加大黄，或在此基础上加麻黄、葛根而成葛根汤加茯苓、苍术、茯苓；或者在此基础上加麻黄、知母而成桂枝芍药知母汤；虚寒在里者则降生姜变为干姜，取附子理中汤之意；表虚者在此基础上加黄芪益气固表。

综上所述，胡希恕先生创制的桂枝加茯苓白术附子汤加减，可以贯穿风湿痹病的表虚证、血痹之黄芪五物汤证、桂枝茯苓丸证、表实之葛根加茯苓白术附子汤、甘草附子汤、防己黄芪汤等证；进而也可以合桂枝芍药知母汤证、乌头煎证以治疗中风历节。

类风湿关节炎又称类风湿，是一种病因未明的慢性全身性炎症性疾病，属于自身免疫病。该病好发于手、腕、足等小关节，反复发作，呈对称性分布。早期有关节红、肿、热、痛和功能障碍，晚期关节可出现不同程度的僵硬畸形，并伴有骨和骨骼肌的萎缩，极易致残。类风湿关节炎的全身性表现除关节病变外，还有发热、疲乏无力、心包炎、皮下结节、胸膜炎、动脉炎、周围神经病变等。本病属中医学"痹证"范畴。王亚、王小军报道：用苓桂术甘汤加味治疗痹证60例，有效39例，显效19例，无效2例。处方：白术30 g，茯苓、威灵仙各20 g，桂枝12 g，狗脊10 g，炙甘草3 g。兼热者，加忍冬藤、鸡血藤各30 g；兼寒者，加制附子10 g；气虚兼风者，加生黄芪30 g，防风10 g；上肢痛甚者，加桑枝10 g；腰腿痛甚者，加独活、川牛膝各10 g；久治不愈，顽痹者，加制马钱子0.1～0.2 g。水煎取汁400 ml，早、晚分服，每日1剂，10剂为1个疗程[①]。

医案6：《伤寒名医医案精选》申鸿砚的医案。李某，女，60岁。四肢关节疼痛，遇寒加剧，腕关节肿胀不红，屈伸不利，指关节已有畸形，连绵不愈。曾长期服用泼尼松类药物，效果不显。脉沉弦，舌苔薄白。此风寒湿痹阻，以寒邪偏胜，治宜温散，方用苓桂术甘汤加乌梢蛇、威灵仙、川芎。服5剂，疼痛减轻，略有口渴烦躁，于前方加桑寄生、白芍，防其辛温耗散太过，共服50余剂，腕关节已可活动，能从事一般家务。

按语：此痛痹乃溢饮所为。《金匮要略》云："饮水流行，归于四肢，当汗出而不汗出，身体疼重，谓之溢饮。"水饮留于四肢，闭阻经脉，阻碍阳气，则疼痛遇寒加剧，脉见沉弦。治疗时当抓住两个关键：一是温化寒饮，二是散寒通经。寒饮去则阳气复，经络通则疼痛止。方用苓桂术甘汤化饮以治本，加乌梢蛇、威灵仙、川芎通经以治标，标本同治，与病相宜，又坚持服药，故渐获愈。

---

① 王亚，王小军.苓桂术甘汤化裁治疗痹证60例［J］.陕西中医，2001（12）：736-737.

沉弦为阴脉。沉为在里，水寒土湿，弦为木陷不升。口渴烦燥者，湿盛火升也。风湿性关节炎，最先伤寒，后又生湿，而又生水邪。

医案7：吉益东洞治痿躄医案。一女子，患痿躄，诸治无效，先生诊之，体肉瞤动，上气殊甚，作苓桂术甘汤使饮之，须臾，坐尿24次，忽然起居如常。

按语：水饮内停，浸渍肌肉，筋脉失养，久痿不愈。其辨证眼目是肌肉瞤动，水气上冲，故以苓桂术甘化饮降冲而愈。

论：木郁则体肉瞤动，木冲则上气殊甚，皆因气虚而水盛，土湿而水旺。苓桂术甘汤，泻水燥土以疏木。

《赵绍琴临证验案精选》记录了赵绍琴从痰辨治类风湿关节炎的经验：他认为本病之初，关节尚未肿大，可按一般痹证辨治，若关节肿大疼痛一旦形成，则应从痰论治。凡关节肿大疼痛多属有形之邪留滞其间，痰浊、水饮、瘀血皆其类也。类风湿之关节肿大，或为梭形肿大，如指关节病变；或为关节肿胀，凸起一块，如腕、踝关节病变，然其并无骨质增生，但有关节腔水肿或软组织增生。况其肿胀可反复发作，其为痰饮甚明。此皆因外邪久留，经络闭阻，致气血津液停滞而为痰为饮。

此等痰饮生于经络之中，留于关节之内，徒以健脾燥湿化痰亦不能速去。当治以涤痰通络之法，选用性滑利善走窜之品，组成开窍通关之猛剂，以涤除骨节间之留痰浊饮。方名五子涤痰汤（自拟），即三子养亲汤加冬瓜子、皂角子而成。方用苏子10g，白芥子6g，莱菔子10g，冬瓜子10g，皂角子6g（或用皂角代皂角子亦可）。

若病在早期，表现为四肢关节游走性疼痛，关节并无肿胀，或略显微肿，其痛忽作忽止，倏忽往来者，皆是痰饮流注欲作窠穴之象，治宜祛风胜湿通络剂中加入三子养亲汤，以祛除经络中流痰，方用大豆卷10g，秦艽10g，威灵仙10g，丝瓜络10g，桑枝10g，苏子10g，莱菔子10g，白芥子6g。

方中白芥子用量虽小，却是重要的引经药，因其性通利透达，善祛皮里膜外之痰，走于经络之中，故为必用之药。若其病已成，四肢关节肿胀明显，疼痛较剧，触之痛甚。此为痰饮留蓄于骨节间，已成窠穴之势。舌苔白腻水滑，脉象沉细滑或濡滑皆是痰饮深伏之象。此时痰饮聚于骨节，聚成窠穴，难于速去，三子养亲汤已力所不及，可用五子涤痰汤加味。方用苏子10g，莱菔子10g，白芥子6g，冬瓜子10g，皂角6g，海风藤10g，络石藤10g，天仙藤10g，丝瓜络10g，桑枝10g。方中五子合用，善能涤除骨节间痰饮湿浊，合以三藤及桑枝、丝瓜络，更能通利经络，祛风胜湿，痰饮不至复留为患。方中皂角一味，至为重要，其味辛辣猛烈，走窜力强，善开窍通关节涤痰除垢，与白芥子协力，领诸药直达痰饮窠穴，而奏涤痰消肿之功。若见关节肿胀迅速增加，疼痛剧烈，手不可近，是痰饮之势猖厥，非峻剂无以遏其势，宜用上方合控涎丹，装胶囊吞服2～3分，服后泻下痰水样便，即收肿消痛止之效。若证属阳气衰微，寒痰凝滞，漫肿作痛，屈伸不利，六脉沉微，舌淡苔白水滑，面色㿠白，形寒畏冷，是阳衰不能温化所致。宜上方合三淡汤，即淡干姜、淡附片、淡吴茱萸各6g，重者各用10g，以温阳逐饮。

·第六节　五官科疾病·

一、变应性鼻炎 [①]

变应性鼻炎是北方地区冬春季节的常见病，以突然鼻痒、打喷嚏、流清涕、鼻塞为主症，反复发作，且每遇外感即加重。一年四季均可发病，为常年性变态反应性鼻炎，仅在固定的季节发作为季节性变态反应性鼻炎。现代医学以脱敏疗法和抗组胺药治疗为主，可缓解症状，但容易复发，难以根治。该病属于中医学的"鼻鼽"范畴，"鼻鼽"最早见于西周《礼记月令》，其载：李秋行夏令，则其大水，冬藏殃败，民多鼽嚏。《素问玄机原病式》云：谓鼽者，鼻出清涕也；又谓因痒而气喷作于声也。刘熙《释名·释疾病》曰：鼻塞曰鼽，鼽久也，涕久不通遂至鼻塞也。实为饮证之一（鼻饮），可以温化痰饮法治之。

①郭杨志，杜娟.从饮证论治变应性鼻炎［J］.河北中医，2009，31（10）：1494-1495.

肺主鼻，鼻为肺之窍，肺气上输气道直通于鼻，构成肺系，肺气充沛，肺系功能正常，肺鼻协调，共同完成肺气的宣降功能，使鼻窍得精气、卫气之濡养，护卫而通利，嗅觉敏锐。故《灵枢·脉度》谓"肺气通于鼻，肺和则鼻能知臭香矣"。《灵枢·本神》说："肺气虚则鼻塞不利。"《外台秘要》说："肺脏为风冷所乘，则鼻气不和，津液壅塞。"本病患者往往有大量鼻涕从呼吸道而出，与咳嗽之痰实同出一源，皆肺脏感邪日久，正气虚弱，失于宣降，水液停聚，化为痰饮。反复打喷嚏、鼻痒乃肺脏欲驱邪外出之势，鼻塞为深伏之外邪夹杂痰饮阻塞鼻窍所致。从痰饮角度辨证治疗过敏性鼻炎，主要抓住调节肺、脾、肾三脏。中医学认为"脾为生痰之源，肺为贮痰之器"。控制症状在于调肺，过敏性鼻炎发作时症状大多与外邪引动痰饮导致肺失宣降、鼻窍不通相关，此时应以祛痰化饮，祛除外邪，调节肺气宣降为主，可以有效控制症状。但是效果往往维持不久。究其原因，多为外邪深伏，痰饮停聚，日久伤及肺脏正气，肺脏正气不足，特别容易复感外邪，积聚痰饮，再次发病。所以巩固疗效，一方面在于调脾，需以培土生金之法巩固疗效。虚则补其母，脾属土，肺属金，土为金之母，通过补益脾土能够起到强壮肺金的作用。同时健运脾脏，能够从源头上断绝痰饮生成，另一方面要补肾，使金水相生，肺肾气足，杜绝发作。

发作时治宜疏风散邪，温化水饮，方选小青龙汤化裁，鼻咽眼睛痒者，加蝉蜕、徐长卿、防风等；鼻流清涕甚者，可加葶苈子；辨证寒甚者，合用吴茱萸汤。笔者多年来用这首方剂治疗数十例鼻鼽患者均取得较好疗效。

缓解期背恶寒、大便稀、纳差辨证脾阳不足者治宜温阳健脾，化饮利水，方选理中汤合苓桂术甘汤化裁：党参、白术、干姜、茯苓、桂枝、乌梅、蝉蜕、泽泻、炙甘草。出汗多易感冒者还可以合用玉屏风散；经年不愈、年龄较大，伴有腰酸尿频，或房事后易感冒或诱发本病者应温肾助阳，化气行水，方选金匮肾气汤化裁。

有一类全年性过敏性鼻炎，即在任何季节，只要受到某些因素的轻微刺激即引起发作，在春秋季节变换之时，尤多加剧。其病因主要是卫气不足与伏饮为患，均因脾肾阳气不足而致。饮邪的性质属寒，所以少量的生冷饮食即可诱发本病。饮邪内伏，阻碍气机，气滞复生新饮，饮邪又耗损阳气，如此反复发作而形成恶性循环，尽管是很轻浅的病变，终成为正虚邪恋的迁延难治性疾病。当寒饮长期留伏时，尽管阳气不足，仍可化热而成热饮。临床可见从水样清涕变为或白或黄的黏稠样鼻涕，鼻塞的程度也较严重。但是，随着内外环境的改变，热饮也可能再度转化为寒饮。

医案 1：唐某，女，9 岁。初诊日期：2016 年 5 月 1 日。患儿于 2 年前感冒后反复出现打喷嚏、流清涕、鼻塞、鼻痒等症状，每于冬天或气温下降诱发，恶风怕冷，曾于当地医院耳鼻喉科就诊，诊断为过敏性鼻炎。予抗组胺药物等处理后症状可稍缓解，停用后容易复发。检查见下鼻甲肿大光滑，鼻黏膜淡白，鼻道可见水样分泌物。舌淡红，苔白水润，脉沉细。辨证为风寒久伏，寒饮停肺。予小青龙汤合苓桂术甘汤加减：麻黄 5 g，桂枝 5 g，干姜 5 g，细辛 3 g，白芍 5 g，半夏 5 g，茯苓 10 g，白术 5 g，苍耳子 5 g，荆芥 5 g，防风 5 g，炙甘草 3 g。共 3 剂，水煎服，早、晚各 1 次，服药 3 剂后打喷嚏、鼻塞、鼻痒明显好转，清涕量减少。守方 3 剂，鼻塞、鼻痒基本消失，偶有打喷嚏、流少量清涕。后以培土生金、温肺化饮为法进退，调治 1 个月余而愈。

干祖望先生是我国著名的中医耳鼻喉科专家，中医现代耳鼻喉学科奠基人之一。他 17 岁拜师学医，21 岁悬壶济世，102 岁被评为国医大师，先生常言："医生往往不败于医之技，而将败于医之德。"今天我们一起来学习干老治疗鼻炎的经验：凡急性过敏性鼻炎，喷嚏频作，清涕不断，鼻塞失嗅，遇寒更甚，舌苔薄白，脉浮者，局部检查示鼻黏膜苍白，鼻甲水肿，有水样分泌物，为肺经感受寒邪，失其调和之故，可用桂枝汤治疗。桂枝汤功能温肺祛邪，调和肺气，用治此疾，效果确实。也可酌加蝉蜕、徐长卿之类以加强脱敏能力，卫虚者尚可加黄芪。慢性过敏性鼻炎表现为病程漫长，微寒微风即狂喷连绵，涕清如水。局部检查：黏膜苍白；鼻塞似有似无，嗅觉正常；全身症状为身寒怕冷，四肢不温，大便溏薄，精神萎顿；舌苔薄，质不红，脉来沉迟微弱。这是肾阳虚怯所致的过敏性鼻炎，取用肾气丸治疗，可获佳效。

对长期以鼻塞为主症的慢性鼻炎或有鼻甲肥大但收缩良好，形体壮实者可以加用葶苈大枣泻肺汤。这类鼻塞的病机，一如《齐氏医案》所谓："世俗皆以为肺寒，而解表通利辛温之药不效。殊不知肺经素有火邪，火郁甚则喜得热而恶见寒，故遇寒便塞，遇感便发也。治法宜以清肺降火为主，而佐以通气之剂。"葶苈大枣汤治长期鼻塞，《景岳全书》更谓："大都常塞者多火，暴塞者多风寒。"而葶苈子正是辛寒泻肺药。又张山雷谓："葶苈子苦降辛散而性寒凉，故能破滞开结。"鼻子长期堵塞，即是"滞""结"之谓。本方对于体虚之人应慎用。

医案 2：温法调治阳虚体质鼻鼽九案[1]。姜某，女，46 岁，教师。过敏性鼻炎病史 20 年。自诉 20 年前产后开始畏冷明显加重，多次服中药，时好时差，每次遇天气变冷或吹冷空调后立即出现鼻痒，喷嚏，流大量清涕。每年服大量抗过敏西药，仍未彻底根治。曾伴发过两次哮喘。中医体质辨证为阳虚体质。首诊：鼻痒，清涕复发 3 天。双下肢畏冷。查：鼻黏膜苍白，水肿明显，可见大量清稀样分泌物。面色㿠白，纳呆，乏力，夜尿多。舌淡胖，边有齿痕，苔白腻，脉沉细。辨证为脾肾阳虚之鼻鼽缓解期，以健脾益气、温化水饮为治法。方用苓甘五味姜辛汤原方治疗。处方：云苓 30 g，五味子 10 g，白术 30 g，细辛 10 g，生姜 10 g，甘草 5 g。共 7 剂。

二诊：10 天后复诊。鼻痒止，清涕无，但仍畏冷明显，夜间腰冷。查体：鼻黏膜苍白，水肿不明显，鼻道内仍可见少量白色黏性分泌物。舌淡，苔薄白，脉细弱。病情已基本控制。辨证为脾肾阳虚之鼻鼽稳定期，当以温补脾肾，佐以温肺为治法。方用肾气丸加味。并嘱冬至后早晨服三膏甜酒冲蛋。处方：制附子 6 g，桂枝 12 g，山茱萸 10 g，熟地黄 10 g，细辛 10 g，白术 20 g，泽泻 10 g，牡丹皮 10 g，怀山药 10 g，大枣 5 枚。共 15 剂。

三诊：5 个月后复查，二诊服药后因夜间受凉发作鼻痒 1 次，但无清涕，以后长时间内无发作，查体：鼻黏膜淡红，鼻道内无分泌物，痊愈。

医案 3：王永钦医案。高某，男，52 岁，科技干部，发作性鼻塞，流

---

[1] 参见《金匮要略》温法论治虚寒弄鼻鼽九.http://www.zhzyw.com/zycs/yaxd/20681514E4B7DGEHBB9HABE.html.

涕，打喷嚏，反复无常 3 年余。现症：鼻塞鼻痒，喷嚏频作，流涕清稀如水，连连不已，嗅觉减退，检查见鼻内黏膜淡白水肿，鼻甲肿大。形寒怕冷，虽值盛夏而畏近风扇，近之则鼽嚏不已，冬季发作尤频，腰膝乏力，脊背凉楚，夜尿增多，舌淡胖，脉沉迟。证属肾阳虚。鼻失温养，寒水泛鼻，遂致鼽嚏。治宜温肾益督，散寒止鼽。药用：制附子（先煎）10 g，桂枝 10 g，云苓 30 g，泽泻 12 g，山茱萸 15 g，熟地黄 15 g，山药 20 g，牡丹皮 10 g，苍耳子 10 g，辛夷 10 g，五味子 15 g，细辛 4 g，葛根 15 g，甘草 6 g。每日 1 剂，煎后分 3 次服。复用药渣熏鼻一次。用治 5 日，鼻通涕止。复用 6 日，诸症去。检查鼻黏膜淡红，水肿消失。后以金匮肾气丸调理善后，至今无发[①]。

按语：肾阳虚衰，寒饮不化，上射于肺，泛于鼻窍，致发鼻鼽，温肾当愈，以治其本也。

二、中耳炎[②]

分泌性中耳炎是耳鼻喉科的常见病，是以中耳积液和听力下降为特征的中耳非化脓性炎症性疾病，病程反复发作超过 2 个月即为慢性分泌性中耳炎，日久不愈会导致不可逆的听力损失。本病属于中医学中的"耳胀""耳闭"范畴，病初起，耳内胀闷感为"耳胀"，耳胀反复发作，日久不愈，清窍闭塞，耳内如物阻隔，为"耳闭"。"耳闭"与慢性分泌性中耳炎相似。现代医学认为，耳胀闷、如物阻隔的症状是因为中耳负压，中耳负压会导致分泌性中耳炎，而分泌性中耳炎渗出液又会导致继发性中耳负压，二者恶性循环，因果均不可忽视。本病以鼓室积液为特征，而痰饮为水液代谢失常，停积于身体某些部位的一类病证，故"耳闭"也属中医学之痰饮潴留。国医大师干祖望认为，本病主要由鼓室内痰饮之物积潴所致。其虽为局部水液潴积，但究其根源，乃体内津液运行失衡，与肺的宣发肃降、脾的运化、肾的温煦作用密切相关。临床上以痰饮为切入点，以温肺化饮、健脾温阳化饮、温补肾阳为治法，选用温阳化饮的方药对慢性分泌性中耳炎进行治

---

①王永钦.《金匮》肾气丸在耳鼻喉科的运用［J］.河南中医，1989，9（5）：7–8.

②江坚，周雪.从痰饮论治慢性分泌性中耳炎［J］.陕西中医，2020，41（10）：1458–1460.

疗，疗效良好。

医案 1：易某，女，54 岁，广东省广州市人，2019 年 9 月 5 日初诊。主诉：左耳胀闷堵塞感 3 个月。患者自诉 3 个月前无明显诱因下出左耳胀闷堵塞感，听力下降，到广州一市属医院就诊，做耳内镜及声导抗检查，诊断为分泌性中耳炎，予以抗生素、激素、黏液促排剂等药物治疗未效，又行鼓膜穿刺抽液 2 次，抽液后好转几天，后又再出现左耳胀闷堵塞感，并逐渐加重，至我院门诊就诊，希望用中医药方法治疗。症见：左耳胀闷堵塞感，听力下降，时有鼻塞，胃纳稍差，时有胃胀，大便不成形，面色不华，小便不黄，舌淡、苔薄白、边有齿印，脉弱。患者平素不嗜烟酒，但因工作原因饮食不定时。体格检查：左耳鼓膜呈橘红色、内陷。鼻内镜检查：双下鼻甲稍肥大，中鼻道未见引流，鼻中隔向左侧偏曲，鼻咽部黏膜光滑，双侧咽隐窝对称。电测听检查左耳气导听阈值：125 Hz、250 Hz、500 Hz、1000 Hz、2000 Hz、4000 Hz 分别为 55 dBHL、60 dBHL、65 dBHL、60 BHL、40 dBHL、65 dBHL。骨导大致正常，右耳听力正常。鼓室图：左耳为 C 型图，右耳为 A 型图。西医诊断：慢性分泌性中耳炎。中医诊断：耳闭（脾虚湿盛，上犯耳窍）。由于工作原因，平素饮食不定时，常会过饱过饥，以致脾胃功能失常，脾失健运，则运化水饮功能失常，致清阳不升，浊阴不降，水湿困阻耳窍而致耳闭病。患者耳胀闷感较明显，且见"胃纳稍差，时有胃胀，大便不成形，面色不华，舌淡，苔薄白，边有齿印，脉弱"等脾虚湿困之象，故治以健脾利湿，温阳化饮通窍为法，方选用苓桂术甘汤加味治疗。处方：茯苓 30 g，桂枝、白术、柴胡、地龙、川芎、石菖蒲、辛夷花、苍耳子、白芷各 10 g，炙甘草 6 g。共 3 剂，每日 1 剂，水煎服。同时予以中耳负压治疗仪治疗，每日 1 次。二诊时，患者自觉左耳胀闷堵塞感减轻，听力稍有好转，电耳镜检查：左耳鼓膜淡红，稍内陷，沿用前方继续治疗，治疗 2 周后患者自觉左耳胀闷堵塞感基本消失，听力基本恢复正常，电耳镜检查：左耳鼓膜完整，无充血，复查电测听和声导抗检查，电测听检查：左耳气导听阈值：125 Hz、250 Hz、500 Hz、1000 Hz、2000 Hz、4000 Hz 分别为 30 dBHL、35 dBHL、30 dBHL、35 dBHL、25 BHL、25 dBHL，骨导正常。

声导抗检查：双耳鼓室图均为 A 型图。后随诊 2 个月未见复发。

医案 2：刘某，男，36 岁，1991 年 6 月 15 日初诊。耳鸣 20 天，加重 5 天。患者 1 个月前患感冒，治疗 5 天后突然出现左耳鸣，伴耳内胀痛，头晕目眩。曾经某医学院附院耳鼻喉科诊为左耳卡他性中耳炎，左耳鼓室积液，用红霉素、麻黄碱、地塞米松、复方菠萝酶等药治疗 20 余天未愈，而转来请中医诊治。刻诊：左耳鸣如闻流水声，耳内胀痛，左侧头皮麻木，伴有眩晕，睡眠欠佳，舌质淡红，苔白滑，脉弦。据症辨为痰饮内阻之证。治宜温阳健脾，利水化痰，用苓桂术甘汤、小半夏加茯苓汤、泽泻汤合方加味治之。药用：茯苓 15 g，桂枝、白术各 10 g，泽泻 12 g，半夏、生姜、藁本、蔓荆子各 10 g，甘草 5 g。水煎服，每日 1 剂。服药 3 剂后耳内流水响声明显减弱，胀痛减轻，头皮已不感麻木，尚有轻微眩晕，低头或转头时头胀，舌质淡红，苔白，脉细弦。药已中鹄，守上方再进 6 剂后，诸症消失。经市某医院复查，中耳炎已痊愈，门诊随访 1 年未复发。

按语：本例以耳鸣为主诉来就诊，其病诱于外感，实则为痰饮之疾。凡外邪犯肺，肺失宣降，失其通调水道之功，则痰饮停聚，阴遏少阳，致少阳经枢机不利，加之脾不转输，清阳不升，清窍失养而成本病。张仲景谓"病痰饮者，当以温药和之"，故投以苓桂术甘汤以温阳健脾，合用小半夏加茯苓汤、泽泻汤以化痰利水，引水下行；加藁本、蔓荆子以治眩晕头痛。三方合一，均为仲师治痰饮之方，诸药同行，共奏温阳健脾、祛痰利水之功[①]。

医案 3：吴某，女，54 岁。有右耳"分泌性中耳炎"病史 10 余年，反复发作，流出淡黄色液体，听力减退，伴有耳鸣耳闷胀感，左耳尚可。检查：右耳外耳郭外耳道不肿，鼓膜大穿孔，有稀薄液体流出，左耳外耳道净，鼓膜未见明显异常。乳突 CT：右耳鼓膜穿孔，听小骨破坏，乳突气化不良，未见明显新生物。纤维鼻咽镜检查：未见明显新生物。舌质淡红，苔白腻，脉沉细。辨证属痰浊瘀阻、上犯耳窍，治宜以温化痰饮、利湿通

---

①黄家诏.经方临证医案录［J］.辽宁中医杂志，2005，32（11）：1200-1201.

窍为主。方用小青龙汤加味：炙麻黄 10 g，白芍 10 g，桂枝 10 g，细辛 3 g，干姜 10 g，五味子 10 g，半夏 10 g，生黄芪 15 g，木香 10 g，青皮 10 g，陈皮 10 g，大腹皮 10 g，乌药 10 g，苍术 10 g，泽泻 10 g，甘草 4 g。常规水煎服。服 7 剂后，症状明显控制，继服 14 剂，随访半年未复发。

按语：分泌性中耳炎是以中耳积液及听力下降为特征的中耳非化脓性炎症性疾病，又称为渗出性中耳炎，病程超过 3 个月，并且经多次鼓膜穿刺或鼓膜置管仍反复中耳积液且影响听力者为慢性分泌性中耳炎。《冯氏锦囊秘录》谓其"浊阴遮闭其窍，外声不得入内"，属于中医学痰饮范畴。本病临床治疗方法较多，但效果不甚理想。笔者认为，这类积液都是败津腐液，在治疗此病时选用小青龙汤，应遵"病痰饮者，当以温药和之"的指导思想，小青龙汤中的炙麻黄、桂枝、细辛、半夏、干姜都是辛温药，佐以酸苦的白芍、五味子，补脾润肺的甘草，故能温散肺寒而化痰饮。在临床运用中常加用生黄芪以行气利水，加用木香、青皮、陈皮、大腹皮、乌药、苍术、泽泻以渗湿行气通窍。此方平和而不峻烈，宽以济猛，标本兼顾[1]。

三、内耳眩晕症[2]

内耳眩晕症又称梅里埃病、梅尼埃病，是一种与水代谢相关的内耳疾病，内耳膜迷路积水是其主要病理特征。临床表现为突发剧烈头晕，视物旋转，动则更甚，常伴恶心、呕吐、出冷汗或耳鸣、耳聋等症，多认为此由肝阳上亢所致，从肝论治。但临床发现，尤其是急诊所遇急性发作之内耳眩晕症，属痰饮致病者甚众。西医治疗多予血管扩张药、利尿药、镇静药等，疗效并不令人满意，中医从痰饮论治，疗效显著。

良性阵发性位置性眩晕（benign paroxysmal positional vertigo，BPPV）是最常见的眩晕疾病，由 Dix-Hallpike 在 1952 年命名，多由头位改变诱发，临床中多见中老年患者发病，为自限性疾病，一般在发病几天后能够自愈，

①胡陟，倪平敏，张世中.小青龙汤加减治疗五官科疾病举隅［J］.吉林中医药，2014，34（10）：56-58.

②徐适，毕华剑.从痰饮论治内耳眩晕症［J］.中国乡村医药，2020，27（1）：26.

超过 3 个月未能完全愈合者称为"顽固性"。

《伤寒杂病论》中关于"眩"的论述能有效地指导临床辨治梅尼埃病。《伤寒杂病论》成书于春秋战国至东汉时期。在战国时期《苍颉篇》中,有"眩,视不明也"的记载。《汉书·元帝纪》注:"视乱也"。东汉许慎《说文解字》中对"眩"的解释为"目无常主也"。汉末刘熙著《释名·释疾病》中有"眩,悬也,目视动乱如悬物,遥遥然不定也"的解释。可见战国至秦汉时期之"眩"是一种视物不清,物体不断移动的感觉,与"运动幻觉"较为接近。

《黄帝内经》中出现关于眩晕的描述有眩、头眩、目眩、眩转、昏眩、眩冒、掉眩、眩掉、眩仆、眗仆等。《伤寒杂病论》中关于眩晕的描述有眩、头眩、目眩、眩冒、眩仆等。"眩"作为疾病的症状,在《黄帝内经》《伤寒杂病论》中的概念内涵基本是一致的。"眩"是指视物旋转,物体移动,是一种视动性幻觉"。冒"是晕、蒙、头脑不清爽的感觉。"仆"是眩晕欲摔倒。"眩悸"指眩晕、心悸的感觉。

内耳眩晕症和良性阵发性位置性眩晕均属于中医学"眩晕""冒眩"等范畴,早在《黄帝内经》中就精辟论述到:"清阳出上窍,支饮留于心隔则上焦之气浊而不清,清阳不能走于头目,故其人苦冒眩也"。

《丹溪心法·头眩》更强调"无痰不作眩"的观点,提出了痰水致眩学说。而在《类聚方广义》中更是详细描述了该病发作时的典型症状:"支饮眩冒症,其剧者昏昏摇摇,如居暗室,如居舟中,如步雾里,如升空中,居屋床褥,如回转而走,虽瞑目敛神,亦复然,非此方(泽泻汤)不能治。"

谭智敏等[1]详细论述了本病的病机,认为其病机分为两方面:一是气化不利,三焦痰饮停滞,二是阳气升降出入,阴阳转化失职。

其中,上焦阳虚致眩的甘草干姜汤证《金匮要略·肺痿肺痈咳嗽上气病脉证治第七》原文:"肺痿吐涎沫而不咳者,其人不渴,必遗尿,小便数,所以然者,以上虚不能制下故也。此为肺中冷,必眩,多涎唾,甘草

---

①谭智敏,于海峰,邓华亮,等.基于《伤寒杂病论》"眩、冒"辨证探讨梅尼埃病的辨治思路[J].世界中西医结合杂志,2018,13(3):324—328.

干姜汤以温之……"中焦水饮致眩苓桂术甘汤证《伤寒论》第67条云："伤寒，若吐、若下后，心下逆满，气上冲胸，起则头眩，脉沉紧，发汗则动经，身为阵阵摇者，茯苓桂枝白术甘草汤主之。"《金匮要略·痰饮咳嗽病脉证并治第十二》："心下有痰饮，胸胁支满，目眩，苓桂术甘汤主之。夫短气有微饮，当从小便去之，苓桂术甘汤主之，肾气丸亦主之。"《金匮要略·痰饮咳嗽病脉证并治第十二》："心下有支饮，其人苦冒眩，泽泻汤主之。"下焦水饮致眩五苓散证《金匮要略·痰饮咳嗽病脉证并治第十二》："假令瘦人脐下有悸，吐涎沫而癫眩，此水也，五苓散主之。"真武汤证《伤寒论·辨太阳病脉证并治》："太阳病发汗，汗出不解，其人仍发热，心下悸，并眩，振振欲擗地者，真武汤主之。"

医案1：患者，女，31岁，2017年4月28日来诊。主诉"反复头晕伴呕吐2天"。入院前2天无明显诱因出现头晕，视物旋转，呕吐大量胃内容物，呈阵发性，无头痛、耳鸣耳聋意识障碍，无腹痛、腹泻等不适，未服药，家人送至当地医院求治，诊断为"梅尼埃病"，予倍他司汀、甘露醇、天麻素等静脉滴注，至入院晨时不缓解，遂来我院。否认既往高血压、心脏病、糖尿病等病史。血压136/82 mmHg，轻度低钾，头颅CT、血常规、凝血、肾功能等均未见明显异常，仍考虑"梅尼埃病"，予天麻素、奥美拉唑、山莨菪碱静脉滴注，氟桂利嗪口服及补钾后仍未见改善，患者家属急切要求住院治疗，因暂无床位而留观。患者面色㿠白，头晕目眩，如坐舟车，双目紧闭，呕吐剧烈，头面衣衫尽是呕吐物。舌淡胖苔白滑，脉滑。处方：白术30 g，泽泻20 g，茯苓20 g，桂枝12 g，甘草9 g，姜半夏12 g，生姜10 g。颗粒剂，3剂，每日1剂，每日2次，每次开水200 ml冲服。其后未再用西药，至次日上午，患者仅服上药1剂，头晕缓解，呕吐立止，步履如常，神经内科经会诊后，建议带中药口服离院。

按语：本例患者急性起病，症见头晕目眩，恶心呕吐，结合舌脉分析，即《金匮要略·痰饮咳嗽病脉证并治第十二》所言"心下有支饮，其人苦冒眩，泽泻汤主之""心下有痰饮，胸胁支满，目眩，苓桂术甘汤主之"，二者所论眩晕皆是饮邪留于胃，以致清阳不升，浊阴上逆，故予泽泻汤合苓桂术甘汤加味。患者呕吐不止，口淡不渴，饮留心下，胃气上逆，故合用小半夏汤涤饮和胃止呕。方中重用泽泻、白术、茯苓、桂枝利水涤饮而止眩，白术、茯苓、甘草健脾培土以制水；姜半夏既能燥湿健脾，又长于止呕，两擅其用，生姜有"呕家圣药"之誉，合姜半夏即经方小半夏汤。方药虽简，而泽泻汤、苓桂术甘汤和小半夏汤三方具备，体现经方合方治病思想，故取效甚速。

凡痰饮水湿所致内耳眩晕症，多有以下特点：①起病急骤，甚至病起于顷刻之间；②呕吐剧烈，或吐浊物，或吐稀水，或呕吐痰涎；③患者多痰饮体质，形体多丰满，苔多白滑或舌胖大，脉或滑或弦；④若从痰饮辨治得当，常可速愈。方证辨证时，可遵张仲景"病痰饮者，当以温药和之"之旨，根据六经辨证结果，结合具体病位，选用相应经方，中阳不足之痰饮，选用苓桂术甘汤；饮停心下，可选用泽泻汤、小半夏汤，太阳下焦蓄水可选五苓散等经方，风痰上扰者亦可选用后世名方半夏白术天麻汤。药证方面，后世医家认为，兼肝阳上亢者，可加重镇药如龙骨、牡蛎、磁石等以镇肝，兼"风动"者，可加虫类如全蝎、蜈蚣等以息风；兼"瘀血"者，可加桃仁、红花、地龙等活血通络；兼"清窍失养"，可选用益气血或补肝肾之药。

医案 2：陈某，女，55 岁，2008 年 9 月 7 日初诊。突发眩晕 7 天。患者自述 7 天前，晨起时突发眩晕，视物旋转，不能站立，伴恶心欲呕、耳鸣，经过治疗（具体用药不详），病无起色。平时怕冷，易出汗，动辄尤甚；形体肥胖，面色㿠白；舌淡嫩而胖有齿痕、苔白润，脉沉细。诊断：内耳眩晕症。辨证：少阴阳虚，气化失常，清阳不升，浊阴不降。治法：温阳化气。方以真武汤加味。处方：熟附子（先煎）15 g，生姜 15 g，白术 20 g，茯苓 30 g，白芍 20 g，党参 20 g，泽泻 30 g。每日 1 剂，水煎服。患者服上药 3 剂，即告痊愈。

按语：本例西医诊断为内耳眩晕症，中医辨证属于阳虚不能气化。《伤寒论》第 82 条指出："太阳病发汗，汗出不解，其人仍发热，心下悸、头眩、身𥆧动，振振欲擗地者，真武汤主之。"病虽在表，而里阳素虚，发汗后阳气更虚。阳虚则气化失常、水液失调，水湿上犯清阳则眩晕。治予真武汤温阳以行水、化津，津气两顾，则眩晕自止。加党参以益气，加泽泻以增强导浊阴下行之力[①]。

医案3：王某，女，42岁，于2015年10月就诊。患者有8年的"梅尼埃病"病史，反复发作头晕、恶心呕吐、耳鸣，1周前因受凉、劳累再发，症见头晕，视物旋转，恶心呕吐，耳鸣，面色苍白，四肢乏力，呕吐清水痰涎，住院查头颅CT未见异常，考虑梅尼埃病，给以天麻素注射液、盐酸倍他司汀注射液静脉滴注，盐酸氟桂利嗪胶囊、盐酸地芬尼多片等药口服，病症稍减轻，仍头晕不敢活动，动则恶心吐清水，胃脘胀满不欲食，舌质淡，苔白滑，脉沉迟。中医诊断为痰饮病，治宜健脾化饮，用泽泻汤合半夏白术天麻汤加减：泽泻20g，白术15g，天麻10g，清半夏12g，茯苓12g，砂仁10g，干姜5g。5剂，每日1剂，水煎分2次服。二诊：患者头晕明显好转，可下床活动，不恶心呕吐，仍觉头昏纳差，胃脘胀满，上方加党参12g、陈皮12g、木香12g，补气健脾。继服20剂以巩固疗效。随访半年未发[②]。

医案4：吴某，女，45岁，2003年3月5日初诊。素有眩晕病，近2年发作频繁，近日症状逐渐加重，视物旋转如坐舟车，头不能动，动则呕吐，邀余往诊。症见：舌苔白厚腻，脉滑。此乃脾阳不振，痰饮内生，胃失和降使然。按"病痰饮者，当以温药和之"之训，投以苓桂术甘汤加味：茯苓25g，桂枝10g，白术12g，半夏10g，赭石30g，竹茹10g，天麻15g，远志10g，生姜3片，甘草6g。共3剂。每日1剂，水煎服。3月9日二诊：药后一切恢复正常。后以黄芪建中汤加减调治，随访至今，未再复发[③]。

医案5：刘某，女，66岁，2021年6月25日初诊。10天前出现头晕目眩，时轻时重，低头或仰头，以及转颈过快、体位改变时眩晕就会加重，发作

---

①陈然，邓鑫.蓝青强运用真武汤治验举隅［J］.上海中医药杂志，2014，48（12）：11-13.

②张丽.痰饮病临床诊治体会［J］.中国中医药现代远程教育，2016，16（22）：131-132.

③程为玉.运用苓桂术甘汤治疗内科杂病医案举隅［J］.湖北中医学院学报，2004，6（4）：86.

时无耳鸣。曾去某医院诊为良性位置性眩晕，经输液治疗无效。刻诊：眩晕，头部动作迟缓，起床和倒下时眩晕加重，无头痛，无寒热，无恶心、呕吐，口渴，无口苦、咽干，纳差，多寐，大便可，小便黄。舌质暗，舌体胖大，边有齿痕，苔白水滑，脉微弦。血压135/80 mmHg。辨为太阴太阳阳明合病。方拟苓桂术甘汤、泽泻汤合方：茯苓、桂枝、白芍、生姜各30 g，白术、炙甘草各20 g，泽泻50 g，大枣10枚。共5剂，颗粒，每日1剂冲服。二诊诸症明显减轻，眩晕好转，效不更方，守方又服7剂痊愈。

按语：该患者其眩晕为本虚标实之证，本虚为气血阴阳亏虚，标实主要责之于痰饮。该案患者年高久病，素体真阳不足，气血虚损，复因感冒而营卫不和，胃气亏虚，以致中焦运化失职则痰饮内生；下焦蒸腾气化无权则痰饮内停。中阳被遏，痰饮上冲于头则头晕目眩。其病机乃营卫不和，痰饮上蒙清阳。本病标实为主，治疗重点应着眼于温化痰饮，利水降逆，故以苓桂术甘汤温阳化饮，利水降冲，合以泽泻汤加强利水消饮、降逆止眩晕之力。泽泻能强力化水饮而生津液，《本经》谓泽泻"……消水，养五脏，益气力"。方证相应，疗效明显。

· 第七节　皮肤疾病 ·

一、皮炎

随着外用糖皮质激素制剂的广泛应用，因其不规范应用导致的颜面部激素依赖性皮炎的发生率逐年增加，成为临床多发常见的皮肤疾病。张庆红[1]等采用体质辨识结合局部皮疹辨证予苓甘五味姜辛夏杏加大黄汤治疗本病阳虚水饮体质类取得较满意疗效。肌肉松软，平素畏冷，喜热饮食，精神不振，睡眠偏多，口唇色淡，毛发易落，易出汗，大便稀薄，小便清长，舌淡红，苔水滑，脉细或细滑是阳虚水饮体质表现。面部灼热、干燥、瘙痒甚，乃因长期反复外用皮质类固醇激素。该物为燥热助阳之品，易致心

───────────────────

①张庆红，周诚恩.苓甘五味姜辛夏杏加大黄汤治疗阳虚水饮型面部糖皮质激素依赖性皮炎临床疗效［J］.内蒙古中医药，2021，40（2）：63-64.

火炽盛，充斥血脉则局部灼热、干燥、瘙痒。究其病机，以阳虚水饮为主，兼阳明胃热，故以疏风清热、凉血解毒法治疗阳虚水饮类效果不佳。据欧阳卫权教授经验"局皮整体勿相忘，整体得调疹得平"，针对此类患者，当以健脾温化水饮为主，以清热凉血为辅，内调其阳虚水饮胃中郁热体质，局部清热凉血，解毒透疹，方选苓甘五味姜辛夏杏加大黄口服，紫草油外涂局部。苓甘五味姜辛夏杏加大黄汤的组成：茯苓 15 g，五味子 10 g，干姜 6 g，细辛 3 g，法半夏 9 g，杏仁 10 g，酒大黄 3 g，炙甘草 6 g。苓甘五味姜辛夏杏加大黄汤具有温肺化饮之功，通常用于治疗肺系病症，如咳嗽、哮喘等。茯苓利水渗湿、健脾；五味子益气、补不足、强阴；干姜逐寒邪；细辛温化水饮；法半夏燥湿化痰；茯苓与五味子、细辛、干姜、法半夏合用温化水饮；杏仁润肠通便；酒大黄泻下攻积、清热解毒、活血化瘀、通便，加大黄酒下其热，符合《金匮要略·痰饮咳嗽病脉证并治第十二》中"若面热如醉，此为微热上冲熏其面，加大黄以利之"的论述；杏仁、大黄合用，泻胃中郁热，通大便，使热从大便而解；炙甘草补脾益气，调和诸药。紫草具有凉血活血、解毒透疹之功，外用可凉血消斑。本病阳虚水饮类体质予苓甘五味姜辛夏杏加大黄汤内调其阳虚水饮体质，佐以大黄泻胃中郁热，局部外用紫草油清热凉血，内外合治，取得良效。根据临床经验，采用整体辨证加局部辨证的方法在临床诊治皮肤病中常能获得良效。临床中抓住患者阳虚水饮体质特征，面热如醉的局部表现，苓甘五味姜辛夏杏加大黄汤还可用于面部湿疹、面部特应性皮炎等疾病的治疗[①]。

医案 1：李某，女，38 岁，农民，2015 年 7 月 1 日初诊。病史：患者 1 年前，停用某化妆品之后，面部出现红斑丘疹，瘙痒，1 年来反复发作，采用中医治疗，口服清热解毒类中药，未见明显缓解，现患者颜面部潮红，红色丘疹，自觉灼热感，紧绷感，时有瘙痒，伴畏寒肢冷，食少纳呆，身体困重，平素痰多清晰，大便难，数日一次，舌暗红，苔薄白，脉沉滑。辨证：寒饮内停，郁热上冲证，方剂以"苓甘五味加姜辛夏杏加大黄汤"加减。

---

① 张庆红，周诚恩.苓甘五味姜辛夏杏加大黄汤治疗阳虚水饮型面部糖皮质激素依赖性皮炎临床疗效［J］.内蒙古中医药，2021，40（2）：63-64.

处方：茯苓 30 g，五味子 15 g，干姜 10 g，细辛 5 g，法半夏 15 g，杏仁 10 g，酒大黄 10 g，牡丹皮 10 g，赤芍 15 g，炙甘草 15 g。共 7 剂，水煎服。

二诊：患者面部潮红减轻，灼热感减轻，皮疹变淡，未感瘙痒，大便正常，余同前，上方加吴茱萸 10 g，共 14 剂，水煎服。

三诊：症状减轻，手足温，身体轻松，二便正常，颜面部有干燥皮屑，上方加生地黄 15 g、麦门冬 15 g，共 14 剂，水煎服。

四诊：日渐好转，红疹未发，基本痊愈，上方不变，共 14 剂，水煎服，巩固疗效。

按语：本例患者平素有寒饮，再加过用寒凉，致使伤及脾阳，脾阳不足，寒饮内生，饮邪郁而化热，上冲于面部，面部潮红，发热，进而形成红斑、丘疹。脾阳不足则患者畏寒肢冷，食少纳呆，寒饮内停则四肢困重，饮阻气机则大便难。导师针对此病机，以苓甘五味加姜辛夏杏加大黄汤加减，五味子、干姜、细辛温阳化饮，茯苓健脾利水，法半夏燥湿化饮，杏仁辛开苦降，令气降水行，炙甘草补气健脾，酒大黄泻热通便，牡丹皮、赤芍清热凉血治其标。二诊患者面部皮疹减轻，但仍畏寒肢冷，手足凉，所以加吴茱萸温中散寒。三诊患者诸症减轻，唯有面部干燥起皮，此为郁热日久，伤及津液，所以加滋阴清热之生地黄与麦门冬。四诊基本痊愈，患者为防止复发，又主动要求开药 14 剂巩固[①]。

医案 2：患者，女，42 岁。因"颜面反复红斑 1 年余"于 2012 年 3 月 29 日初诊。自诉近 3 年不定期于美容院护理和使用祛斑美白护肤品，一年前停止护理后，面部开始潮红、疹痒不适，尔后面部逐渐出现弥漫性红斑、毛细血管扩张，伴紧绷和干燥不适等，上述症状在遇热、日晒后加重，曾自行外用"皮炎平"，皮损好转，停药数天后皮损及不适感加重。平素畏寒，四肢欠温，易疲乏，腰膝冷痛，纳可，大便多稀溏，小便调。刻诊：面色暗黄，唇色青紫，双面颊、前额部弥漫性水肿性红斑，伴毛细血管扩张、干燥脱屑，触之灼热；舌体胖大，呈青紫色，津液满口，边有齿痕，苔白润，脉沉细，

①张海龙，刘畅.王俊志教授治疗激素依赖性皮炎的临证经验［J］.中医药信息，2018，35（1）：87-89.

尺脉不能扪及。诊断：糖皮质激素依赖性皮炎。予除湿胃苓汤合凉血五花汤加减未愈，反出现腹痛不适。追问患者，自述精神差，欲眠但又不能入睡，其舌青紫色，满口津液，系肾阳亏虚，阳不制阴，阴火上炎，阳不化湿，水饮内停，病久夹瘀。治宜温阳利水化瘀，以真武汤合凉血五花汤加减治疗，方用：附子（先煎）15 g，干姜10 g，白术10 g，茯苓10 g，泽泻10 g，杜仲10 g，淫羊藿10 g，续断10 g，红花6 g，桃仁6 g，凌霄花6 g，大枣10枚，炙甘草6 g。每日1剂，水煎服，嘱禁用激素类外用药，改用硅油乳膏（我院自制）润肤。服7剂后复诊，面部水肿性红斑、紧绷感、烧灼感明显减轻，神疲、肢冷、便溏均有好转，续服上方7剂后复诊，皮疹基本消退，以理中汤加味调理之，服7剂，2012年5月3日复诊余症悉除。

按语：本例患者面部红斑瘙痒灼热，似乎属一派热象；但仔细诊察，追问病史，有畏寒，四肢欠温，腰膝冷痛，易疲乏，大便稀溏，舌淡色青，脉沉细弱，为脾肾阳虚之象；苔白滑，为阳不化水，水湿上犯之象，面部红斑灼热刺痛为阴盛逼阳，真气上浮，阴火上炎；辨证考虑其为脾肾阳虚，虚阳上越所致上热之象，阳虚运化失常，水饮内停，上溢头面。阳虚为本，上之虚热为标，乃假热真寒之象。治宜温阳利水，以消阴翳，下潜阴火，方用真武汤加减。其中附子祛寒回阳，"附子无姜不热"，干姜助附子温肾祛寒，甘草与姜、附相得益彰；白术燥湿健脾，以制水，茯苓淡渗利水，泽泻利水祛湿，并加杜仲、淫羊藿、续断共奏温肾健脾之功，使阳复阴化水行，凌霄花、红花质轻上扬，引药上行，并达活血之功，桃仁活血化瘀。二诊后患者阳虚证候明显减轻，考虑脾为后天之本，用理中汤加减化裁，温补并行，药少力专，使寒去，阳气复，中气得补，疾病不复燃也[1]。

二、荨麻疹[2]

《诸病源候论·风瘙身体隐疹候》曰："邪气客于皮肤，复逢风寒相折，则起风瘙瘾疹。""瘾疹"即指荨麻疹。寒冷性荨麻疹是特殊的一型，本

[1]曾宪玉，王玮蓁，郭娜.温阳法治疗面部糖皮质激素依赖性皮炎［J］.吉林中医药，2013,33（6）:578-579.

[2]茅国荣.从溢饮论治寒冷性荨麻疹64例［J］.江西中医药，2013,44（1）:33-34.

病在禀赋不耐之人受冷刺激后发作。中医学认为，本病病机主要是阳气亏虚而不能卫外，风寒骤感而拂郁肌肤。临床观察本病并未真正意义上的阳气亏虚，实则是对寒邪刺激的过敏反应而已，所以表现为局部发作性肢体寒冷、发作性瘙痒性水肿性赤白风团皮疹。初起以风寒郁抑为主，故见局部寒冷而不汗出；继则邪正相争，营卫不和，郁而发热，则见皮疹赤白相间，瘙痒剧烈，心情烦躁；邪正相争，络脉受损，营阴溢于脉外而郁于皮下，则见局部水肿性斑块。本病在病因、病机、临床表现上与风寒外袭，致玄府闭塞，以致肺脾输布失职，水饮流溢肢体之溢饮有相通之处，因此治疗上亦可互相借鉴，法于辛温发散之中，兼以辛甘寒凉、解肌除热。张仲景大青龙汤在《伤寒论》中用于治疗太阳风寒两伤，营卫同病，见发热、恶寒、不汗出、烦躁之证，治宜发汗解表，兼清郁热；在《金匮要略》中为治疗溢饮外寒内热之证。药物组成：麻黄18 g，桂枝6 g，炙甘草6 g，杏仁40枚，生姜9 g，大枣10枚，石膏如鸡子大（45～80 g）。方中麻、桂并用，发汗解表以散寒除水；石膏解肌清热而除烦，杏仁宣通肺气以外合皮毛；炙甘草、生姜、大枣配主药调和营卫。诸药合用，以辛温发散为主，又具辛甘寒凉、解肌除热之功，使外寒得散，郁热得除，阴阳平和，而诸症自除。现代药理研究表明：麻黄有拟肾上腺素样作用，能抑制组胺的释放；生石膏中的主要成分含水硫酸钙，口服后，经胃酸作用，一部分变成可溶性钙盐，至肠道吸收入血能增加血清钙离子浓度，可减少血管渗透性，有利于缓解红斑水肿等症状。

茅国荣对64例寒冷性荨麻疹患者给予大青龙汤为主的治疗，2周为1个疗程，连用2个疗程。结果：64例中治愈38例，好转20例，无效6例，治愈率59.38%，总有效率90.62%。说明从溢饮的角度论治，用大青龙汤为主治疗寒冷性荨麻疹有较好的疗效。

医案1：周某，女，25岁，2011年12月26日初诊。患者在寒冷季节反复发生皮肤风团瘙痒2年，一般多在暴露部位受冷刺激（如冷风、冷水等）后数分钟，即发生肢冷、风团、瘙痒、红斑，随后消退，再次刺激则再次发生。本次病程已持续5周，每于早、晚发生皮疹，诊见：肢冷心烦，面部、颈部、双手、前臂等处皮肤泛发性红斑、苍白风团并见，瘙痒剧烈，舌淡，苔薄白，脉浮紧，皮肤冰块试验阳性。西医诊断：寒冷性荨麻疹。中医诊断：瘾疹（寒热郁结型）。治宜发汗解表，祛风止痒，清热散水。处以大青龙汤加减：麻黄 18 g，桂枝、炙甘草各 6 g，杏仁 12 g，生姜 9 g，石膏 60 g，苍术、桑白皮、蝉蜕、防风、生黄芪、当归各 10 g，大枣 10 枚。共 7 剂。每日 1 剂，水煎，分 2 次早、晚口服。1 周后复诊：症状明显好转，皮疹减少，瘙痒减轻，四肢渐温。再进前方 7 剂，诸症消失，遇冷不再起风团、红斑、瘙痒等症，随访 3 个月未复发。

医案 2：赵某，男，15 岁，2012 年 8 月 15 号初诊。8 岁患过敏性鼻炎，2011 年 7 月起荨麻疹。刻诊：风团色白，伴见鼻塞，打喷嚏，流清涕，舌淡红，有齿痕，薄腻苔，脉滑。证属外寒内饮，方以小青龙汤加减。方药：麻黄 10 g，桂枝 10 g，白芍 10 g，细辛 5 g，干姜 10 g，清半夏 10 g，五味子 10 g，地龙 10 g，白芷 10 g，辛夷 15 g，苍耳子 15 g，甘草 10 g。共 7 剂，水煎服，每日 1 剂，早、晚饭后分服。7 剂后复诊，鼻塞、喷嚏、清涕消失，荨麻疹已 2 日不发。今晨起有少量风团发作，自觉乏力，余无不适。上方去地龙、辛夷、苍耳子，加党参 15 g、太子参 15 g，7 剂，水煎服。7 剂后荨麻疹已有 6 日未发，原方 7 剂续服巩固疗效。

按语：此系素有伏饮，又外感风寒，引动内饮，搏于肌肤而发荨麻疹。方中麻黄、桂枝发汗散寒，以解表邪；白芍和营养血；干姜、细辛温肺化饮；五味子敛气生津；清半夏燥湿化痰；甘草益气和中，调和诸药。诸药合用起到解表散寒、温肺化饮的功效。鼻塞，清涕量多，用苍耳子、辛夷、白芷宣通鼻窍[①]。

脾肾阳虚型 22 例症状体征特点：皮疹色淡，风团大而水肿明显，瘙痒无度，见风及阴雨天加重，平时畏寒，汗少或无汗，腰腿凉，不敢食冷，小便清长，或夜尿频繁，甚者小便失禁，大便稀溏或不成形，可伴头晕、乏力，易瞌睡，睡眠不解乏，舌淡嫩胖大，苔薄或镜面舌，脉沉细无力。病机为

---

①王和平，王闯，闫景东，等.经方治疗荨麻疹举隅［J］.中医药信息，2014，31（4）：177.

脾肾阳气不足，水饮不化，水湿内停，溢流肌肤导致水肿，兼感风邪而致风团瘙痒。治宜温肾健脾、温阳化饮，基础方多用真武汤、四逆汤。

辨治体会：此证以青中年女性、老年人多见，无汗、精神不佳、瞌睡连连、脉沉细者，多用麻黄附子细辛汤；肾阳不足轻者可用当归芍药散加橘核、菟丝子、巴戟天、肉桂等化裁；以脾阳不足为主见腹冷便溏等症，多用吴茱萸汤、小建中汤加减治疗[①]。

· 第八节　妇科疾病 ·

一、盆腔积液

盆腔积液是慢性盆腔炎常见并发症，多因急性盆腔炎未彻底治疗，或患者体质较差，病程迁延所致，亦可无急性炎症病史，病情较顽固。当人体过度劳累，抵抗力下降时，可能会急性发作。本病属中医学"腹痛""带下""癥瘕""饮"等范畴。其主要临床表现为不同程度的小腹痛、腹胀、肛门坠胀、腰骶部坠痛、下腹部不适，活动时加剧，常在劳累、性交后、排便时及月经前后加剧，多兼见腰酸、怕冷，月经失调、经量增多，痛经或不孕，带下量多色黄或白。盆腔积液的形成用中医理论来分析，亦和人体水液运行障碍有关。临床中，盆腔积液从其抽取液的性状来看，与饮质清稀的特点很相似。因此研究探讨饮证与盆腔积液的相关性，用中医"饮证"理论治疗盆腔积液，可为盆腔积液的治疗探索出一条新的道路[②]。

医案1：徐某，女，35岁，2004年7月3日初诊。下腹部疼痛坠胀年余，时感身热，带下量多色黄质如米汤，大便时溏时秘，月经周期在5～7/27～28（天），经量少，舌胖大暗红，苔黄厚腻，脉弦滑数。触诊：下腹质硬压痛拒按。B超检查盆腔积液11 ml。诊断：盆腔炎，盆腔积液待查。入院后以抗生素及理疗综合治疗2周，下腹疼痛稍减轻，复查B超示盆腔积液未

①肖月园，王刚.临床治愈198例慢性荨麻疹的中医证候、用方体会及远期疗效分析［J］.中国中西医结合皮肤性病学杂志，2016，15（6）：340-344.

②王敏.饮证与盆腔积液的相关性探讨［J］.甘肃中医，2011，24（5）：5-6.

消失。证属湿热水饮积聚盆腔，搏结冲任胞宫。治宜攻遂湿热伏饮。患者体质较弱，故取丸药以缓之，方用十枣汤加味。处方：甘遂、大戟、芫花、黄柏、土鳖虫各 30 g，共研细末，取大枣 10 枚煮熟去皮核，与上药为丸，每丸重 9 g，清晨空腹服 1 丸，米粥送下，每日 1 次，忌食辛辣油腻。服药 7 天，每日泻利 2 次，自觉下腹疼痛减轻，触按下腹已不硬，带下减少，身热未作。继服 1 周后，复查 B 超示盆腔积液消失。后以当归芍药散调理半个月痊愈，随访 1 年未复发。

按语：本例患者患盆腔炎年余，伴盆腔积液，证系湿热伏饮积聚下焦，蕴结胞宫。因病程较长，缠绵难愈，表现为水湿壅盛，虚实夹杂，当以峻剂攻逐，因患者体质较弱，故以丸药缓图。方中芫花、甘遂、大戟攻逐水饮；黄柏清热燥湿；土鳖虫活血逐瘀；大枣健脾护胃气。笔者临证应用十枣汤加减，治疗盆腔炎积液与输卵管积水 30 余例，均未见明显毒副作用。一般服药后半天内泻下次数在 3 ~ 10 次，停药后即停泻；少数患者服药后未见泻下，可逐渐增加剂量或不服大枣汤而用水冲服，以达泻下为度；个别患者服药后出现呕吐，可服生姜汤以止呕，无须停药；伴不孕症者经治疗后大多数月内受孕，B 超检查胎儿发育良好，母婴健康；应用此方时要视患者体质强弱适当掌握剂量，一般用上述剂量即可泻下，个别壮实者服药后数小时不泻可增加用量，但要逐渐增加，不必拘泥于峻下药而畏惧不用[①]。

医案 2：张某，女，32 岁，带下量多伴腹胀 2 年余。患者自述近两年来带下量多，时有下腹胀痛，腰骶酸痛，遇劳累、经期前后加重明显。因公务繁忙未就诊，近 3 个月来上述诸症加重，伴有神倦嗜卧，面白痰多，形体丰满，带下黏秽，量多如注，伴见食少脘闷，嗳气不爽，遂来就诊。月经周期 28 ~ 31 天，经期 4 ~ 5 天，量中等，色暗红，有少量血块，婚后不久人工流产 2 次，结婚 4 年来未避孕未再怀孕。发病以来纳尚可，二便调，睡眠尚可。舌体淡胖、边齿痕，苔白微腻，脉沉细微弦。妇科检查：

---

①赵文研，陈荣.十枣汤新用［J］.新中医，2006，38（10）：85-86.

子宫大小、位置均正常，左侧附件增厚，压痛明显，右侧附件压痛（±）。B超：子宫附件未见明显异常，子宫直肠窝可见32 mm×15 mm液性暗区。白带常规：霉菌（–）、滴虫（–）、白细胞（+++）、清洁度Ⅲ度。西医诊断：慢性盆腔炎，不孕症。中医辨证：带下病——脾虚肝郁，寒湿下注。治疗方法：温阳健脾，化饮行水，益肾疏肝。中药处方：茯苓12 g，桂枝9 g，白术6 g，杜仲15 g，露蜂房9 g，鸡内金10 g，大腹皮10 g，败酱草10 g，炙甘草6 g。共5剂，水煎服，每日1剂。

针灸处方：足三里、关元、阴陵泉、水道、子宫、太溪、肓俞、三阴交、太冲。手法：平补平泻，留针30分钟，加艾灸，每日1次，10次为1个疗程，中间休息两天。二诊：带下减轻，纳差，前方加陈皮9 g、半夏9 g。5剂；针灸方加中脘。三诊：诸症明显缓解，守上方10剂配合针灸治疗，经期过后3～7天复诊。四诊无明显不适，复查白带常规、B超未见明显异常[①]。

盆腔炎性包块属中医学"癥瘕"范畴，多见于已婚妇女，一般有急慢性盆腔炎史或妇科手术史。症见：两少腹疼痛，按之明显，或伴有月经失调、痛经、不孕、带下等症。妇科检查：一侧或两侧附件增粗增厚，可触及包块，压痛明显。B超可见炎性包块回声。

本病之形成，与气血痰湿有关，《三因极一病证方论》云："多因经脉失于将理，产褥不善调护，内伤七情，外感六淫，阴阳劳逸，饮食生冷，遂致营卫不输，新陈干忤，随经败浊，淋露凝滞，为癥为瘕。"盖少腹乃肝脉所过之地，"冲脉隶属于肝"。血室亦与肝相关联。故刘老认为本病以肝郁不舒，瘀血内结和冲任损伤为病理基础，治疗大法当疏肝活血。

其属寒者，多为体质本虚，或病久阳气不足，运化不健，寒痰水湿下注与瘀血互结而成癥瘕。临床以少腹疼痛或冷感，白带量多质稀，舌暗淡或有瘀斑、瘀点为辨证要点。治宜温化痰湿，利水活血消癥。方用"桂己"（桂枝茯苓丸为活血化瘀，缓消痞块之方；己椒苈黄丸乃攻坚决壅，分消水饮之剂）合方加减，配以三棱、莪术、昆布、海藻活血消癥、化痰软坚，

---

①王家鑫，郑金兰，马钰婷.苓桂术甘汤配合针灸治疗盆腔积液［J］.内蒙古中医药，2010，29（7）：49.

荔枝核、小茴香行气散结，共奏温化痰水、祛瘀散结之功。

医案3：罗某，女，23岁，已婚。患者产后8个月，因停经40天，自疑怀孕就诊，消瘦倦怠，右少腹疼痛，带下色黄，舌淡红，脉沉弦软，脉搏82次/分。妇科检查：右侧附件可触及一鸭蛋大小包块，质地较硬，局部有囊性感，边缘不规则，与子宫相连，压痛明显。A超探查：右侧附件进2 cm，出10 cm，波形较杂乱，边界不清，与子宫粘连，平段后段见2 cm液平，提示右侧附件炎性包块（伴囊性包块）。

此为寒湿血瘀互结成癥，兼夹毒邪。治宜温通利水，佐以解毒。方用"桂己"合方：桂枝6 g，茯苓9 g，桃仁9 g，牡丹皮9 g，赤芍9 g，葶苈子9 g，椒目9 g，大黄15 g，昆布15 g，海藻15 g，三棱9 g，莪术9 g，白花蛇舌草30 g，半枝莲30 g。共服药30剂后，妇科检查及A超复查均提示包块消失。半年后信访，患者自觉症状消失，月经正常，经数次复查未发现包块。

二、妊娠恶阻

孕妇妊娠早期出现恶心呕吐、头晕倦怠、恶闻食气，甚则食入即吐者，称为"妊娠恶阻"，又称"妊娠呕吐""子病""病儿""阻病"。多于3个月后逐渐消失。尤以高龄或年轻初孕妇为多见。有关恶阻的记载，最早见于《金匮要略·妇人妊娠病脉证并治第二十》，其曰："妇人得平脉，阴脉小弱，其人渴（《金匮要略心典》解此处"渴"作"呕"），不能食，无寒热，名妊娠，桂枝汤主之。"恶阻病名首见于隋代《诸病源候论》，该书明确提出妊娠恶阻的症状，针对病机，提出了"元本虚羸"和"风冷痰饮"两大立论，对后世的病因病机学说产生了很大影响。"恶阻者，妇人有孕，恶心阻其饮食是也。……盖其人宿有痰饮，血壅遏而不行，故饮随气上致呕。"妊娠恶阻病，可由脾胃怯弱、中脘停痰所致。脾胃虚弱，运化失职，中焦停饮，孕期阴血养胎，脾气愈虚，冲气夹痰饮上逆，则呕吐痰涎，胸闷不思饮食。治以祛湿为主，兼以健脾，脾气健旺，则水湿得运，诸症消除。但用药时需掌握中病即止的原则，以免燥湿药太过而损伤胎元[1]。

①韩延华、王雪莲、张雪芝，等.韩氏妇科诊治妊娠恶阻之经验浅析［J］.辽宁中医杂志，2017，44（2）：252-253.

温阳蠲饮，行气降逆法①：明代戴元礼在《秘传证治要诀及类方》中有云，"胎前恶阻……盖其人宿有痰饮，血壅遏而不行，故饮随气上"。马师认为妊娠恶阻属中寒夹饮者不少，妇人或素为痰湿之体，或脾阳不振，痰饮内停，阻滞气机，孕后血聚冲任养胎，冲脉气盛，气壅则上逆，饮随逆气而上，故作呕。饮为阴邪，易伤阳气，二者相互作用致呕逆反复难愈。"病痰饮者，当以温药和之"，这是仲师治疗痰饮病的基本原则，马师甚为推崇，认为对于妊娠恶阻属寒饮中阻者，应治以温阳蠲饮、行气降逆之法。苓桂术甘汤是张仲景"以温药和之"的代表方，具有温阳化饮、健脾利湿之功，用于治疗痰饮所致疾病有很好的疗效。马师认为用它治疗脾胃虚寒、痰饮内停的妊娠恶阻，甚为合拍。小半夏汤在《金匮要略》中用于治疗"心下有支饮"而呕者，由半夏、生姜两药组成。其中半夏燥湿化痰涤饮，生姜制半夏之性，两者又均可降逆止呕，故对于饮邪作祟而致妊娠恶阻者，马师常用小半夏汤组合其他方剂治疗。五苓散可温阳化气、渗水利湿，张仲景用其治疗外有表证伴内停水湿者，《金匮要略》又载有"吐涎沫而癫眩，此水也，五苓散主之"，马师以此为据，用五苓散治疗寒饮内停恶阻者，效果极佳。马师临证用此法治疗恶阻者不胜枚举，所选经方尚有猪苓散、茯苓泽泻汤、桂枝生姜枳实汤、小半夏加茯苓汤、橘枳姜汤等。

胃气虚寒，寒饮逆上之恶阻——温胃补中，降逆涤饮法②："妊娠呕吐不止，干姜人参半夏丸主之"。此乃胃气虚寒、寒饮逆上之恶阻证。胃气素虚，孕后血聚养胎，上虚下实，冲任之气上逆，胃虚不降，反随逆气上冲，而症见恶心呕吐，胃与脾相表里，胃虚则脾亦虚，脾阳不振，则怠惰嗜睡，全身乏力，舌淡苔白，脉沉滑无力，均为脾胃气虚之象。故治宜用干姜人参半夏丸，以温胃补中、降逆涤饮为法。本方仅四味，但其变化甚奥，如半夏合人参，降而兼补，为大半夏汤；半夏合干姜，降而兼温，

①陈湘宜，马大正.马大正教授诊治妊娠恶阻经验撮要［J］.浙江中医药大学学报，2019，43（8）：769–775.

②李秋贵，赵展荣，黄飞.李文瑞论《金匮要略》祛病安胎十法［J］.中华中医药杂志，2010，25（1）：65–69.

为半夏干姜散；半夏合姜汁，降而兼宣，为半夏生姜汤。全方温补降化，配伍精当不采用汤剂者，恐辛燥伤胎；不为散者，恐速快而邪不易除；唯制丸饮服，斡旋缓图，足以达到温胃补中、降逆涤饮之功，致使中阳得振，寒饮化，胃气顺降，则呕吐自止。但临证虚寒恶阻，呕吐不止，或呕吐颇剧，每不易受药，亦可以诸药为末，用舌频频舔服，使其易于受纳，每收良效。此者，临证经验之谈，不可不试。

妊娠恶阻的治疗，首先得让患者能喝下汤药，名医龚士澄深谙此理：安徽天长县朱女，怀孕4个月，吐甚不纳，腹中阵痛。有医家按妊娠恶阻论治，汤药点滴不得入口。脉沉伏，四肢凉，吐剧则呃，舌干，目眶凹陷。名医龚士澄接诊，询知百物不受，唯喜糖水，前医谓"呕家忌甘"，未允。龚嘱用河水、井水各半，于锅内煮沸扬百次，取其升清降浊；另取蜂蜜参和，取其补虚润燥；再兑以姜汁，取其宣阳止呕。三物毫无异味，令其徐徐呷之。孕妇未饮心已先乐，盖因投其所喜也。饮尽一笺而吐止。

医案1：谷某，33岁，2012年10月10日就诊。孕50余日，恶心呕吐，纳欠，喜饮，饮入舒，多饮则呕数日。舌淡红，苔薄白，脉细滑。证型：寒饮中阻证。治法：健脾利湿化饮。方药：猪苓散加味。猪苓12 g，白术12 g，茯苓12 g，半夏10 g，鸡内金6 g，炒麦芽10 g，炒谷芽10 g。服药7剂，上症好转。

医案2：患者，女，25岁。婚后避孕年余，为求子而停避孕。平时月经顺畅，今停经30余日，尿检已明确为妊娠。近日患者每天呕吐不止，初起较轻微可忍，能坚持工作，三四天后呕吐严重，发作频频，已不能工作。呕吐物大多为清水，时带有涎沫，纳食不进，闻食味即呃逆，形畏寒，神疲乏力，嗜睡。曾在门诊输液补虚，但呕吐仍频频不止。舌质淡，苔薄白，脉沉弦有滑象。根据呕吐和舌苔脉象，辨证属脾胃虚寒妊娠恶阻。治以温胃补中、降逆涤饮之法。方拟干姜人参半夏丸加味：干姜5 g，党参6 g，竹沥半夏9 g，吴茱萸6 g，高良姜10 g，茯苓6 g。共3剂，水煎服。3剂服完后，呕吐缓解，不恶，少许面色，喜进生姜加红糖水。上方去吴茱萸，加竹沥5 g。再3剂后呕吐可控，形寒有缓，纳食渐增，精神有爽，已开始工作。为服药方便，遵上方6倍量，共研细末，炼蜜为丸，每丸重6g。每服1丸，每日2～3次。1个月后在妇科复诊，胎正常，呕吐止，一如常人。

医案3：林某，女，27岁，2005年12月16日初诊。停经2个月余，恶心呕吐近1个月余，伴头晕目眩6天，晨起或进食时为甚，呕吐物多为清稀痰涎，夹少许食物，纳少胸满，形瘦畏寒，倦怠懒动。舌淡嫩，苔白水滑，脉弦细而略滑。尿妊娠试验阳性，B超示宫内可见孕囊及胎心搏动。诊为妊娠恶阻。证属脾胃虚寒，水饮内停。治宜健脾化饮，降逆止呕。方用苓桂术甘汤加味：茯苓、白术各15g，桂枝、藿香（后下）、砂仁（后下）、炙甘草各6g，法半夏、生姜、苏梗各10g。4剂后眩晕、呕吐明显减轻，纳食增加，上方加黄芪、桑寄生各20g，续服5剂，诸症消失，嘱用香砂养胃丸善后。

按语：《证治要诀》云，"胎前恶阻……盖其人宿有痰饮，血壅遏而不行，故饮随气上"。本例患者素体脾胃阳虚，运化失常，水湿停聚，生痰成饮，孕后胎元初凝，血聚养胎，胞宫闭实，冲脉气壅则上逆，痰饮随冲气上逆而呕。故以茯苓桂术甘汤加味温阳健脾，降逆止呕，饮去则冲气自平。[①]

医案4：王某，25岁，金山铺人。妊子两月。恶心呕吐，水谷不入，强食少许，须臾吐出。日重一日，已十余日矣。致身软如泥，体倦不支，起坐皆需人搀扶。望其面色萎黄，精神疲惫。憔悴甚，仿佛弱不胜衣。舌质淡红，苔薄白滑。口不苦，不思冷，大便七日未行。脉象滑数无力[②]。

《妇人良方大全·恶阻》云："妊娠恶阻……由胃气怯弱，中脘停痰。"观其脉症，本案属中土虚、冲脉盛。中虚则升降失调，冲盛则胃逆不降。盖冲脉隶于阳明，妊娠之后，月水闭止，血海充盛而上逆，水饮随之而动，故呕恶不止。治当补中调气，降冲和胃。仿《金匮要略》干姜人参半夏丸之意，拟：半夏10g，人参6g，陈皮10g，赭石30g，生姜3片。二诊：一剂呕恶减，二剂呕吐止。拟所以载丸合寿胎丸，改汤服之。党参10g，白术15g，茯苓10g，杜仲15g，桑寄生15g，续断15g，菟丝子15g，大枣6枚，共3剂。

①李玉玲.苓桂术甘汤在妇科中的应用［J］.浙江中医杂志，2007，42（1）：47.

②闫云科.临证实验录［M］.北京：中国中医药出版社，2005：136.

按语:《傅青主女科》治恶阻立顺肝益气汤,方中苏子1两(33 g),为降胃气而设,与本案用赭石同一意义。赭石一药,虽在妊娠禁药之列,然临床屡用未见其不良反应。

李映淮老师评语:妊娠恶阻,多为脾虚,冲气上逆所致。治呕吐非半夏不止,然半夏为妊娠禁药。故须加用人参(或党参),既可防伤胎,又能健脾胃。陈修园谓:"半夏得人参,不惟不伤胎,且能固胎。"恶阻之治,当辨寒热,热者宜黄芩、黄连,寒者宜干姜、吴茱萸。此外,尚需察兼夹证,如痰饮、食积、肝郁,当分别论治之。

三、多囊卵巢综合征①

多囊卵巢综合征(polycystic ovary syndrome,PCOS)是一种常见的妇科内分泌疾病。在临床上以高雄激素血症、持续无排卵、卵巢多囊样改变为特征,常伴有胰岛素抵抗和肥胖。根据临床表现的不同,本病可归属于中医"月经不调""闭经""崩漏""癥瘕""不孕"等范畴,常见脾虚痰湿、痰瘀互结、肾虚血瘀和肾虚肝郁四种证型。其中脾虚痰湿型为主要证型,发病群体以肥胖者为主。《傅青主女科》曰:"妇人有身体肥胖,痰涎甚多,不能受孕者……乃脾土之内病也……不知湿盛者多肥胖,肥胖者多气虚,气虚者多痰涎……夫脾本湿土,又因痰多,愈加其湿。脾不能受,必浸润于胞胎,日积月累,则胞胎竟变成汪洋之水窟矣。且肥胖之妇,内肉必满,遮蔽子宫,不能受精,此必然之势也。"现代人熬夜及喜食生冷的生活习惯易损伤脾阳,又《素问·至真要大论》云:"诸湿肿满,皆属于脾"。由此可见,痰湿型PCOS的主要病机是脾运失健,运化水饮功能障碍,而致水饮产生,聚集生痰,痰湿内蕴脏腑经络;湿为阴邪,其性黏滞重浊,易郁遏气机,阻滞胞宫胞脉,出现无排卵,经行不畅或闭经,卵巢多囊样改变,不利于受孕。《金匮要略·痰饮咳嗽病脉证病治第十二》曰:"病痰饮者,当以温药和之"。痰饮为阴邪,故宜温化。脾主中州,为气机升降之枢纽,中气不足,脾运无力故痰湿作祟,实土燥湿为治痰饮之本。

---

①汪帆,张会择,肖静,等.从"病痰饮者,当以温药和之"论治痰湿型多囊卵巢综合征[J].中国民族民间医药,2021,30(12):89-91.

因此痰湿型 PCOS 以温阳健脾、化痰调经为治疗原则。苓桂术甘汤为"病痰饮者，当以温药和之"的代表方剂，临床用于治疗痰湿型 PCOS 多获良效。

医案 1：李某，女，23 岁，2017 年 3 月 5 日初诊。主诉：结婚以来正常性生活未避孕未孕 1 年。13 岁初潮，孕 0 产 0，月经 4 ~ 5/56 ~ 60（天），量少，色暗，经期乳房胀痛，伴痰多色白，性情急躁，怯冷，无血块，无痛经，无腰酸。患者体胖而矮，面色白，时常精神疲倦，末次月经为 2017 年 2 月 27 日，现月经初净，纳、眠可，二便调，脉寸关弦滑略浮，按之无力，尺脉沉而涩。盆腔 B 超：子宫 5.2 cm×4.2 cm×3.7 cm，子宫前位，内膜厚度 0.6 cm，左卵巢 3.5 cm×2.3 cm，右卵巢 3.2 cm×1.8 cm，双侧卵巢体积尚可，轮廓清晰，包膜回声增强，其内可见大小不等的无回声区，呈蜂窝状改变，右侧单切面见 12+ 个，其中一个大小约 0.7 cm×0.5 cm；左侧单切面见 12+ 个，其中一个大小约 0.7 cm×0.5 cm，提示双侧卵巢多囊样改变。性激素六项：FSH 5.86 mU/ml，LH 18.64 mU/ml，E 240.68 pg/ml，T 0.90 nmol/L，P 0.99 ng/ml，PRL 30.09 ng/ml。西医诊断：原发性不孕，多囊卵巢综合征。中医诊断：不孕，月经后期。辨证：脾虚痰湿兼肾虚肝郁。治法：温阳健脾化痰，补肾疏肝。方用苓桂术甘汤加减。处方：茯苓 32 g，桂枝 24 g，生苍术 24 g，甘草 16 g，炒杜仲 30 g，生晒参 10 g，香附 12 g，茵陈 40 g。共 3 剂，2 日 / 剂。2017 年 3 月 12 日二诊：精神改善，脉较前有力，于前方去香附加当归 15 g。3 剂，2 日 / 剂。2017 年 3 月 19 日三诊：口中略苦，脉弦急，尺脉仍沉而涩。此肾中寒瘀滞留，以四逆汤加减。处方：生甘草 20 g，干姜 10 g，制附片（先煎 1 小时）10 g，人参（另煎）10 g，山茱萸 40 g，川芎 20 g，当归 15 g，菟丝子 30 g，黄连 10 g。3 剂，2 日 / 剂。2017 年 3 月 26 日四诊：余无异常。尺脉有滑象，嘱其近期同房。前方去黄连加生苍术 30 g，3 剂，2 日 / 剂。2017 年 4 月 1 日五诊：脉滑而略数。处方：茯苓 32 g，桂枝 24 g，生苍术 24 g，甘草 16 g，炒杜仲 30 g，生晒参 10 g，香附 12 g，当归 12 g。3 剂，2 日 / 剂。1 周后，来电话述已怀孕。分娩后半年内母乳喂养，停止哺乳后月经如期而至。产后 1 年行盆腔 B 超：子宫 54 cm×4.3 cm×3.9 cm，子宫前位，内膜厚度 0.8 cm，左卵巢 3.8 cm×2.2 cm，右卵巢 3.8 cm×2.7 cm，双侧卵巢大小正常，形态规则，境界清晰，左侧见 10 个无回声区，最大 1 个约 0.8 cm×0.5 cm；右侧见 10 个无回声区，最大 1 个约 1.8 cm×15 cm，提示子宫、附件未见异常。性激素六项：FSH 4.45 mU/ml，LH 4.15 mU/ml，E 244.20 pg/ml，T 0.79 nmol/L，P 0.86 ng/ml，PRL 11.92 ng/ml。

按语：该患者婚久不孕，月经周期推后，形体肥胖，面白乏力，脉寸关弦滑略浮，按之无力，尺脉沉而涩，符合痰湿型 PCOS 的辨证标准，故以苓桂术甘汤为主方温阳化痰。患者除表现出痰湿证候外，还呈现出明显的肾阳虚之象，故后以四逆汤加减温肾阳以调固根本，正盛邪却则成功受孕。本病多见于青春期和育龄期女性，故治疗当以调经和种子为要，促进女性生殖轴功能的恢复，这是一个缓慢的过程，需要患者坚持用药，积极配合治疗。

医案 2：陈某，女，40 岁，1999 年 4 月初诊。近半年来月经后期渐至月事不来，就诊时已停经 2 个月余。形体肥胖，常感乏力，有呕恶感，平素痰多食少，胸胁满闷，二便调，带下黏腻。舌淡胖有齿印，苔白腻多津，脉沉滑。查尿妊娠试验阴性，肝功能正常。辨为痰湿内盛，躯脂满溢，脂痰相结，阻塞胞宫，治宜豁痰除湿，调理冲任，活血通经。予苍附导痰汤合佛手散加味治疗。处方：茯苓 15 g，法半夏 15 g，陈皮 6 g，甘草 3 g，苍术 15 g，香附 15 g，胆星 10 g，枳壳 15 g，生姜 6 g，神曲 10 g，当归 10 g，川芎 6 g，牛膝 10 g，桑寄生 10 g，竹茹 10 g，山楂 10 g。每日 1 剂，水煎，分 2 次服。4 剂而月事下，唯量少、便干、舌淡红，有积痰化热之象，去法半夏、川芎、当归等过于温燥之品，加益母草 15 g、黄连 10 g，2 剂后经量如常，经后继予此方化裁调理 3 个月，月事如常。

按语：古人云"百病多由痰作祟"，痰饮致经闭者多因素体痰盛或脾虚不运，聚湿成痰，积痰流注胞门，闭塞不通；或素体肥胖，痰湿壅塞胞宫，占住血海，阻滞冲任。痰饮之证有的显而易见，症状典型，有的隐伏作祟，故临证时尤须注意辨别。又笔者地处南岭以南，环境气候潮湿，多见痰湿之候，故调经多从痰饮入手。

笔者以苍附导痰汤作为治疗痰饮经闭之基本方，取其燥湿化痰、健脾和胃之功，使脾胃健运，水湿运化，气行痰消，配合佛手散活血通经，加牛膝引血下行，桑寄生温补肾阳。肥胖者重用枳壳、山楂，痰湿化热者则加黄连，呕恶胸闷著者加竹茹、川厚朴。《景岳全书·痰饮》云："痰即水也，其本在肾，其标在脾。"故常选用桑寄生、菟丝子、山茱萸、巴戟天、淫羊藿等益肾固本之品，使痰去湿除而经通。此外，积痰多易化热，且化痰药又多温燥，故用药时宜斟酌寒热，调和诸药，勿使过于温燥而伤阴。经闭者若时间不长，及时施治，多预后良好；若经闭时间长，痰饮占住血海日久，结成癥瘕，则非药物一时所能奏效[①]。

· 第九节　情志病——不寐 ·

对不寐病因病机的认识，多从阴阳升降和脏腑功能的影响去解释。《灵枢·大惑论》谓"卫气不得入于阴，常留于阳，留于阳，则阳气满，阳气满，则阳跷盛，不得入阴则阴气虚，故目不瞑矣"，说明阴阳出入失衡是不寐病机的关键。《类经·疾病类》云"凡五脏受伤，皆能使卧不安"，说明五脏功能受损可导致不寐。其中，痰浊扰心不寐，劳心思虑过多，喜怒善惊，肝气郁结，往往生痰聚饮，然胆气宜静，痰饮浊气聚集于胆，则胆寒而肝热，扰心则不得眠。不寐的致病因素中以痰浊最常见。痰浊易阻滞中焦，致脾胃斡旋中州失职，脾不升清，胃失和降；痰浊还可化热扰动心神，进而导致水火不能既济加重不寐。

《黄帝内经》十三方，《灵枢·邪客》记载了一首名方，即半夏秫米汤，治疗不寐"覆杯立卧"。原文："黄帝问于伯高曰：夫邪气之客人也，或令人目不瞑，不卧出者，何气使然？伯高曰：五谷入于胃也，其糟粕津液宗气，分为三隧。故宗气积于胸中，出于喉咙，以贯心脉，而行呼吸焉。营气者，泌其津液，注之于脉，化以为血，以荣四末，内注五脏六腑，以

---

① 周征.经闭从痰论治举隅［J］.江苏中医，2001，22（5）：34.

应刻数焉。节气者，出其悍气之慓疾，而先行于四末分肉皮肤之间，而不休者也。昼日行于阳，夜行于阴，常从足少阴之分间，行五脏六腑，今厥气客于五脏六腑，则卫气独卫其外，行于阳，不得入于阴。行于阳则阳气盛，阳气盛则阳跷陷，不得入于阴，阴虚，故目不瞑。黄帝曰：善。治之奈何？伯高曰：补其不足，泻其有余，调其虚实，以通其道，而去其邪。饮以半夏汤一剂，阴阳已通，其卧立至。黄帝曰：善。此所谓决渎壅塞，经络大通，阴阳和得者也。愿闻其方。伯高曰：其汤方以流水千里以外者八升，扬之万遍，取其清五升，煮之，炊以苇薪火，沸置秫米一升，治半夏五合，徐炊，令竭为一升半，去其滓，饮汁一小杯，日三稍益，以知为度，故其病新发者，复杯则卧，汗出则已矣。久者，三饮而已也。"

从原文来看，由于卫气不得入于阴分，形成阴虚，故夜间不能合目而不瞑。那么，卫气不得入于阴分，何以用半夏秫米汤？伯高仅用"交通阴阳"几字概括之。后世医家虽多论及，但切中要害者莫如清代吴鞠通。他在《温病条辨》下焦篇中特设条文："温病愈后，嗽稀痰而不咳，彻夜不瞑者，半夏汤主之。"卫气何以不能下交阴分而形成阴虚？是由"胃居中焦，为阳气下交之道路；中寒饮聚，致令阳气欲下交而无路可循，故不瞑也。"半夏逐痰饮而和胃；秫米补阳明燥气之不及，而渗其饮，饮退胃和，瞑可立至。

详观清代名医叶天士《临证指南医案》中治疗不寐的具体案例，叶氏治疗不寐经验归纳为六法：益肾水制心火、疏解少阳郁火、滋养脾营之虚、祛痰饮通中焦、补胆液制虚烦、滋肝肾敛浮阳。其中，祛痰饮通中焦一法，多用温胆汤。叶天士认为中焦痰饮阻滞，导致上、中、下沟通障碍，即所谓"胃不和则卧不安"。以温胆汤加减，化其痰饮，通其中焦，以半夏、竹茹、陈皮、茯苓、生姜祛痰除湿，佐以健脾固木，若脾气不足，可加人参以补足脾气治其根本。如《临证指南医案·不寐》中的赵案："呕吐眩晕，肝胃两经受病，阳气不交于阴，阳跷穴空，寤不肯寐。《灵枢》方半夏秫米汤主之，又接用人参温胆汤。"若其人痰实阻滞严重，水谷津液无法滋养，可加用滚痰丸急去其标，同时去除枳实以防耗气伤阴，佐以金斛以养阴液。

如《临证指南医案·不寐》中的程案："上昼气逆填脘，子夜寤不肯寐，乃阳气不降，议用温胆汤，温胆汤去枳实，加金斛，滚痰丸二钱五分。"

若其人下焦本已亏虚，病程时长，可佐以八味丸平时缓缓滋补，标本同顾。如《临证指南医案·不寐》中的顾案："须鬓已苍，面色光亮，操心烦劳，阳上升动，痰饮亦得上溢。《灵枢》云：阳气下交入阴，阳跷脉满，令人得寐。今气越外泄，阳不入阴，勉饮酒醴，欲其神昏假寐，非调病之法程。凡中年以后，男子下元先损，早上宜用八味丸，睡时用半夏秫米汤。"

在不寐病阳不入阴的大病机之一为阳虚寒盛。阳虚寒盛阻碍阳入于阴，阳不入阴则不寐。肾阳虚则生寒，寒凝则肾主水、主气化的功能被遏，寒凝则水停，而见肾阳虚夹饮证，肾阳虚则水寒而无法上升以上济心火，在上的心火被在下的寒水阻滞，亦导致心火无法下降以温肾水，心肾不交，水火不济，阳不潜藏收敛入于阴分，而成不寐。从六经辨证分析，肾阳虚证可见周身阳虚寒证，少阴心肾阳虚则水饮内停而成肾阳虚夹水饮证。阳虚寒证夹水饮证，可用真武汤治疗。真武汤出自《伤寒论》，由附子、茯苓、白术、白芍、生姜组成。附子温心脾肾阳气，温通全身血脉祛寒利水，茯苓健脾利水化湿安神，白术健脾燥湿，白芍收敛阴血，生姜健脾散寒利水。以上诸药共奏温肾阳化水饮、温通血脉等功效。

以下介绍几则真武汤治疗不寐的名医医案。

医案1：来春茂医案。李某，女，42岁，职工，1978年11月28日邀诊。素体阳虚，易患感冒。1977年10月感冒，服荆防败毒散1剂，竟卧床不起，住院治疗月余，自觉心悸，头晕，烦躁，耳鸣，饮食不思，四肢沉重，举步欲倒。检查原因不明，转院到昆明，住某医院40余天，没有明显好转。检查意见：①耳源性眩晕症；②神经官能症。回家后仍卧床，服谷维素、输能量合剂等调治。症见汗出如洗，不得安寐，余症如前。质淡苔白，脉细弱。拟真武汤合参附、芪附二方，以增强温阳固表、补中益气之功。处方：黑附片（先煎）80 g，茯苓12 g，白芍10 g，白术12 g，生姜10 g，黄芪30 g。

党参 30 g, 共服 8 剂, 诸症悉退, 一如常人, 已上班工作[①]。

按语: 烦躁是中气虚寒四逆汤证之征象。参考甘草干姜汤提纲, 其他的心悸、饮食不思、四肢沉重, 则知此为中寒, 举步欲倒, 则为水气, 乃振振欲擗地之证。不得安寐者, 是少阴提纲猪苓汤证, 心烦不得眠, 此为阳气升泄而废眠卧也, 与烦燥之阳气离根, 都是升泄之义。

医案 2: 蒋天佑医案。张某, 男, 35 岁, 1968 年 8 月 27 日初诊。患失眠 6～7 年, 现每天至多能入睡 2 小时, 甚则彻夜不眠。自觉迷糊, 头晕, 心悸, 胃纳不好, 尿时黄, 腰困, 记忆力减弱, 肌肉跳动。舌质红, 苔淡黄稍腻, 脉右虚弦, 左沉细缓。辨为肾阳衰微, 水气凌心, 治宜温阳利水, 方用真武汤。服 2 剂, 即能睡 7～8 小时[②]。

按语:《类证治载》曰:"阳气自动而之静, 则寐; 阴气自静而之动, 则寤; 不寐者, 病在阳不交阴也。"然令阳不交阴之因素甚多,《景岳全书》指出:"如痰如火, 如寒气水气, 如饮食忿怒之不寐者, 此皆内邪滞逆之忧也。"本案即为肾阳衰微, 水气内动, 上凌于心所致。其辨证眼目是肌肉跳动而脉象虚弦细缓, 此乃阳虚水动之象, 故用真武汤毅然擒之。

很多不寐患者, 夜间睡不着, 白天精神萎靡, 神情恍惚, 辨证时要考虑到痰饮阻滞、清阳不升。下面杨某这个医案即是用桂枝汤合五苓散来温阳化气, 利水除湿的。笔者临床遇到这种情况, 常早上用此类方剂化饮升阳, 夜间用酸枣仁汤等养心安神, 效果更佳。

医案 3: 杨某, 男, 55 岁, 2015 年 5 月 20 日初诊。主诉: 失眠 1 年余。现病史: 患者 1 年前无明显诱因出现睡眠障碍, 近半年来白天神疲乏力, 夜间虽困倦但入睡困难, 终日精神恍惚。就诊于多处中西医医院, 疗效均不理想, 遂就诊于笔者门诊。现症: 夜间入睡困难, 常刚要入睡旋即清醒, 周而往复。神疲倦怠, 精神恍惚, 反应迟钝, 短期记忆力明显减退。患者陈述病情时哈欠不断, 语声低微, 常叹息, 言语混乱, 语无伦次, 而色晦暗无光, 且略有水肿, 纳差, 小便不利, 大便黏腻不爽, 舌淡, 苔白滑,

①来春茂.真武汤验案四则［J］.云南中医学院学报, 1979（1）: 43-46.
②蒋天佑.失眠的治疗讨论［J］.山西医药杂志, 1976,（3）: 20-22, 25.

脉沉细，尤以两手关部为甚。西医诊断：失眠。中医诊断：不寐。中医证型：湿浊内阻，清阳不升。治则：温阳化气，利水除湿。处方：桂枝汤合五苓散加减。药物组成：桂枝 15 g，茯苓 15 g，泽泻 12 g，苍术 12 g，猪苓 12 g，白芍 12 g，炙甘草 6 g，生姜 6 g，白扁豆 15 g，生黄芪 30 g，石菖蒲 12 g，淫羊藿 12 g。每日 1 剂，水煎，服 2 次，共 7 剂。5 月 27 日二诊：患者诉睡眠略有改善，夜间已能睡 1 小时左右，但白天仍神疲乏力，倦怠昏蒙，哈欠不断，小便较前增多，大便无明显变化。舌淡，苔白滑，舌面有两条白色泡沫带，脉沉略滑。于一诊处方中茯苓增至 18 g，桂枝增至 18 g，苍术增至 115 g，生黄芪增至 45 g，并加姜半夏 12 g。煎服法同前，共 7 剂，同时嘱其适量饮用热水。6 月 10 日三诊：患者因家中有事延误 1 周就诊。二诊汤药内服 4 剂后即觉睡眠状况明显改善，夜间虽每次只能睡 1～2 小时，但醒后仍能入睡，哈欠、叹息症状亦明显减少。小便明显增多，大便次数亦增加，食欲改善，神疲乏力等也见好转。汤药中断后仍遵医嘱每天饮适量热水，诸症状未见加重。舌淡，苔滑，白色泡沫带基本消失。于二诊处方将生黄芪增至 60 g，加陈皮 12 g、车前子 12 g，煎服法及注意事项同前，共 7 剂。6 月 17 日四诊：患者夜间已能睡 5～6 小时，精神状态明显改善，哈欠、叹息消失，记忆力及语言能力基本正常，小便依旧较多，自觉周身变轻，出汗较前增加。舌淡苔白滑，无白色泡沫带，脉已不沉唯滑利。效不更方，予三诊处方共 7 剂。其后患者遵医嘱调护 1 个月余，基本痊愈 2 个月后随访患者，失眠未再复发。

按语：患者虽有失眠表现，但究其病因乃湿邪中阻、清阳不升，使得"阳不入阴"。方用五苓散温阳化气、利水除湿，桂枝汤调和营卫、燮理阴阳，并遵循古法加大药物剂景，嘱患者服热水以利其阳气，渐加生黄芪益气固表，共图其效。本方中重用生黄芪，乃因黄芪生用益气固表入肺脾、补而不滞且助阳，令金、土阳气充盛，共除湿饮之邪，气机便得伸展，进而从根本上解决了"阳不入阴"的病理状态。

安魂汤出自张锡纯所著的《医学衷中参西录》治心病方中，主治心中气血虚损，兼心下停有痰饮，致惊悸不眠等。方药由龙眼肉六钱、酸枣仁四钱（炒）、生龙骨五钱、生牡蛎五钱、清半夏三钱、茯苓片三钱、生赭石四钱组成。张锡纯解析说："痰饮停于心下，其人多惊悸不寐。盖心，火也，痰饮，水也，水畏火刑，故惊悸至于不寐也。然痰饮停滞于心下者，多由思虑过度，其人心脏气血恒因思虑而有所伤损。故方中用龙眼肉以补心血，酸枣仁以敛心气，龙骨、牡蛎以安魂魄，半夏、茯苓以清痰饮，赭石以导引心阳下潜，使之归藏于阴，以成瞌睡之功也。"又在书内药解中分析说："龙眼肉，味甘气香，液浓而润，为心脾要药，能滋生心血，兼能保和心气，能滋补脾血，兼能强健脾胃，故能治思虑过度，心脾两伤，或心虚怔忡，寝不成寐；龙骨性淡微辛，质黏涩，具翕收之力，能收敛元气，镇安精神，又能治心中怔忡；牡蛎味咸而涩，具有镇安之力；半夏生当夏半，阴阳交换之时，为由阳入阴之候，故能通阴阳和表里，使心中之阳渐渐潜藏于阴，而入梦乡；茯苓味淡性平，善理脾胃，又善敛心气之浮越而安魂定魄，兼能泻心下之水饮以除惊悸，又为心经要药。"综上分析可知，张锡纯创制安魂汤来治疗心中气血亏虚兼有痰饮，所致惊悸不眠证，其组方特点为方中除养心血、安精神、定魂魄之药外，还佐以化痰消饮之品。张锡纯所创安魂汤为心中气血虚损，兼心下有痰饮，致惊悸不眠而设，方中龙眼肉、炒酸枣仁益心气、养心血；龙骨、牡蛎安心神、定惊悸；半夏、茯苓化痰消饮；赭石引心阳下行。全方有益气养血、安神定惊、消痰化饮之功。临证用之得当，可收良效。方中有赭石一药，张锡纯谓可引心阳下行，亦可用牛膝代替。此方加减法为：心气虚甚者，酌加红参、西洋参、太子参；心阴虚甚者，酌加生地黄、麦冬；心血虚甚者，酌选四物汤、丹参；心阳亏虚者，酌加桂枝甘草汤或附子（注：半夏反附子）。此外，西医各种类型的失眠辨证为心中气血亏虚兼有痰饮，所致惊悸不眠证者，皆可用本方治之[①]。

医案4：安魂汤治不眠验案。王某，女，62岁，2009年4月11日来诊。主因"失眠、心悸3个月余"来诊。患者3个月以来时常发作心悸、失眠，

---

①参见安魂汤治不眠验案.http://www.zhzyw.com/zycs/yaxd/17551126996457FD5J209D.html.

询其原因，谓几个月来工作繁忙紧张，时常加班至深夜，以致于此，今慕名来诊。现症：时常发作失眠、心悸，伴有心烦、乏力，纳食、精力欠佳，舌尖红，苔薄白，脉细数稍滑。辨证：气血亏虚，心神失养，兼有痰饮。治法：益气补血，养心安神，化痰消饮。处方：太子参30 g，生龙骨30 g，生牡蛎30 g，龙眼肉15 g，炒酸枣仁15 g，清半夏10 g，茯苓10 g，丹参15 g。7剂，水煎600 ml，分早、中、晚3次温服，每日1剂。

2009年4月20日二诊：药后睡眠安，心悸、乏力大减，精力改善，纳食正常。上方又取7剂。药后病愈。

按语：患者工作繁忙紧张，又常熬至深夜，耗伤气血，致使心神失养，故时常发作心悸、乏力、失眠等；舌尖红，脉细数为心阴亏虚、虚热内扰所致；心神失养，虚热扰心故而心烦，久之则精力欠佳；脉滑，苔薄白为脾湿有痰饮，纳食欠佳为湿痰阻滞脾胃所致。依据舌脉症分析当辨证为气血亏虚、心神失养之象，兼有痰饮证。治疗之法当以益气补血、养心安神、化痰消饮为主。方中太子参、龙眼肉、丹参、炒酸枣仁补心气、养心血；龙骨、牡蛎安心神，加之丹参、炒酸枣仁亦有安神之功，可增其安神之力；辅以清半夏、茯苓化痰消饮。药后心气得补、心血得养、心神得安、痰饮得化，自然诸症消除，疾病痊愈。此案病情简单，治亦不复杂，分析本案，于补气养血的同时，又多佐以安神之品，为其组方特点。

医案5：《醉花窗医案》水停不寐医案。水停不寐之病，厥有数端：食积则消导；水停则逐水；阴燥则安阴；脾虚则补脾；阳盛则敛阳。实证多而虚证少，治之极当分别。余读书于城东之三道河，有友人李君香泉年四十许，未博一衿（指没有中的秀才）。素嗜茶，自早至晚，约饮茶数十碗。见炉鼎热沸，则喜形于色。久之面乏血色，食量减少。每至秋初，则彻夜不寐，天明益渴。一日由家至塾，携丸药来，朝夕服之。又常蓄熟枣仁一囊，不时咀嚼。余问何故？则谓医家云，枣仁能安神，苦不寐，故常嚼之。问服何药？则因不寐请医士习天主教者，名王凝泰，令服人参归脾丸，谓是读书劳心，心血亏损所致。余曰，药效否？香泉曰，并不见效，然尚无害。余请一诊，则脉多弦急。告香泉曰，此水停不寐，非血虚不寐也。就枕则心头颤动胸胁闷胀，小便不利，时时发渴，乃有余证，宜逐水则寐自安。若以归脾丸补之，久而水气上蒸，恐增头昏呕吐，年老恐成水肿。香泉曰，是是。急请一治。余以茯苓导水汤（《证治准绳》导水茯苓丸：赤茯苓、麦冬、泽泻、桑白皮、紫苏、槟榔、木瓜、大腹皮、陈皮、木香、砂仁、灯心草）付之，二更许。小便五六次，启衾而卧，则沉沉作梦语曰，好爽快。须臾转侧至明始觉，则遗尿满席，被幞如泥，而饮自此少，食自此进。命常服六君丸以健脾胃。香泉逢人说项焉（指到处给人说好话）[1]。

·第十节　汗证·

"汗证"主要是指病理性的汗出，即汗出异常。汗为心之液，是五液之一，是津液通过阳气的蒸化后，经汗孔排于体表的液体。《黄帝内经》中已有"汗"明确的论述，对"汗"的生理和病理方面都有较系统的论述。《素问·阴阳别论》云"阳加于阴谓之汗"，《素问·评热病论》云："人所以汗出者，皆生于谷，谷生于精"。这两句话概括了汗出的物质基础及条件：人之阳气作用于人体阴精物质，并在其作用下气化宣发并排泄于皮肤而为汗液。温病学家吴鞠通的总结更为精辟，其《温病条辨·汗论》云"盖汗之为物，以阳气为运用，以阴精为材料，蒸化而为汗"。人体在正常情况下，只要满足了汗出的物质基础，并达到了相应的条件便会产生生理性的汗出，气候变化、饮食活动、情绪变动等均会引起生理性的汗出，如《灵枢·五癃津液别论》云"天热衣厚则为汗""天暑衣厚则腠理开，故汗出"。《灵枢·经脉别论》云"故饮食饱甚，汗出于胃。惊而夺精，汗出于心"。从脏腑生理基础来看，《素问·经脉别论》曰"饮入于胃，游溢精气，上输于脾，脾气散精，上归于肺，通调水道，下输膀胱，水精四布，五经并行"，可见津液的生成、输布和排泄，是由诸多脏腑相互协调、密切配合而完成的，

---

[1]王堉.醉花窗医案［M］.太原：山西科学技术出版社，2011.

其中汗液的生成与排泄与肺、脾、肾三脏的关系尤为密切。津液来源于饮食水谷，通过脾胃的运化、肾气的蒸腾及肺气的宣发作用，最后有一部分形成汗液外输于体表皮毛，由汗孔排出体外。

痰饮与汗证的基本病机相同：痰饮与汗证同属于津液代谢失常疾病，其产生与肺、脾、肾三脏关系密切，基本病机都是阴阳失衡，气化失常。张景岳在《景岳全书·肿胀》中说："盖水为至阴，故其本在肾；水化于气，故其标在肺；水惟畏土，故其制在脾"，虽指肿胀而言，却也道出了肺、脾、肾三脏在津液输布代谢过程中的重要作用。"脾气散精"，可将津液上输于肺，通过肺的宣发肃降，再得以将津液布散全身；脾也可以"灌四傍"，将津液直接向四周布散至全身各脏腑。若脾失健运，津液输布代谢障碍，既可产生痰饮，也可出现汗证。肺主宣发，可将津液向身体外周体表和上部布散；又主肃降，可将津液向身体下部和内部脏腑输布，并将脏腑代谢后产生的浊液向肾和膀胱输送。若肺气宣发肃降失常，则亦可致津液输布代谢障碍，产生痰饮或汗证等病。"肾者水脏，主津液"，肾气的温煦蒸腾作用对人体整个水液输布代谢都具有推动和调控作用；脏腑代谢所产生的浊液，通过肺气的肃降作用向下输送到肾和膀胱，经过肾气的气化作用，将其中的清者重新吸收，将其浊者化为尿液排泄。如果肾气虚亏，温煦气化作用减弱，则津液输布势必出现异常，产生痰饮或汗证等一系列津液代谢异常疾病。

湿、水、饮三者异名而同类也，其产生与人体的津液代谢失常密切相关。为有形之邪，皆由津液所化。《说文解字》曰"汗，身液也"，由此可见，汗与湿、水、饮本为同源，均与人身之津液密切相关。在正常情况下，津液流行布于四肢、肌表，方能发挥其濡润作用，另一方面则有部分水液由汗而出，以维持水液代谢平衡。当湿、水、饮成为一种致病因素时，其邪需有外出之路。《素问·至真要大论》云："开发腠理，致津液通气也"通过宣发腠理，渍形以为汗，把水、湿、饮邪排出体外，使津液流通，恢复正常的津液输布，为汗法治疗水液病奠定了理论基础。尽管痰饮与汗证的病因不尽相同，但是其基本病机是大致相同的。那么，其治疗原则也有相通之处。

以下为四川名中医陈学忠治病医案。

医案 1：秦某，女，82 岁。1 个月前因外感后出现全身出汗，白天稍运动后感汗流不止，夜晚 12 时后开始出汗，潮热，脚软无力，口干，大便干结，长期吃麻仁丸帮助排便，不吃药则每 4～5 天排便 1 次，舌体胖大、有齿印，舌质淡，薄白苔，脉细弱。中医诊断：汗证。中医辨证：阳虚不固，营卫不和。治法：温阳固表，调和营卫。处方：桂枝加附子汤加味。桂枝 15 g，白芍 30 g，白附片（久煎）30 g，炙甘草 15 g，大枣 30 g，党参 30 g，生姜 3 片。共 3 剂，水煎服，每日 1 剂，每次温服 200 ml。二诊：患者自诉服药第三剂出汗明显缓解，口干也明显改善，大便也改善。治疗有效，原方续服，巩固疗效，患者诉背心冷痛，8 年前就开始出现背心冷，后经艾灸治疗后好转，2 个月前又复发，感觉如背上背了冰块，又诉像涂了风油精一样有又麻又凉的感觉，晚上睡觉的时候不敢侧身睡，怕有风透进被子，全身包裹严实，十分痛苦，陈老遂在原方的基础上加大桂枝量为 30 g，加茯苓 30 g、白术 30 g，相当于在原方的基础上加苓桂术甘汤。中医诊断：痰饮、汗证。中医辨证：中阳不足，饮停于心，阳虚不固。治法：温阳化饮固表，健脾利水。处方：桂枝加附子汤合苓桂术甘汤。桂枝 30 g，白芍 30 g，白附片（久煎）30 g，炙甘草 15 g，大枣 30 g，党参 30 g，茯苓 30 g，白术 30 g，生姜 3 片，共 5 剂，水煎服，每日 1 剂，每次温服 200 ml。

三诊：患者自诉背心冷痛明显缓解，现白天不冷，仅晚上还感背心稍冷，但冷痛程度较前明显减轻，患者大喜，治疗思路正确，现大便正常，香蕉软便，1 次/天，遂在原方的基础上减白术为 20 g，相当于原方续服。

按语：桂枝加附子汤出自《伤寒论·辨太阳病脉证并治》。其曰："太阳病，发汗，遂漏不止，其人恶风，小便难，四肢微急，难以屈伸者，桂枝加附子汤主之。"此医案中桂枝助卫阳、通经络、解肌发表，白附片温经复阳、固表止汗，共为君药；白芍为臣，量为 30 g，既益阴敛营，又可润肠通便，桂枝、白芍相合，调和营卫，相须为用，相辅相成；生姜辛温，助桂枝辛散表邪，大枣、党参甘平，既能益气补中，又能滋脾生津，并为佐药；

炙甘草调和药性，合桂枝辛甘化阳以实卫，合白芍酸甘化阴以和营，功兼佐使之用。全方合用则调和营卫、扶阳固表，通过固阳以摄阴，此所谓"有形之阴液不能速生，无形之阳气所当急固"。汗液不再丢失，阴分自能保全，且阳生则阴长。苓桂术甘汤最早见于《伤寒论》"伤寒若吐、若下后，心下逆满，气上冲胸，起则头眩，脉沉紧，发汗则动经，身为振振摇者，茯苓桂枝白术甘草汤主之"，还见于《金匮要略》中，主治中阳不足，饮停心下之痰饮证。方中重用甘淡之茯苓为君，健脾利水、渗湿化饮，能消已聚之痰饮。饮为阴邪，非温药不化，得温使开，得阳使运，故此医案中加大桂枝量为 30 g，以辛温之桂枝为臣，温阳以化痰饮。正如《金匮要略》所述"病痰饮者，当以温药和之"。佐以白术健脾燥湿，助茯苓培土制水、健脾祛湿，白术与茯苓相须为用，体现治生痰之源以治本；桂枝与白术同用，有温阳健脾之功。炙甘草本方其用有三：一配桂枝以辛甘化阳，助温补中阳之力；二配白术益气健脾，益土以制水；三调和诸药，兼佐使之用。四药合用，温阳健脾以化饮，淡渗利湿，温而不燥、利而不峻，使中阳得健、痰饮得化，标本兼顾。

医案 2：兰某，男，44 岁，因"手足出汗数年"就诊。患者近年无明显诱因出现稍动则汗出，以手足出汗为主，自述无明显夜间潮热盗汗及畏寒头晕等症。多处服中药（不详）治疗乏效。于 2020 年 9 月 25 日就诊于陈老门诊处。刻症见：汗多，双手潮润，汗后稍疲乏、微恶风，纳、眠可，二便调。舌淡红胖大，白苔，脉濡。既往史：平素身体健康，体格稍壮，无慢性疾病及不良嗜好。中医诊断：汗证（气化失司、脾虚失运）。治法：通阳蠲饮，健脾利水。方药：苓桂术甘汤加减。具体药物如下：黄芪 100 g，桂枝 30 g，茯苓 30 g，白术 40 g，炙甘草 15 g，龙骨 30 g，牡蛎 30 g。共 4 剂，水煎服。

2020 年 10 月 12 日复诊：患者汗出有所减少。前方基础上减去收敛之龙、牡，增加黄芪用量（150 g）以加强益气固表之功，共 6 剂。水煎服，每日 1 剂，每日 3 次。

2020 年 10 月 19 日三诊：手足汗出明显好转，现仍有全身出汗少许。

效不更方，上诊处方基础上继续增强益气固表、通阳行水功能，以资巩固疗效。

按语：此病为自汗。《素问·经脉别论》记载"饮入于胃，游溢精气，上输于脾，脾气散精，上归于肺，通调水道，下输膀胱，水精四布，五经并行，合于四时五脏阴阳，揆度以为常也。"此述统说了水液运行正常规律。汗为心液，亦为水液。水饮入胃，由心脾化液成血，诸脏协同运行周身内外充养脏腑筋骨肌肤。适时适量出汗有助沟通营卫、调和阴阳。当内里脾胃运化失常，气机津液误行、四末失主，外兼内伤等因素损及太阳卫分致太阳气分不足，不能充周于腠理，毛窍空疏。稍有所动，卫外水液随气漏行于外，而不行于内，表现为濈濈汗出，手足潮湿。此属脾阳卫阳不足之狭义痰饮。病痰饮者以温药和之。以治痰饮之代表方苓桂术甘汤温阳蠲饮、健脾利水。方中茯苓淡渗利水；桂枝辛温通阳，能化膀胱之气，二者相合，以温阳消饮；白术健脾燥湿。三者协同，使失常水饮从卫外化气归营，从内行消以归于常。炙甘草补土又能制水。此病既水泛于外，虽肾气之发腾，亦由太阳之气化不宣，中土之湿气亦盛。今培其土，土旺自能制水化气，气行又分其水，水分而势孤，便为土所制矣。郑钦安云："自汗出，其中有素禀阳弱，或多言，或过用心，或稍劳动，而即汗出者，皆在不足之列。"故诊疗过程始终又以参、芪等益气之品益气扶正。

此案诊疗过程中，循陈老治疗思路，参舌脉病症，示阳虚症状不明显，故未予温潜的桂枝加附子汤、潜阳封髓丹之属。而另辟蹊径，从水饮代谢调治。首诊以苓桂术甘汤加黄芪、龙骨、牡蛎温阳健脾利水兼敛涩，有所成效。二诊减去收涩之龙、牡，加重黄芪益气化饮后疗效陡增。三诊则守方且加强健脾益气之品以资巩固。

医案3：简某，男，43岁，某院创伤科医生，2004年5月7日初诊。主诉：汗多约7年。近来加重，以头面部为主，进餐、活动或情绪稍有波动时尤为明显，近来颈、胸及上肢多有汗出湿衣，就诊时不时以毛巾擦汗，伴小便量少，日排尿次数减少，余无其他不适。舌淡红，苔薄白，脉浮数。证属膀胱气化失司，予五苓散加味以化气利水。处方：桂枝10 g，茯苓20 g，猪苓 20 g，白术 15 g，泽泻 10 g，白芍 10 g，车前子 12 g。共 3 剂。每日 1 剂，水煎服，2 次取汁约 200 ml，晚间 1 次顿服。2004 年 5 月 11 日二诊：服药后小便次数与尿量明显增加，而汗出减少，只有活动时头部少量出汗，余无不适，舌脉如常。为水走常道，只宜调理善后，乃以桂枝龙牡汤加味 5 剂调理阴阳。桂枝 6 g，白芍 12 g，大枣 10 g，生甘草 6 g，干姜 6 g，煅龙骨、煅牡蛎各 20 g，车前子 12 g。共 5 剂。每日 1 剂，水煎，分 3 次服。五苓片，每次 5 片，3 次 / 日，口服。

按语：古人有云："汗者，水也，肾之所主也。内藏则为液，上升则为津，下降则为尿，外泄则为汗。"可见体内津液转化重在脏腑气化。本案中汗多而尿少，膀胱失气化之机，肾失蛰藏之职，水液不循常道所致也，五苓散之用正是所对之方，加白芍、车前子和阴以配阳也。复诊时续以桂龙汤，则是以调和阴阳为主了 ①。

医案 4：赵某，女，42 岁，2013 年 8 月 20 日初诊。主诉：眩晕伴出汗 1 个半月余。病史：患者于 6 月 30 日无任何诱因突发眩晕，当时感到天旋地转，恶心呕吐，全身大汗，当即去某医院诊为后循环缺血、交感神经型颈椎病、高血压病而住院治疗 14 天。出院后，剧烈的眩晕消失了，但每天仍然感到头晕，头重脚轻感时轻时重，伴全身出汗，动辄汗多。服药疗效不好，不久又去另一家医院住院治疗 7 天，前后在医院输液 21 天，仍然感到头晕汗出症状无明显减轻，无法上班。既往有高血压病史 15 年，糖尿病病史 2 年。平时坚持服用降压药及降血糖药，血压、血糖控制尚可。刻诊：精神差，头晕目眩，头重脚轻感，右侧卧时眩晕加重，无耳鸣，不时出汗，动辄汗多，时恶心，乏力困顿，无头痛身痛，无颈项强痛，无发热恶寒，口渴不欲饮水，眠差，靠阿普唑仑片助眠，纳可，大便可，小便清长色白。口唇紫暗，舌质淡暗胖嫩，边有齿痕，苔白滑腻，脉细，寸关弦尺沉。血压 140/85 mmHg。MRI 示：C4 ~ C5、C6 ~ C7 颈椎椎间盘膨出。六经脉证解析：精神差，眩晕，头重脚轻，乏力困顿，舌质淡胖，边有齿痕，苔白滑

①戴裕光.戴裕光医案医话集［M］.北京：学苑出版社，2006.

腻，脉沉弦，为太阴病。太阴水饮内停上逆。乏力困顿，汗出多，恶心干呕，小便清长色白，脉细，为少阴病。少阴中风。口渴不欲饮水，口唇紫暗，舌质暗，颈椎椎间盘膨出，为瘀血。六经辨证：太阴少阴合病，兼夹瘀血。病机：真阳虚损，水饮上逆，营卫气血不和。治疗：桂枝加附子汤合真武汤、苓桂术甘汤加川芎。炮附子（先煎）15 g，桂枝 30 g，赤芍 30 g，炙甘草 20 g，生白术 20 g，茯苓 40 g，川芎 20 g，生姜（切片）30 g，大枣（掰开）8 枚。共 4 剂，每日 1 剂，水煎分 3 次服。

二诊：药后出汗明显减轻，大晕少，还有小晕，有精神，能试着外出散步。舌质淡暗胖嫩，边有齿痕，苔白水滑，脉沉细弦。血压 135/85 mmHg。在原方基础上加泽泻 50 g，炮附子（先煎）15 g，桂枝 30 g，赤芍 30 g，炙甘草 20 g，生白术 20 g，茯苓 40 g，川芎 20 g，泽泻 50 g，生姜（切片）30 g，大枣（掰开）8 枚。4 剂，每日 1 剂，水煎分 3 次服。

三诊：症状已经减轻大半，可以工作，二诊方又服 4 剂。

四诊：头已不晕，汗止，能正常工作。

六经方证病机辨析思路：该案患者有高血压病及糖尿病多年，又有颈椎椎间盘膨出，眩晕出汗与这些病证所并发的脑血管病变与交感神经病变有关。西药治疗效果不好，中医辨治是有一定优势的。该案患者患病已近两个月，又久有慢性病，素体真阳不足。从脉证辨，患者一派阴寒之象。所以，动辄汗出不能认为是阳明外证。虽然不是外感风邪误治而汗漏不止，但出现了少阴中风证的证候，就应以少阴中风证论治。患者眩晕，头重脚轻，还伴体位性眩晕，六经辨证为太阴水饮上逆，且水饮还比较重。因为患者曾输液 20 多天，病情并没有好转，说明患者本有阳虚水饮，又输入液体，一天几瓶。真阳本已虚损，气不化水饮为津液，更会增加水饮而使病证难解。因此，对于西医输液治疗也要辨证来看，辨证时应当考虑这个因素。我在临床上观察过一些病证，其寒饮盛的病机大多与输液有关，如小儿或成人初感冒时并不咳嗽，或咳嗽轻微，一旦输液之后便会出现咳嗽、咳痰，或使原有的咳嗽加重等。该案依据症、舌、脉，辨为太阴少阴合病，兼夹瘀血。证候病机为真阳虚损，水饮上逆，营卫气血不和。《伤寒论》第 21 条说：

"太阳病，发汗，遂漏不止，其人恶风，小便难，四肢微急，难以屈伸者，桂枝加附子汤主之。"桂枝加附子汤可温阳固卫、和营祛瘀，能有效治疗真阳不足、表虚寒卫外不固而出汗不止等证候。《伤寒论》第82条说："太阳病发汗，汗出不解，其人仍发热，心下悸，头眩，身瞤动，振振欲擗地者，真武汤主之。"真武汤方证病机为真阳虚损，寒饮内停，是一个太阴少阴合病的方子，真阳虚阴寒盛、水饮停聚不化而上逆的眩晕等症，用此方则正对方证病机。《伤寒论》第378条说："心下有痰饮，胸胁支满，目眩，苓桂术甘汤主之。"《伤寒论》第67条说："伤寒，若吐、若下后，心下逆满，气上冲胸，起则头眩，脉沉紧，发汗则动经，身为振振摇者，茯苓桂枝白术甘草汤主之。"苓桂术甘汤温化水饮，能治疗因太阴虚寒水饮上逆于上焦而出现的头晕目眩、胸胁满闷等证候。这三首经方相合，方证病机与证候病机相应，所以用了就见效。真武汤中的赤芍"主邪气腹痛，除血痹，破坚积寒热，疝瘕，止痛，利小便，益气"（《神农本草经》），既可祛瘀血、利水饮，又因味苦性微寒，还可清阳明微热。患者有口渴的现象。虽然渴不欲饮水是瘀血的表现之一，但既然有渴就有津伤的病机。考虑患者久病，又输液21天，症、舌、脉都提示水饮较重，所以二诊加泽泻合成泽泻汤，以加强化水饮而治疗寒饮上逆所致眩晕的功效。泽泻、赤芍虽然性寒，但有附子等热药制约，能发挥化水饮生津液之效而不伤阳的功效[①]。

医案5：王某，男，45岁，初诊2012年5月12日。自诉大汗如浴1年余，动则益甚，夏季更甚，体热喜凉，气短，手足心热，体倦无力，食纳可，二便可，舌体胖大，苔黄，脉沉。该患者体胖，嗜食烟酒及膏粱厚味。曾屡医，多以滋肾、敛汗、清热等治疗，罔效。今慕茹师之名来就诊。师以《素问·病能论》中泽泻饮为基本方化裁，治法以清利湿热为主，兼以敛阴止汗，方药如下：鹿衔草25 g，泽泻15 g，白术20 g，白芍15 g，五味子15 g，乌梅15 g，煅龙骨30 g，煅牡蛎30 g，当归15 g，黄芪20 g，黄芩10 g，

①毛进军.思考经方［M］.北京：中国中医药出版社，2014.

黄连 10 g，滑石 20 g，知母 15 g，龟甲 20 g，浮小麦 30 g，茯苓 15 g。共 7
剂，水煎，空腹服，嘱其清淡饮食，加强锻炼。二诊：汗出明显减少，唯
感乏力，舌质淡，苔薄，脉沉。嘱其服用参苓白术散 20 剂，以巩固疗效。
继续清淡饮食，加强锻炼，禁食烟酒。后随诊，自诉诸症均减。汗出正常。

　　按语：本例患者汗证，即《素问·风论》所说的漏风病。"有病身热解堕，
汗出如浴，恶风少气，此为何病？岐伯曰：病名曰酒风。帝曰：治之奈何？
岐伯曰：以泽泻、白术各十分，麋衔五分，合以三指撮为后饭。"该患主
要症状为全身发热，身体倦怠无力，大汗如浴，恶风，少气，与《素问·风
论》所述的漏风病相符。患者素常嗜酒生湿伤脾，湿郁生热导致湿热伤筋，
以致筋脉弛纵，身体懈堕倦怠无力；湿热郁蒸，则汗出如浴；热甚火壮，
"壮火食气"，故气衰而少气。方中泽泻淡渗，能利水道，清湿热；白术苦、
温，能燥湿止汗；鹿衔草，甘、苦、温，归入肺、胃、肝、肾经。功能补虚、
益肾、祛风除湿，为治风湿病良药；煅龙骨、煅牡蛎，咸，微寒，收敛固
涩；乌梅、五味子、白芍，酸、甘；归肺、心、肝，收敛固涩，益气生津；
当归六黄汤去二地，泻火之力颇强，倍用黄芪为佐，一以益气实卫以固表，
一以固未定之阴。方中诸药合用，共奏清热利湿、敛阴护卫、固表止汗之
功效[1]。

　　[1]张成，茹占廷.茹占廷以经方泽泻饮治疗汗证1例体会［J］.内蒙古中医药，2012，31（23）：
60.

第十章　饮证名医医论医案

·第一节　《丁甘仁医案》辨治痰饮病①·

丁甘仁，字泽周，晚清江浙地区孟河医派代表人物。丁氏幼年聪颖，下笔成章，先后师从马仲清、丁松溪、马培之，在内外诸科方面都有获益，后在江苏孟河、苏州、上海等地行医，其医术和医德俱佳，享誉江浙，患者络绎不绝。丁氏重视古典医籍中的四大经典，以此为行医治病的圭臬，曾谓临证有两大法门：张仲景之六经辨病疗法与内伤杂病要诀。此二者贯穿了丁氏辨证诊治的始末，让其终身受益。丁甘仁治疗痰饮病的思路和方法有独到之处，可以给后人很多借鉴之处。

一、俞氏暴寒内饮案

《丁甘仁医案》载—俞氏患者暴寒内饮案。暴寒引动内饮，不能平卧，四肢不温，恶寒恶心，咳喘，不欲饮食，苔色白、质颗粒细腻，脉浮弦且滑。此案丁氏初拟选小青龙汤加减，以"疏解外邪，温化痰饮"。投桂枝、茯苓、半夏、杏仁、五味子、熟附片、麻黄、干姜、炙紫苏、鹅管石、哮吼紫金丹治之。次诊，俞氏服前方后，咳嗽兼喘的症状明显见轻，但入夜后还是会犯。胃逆欲吐、苔腻等症状依旧，脉弦且往来流利。晚上阴气兴旺，

①陈冲，魏栋梁.《丁甘仁医案》辨治痰饮病特色探析［J］.成都中医药大学学报，2020，43（1）：38-41.

阳气不足，饮邪趁机侵入人体，窃踞阳位，致气机不畅，肺胃肃降失司，效不更方，依然坚持以温化为主，加之宣肃肺气。遣方如下：桂枝、干姜、远志、橘红、五味子、杏仁、熟附片、鹅管石、茯苓、半夏、紫苏、旋覆花。

（一）辨证求因，攻其所得

汉代张仲景认为，病邪易与有形实邪相结合，医者应辨证求因，攻所附实邪，则病痛自愈。外感肺寒的形成是寒邪直接侵袭于肺。寒邪袭肺则生痰。此案寒与痰结，停于上焦则肺失宣降，致气喘咳嗽；停于中焦则土弱夹湿，致胃逆食少、苔白且腻；脾胃不和、肺气失宣则患者昼夜难以平躺。此案丁甘仁主攻有形之痰饮，辅以解表祛寒，意在祛痰化饮使寒无所附。丁氏取小青龙汤去芍药、甘草以散寒化饮，另加茯苓、紫苏、杏仁化痰定喘、利水渗湿；加熟附片、鹅管石温肺逐寒；加哮吼紫金丹宣肺化痰平喘。以上十二味药相伍，祛痰之效强，辅解表散寒之功。

（二）法宗仲景，温药和之

汉代张仲景将"温药和之"确立为痰饮治疗原则，意在以辛温振奋阳气、通调水道，并调和人体阳气以免过燥伤正。此案，丁甘仁两次均取小青龙汤加减治之。脾为生痰之源，肺为贮痰之器，中阳不足，水湿不化，水液留滞，聚而生痰成饮，上贮于肺，痰浊阻于气道，肺失宣肃可发为哮喘，一诊时，患者外寒引动伏痰，丁甘仁取小青龙汤去芍药、甘草以散寒化饮；另加熟附片、鹅管石以助温阳之功；加茯苓、紫苏、哮吼紫金丹以助利湿化痰之效。多药同施，取温阳之功和利水之效同用，辛散与酸收相伍。二诊：患者咳兼气喘等症明显减轻，虽然体内阳气来复，但饮邪未能尽除，夜间仍有气喘咳嗽等症。故而丁氏在前方的基础上加橘红、旋覆花、远志而去麻黄，稍减振阳之力而增消痰行水之功，灵活变通。

二、朱氏久患痰饮案

《丁甘仁医案》载：一朱姓患者经年咳喘，易因外感邪气而加剧。心胸满闷，不欲饮食，苔灰且暗黄，脉寸浮关弦。平素嗜酒以至痰饮停聚于肺，故咳喘。上实下虚痰嗽喘之症状明显，又因酒性属热且易生湿，急投温药会加重其湿热之行，更加重病情。故丁氏开上焦，使肺气得以宣肃；调理督脉之中枢，而使肾元得以受纳。投象贝、杏仁、橘红、半夏、麻黄、紫苏、桑皮、枸杞子、杜仲、补骨脂、核桃仁、鹅管石治之。次诊：朱氏服前方后咳喘症状明显减轻，肺金所受之邪见消，但患者经年咳嗽兼喘，脾肾皆虚，痰饮停聚体内不易除去。脾生痰，肺贮痰，丁氏扶正脾土以化痰，顾护气机以使肾气得纳，同嘱患者素食，忌厚味且不宜过饮过食，更易药力发挥功效。投紫苏、贝母、桑皮、杏仁、茯苓、半夏、橘红、枸杞子、杜仲、补骨脂、核桃仁、远志、鹅管石、旋覆花。患者三诊时咳嗽已愈，脾胃之气恢复，纳呆消失。虑其生性嗜酒，新饮虽愈，宿饮仍在，又虑其年老体弱，肾气摄纳失度，气机容易升浮。遵循前法扶土化痰，肃肺纳肾，延其寿命。投茯苓、山药、远志、紫苏、杏仁、半夏、橘红、鹅管石、南沙参、旋覆花、枸杞子、杜仲、补骨脂、核桃仁。

（一）辨证分析，明确传变

此患者经年咳喘，久治不愈，易因外感邪气而加剧，气喘胸闷纳呆，舌苔灰且暗黄，脉寸浮关弦。平素嗜酒，酒易生湿以致肺中津液受阻，肺失肃宣则咳。肺金与肾水为母子，二脏互相配合互相影响。此案患者咳嗽兼喘时间过久，肺金虚严重累及肾脏，故而发病。故患者用药需对症且辨证，以达到最好的疗效。

（二）擅于析证，圆机活法

一诊时，丁甘仁从肺、肾二脏入手，取朱丹溪"提壶揭盖法"开上焦、肃肺气，宣通气脉则水液自行则肾元得纳。朱丹溪擅用二陈汤加减治痰。投麻黄、杏仁、半夏、橘红、紫苏、象贝、桑皮、鹅管石宣肺平喘，祛痰利湿；投枸杞子、杜仲、补骨脂、核桃仁温肾逐饮。二诊时患者咳喘等症得以缓解，但脾肾素亏，痰饮已深。故丁氏拟扶土化痰，补益脾气以代谢水液、祛除痰湿，兼温肾助阳、攻逐饮邪。故在一诊方基础上加茯苓、远志、旋覆花健脾祛痰，利水渗湿，降气化痰。三诊时诸症均减，"肺得下降之令，胃有醒豁之机"。但其年逾花甲，肾摄纳不足，仍嗜酒，故沿用前法，补土化痰，肃肺纳肾，使其延年。

三、童氏中下俱虚案

患者童氏左脉沉弦，饮邪停聚，咳喘动则尤甚。下虚无以制上，中焦虚弱，易于成饮。丁氏嘱患者早服肾气丸统摄下焦，以治饮邪之泛溢；午服《外台》茯苓饮，调理脾胃，使运化得力，不致成新饮，无求速功，只图缓效。金元四大家之一朱丹溪，治痰极力推崇二陈汤，认为它是"治痰要药"。丁氏以之，投茯苓、半夏、橘红、生白术、枳实炭、远志、旋覆花、款冬、鹅管石。

（一）天人合一，阴阳消长

丁氏据叶天士治疗痰饮的经验，根据时令季节气候等自然环境的变化，昼夜之间阴阳消长变化的规律而用药。如嘱此患者早服肾气丸；午服《外台》茯苓饮。因平旦至日中为阴消阳长，早服肾气丸可借助阳气之长势，借阳气之旺盛，增强入肾之效，更能达到温肾、摄纳下焦之作用。中午饮《外台》茯苓饮，午为阳退阴进之际，《外台》茯苓饮主治病证以太阴病里有水饮、水气郁结为主。此时服用补中益气、攻逐水饮、宣通肺气的《外台》茯苓饮可依附巳午之间的脾气未尽之势，以增强其宣通之效，极为巧妙。《医宗金鉴》云："上、中二焦气弱……以致停积为痰……当补益中气，以人参、白术为君；茯苓逐宿水，枳实破诸气为臣；开脾胃，宣扬上焦，发散凝滞，则陈皮、生姜为使也。"

（二）三焦同入，宣补有度

丁氏嘱患者分时服用肾气丸和《外台》茯苓饮，因时制宜，恰到好处。丁甘仁喜用《外台》茯苓饮治疗太阴之为病。其病机为里虚寒，水液代谢输布失常，停于心胸，阻碍胸中气机，影响肺气宣降。故丁氏用《外台》茯苓饮以宣通肺气、调畅气机、补脾胃之后天之本，可谓补中焦之脾胃，宣上焦之心肺。又嘱患者服用肾气丸以统摄下焦，温肾助阳以疗水泛之饮。同时通利三焦，使其运化得力。

四、章氏肾虚水泛案

《丁甘仁医案》载：一章姓患者，久咳不愈，稍动则气喘难耐，痰色黑，形如花且微咸，寸关脉濡滑而数，尺部脉细弱，辨为肾阳虚水湿泛滥。

肾阳虚证是由于人体素体阳虚、年高肾亏、房劳过度、久病伤肾等，使肾阳亏虚，机体失却温煦所表现的证候。阳虚水泛，犯于肺则生咳。患病已久，需慢慢调治。丁氏觉应以温补肾阳为主，以使冲气摄纳得力，不能仅停留在见咳治肺上。投蛤蚧尾一对，枸杞子、北沙参、茯苓、生地黄、蛤粉、川贝母、杏仁、核桃肉、山药、炙甘草。

（一）阴中求阳，泻浊存清

肺为水之上源，肾主行水，脾运化水湿，若此三脏功能失调，则水液运行失常，留滞脏腑经络。《素问·逆调论》曰"肾者水也，而生于骨"，"肾者水脏主津液"，肾主水液功能主要是通过肾中阳气的蒸化作用。水湿不化，成痰成饮，胶着黏腻，久稽不散，阻于气道，发为咳喘。钱乙曰"肾主虚，无实也"当理解为肾"易虚、多虚、少实"。患者因阳虚水泛而致痰饮，常法多以温补肾阳为主，可丁氏却见解独到，用阴中取阳之法，取滋肾阴以使阳得阴力，而生化得力。方中蛤蚧尾、枸杞子、核桃肉、山药温补肾阳、益气固精；生地黄、蛤粉、茯苓、北沙参、川贝母、杏仁清热利湿、养肺阴宁咳；炙甘草调和诸药。丁氏用茯苓、北沙参、川贝母、生地、蛤粉、杏仁泻其浊邪，而留肾精之清，实乃存泻有度，相得益彰。

（二）安嘱后者，临证思辨

患者久患咳嗽，稍动则气促难耐，痰色黑形如花且微咸，寸关脉濡滑而数，尺部脉细弱，见此状不免有医者会将重心定于见咳治肺上，而只见标愈，不见本缓。而丁氏则重在温补肾阳，兼之润肺化痰、止咳平喘，乃标本同顾，显示了丁氏临证思路之高也，也昭示后者不可仅停于头痛医头、脚痛医脚之偏上，要询证思索，辨证遣方。

丁甘仁用药一向以轻灵见长，剂量不大，如麻黄、桂枝等药大多只用五分，中病即止。丁氏治疗痰饮病遵循古人之经验，妙用二陈汤、小青龙汤、真武汤、肾气丸、苓桂术甘汤等方，并随症加减，巧妙运用，灵活变通，以达到最好的疗效。丁氏常用橘红、半夏、杏仁宣肺化痰；茯苓、远志健脾渗湿；熟附片、鹅管石、补骨脂温肾助阳。尊古而不拘泥于古，灵活思变，巧妙用药，丁氏归结了具有自己特色的治痰饮之法。

· 第二节 《谦斋医学讲稿》之逐水法 ① ·

中医名家秦伯未先生在继承古人经验的基础之上，结合自身的临床经验，提出了著名的治水肿八法，其中逐水法广泛应用于临床，其著作《谦斋医学讲稿》载有逐水法，在临床中的应用已取得很好的疗效。秦伯未先生指出大肠主传导糟粕，也是水饮的出路。此法乃属于急则治其标，主要适用于水邪壅盛，症状较重且病势较急的水肿，但临证时切不可千篇一律，一味地强调峻下逐水，要结合患者的体质及病情制定治疗方案并及时做出调整，可与补法、温化、汗法、理气等方法联合应用，以达到更好的治疗效果，体质虚弱者应慎用。正如《金匮要略·痰饮咳嗽病脉证并治第十二》第 29 条中所述"腹满，口舌干燥，此肠间有水气，己椒苈黄丸主之"，可见此方便是逐水法的代表方剂。除此以外，秦伯未先生还指出，若欲使水饮从大便而走，亦可使用大黄、槟榔、枳实等泻下之药，代表方剂如舟车丸、疏凿饮子、葶苈大枣泻肺汤、禹功散、十枣汤等，攻逐水饮的中药临床常用的有大戟、甘遂、芫花、商陆、葶苈子、牵牛子等。

秦伯未先生指出逐水法攻逐力量较大，非里证、实证，一般不单独使用，尤其是体弱者更应慎用，《谦斋医学讲稿》中明确指出逐水法应与他法联合应用。

一、逐水法与燥湿、温化相结合

秦伯未先生指出，"脾主化湿，全赖脾阳，凡燥湿法不离温运脾脏，脾恶湿而司运化，脾脏功能衰弱则水湿停留，同时湿浊亦有碍脾运，水湿所以停留多由脾不运化引起，故在治疗水肿病时，水湿浸淫机体，逐水法可与燥湿温化之法同用"。正如《金匮要略·痰饮咳嗽病脉证并治第十二》所言"病痰饮者，当以温药和之"；又如魏念庭在《金匮要略方论本义》中提到的，"盖痰饮之邪，因虚而成，而痰亦为实物，必可有开导，总不

---

①申少珍，张龙生，简文佳，等.浅谈《谦斋医学讲稿》之逐水法［J］.新中医，2020，52（18）：181–183.

出温化和之四字，其法尽矣”。秦伯未先生指出，痰饮病总属阳虚阴盛之候，遇寒则聚，遇阳则行，得温则化，故治疗痰饮需借助“温药”以振奋阳气，开发腠理，通调水道。凡水气病多由气化不及所致，或因土不制水，火不生土而来，其源在于命门火衰，肾阳虚衰或脾阳不足，运化不及。肾者主水、司气化，脾主运化，肾虚气化功能失司，脾虚不能运化水谷就会出现水液泛溢肌肤的水肿，故温化主治在温健脾肾，治疗水肿时可在逐水法的基础之上加温肾健脾化气行水的治法，有助于水肿的消散。秦伯未先生认为治疗水肿分为两种情况：一为脾阳虚弱为主，不能运化水湿，此时应以健脾为主，佐以燥湿；二为生冷饮食等积湿郁遏，脾阳不能运化，此时以湿邪为主，治疗时应以燥湿为主，佐以健脾。秦伯未先生常用最经典的代表方为禹功散，由黑丑（牵牛子）和小茴香组成，主要治法为逐水结合温化。此外，秦伯未先生温肾常用金匮肾气丸和真武汤，健脾利水常用实脾饮。《素问·脉要精微论》云：“脾脉软而散，色不泽者，当病足骨行肿若水状也。”可见，脾气功能障碍与水肿的发生密切相关。故在水肿合并脾失健运、水湿壅盛时可在攻逐水饮的基础之上加用燥湿之品，如苍术、厚朴、砂仁及白豆蔻等中药。另秦伯未先生在临证时会根据患者病情的需要用猪苓汤以清热利水，桃红四物汤、血府逐瘀汤及当归芍药散以活血利水，湿热壅盛者方可选己椒苈黄丸。

二、逐水法与理气相结合

秦伯未先生在书中提出“气滞则湿滞，气行则湿化，故治疗水肿时经常佐以理气”的观点。正如《素问·经脉别论》所言：“饮入于胃，游溢精气，上输于脾，脾气散精，上归于肺，通调水道，下输膀胱。水精四布，五经并行，合于四时五脏阴阳，揆度以为常也。”可见，水液代谢与肺、脾、肾三脏的关系最为密切。秦伯未先生指出，理气可以促进宣肺、健脾、温肾等功能，利于水肿的消散。秦伯未先生认为，在治疗水肿时可根据病情在逐水的基础之上加理气法。最常用的方剂为舟车丸，方中甘遂、芫花、大戟、黑丑（牵牛子）、大黄及轻粉通利二便，攻逐水饮，加用木香、青皮、陈皮及槟榔理气行水，为逐水法结合理气法治疗水肿的代表方剂。除此之外，临床上常用来理气化湿的方剂还包括二陈汤、四逆散及柴胡疏肝散，在治疗水湿偏盛的水肿时常配伍使用，使气行水湿得行，有利于水肿的消散。

三、逐水法与发汗、利尿相结合

秦伯未先生指出，"水肿已经形成，除攻逐水饮法外，水湿的排出以利小便为捷，利尿为主要治法，不能简单地看作是只运用逐水的方剂，常需配合利小便"。秦伯未先生认为，肿在腰以上，头面部明显者，需结合发汗的方法来治疗。所谓汗法，须通过宣发肺气，也称为"宣肺""开肺"。宣肺亦有助于利尿，不一定为了发汗，常常加用杏仁、桔梗一类开宣肺气。肿在腰部以下，尤其下肢较明显者，常配伍使用淡渗利湿药，引水湿从小便而解，如车前子、泽泻、冬瓜皮、茯苓、猪苓、木通、大腹皮、防己等。《金匮要略·水气病脉证并治第十四》载："诸有水者，腰以下肿，当利小便；腰以上肿，当发汗乃愈。"其指出发汗和利小便为水气病的两大治法，也是《黄帝内经》中所谓"开鬼门，洁净府"治法的体现。《肘后备急方》中亦有"若止皮肤水，腹内未有者，服诸发汗药，得汗便瘥，然慎护风寒之急"的论述，明确指出汗法治疗水肿。秦伯未先生认为，肺为水之上源，肺失宣降，水饮之邪泛溢肌表发为水肿，膀胱者，州都之官，津液藏焉，气化则能出矣，可见膀胱司小便，为水饮的主要出路，膀胱气化失司则发为水肿，此时治疗水肿常需要配合发汗和利尿两种途径消除水肿。书中记录逐水法与利尿、发汗法联合使用的代表方剂为疏凿饮子，方中商陆、槟榔、椒目攻逐水饮，加用泽泻、木通、大腹皮、茯苓皮淡渗利湿，引水湿从小便出，加用赤豆、羌活、秦艽及生姜发汗利水，常用于治疗全身浮肿，伴见气喘，二便秘结，有通利二便、内外分消的作用。

四、逐水法与补法相结合

秦伯未先生治水肿病，恐攻逐力强伤正气，常常与补法合用，标本兼治，在攻逐水饮的同时加用益气扶正的中药，如党参、黄芪、炙甘草等。正如秦伯未先生常用逐水法之十枣汤的立方之意，方中大戟、甘遂、芫花与大枣用量的比例是1：1：1：50，提示有效攻饮与益气缓急之间的用量调配关系，做到攻补兼施。

秦伯未先生强调逐水法可用于里证、实证，水肿严重者，如单纯性的水肿，痰饮，气血水互结（如肝硬化）引起的胸腔积液或腹水。血水互结如癌性胸腔积液或腹水；也可用于虚人的严重水肿，尚能耐受攻逐、攻伐者。在用于虚人的严重水肿时，可与补法联合应用。逐水法力峻猛，常不适宜单法独用，可合上述方法联合应用。秦伯未先生在书中指出，临床上运用逐水法要掌握"治标为主，攻邪有度"的原则。急则治标当攻下之，不可错过时机，但又不可久用此法，最易损伤正气，正虚则邪恋，病程必定缠绵难愈，强调攻邪勿伤正的治疗原则。他还指出，药后应补养正气，攻邪不忘扶正，正如《金匮要略》所载"得快下后，糜粥自养"。秦伯未先生也强调水肿患者除用药物治疗外，仍需要做到忌饮、忌盐、忌酒三点。此外，临床上久病入络，水肿反复发作，患者必有血瘀之象，秦伯未先生在治疗时常加用活血利水之品，临证时根据患者的病情，逐水法常与活血利水等法联合应用，以起到更好的利水消肿作用。逐水法的水为下水，不当之水——人体生理病理的相关代谢废物、肠道糟粕、肠道积水、腹腔水饮、胸腔水饮，治疗时以通为补，当用泻法，用逐水法，急则治标当攻下之，正所谓有故无殒，亦无殒也，万万不可姑息，错过逐水的时机，但要注意不可久用逐水法，久用则易伤正，严重者易造成水电解质功能紊乱。临证时要结合患者的体质及病情制定治疗方案并及时作出调整，切不可千篇一律，一味强调峻下逐水。治水肿不仅有《黄帝内经》所载"发汗、利尿、攻逐水饮"的治水三法，秦伯未先生强调临床治疗时需根据具体病况，多种治法相结合。故临证时要灵活运用秦伯未老先生的治水六法，根据患者的病情，酌情把逐水法与理气、燥湿、发汗、利尿、温化结合应用，以达良效。

·第三节 《临证指南医案》辨治痰饮病① ·

《临证指南医案》是叶天士学术思想与临床经验的集成与升华，对众

---

①刘瑞芳，陈启亮，廖凌虹.《临证指南医案》痰饮论治特色探析［J］.中国中医基础医学杂志，2020，26（7）：875-877.

多临床疾病有独到的见解。对于饮证，总的治则叶天士推崇张仲景之法，提出"外饮宜治脾，内饮宜治肾"的观点。如针对下虚饮泛，其提出早服肾气丸摄纳下焦散失，以治水泛之饮；午服《外台》茯苓饮，转旋中焦，使食不致酿痰；对中阳不振、饮浊上泛则早服肾气丸，夜服真武丸等。吴鞠通在《医医病书·用古方必求立方之故论》中总结"外饮治脾，内饮治肾"言："痰饮门中，胸中有微饮，苓桂术甘汤主之，肾气丸亦主之。苓桂术甘汤所治之饮，外饮治脾也；肾气丸所治之饮，内饮治肾也。按：肾虚水泛为痰，但嗽不咳，肾气丸主之。若外饮脾虚，不能代胃行津液，一以强卑监之土为要。"

一、外饮

外饮治脾：对脾胃阳虚、脾阳不运，从外饮立方，温通理脾，斡旋中焦。叶天士"外饮治脾"多用《外台》茯苓饮、苓桂术甘汤、桂苓甘味汤、二陈汤、小青龙汤、六君子汤、茯苓桂枝汤等加减化裁，其中又以《外台》茯苓饮和苓桂术甘汤用之最多。温通通降：针对外寒引动、饮泛上逆，主要开太阳温通肃上或辛通饮邪以降肺气。叶天士除用温药通和之外，多用杏仁、石膏、枇杷叶等通降肺气，或用葶苈大枣泻肺平喘。如沈妪[1]一案中"从仲景小青龙越婢合法"，"议开太阳，以使饮浊下趋，仍无碍于冬温"。

二、内饮

内饮治肾：针对肾阳虚引起的饮逆咳喘呕和膀胱气化不通降等，着内饮治肾之法。"疏肺降气不效者，病在肾络中也"，"春阳地升，浊阴上干，喘不得卧，治在少阴"。"内饮治肾"中桂苓味甘汤、真武汤、肾气丸、都气丸多用。而对于脾肾阳虚等引起的痰饮内聚则内外痰饮兼治，如程案[2]中"仲景谓外饮当治脾阳，况中年常有遗泄之患，按脉非龙相之搏动。议固下益肾，转旋运脾二方，分早晚服"。温通经络：对于伏饮，叶天士认为"饮邪伏湿，乃阳伤窍发"，如童案[3]中，饮伏经络表现为"背寒，短气，

---

①叶天士.临证指南医案［M］.北京：人民卫生出版社，2006：247.

②叶天士.临证指南医案［M］.北京：人民卫生出版社，2006：249.

③叶天士.临证指南医案［M］.北京：人民卫生出版社，2006：255.

背痛映心，贯胁入腰，食粥噫气脘痞，泻出黄沫"，其特点是寒湿发病范围广泛，对此叶天士言"此温通经络为要，缓用人参"。通阳散结：胸阳不振而致痰饮阻气等支饮结饮诸案，叶天士多从张仲景《金匮要略》之法，以栝楼薤白半夏汤、栝楼薤白桂枝汤等加减通阳散结、祛痰宽胸。开合导饮：悬饮"以参、苓阖阳明，用草、桂开太阳"，着太阳阳明开合导饮法"辛通其阳以驱饮"。在痰饮的相关医案中，叶天士多次提及太阳阳明开合方法，如"仲景谓饮家而咳，当治其饮，不当治咳。今胸满腹胀，小水不利，当开太阳以导饮逆""当此骤冷，恐有外寒引动内饮，议开太阳以肃上""太阳经气不开，小水不利，下肢肿浮渐上……急用小青龙法，使膀胱之气无阻碍，浊饮痰气自无逆冲之患矣""夫太阳司开，阳明司阖，浊阴弥漫，通腑即是通阳""方甘温，主乎开阖，能令胃喜；次法开太阳以撤饮邪，亦主阳通"。开合枢理论起源于《黄帝内经》，是对经络气化功能和阴阳离合形象的概括。《素问·阴阳离合论》中阐述了开合枢与六经的对应关系："太阳为开，阳明为阖，少阳为枢……太阴为开，厥阴主阖，少阴主枢。"一个完整的水液代谢过程离不开开合枢的参与。叶天士从温通温利饮邪的角度提出太阳阳明开阖法，即太阳经有足太阳膀胱经和手太阳小肠经，太阳为开，主发散，太阳经气不利则水液输布异常；足阳明胃经与手阳明大肠经主合，主受纳聚集，腑实不通则阳气不通。故用辛温温通膀胱经，温利小肠经，阳得通使气化正常则饮无所停驻。

针对痰饮，叶天士别开生面地提出开太阳合阳明的开合导饮法，《临证指南医案》中开合枢理论应用广泛，从开合枢的角度理解痰饮的治则相对简单。与此同时，若从痰的形成整体来看，开合枢都有参与其中，太阴为阴分之表，主开，肺脾经对于痰饮的形成有密切关系；少阴主枢，转输能量，心肾相交形成能量传递的通道，心阳不足或者肾阳虚也会造成痰饮的形成，如支饮、悬饮等。从阴经的开合枢考虑痰饮治则为后世医家提供了新的治痰饮思路。

·第四节 吴鞠通辨治痰饮病 [①]·

吴鞠通是清代名医，提出温病的三焦辨证学说，对温病学说贡献很大，是继叶天士、薛雪之后的温病学派重要代表人物。吴鞠通辨治痰饮病以张仲景温化法为大纲，兼具鲜明的时代特色。吴氏在"见血补阴""滥补成风"的背景下，针砭时弊，重申审证求因、辨证论治的重要性。此外，吴鞠通将虚不受补、宣通三焦、痰饮冬夏难治等理论融入了痰饮病的治疗中，使张仲景温化法得以进一步丰富与发展，推动了痰饮病辨治体系的完善。

一、金氏风寒挟痰案

《吴鞠通医案·痰饮》载：一金氏患者恶寒，咳喘不安，入夜加重，渴不欲饮，入水则呕，自汗，倚息不得卧。此案为风寒挟痰所致。风寒外束，卫表失和，肺宣肃失职，因此自汗恶寒，咳喘短气，入夜则甚；痰饮闭阻脾阳，津液运行失常，故不欲饮，饮入泛呕。吴鞠通投小青龙汤去麻黄加枳实、广皮以化痰、行饮、降逆。两日后，患者复诊，吴鞠通沿用小青龙法，并结合利小便之药，投桂枝、小枳实、干姜、白通草、杏泥、制五味子、甘草、白芍、薏苡仁、半夏、生姜以解表散寒、理气化湿。

（一）辨证论治，主攻有形实邪

医家在辨证论治时，须掌握疾病的症结所在。张仲景认为，若寒邪、热邪等无形之邪与体内痰、饮、瘀等实邪结合，当先行攻逐痰、饮、瘀等实邪。此案为风寒挟痰所致，患者风寒束表，邪与痰结，故而发病。吴鞠通方选小青龙汤以解表化饮，但去麻黄以护正气，不至于过于发散；枳实、广皮辛散，加之可增理气、除痰之功。诸药合用，化痰使邪无所附，散寒使表邪得解，共奏通阳散结之效。

（二）因势利导，逐饮解表

《温热论·论湿邪》云："通阳不在温而在利小便。"利小便与发汗

---

①魏栋梁，陈冲.吴鞠通论治痰饮病特色探析［J］.陕西中医药大学学报，2020，43（2）：61-63.

皆有祛除水湿、宣通气机的功效，是《素问·汤液醪醴论》中"开鬼门，洁净府"治法的体现。汗法通过发汗解肌、宣通肺气使水液代谢恢复正常，痰饮得以发散；利小便法通过利水渗湿之药使水得出路，痰饮得以从小便而解。此案吴鞠通将两法合而用之。患者风寒挟痰，吴鞠通选择将解表、逐饮、利小便三者结合，方药仍选小青龙汤加减。吴鞠通选小青龙汤重桂枝加杏泥、生姜而去麻黄、细辛以解表化饮、温通助阳；选薏苡仁、通草甘淡渗利；另加枳实以化痰除滞，宣畅气机。诸药合用，解表、逐水、利小便三者相得益彰，起祛寒化痰、通阳散结之效。

（三）对症下药，妙用小青龙汤

小青龙汤辛散与酸收相配，温化与敛肺相伍，为外寒内饮之常用方，亦为吴鞠通辨治痰饮病之常用方。此案，吴鞠通秉承《黄帝内经》和《金匮要略》论治痰饮病的辨治思路，方选小青龙汤加减，疗效甚佳。吴鞠通先方选小青龙汤去麻黄加枳实、广皮以增祛痰之效，减辛散之力；后加薏苡仁、通草以利小便。在临床实践中，吴鞠通常灵活运用小青龙汤，若患者自汗，遇风而发，则去麻黄、桂枝以防辛散伤阳；若患者自汗过多，则重用桂枝，加麻黄根，去干姜，或取桂枝加附子汤以护表；若患者喘甚痰多，则加枳实、桂皮，每每取效。

二、陈氏疟邪伤胃案

《吴鞠通医案·痰饮》载：一陈氏患者疟邪犯胃，痰饮内停，脉结。此案，患者"土虚邪实""寒滞经脉"，吴鞠通拟先投杏仁泥、广皮、枳实、茯苓、半夏、苏子行气化痰，以观后效。3日后，由于误服熟地黄等药物，复诊时患者出现脊痛、右腿偏软、咳嗽而喘、脉洪的症状。此为支饮射肺，加之误用补品"壅塞隧道"，致使肢体关节疼痛、痿弱无力。吴鞠通投石膏、杏仁、桂枝、郁金、半夏、防己、广皮炭、茯苓、薏苡仁以迫邪外出，通阳散结。

（一）虚实夹杂，先治实，后治虚

清代陈士铎在《本草新编·十剂论》中提出"虚不受补"的理论，认为医家调补虚证时须辨证论治，不可一味大补。吴鞠通则将陈士铎的理论进一步拓展，认为若患者虚实夹杂，辨治时"有实症碍手，必当先除其实"。此案正虚邪盛，若一味选取补益之品，则亦壅滞气机，使邪不得出，故应以治实为主，防闭门留寇。吴鞠通投半夏、茯苓燥湿渗湿而不生痰；投广皮炭、枳实、苏子、杏仁以理气行滞、消积化湿。以上六药合而用之，以行滞化痰为主，痰消而疟无所附，辅以健脾理气。此方吴鞠通为防过伤正气，仅开两帖，以观后效。

（二）辛开苦降，通阳散结以顾虚实

吴鞠通原意先治实，后治虚，以免闭门留寇。但患者私自服用熟地黄等滋补药，性质黏腻，致使邪不得出，稽留于体内。邪阻经脉，气机不利，气血、津液不得濡养经脉，故而出现痹痛、痿证；饮不得出，支饮射肺，故而咳嗽而喘。此案吴鞠通采用辛开苦降法，方中石膏味辛，性大寒，起清泄里热之效，具有双重趋向；杏仁甘温，可升可降，有坠痰、除痹之效；桂枝辛温，助阳化气；郁金苦寒，可解郁开窍；半夏辛开散结，燥湿化痰；防己苦寒，长于除湿；广皮炭辛温，理气化痰；茯苓甘淡，利水渗湿；薏苡仁甘淡，利水渗湿除痹。诸药合用，以石膏、郁金透邪外出，以杏仁、半夏、防己、广皮炭、茯苓、薏苡仁渗湿化痰；以桂枝助阳。诸药合用，迫邪外出，通阳散结。

三、严氏阳微痰饮伤络案

《吴鞠通医案·痰饮》载：一严姓患者吐血3年，痰饮咳嗽，五更出汗，脉弦短涩。吴鞠通认为"此症阳欲亡矣"，阳气衰微，失于固摄，故而五更出汗；阴寒内盛，痰饮停聚，肺气壅遏，故而咳嗽，脉弦短涩；寒水伤络，"血上溢"，故而吐血。此案，吴鞠通"勉照脉症立方"，投半夏、干姜炭、五味子、云苓、小枳实、桂枝木、广皮炭、焦白芍以回阳固脱，理气化痰。原方加减服用近1个月，"汗停嗽减"，但"脉弦数，夜间咳甚"，饮未尽除。吴鞠通投桂枝、半夏、枳实、芍药、云苓块、干姜、五味子、薏苡仁、炙甘草、广皮炭以健脾理气，温肺散寒。

（一）炎火寒水皆可伤络

叶天士云"初病湿热在经，久则瘀伤入络"，阐述了湿热伤络之证。

后医不明病因，凡络脉瘀阻者皆投辛凉甘润之品。吴鞠通极力批判当时医者"见血投凉，见血补阴"之陋习，指出"并非人之有络，只许阳火伤之，不许寒水伤之也"。吴鞠通认为痰浊可随气而动，阻塞气络机窍，且"饮病当温者，十之八九"，治疗多取辛温法祛痰通络。此案，患者阳气衰微，痰饮伤络，吴鞠通取干姜、桂枝回阳；取五味子、芍药止汗固脱；取半夏、云苓、广皮炭、枳实理气化痰。诸药合用，以温阳为主，共奏通阳散结之效。

（二）痰饮病冬夏难治

《订正仲景全书金匮要略注·卷四》云："寒饮之咳，冬夏难治。"清代高学山亦认为"冬则虚阳内伏，既非大小青龙宣发之所宜，且又有碍于弦脉之阳气虚也。夏则虚阳外应，既非苓桂术甘温燥之所宜，且亦有碍于数脉之阴液短也，谓之难治矣"，指出冬、夏两季痰饮病脉症与天时不合，较难治愈。时值农历五月末，天气炎热，为人体阳偏盛、腠理疏松开泄之时，不宜过投辛温之品。此案，患者饮未尽除，故而吴鞠通方选二陈汤与小青龙汤加减。二陈汤起化痰理气之功；小青龙汤有温肺化饮之效，但去麻黄、细辛以防发散太过；另加枳实、薏苡仁以破气利水渗湿。

四、董氏久病咳嗽案

《吴鞠通医案·痰饮》载：一董姓患者久病咳嗽，夜甚，脉沉细弦弱。吴鞠通认为"饮也，最忌补阴，补阴必死"，投小青龙汤加减治之。服数帖后，胃口已开，但出现午后寒热之证。吴鞠通虑"正当暑湿流行之际，恐成疟疾"，故取宣通三焦之法，投杏仁、半夏、云苓皮、白蔻仁、枳实、薏苡仁、广皮、藿梗、青蒿治之。

（一）针砭时弊，反对滥补

随着明代温补学派的兴起，温补学说大为流行。温补学派纠正了寒凉时弊，但亦导致后世医家多喜滋补，慎用攻伐之品。至清代，滥补之风愈演愈烈，清代名医徐灵胎就曾指出当时医家"不怕补死，只怕虚死"之弊。吴鞠通在诊病过程中亦多次遇到为补所误的患者，《吴鞠通医案·痰饮》即有患者"咳嗽、胃中停水"却"服关东参数十帖"的记载。为此，吴鞠通多次痛批滥补之风，认为"医者毫不识病，以致如此"。吴氏指出饮为阴邪，其性重浊，易阻气机，忌滥用滋补之品闭门留寇，应温行、祛邪并用，提倡"通补"。其辨治痰饮时喜用枳实、广皮、茯苓、泽泻等以燥湿、渗湿；用杏仁、桔梗等宣气化湿，寓补于清，使饮有出路。治疗过程中，吴鞠通亦多次嘱咐患者戒食油腻与一切补药，以防加重病情。

（二）既病防变，宣通三焦

既病防变是早诊早治以防止疾病发展和传变的重要方法，要求医家综合各种因素，在掌握疾病发生、发展规律的同时，积极采取治疗措施。此案患者久病咳嗽，经吴鞠通医治后症状已大为缓解，却出现午后寒热之新证。吴鞠通虑其久病正气未充，又适值暑湿流行，故而"恐成疟疾，且与宣通三焦"。吴氏取二陈汤去甘草加枳实以化痰、理气；另投"三仁"，使宣上畅中渗下并行；加藿梗、青蒿以清暑祛湿截疟，芳化、苦燥、寒清并用，既延前方祛湿化痰之效，亦避疟疾，三焦同治。